ORTHODONTIC PEARLS

A Selection of Practical Tips and Clinical Expertise

口腔正畸临床技巧与科学管理

（原著第 2 版）

主 编 ［英］Eliakim Mizrahi

主 译 姚 森

世界图书出版公司

西安 北京 广州 上海

图书在版编目（CIP）数据

口腔正畸临床技巧与科学管理／（英）伊莱基姆·米兹拉希（Eliakim Mizrahi）主编；
姚森主译. —西安：世界图书出版西安有限公司，2020.7
书名原文：Orthodontic Pearls：A Selection of Practical Tips and Clinical Expertise
ISBN 978 - 7 - 5192 - 6835 - 0

Ⅰ．①口… Ⅱ．①伊… ②姚… Ⅲ．①口腔正畸学 Ⅳ．①R783.5

中国版本图书馆 CIP 数据核字（2020）第 021387 号

Orthodontic Pearls：A Selection of Practical Tips and Clinical Expertise 2nd Edition/by Eliakim Mizrahi/
ISBN：978 - 1 - 4822 - 4194 - 5
Copyright© 2015 by Taylor & Francis Group, LLC
CRC Press is an imprint of Taylor & Francis Group, an Informa business

书　　名	口腔正畸临床技巧与科学管理	
	KOUQIANG ZHENGJI LINCHUANG JIQIAO YU KEXUE GUANLI	
主　　编	［英］伊莱基姆·米兹拉希（Eliakim Mizrahi）	
主　　译	姚　森	
责任编辑	马元怡	
装帧设计	绝色设计	
出版发行	世界图书出版西安有限公司	
地　　址	西安市高新区锦业路 1 号都市之门 C 座	
邮　　编	710065	
电　　话	029 - 87214941　029 - 87233647（市场营销部）	
	029 - 87234767（总编室）	
网　　址	http://www.wpcxa.com	
邮　　箱	xast@ wpcxa.com	
经　　销	新华书店	
印　　刷	陕西金和印务有限公司	
开　　本	889mm×1194mm　1/16	
印　　张	30	
字　　数	430 千字	
版次印次	2020 年 7 月第 1 版　2020 年 7 月第 1 次印刷	
版权登记	25 - 2017 - 0100	
国际书号	ISBN 978 - 7 - 5192 - 6835 - 0	
定　　价	336.00 元	

医学投稿　xastyx@ 163.com ‖　029 - 87279745　029 - 87284035
（版权所有　翻印必究）
（如有印装错误，请与出版社联系）

译者名单

主　译　姚　森
译　者　曹　军　陈　萍　谢柳萍　张　帆
　　　　冯　静　赖颖真　刘　杰　刘小兰
　　　　马　帝　汪晓华　王　花　徐巍娜
　　　　陈金武　衣颖杰　袁　峰　张　悦

译者简介

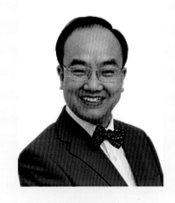

姚　森　口腔正畸学博士、主任医师、留学归国学者，厦门亚欧齿科连锁院长，厦门医学院教授，美国正畸协会（AAO）及国际正畸联盟（WFO）会员。毕业于第四军医大学（现空军军医大学）并于附属口腔医学院正畸科工作多年。曾任厦门174医院口腔中心主任、原南京军区口腔医学专委会主任委员及正畸中心主任等职。

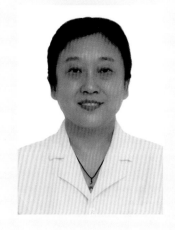

曹　军　医学博士，主任医师、教授，博士研究生导师，博士后研究者（西安交通大学生命科学院），国际正畸联盟（WFO）会员，澳大利亚牙科杂志JAD审稿专家。曾于第四军医大学（现空军军医大学）口腔医学院正畸科从事口腔正畸专业医教科工作25年。现为深圳大学总医院主任医师。

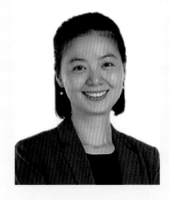

陈　萍　上海齐美矫正儿童早期干预正畸科主管，上海交通大学医学院临床口腔医学硕士、中华口腔医学会（CSA）会员，曾于上海第九人民医院口腔科工作多年。是MRC中国首批认证医生。

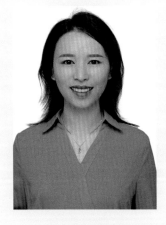

谢柳萍 口腔正畸学硕士，口腔正畸专科医师，厦门亚欧齿科正畸组组长。中华口腔医学会会员，美国 Invisalign 认证医生，首届 e-Brace 个性化舌侧矫治大赛全国前20强获得者。毕业于南京医科大学，曾被评为南京医科大学优秀毕业生。

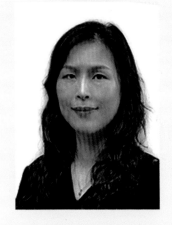

张　帆 澳门贝朗牙科诊疗所院长，澳门口腔医学会理事，澳门齿腭矫正学会会员。拥有15年牙科临床经验，专注于牙齿矫正和种植牙领域，多次赴国外研修。本科就读于暨南大学口腔医学系。

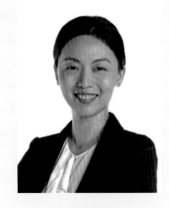

冯　静 齐美矫正上海齐美口腔门诊部院长、医疗总监，上海交通大学附属第九人民医院口腔正畸学博士，英国爱丁堡皇家外科学院正畸院士，世界牙科联盟（WFO）会员。曾于上海第九人民医院正畸科从事科研教学13年，曾主译正畸专著《Damon 系统联合种植支抗矫治疑难错𬌗》。

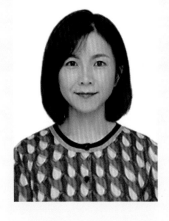

赖颖真 口腔正畸学博士，厦门医学院口腔医学系副教授，福建省口腔医学会正畸专业委员会青年委员，中华口腔医学会会员。

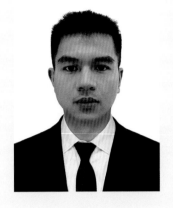

刘　杰　口腔正畸学硕士、主治医师，福建美可普口腔医院口腔正畸专科医师。中华口腔医学会会员、福建省口腔医学会会员；Invisalign 正畸技术临床授权医师。毕业于福建医科大学。

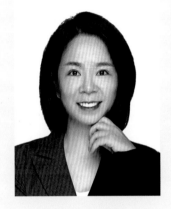

刘小兰　口腔正畸学硕士，口腔正畸主治医师，江苏海豚刘小兰正畸工作室主理人。中华口腔医学会正畸专委会会员。美国 Invisalign 及时代天使隐形矫治认证医师、美国 insignia 精准正畸认证讲师。曾获 2018 年第二届大中华区 MRC 病例大赛十佳奖。毕业于西安交通大学。

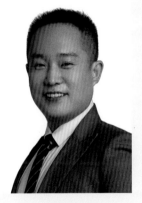

马　帝　口腔正畸专科医师，鼎植医生集团正畸学术委员会副总监。中华口腔医学会正畸专委会会员，芬兰罗慕早期咬合诱导钻石医师，韩国国立庆北大学 MIA 海外研究院学员，美国 Invisalign 及时代天使隐形矫治认证医师。曾于武汉大学附属湖北省人民医院进修口腔正畸。

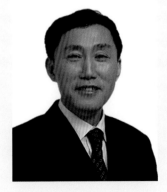

汪晓华　主任医师，泉州雅好口腔及万达福口腔连锁院长。中华口腔医学会理事、民营口腔医疗分会副主任委员、正畸专委会委员，福建省口腔医学会民营口腔分会名誉主任委员，泉州市牙医师协会创会会长，美国正畸协会（AAO）及国际正畸联盟（WFO）会员。毕业于第四军医大学（现空军军医大学），曾任解放军 180 医院口腔科负责人。

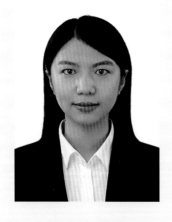

王　花　口腔正畸学硕士，正畸专科医师。本科毕业于西安交通大学，硕士毕业于南京大学。曾获得"西安交通大学优秀毕业生"称号。

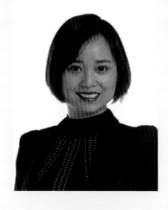

徐巍娜　齐美矫正上海齐丽口腔门诊部院长，首都医科大学口腔正畸学硕士，中华口腔医学会（CSA）会员，中华口腔医学会口腔正畸学会（COS）专科会员，隐适美中国大陆首批认证医师。

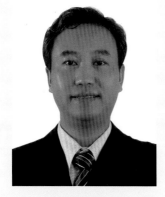

陈金武　医学博士，副主任医师、副教授，博士后研究者，美国天普大学留学归国学者，首都医疗优合门诊口腔科主任。曾任第四军医大学（现空军军医大学）口腔医学院正畸专业硕士研究生导师和放射科主任、中华口腔医学会口腔放射专委会副主委、《牙体牙髓牙周病学杂志》及《实用口腔医学杂志》编委。

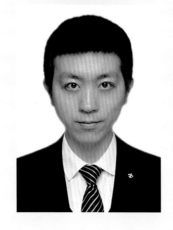

衣颖杰　口腔正畸学硕士，正畸专科医师。本科及硕士均毕业于西安交通大学口腔医学院。

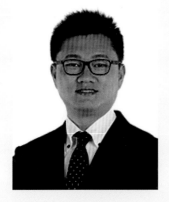

　　袁　峰　上海齐美矫正创始人，第四军医大学（现空军军医大学）口腔正畸学硕士，中华口腔医学会（CSA）会员，中华口腔正畸学会（COS）专科会员，美国牙医协会（ADA）会员，国际正畸联盟（WFO）及美国正畸协会（AAO）会员，隐适美隐形矫治认证培训讲师。

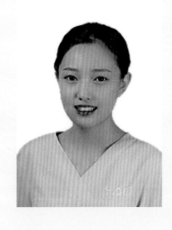

　　张　悦　厦门亚欧齿科口腔正畸医师，中华口腔医学会（CSA）会员。

生产商名单

AJ Wilcock
Scientifc and Engineering Equipment
45 Yea Road Whittlesea, Victoria 3757
Australia

Align Technology
2560 Orchard Parkway San Jose, CA 95131
USA

American Orthodontics
3524 Washington Avenue PO Box 1048
Sheboygan, WI 53081-1048 USA

Canon (UK), Ltd.
Woodhatch Reigate Surrey, RH2 8BF UK

DB Orthodontics
Unit 6 Ryefeld Way Silsden, West Yorkshire
BD20 0EF UK

Dental Health Products, Inc.
4011 Creek Rd Youngstown, NY 14174-9609
USA

Dentronix, Inc.
235 Ascot Parkway Cuyahoga Falls, OH 44223
USA

Dentsply GAC International, Inc.
One CA Plaza Suite 100 Islandia, NY 11749
USA

Dolphin Imaging & Management Sol
9200 Eaton Avenue Chatsworth, CA 91311
USA

DW Lingual Systems GmbH
Lindenstrasse 44 49152 Bad Essen, Germany

EM Natt, Ltd.
Marchpen House 45-47 Friern Barnet Road
London N11 3EG, UK

Erkodent Erich Kopp GmbH
Siemensstraße 3 72285 Pfalzgrafenweiler,
Germany

ESM Digital Solutions
17 Main St Swords Co. Dublin, Ireland

Forestadent, Ltd.
Unit 4 Pineham Farm Haversham, Milton
Keynes MK19 7DP UK
and
Bernhard Förster GmbH Westliche Karl-
Friedrich-Str. 151 75172 Pforzheim, Germany

G&H Orthodontics
2165 Earlywood Dr. Franklin, IN 46131 USA

Great Lakes Orthodontics, Ltd.
200 Cooper Avenue Tonawanda, NY 14150
USA

Guangzhou Riton Biomaterial Co., Ltd.
Unit 101-103, Floor 1 Research District A and
B Luo Xuan Road 3 Guangzhou International
Bioisland Guangdong, China 510005

Heraeus Kulzer
Heraeus House Northbrook St. Newbury RG14 1DL, UK

Kerr Dental Products
1717 West Collins Orange, CA 92867 USA

Kerr UK
3 Flag Business Exchange Vicarage Farm Road Peterborough PE1 5TX, UK

Komet/Brasseler
2014 West One Dental Sydenham Road Croydon, Surrey CRO 2EB UK

Masel Orthodontic Products
1822 Aston Avenue Carlsbad, CA 92008 USA

Mölnlycke Health Care AB
Global headquarters: Box 130 80 SE-402 52 Gothenburg, Sweden

Ormco Orthodontic Corporation
1717 West Collins Orange, CA 92867 USA

Ortho2
1107 Buckeye Avenue Ames, Iowa 50010 USA

OrthoCad Cadent, Inc.
8 Industrial Avenue Fairview, NJ 07022 USA

Ortho-Care (UK), Ltd.
1 Riverside Estate Shipley, West Yorkshire BD17 7DR UK

Oscar, Inc.
11793 Technology Lane Fishers, IN 46240 USA

Peltz and Companion GmbH
Laurenbuelstrasse 59 D-88161 Lindenberg, Germany

Plydentco, Inc.
325 Philmont Avenue Unit A Feasterville, PA 19053 USA

Precision Orthodontics
93 Cathedral Road Cardiff CF11 9PG, UK

Reliance Orthodontic Products
1540 West Thorndale Ave Itasca, IL 60143 USA

Rocky Mountain Orthodontics
650 W Colfax Avenue Denver, CO 80204 USA

Surebonder FPC Corporation
355 Hollow Hill Drive Wauconda, IL 60084 USA

SureSmile. OraMetrix, Inc.
2350 Campbell Creek Blvd.Suite 400 Richardson, TX 75082 USA

3M Unitek
Dental Products Division 2724 South Peck Road Monrovia, CA 91016 USA

TP Orthodontics, Inc.
100 Center Plaza LaPorte, IN 46350-9672 USA

Tru-Tain Orthodontic and Dental Supply
2625 Hwy 14 West Rochester, MN 55901 USA

Zhermack
Via Bovazecchino 100 Badia Polesine Rovigo, Italy

原作者名单

Simon Ash BDS, MSc, MOrth, FDS RCS
27 Harley Street London W1G 9QP UK

Adrian Becker BDS, LDS RCS, DDO RCPS
Clinical Associate Professor Emeritus
Department of Orthodontics Hebrew University—Hadassah School of Dental Medicine Jerusalem, Israel

JW (Hans) Booij BDS
Professor Emeritus
Rijksuniversiteit Groningen Schelluinsevliet 5 4203 NB Groningen, the Netherlands

Kees Booij (Deceased)
Department of Orthodontics Groningen, the Netherlands

Richard N Carter DMD, MS
124 Principe De Paz Santa Fe, NM 87508 USA

Asif Hassan Chatoo BSc, BDS, FDS RCS, MSc, MOrth RCS
Lingual Orthodontic Clinic
57a Wimpole Street London W1G 8YP UK

Stella Chaushu DMD, PhD
Associate Professor and Chair Department of Orthodontics
Hebrew University—Hadassah School of Dental Medicine
PO Box 12272 Jerusalem 91120 Israel

Glenn William Cooper BDS, MSc, MOrth RCS
Southover Orthodontics Limited 80 Southover, Woodside Park London N12 7HB UK

Luc Dermaut DMD, PhD
Professor Emeritus
University Ghent Bergbosstraat 212 9820 Merelbeke, Belgium

Gerald Gavron BDS, HdipDent, MDent (Orth) (Deceased)
Past Head
Department of Orthodontics University of the Witwatersrand J
ohannesburg, South Africa

Lee W Graber DDS, MS, PhD
830 West End Ct. Site 175 Vernon Hills, IL 60061 USA

Matie Grobler MChD DDO, RFPS
PO Box 1266 Pretoria, 0001 South Africa

Nigel WT Harradine BDS, LDS, MB BS, LRCP MRCS, FDS, FDS, MSc ORTH, M ORTH
Consultant Orthodontist
Bristol Dental Hospital and School
Bristol Dental Hospital
Lower Maudlin Street Bristol BS1 2LY UK

John Hickham DDS, MSD (Deceased)
Hilton Head Island, SC USA

Liz Hopkins BDS, FDS RCS, DDO RCPS FHEA
Director of Orthodontic Therapy
The University of Warwick
Devon Square Orthodontics
29 Devon Square, Newton Abbot Devon TQ12 2HH UK

André O Hugo BDS, MDent
PO Box 5532 Weltevreden Park Roodepoort 1715, Gauteng South Africa

Alexander Jacobson DMD, Ms, MDS, PhD
1406 St James Court Birmingham, Alabama 35243 USA

Laurance Jerrold DDS, JD. ABO
Chair, Division of Orthodontics
Lutheran Medical Centre New York
180 Riverside Blvd Apartment 25 B New York, NY 10069 USA

Robert A Katz BDS, MSc Dent, MS Orth
165 Hale Lane Edgware Middlesex HA8 9QN UK

Brett Kerr BDS, LDS RCS, MDSc
Ashgrove Specialist Medical Centre
21 Harry St Ashgrove Queensland 4060 Australia

Victor Lalieu BDS, MDent MRACDS
Exact Orthodontics
4 Westminster Road Indooroopilly, Brisbane Queensland 4068 Australia

Anthony Lam BDS, MSc, MOrth RCS
Clinical teacher in Orthodontics
Department of Orthodontics
Guys Hospital, London
11, Devonshire Place London W1G 6HT UK

Iain Macleod BDS, PhD, FDS RCS, FRCR, DDRRCR, FSA
Hon Clinical Senior Lecturer
School of Dental Sciences
Newcastle University
Newcastle upon Tyne UK

Antony GH McCollum BDS, HDD, MDent
Adjunct Professor
Department of Orthodontics
Faculty of Health Sciences
University of the Witwatersrand
South Africa
and
Kilcullen House 54 Old Kilcullen Road Hurlingham Manor, Sandton South Africa

Ronald G Melville BDS, D. Orth, RCS, FDS, RCS
31 Alphenvale Private Bag X17 Constantia 7848, Cape Town South Africa

Eliakim Mizrahi BDS, DOrth RCS, FDS RCS, MSc, PhD
9 Aspen Court 86 Holders Hill Road London NW4 1LW UK

Alison M Murray BDS, MSc, DOrth RCS, MOrth RCS, FDS PCPS, FDS RCS
Consultant Orthodontist
Royal Derby Hospital
Uttoxeter Road Derby, DE22 3NE UK

Brian Nebbe BDS, MDent, PhD, FRCD (C)
Suite 26, 171 Broadway Boulevard Sherwood Park Alberta T8H 2A8 Canada

Effe Patrikios BA
18 Cawarra Street Carseldine, Brisbane Queensland 4034 Australia

Demetri Patrikios BDS, HdipDent, Mdent
18 Cawarra Street Carseldine Brisbane
Queensland 4034 Australia

Farah R Padhani LDS, BDS, DOrth, MOrth RCS
Clinical Teacher in Orthodontic
Department of Orthodontics
King's College Hospital NHS Foundation
Bessemer Road London SE5 9RS UK

Alan Rumbak BSc, BDS, MSc, MDent
1 Oakridge Avenue Radlett Herts HP232 4BB
UK

Adam A Ryan BDSc, FDS RCS, MSc, MOrth RCS
Pond Cottage Rocky Lane, Rotherfeld Greys
Henley−on−Thames Oxon RG9 4RD UK

Nikita Sachdeva
Dartmouth College
Hanover, NH
and
Research Intern, OraMetrix, Inc.
2350, Campbell Creek Boulevard Suite 400
Richardson, TX 75082 USA

Rohit CL Sachdeva BDS, MDSc
Co−Founder and Chief Clinical Offcer
OraMetrix, Inc.
and
Clinical Professor
Department of Orthodontics
University of Connecticut
Farmington, Connecticut USA

Lionel P Sadowsky DMD, BDS, DipOrth, MDent
Chair and Professor Emeritus
Department of Orthodontics
University of Alabama at Birmingham
Birmingham, AL
and

1057 W Century Drive # 119 Louisville, CO
80027 USA

Jonathan Sandler BDS, MSc, PhD, DOrthRCS, MOrthRCS, FDSPCPS, FDSRCS
Consultant Orthodontist
Chesterfeld Royal Hospital NHS
Foundation Trust Calow Chesterfeld
Derbyshire S44 5BL UK

Winston B Senior LLDS RCS, DDO RCPS
Northenden House
Sale Road Northenden Manchester M23 0DF
UK

Harold M Shavell DDS, FADI, FICD, FACD, FAAED
1341 Wessling Drive Northbrook, Illinois
60062 USA

John J Sheridan DDs, MSD
Assistant Professor of Orthodontics
Jacksonville University
School of Orthodontics
2800 University Blvd. N. Jacksonville, FL
32211 USA

Desmond Solomon LOTA
15 Bentley Way Woodford Green Essex, IG8
0SE UK

W Aubrey Soskolne BDS, PhD
Professor Emeritus
Department of Periodontology
Hebrew University−Hadassah Faculty of
Dental Medicine
PO Box 12272 Jerusalem 91120 Isreal

Nada M Souccar DDS, MS
Assistant Professor
Department of Orthodontics
University of Alabama at Birmingham
Birmingham, AL USA

Ayala Stabholz DMD
Professor
Department of Periodontology
Hebrew University–Hadassah Faculty of
Dental Medicine
PO Box 12272 Jerusalem 91120 Israel

Renton Tindall BDS MDent
3 Berkely Crescent Durban North, 4051 South
Africa

Pieter van Heerden BChD M DENT
MChD
60–62 High Street Harpenden Herts AL5 2SP
UK

**Colin Wallis BDS, LDS, DOrth MOrth
RCS, BA, MSc**
Meadowside Ravensmere Epping Essex CM16
4PS UK

**Tom Weinberger BDS, FDS, DOrth
RCS**
Misgav Ladach Hospital
27, Hezkiyahu Hamelech Street Jerusalem
Israel

译者序

口腔正畸专业在我国已经有了令人瞩目的发展。这得力于专业院校、学术专著和期刊杂志提供的核心教育，得力于几代正畸人的不懈努力，得力于改革开放及国际国内广泛的学术交流。

目前，绝大部分正畸教育重在讲授专业技术，但仅仅有良好的专业技术并不一定就可以获得满意的矫治效果。正畸临床的管理与运营是正畸专业有别于口腔医学其他分支的个性化特征。在当今，正畸医生除必须掌握本专业的核心技术外，还必须掌握如何做好临床工作、如何与患者交流、如何管理诊所等一系列知识，而这些内容在大多数院校里尚未划归于必修课范畴，大部分的正畸专著也较少涉及这方面的内容。

由英国著名正畸医生 Eliakim Mizrahi 博士主编的《口腔正畸临床技巧与科学管理》一书，介绍了全球经验极为丰富的正畸专家们在正畸管理和临床技巧方面的最新内容。该书从市场开拓、新客预约、初次咨询、资料采集、分析设计、方案洽谈、经典技术的深层发掘、新兴技术的应用技巧、数字技术的前瞻运用、正畸患者的依从性管控、正畸团队的扩展应用等多个方面展示了他们如何管理患者、成功运营诊所、利用临床技巧提高矫治质量的秘诀。书中每一段内容均有重点提示，便于读者理解、记忆、融会贯通。

此外，口腔正畸的风险管控也是本专业的重要内涵，我国即将施行的《基本医疗卫生与健康促进法》对知情同意、医疗伦理、个人健康信息保护等条款做了新的要求。本书在正畸风险管控方面也着墨较重，所附信函范本对我们进行正畸风险管控有重要的借鉴作用。

笔者很荣幸能邀请到国内在正畸技术及运营管理方面非常优秀的 16 位同道一起承担本书中文简体版的翻译工作，希望通过我们的共同努力，让国内正畸专业的研究生、进修医生、年轻医生甚至经验丰富的资深医生能从中学到世界上先进的技术、成熟的管理经验，进而提高我国正畸专业的整体水平。

我们要特别感谢世界图书出版西安有限公司医学部的马元怡编辑，在本书的翻译、校对、排版、出版过程中她付出了大量心血，做了大量细致的工作。

　　由于原著作者来自世界各地，他们的文案风格各不相同。同时也由于本书内容涉及面较广，大部分内容对于国内的学者来说相当新颖。加之译者临床工作都非常繁忙，翻译水平有限，译著中的错误在所难免。希望广大读者给予批评指正，并欢迎与相关章节的翻译人员进一步探讨。

　　口腔正畸专业是最好的职业之一，它将当代科学和牙科艺术的精华融为了一体。笔者在 35 年的正畸生涯中，最开心的经历也是将正畸临床工作与兼职教学培训有机地结合起来。在此也希望广大正畸同道能进行更加广泛的交流和阅读，向您的学生及同事传授您的知识和技能，用自己的方式回馈引以为傲的职业。

姚　森

2020 年 5 月于厦门

致　谢

　　首先我要由衷的感谢为本书第二版提供大量素材的原创作者和新邀作者，正是你们不懈的努力才使本版内容更加丰富和新颖。

　　参加本书编写工作的专家们在繁忙的临床工作之余，挤出自己宝贵的时间持续从事职业教育工作，无论是在大型的学术交流场合还是在为本书撰写文稿的过程中，他们都做得非常的敬业，确保了我们这个专业的质量和地位。他们深信教育仍然是我们这个专业未来所依托的支柱和基础。

　　在这里我还要非常感谢我的妻子。在过去几个月中因为编辑和出版这本书，对我们的家庭生活节奏产生了一定的影响，感激她的宽容和理解。

Eliakim Mizrahi

二版前言

编辑本书第一版时设定的基本前提和立足的基本原理在第二版中未做改变。出于这一原因，第二版保留了第一版的前言，以便新老读者对编写本书的初始目的有全面的认识。我衷心希望读者们能抽出宝贵的时间去阅读一下本书首版的前言。

当着手编写某本教科书的第二版时，编辑们面对的困惑常常是如何在新题材的吸纳与旧题材的剔除之间取得平衡。我希望本版前言能帮助读者理解我如何去解决这一难题的。

有多年执业经验的医生们已逐渐认识到，除了诊所我们还有自己的生活（请参见 Harold M Shavell 撰写的"小小的感悟"）。为了使我们的职业生涯保持最新的状态，教育是一个不可缺少的持续的过程。本书第 1 章对这一主题将有表述，Nada M Souccar 和 Lionel P Sadowsky 这两位国际知名的正畸教育工作者对继续教育的重要性将有很好地阐述和细致地描写。

考虑到编写本书的最初愿望并不是对某一特定专题进行深层次的阐述。因此在第二版中我又邀请了多个领域的新作者加入了编著团队，我认为他们的临床经验将会拓宽本书的范围，这对于读者非常有益。当然，第一版作者们所撰写的部分章节在第二版中也应邀做了扩展和更新。数字技术的发展已经影响到口腔医学临床特别是口腔正畸专业。很明显数字时代已经到来，我们需要研究其如何影响我们的临床实践。几位经验丰富的作者就数字技术在口腔放射（Iain Macleod 编写的第 5 章）、口腔摄影（Jonathan Sandler 和 Alison M Murray 编写的第 6 章）、口内数字扫描（Rohit CL Sachdeva 和 Nikita Sachdeva 编写的第 16 章）领域的应用进行了很好的分享。

临床实践中的风险管理变得愈发重要，Laurance Jerrold 在第 8 章中对此进行了详细地介绍。Laurance Jerrold 是该领域合格且经验丰富的专家，书后附录 B 的内容已经完全重写。

在临床实践中辅助人员的扩展使用正改变着许多正畸医生的运作模式和管理方式。关于这一主题的观点，Liz Hopkins 在第 9 章中进行了全面地描述，Liz Hopkins 是一位密切参与教育和临床实践的优秀的正畸医生。

在竞争激烈的市场环境中欲保证正畸临床业务继续蓬勃发展，诊所的营销和导客仍然需要特别重视。在第 10 章中 Winston B Senior 和 Renton Tindall 为读者们讲解了基本的营销原则，而 Asif Hassan Chatoo 则通过当前热门和有影响力的社交媒体方法为大家介绍了市场营销的概念。第 12、14、15 章的内容描述了大量的正畸技术实用秘籍，有些是在第一版相关内容的基础上进行扩展，有些则是由新邀作者全新撰写。自锁托槽继续被广泛使用，Nigel WT Harradine 这位在该领域经验丰富的正畸医生被邀在第 13 章对其优点进行了详细地描述。

第 16 章由 Rohit CL Sachdeva 和 Nikita Sachdeva 撰写，他们将向读者介绍目前正在纳入口腔正畸临床的数字技术的发展状况。21 世纪的正畸临床显然将沿着这条道路前行。临时支抗装置作为口内支抗的新生品，其产生的作用越来越大。这部分内容由熟悉这些装置的几位作者共同撰写（参见第 17 章：微种植支抗钉部分由 Eliakim Mizrahi 撰写，颧骨微钛板部分由 Antony GH McCollum 撰写）。

跨学科联合治疗已被公认为越来越重要，在第 18 章中，Eliakim Mizrahi 介绍了正畸 - 修复联合治疗，W Aubrey Soskolne 和 Ayala Stabholz 介绍了正畸 - 牙周联合治疗，而 Antony GH McCollum 则介绍了正畸 - 正颌联合治疗的内容。

尖牙阻生仍然是正畸临床的常见难题，对临床医生的诊断和处理技巧提出了挑战。这个专题由 Adrian Becker 和 Stella Chaushu 全面讲解，这两位作者被认为是该领域的权威（见第 19 章）。

越来越多的患者正在寻求舌侧正畸治疗，舌侧矫治技术的使用在国际范围内正在增长，越来越多的正畸医生正面临着挑战。与传统的唇侧矫治技术一样，目前已有多种舌侧矫治技术可供临床使用。在第 20 章中，Alan Rumbak 将为读者讲解常用的舌侧矫治技术，其应用舌侧矫治技术经验颇丰。

颞下颌关节紊乱问题多年来已有广泛的研究和报告，但临床诊断和处理仍然是正畸医生的关注点。熟悉这一专题的作者 Brian Nebbe 将在第 21 章中用有限的篇幅试图给读者一个清晰的解释。

可能有人会问有哪些专题我未能顾及？经过认真思考后，我认为没能囊括的专题确实很少。

本书第一版中的绝大多数内容仍然非常具有可读性。

数字影像已经广泛地取代了 X 线头影测量胶片，这是不争的事实。数字影像可以通过许多软件的程序进行数字化处理和分析。然而，头影测量描迹技术及理解通过影像的描迹而获得的信息对许多临床医生来说仍然非常重要。在本版中，这部分内容已经缩减但仍做了保留（见 4.6）。

由于依从性及风险管理方面的考虑，目前头帽的使用趋于下降，这一点我能理解。然而，对于一些临床医生来说，头帽仍然是矫正与错𬌗相关的上颌骨问题的重要方法之一，因此我还是决定保留了以下章节：从 14.1.3 至 14.1.7。

关于固定矫治器、正畸附件和活动矫治器的章节（第 12、14、15、22 和 23 章）确实让我左右为难。正畸技术继续发展和进步的事实并不意味着应该丢弃许多传统的技术和概念。这些技术和概念在过去曾经为全球正畸医生获得优异的矫治效果做出过贡献。进一步来讲，我们也得承认全球范围内的正畸医生并非都采用相同的技术，而且他们也并非都以相同的速度向相同的方向迈进。综合考虑，我在本书的新版中还是保留了第一版中曾描述过的许多传统的概念和技术。

矫治后的保持仍然是一个非常有争议的话题。训练有素且经验丰富的临床医生对此问题仍有不同的看法，特别是在保持方案、保持的期限、临床医生负责的年限等问题上分歧较大。为此，我请第一版的相关作者对其原来的内容进行了扩增，同时邀请新作者撰写了新的内容（见第 24 章）。

小小的感悟

··

……转眼间又是冬天。

Harold M Shavell

您知道……时间在飞逝，这会让您忘却逝去的岁月，

但新婚宴尔、朝气蓬勃的我与 Donna 开始崭新生活的画卷似乎还在昨天。

然而，时间好像又过去了很久，

我不知道这些年时间都去了哪儿，但我知道生活总是与许多事情相伴。

生活伴随着成功、伴随着坎坷、也伴随着全部的心血、眼泪和汗水。

多年后我才感悟到：

良好的判断来自经验，而经验往往来自错误的判断。

没有思考的学习是极大的浪费，而没有学习的思考则极其危险。

我明白当选择某个行动时，自然也就选择了这个行动带来的结果。

有句格言很令人信服：当您期盼某个结果时，您会更好地选择产生该结果的行动！

但是，它已经来临……我生命的冬天。

这让我感到惊讶……我怎么这么快就处在了这里？

这些年都去哪儿了，我的青春去哪里了？

我清晰地记得在很久以前，当我看到老年人时我还在想，

变老离我还很远还有很多年。我的冬天还很远，想象出它的样子对我来说还很难；

那个时候我还很年轻，从未真正思考过死亡和无情的冬季会来到我身边。

而如今我已经退休，我真正拥有了属于我自己的闲暇时段……

然而，说实话，适应这种"难以言表的奢侈"却花费了我不少的时间。

几乎没有通知，我的冬天就已降临……

对于许多退休且头发灰白的朋友们来说，他们的行动已变得迟缓。

有些朋友的情况比我要强、有些人的状况则比较遗憾，我看到他们全都发生了很大的改变；

他们已经不像我记忆中的那些年轻又充满活力的人们……年龄已经开始显现。

而如今我们就是那些"年长的人"了，
我们的思想终于能凝聚在了一起，但我们的肉体却开始分散！
现在我迈入了我生命里的这个新赛季，我不知道这个周期将会有多远。
面对所有的痛苦，以及在力量、敏捷、能力、甚至意志方面不可避免的损失我都
毫无准备！
去做我渴望做的事，但从来都没有找出时间去干。

是的，我确实感到遗憾。
有些事情，我希望没有做过……
有些事情我应该做过……
但是，我确实做过让我感到高兴和自豪的很多事情。
您无法控制风，但您可以调整您的风帆。

有些人没有辜负他们崇高的理想，虽然理想实际并不高大，终其一生比较平淡，
我发现，诀窍在于应将清醒的理性能力与无限可能性的梦想结合起来。
可不幸的是，我们中的许多人在平静的绝望中度过了一生，
然后走进了坟墓，梦想被丢弃在身边。

因此，永远、永远不要屈服，无论梦想伟大还是渺小、光明还是暗淡，
在正直、荣誉、道德、正义、良好的判断力的前提下，永远不要放弃，
坚持这个前提，你就不会遇险。

如果您的冬天还未降临……我要提醒您，它会比您想象的来得快。
从我们生活的沙漏中漏出的沙子越多，我们就越能清楚地看到它。
所以，无论您想在生命中去完成什么，我建议您快点儿去干！

今天您处在您的思想带您到的地方，
明天您会处于您的想法带您到的另一个地方。
不要把东西放得太久，当今的生活节奏非常快。记住，冬天的日子很短暂。

今天要做您能做的事情，
因为您永远无法确定您的冬天是否接近，或者它将会是多么寒冷和黑暗。
无须承诺，您会继续看到您生命中所有季节的来和往……
所以活着，为今天做事，说出您希望您的朋友和亲人听到和记住的所有事情，
希望他们理解、欣赏并热爱您在生活中想要完成的所有美好和体面的事件。

主编感悟：

    在拜读了 Shavell 博士优美的语句并欣赏了其清晰的思维后，我建议那些正在生命中的夏日享受温暖的人们，千万不要忘记去购置越冬的大衣（财务计划），因为冬天里若没有大衣，你可能难以抵御严寒、会极其悲惨。当然这只是一个建议而已。

一版前言

首先，我要感谢口腔医学院校、现有的教科书及学术期刊为当今口腔正畸医师掌握正畸的科学与艺术打下了良好的基础。但是，我认为有一些知识和信息仅从正规的院校教育渠道很难获取，而是必须在长期的临床工作中不断地进行实践才能掌握。

正畸临床的管理和运营在大多数医学院校里不属于口腔正畸学专业课的必修内容。我们的医学生、年轻的牙医甚至经验丰富的资深正畸医师只有通过与专业人士不断的交流和广泛的阅读，方可获取这方面的信息。正畸临床的管理与运营同时也折射出正畸临床的个性化特性，成为由各个正畸医师个性驱动和塑造的正畸临床的重要内容。

在本书中，我希望向读者介绍全球范围内经验极为丰富的正畸专家在管理与临床技术方面的最新内容，展示他们如何管理患者及经营诊所。比如：他们的谈话遵循了什么样的模式，他们对不同渠道预约的患者讲了什么，他们对患者的父母说了些什么？重要的是要知道给患者提供了多少临床信息，以及应该向患者和转诊牙医提供哪些信息。我希望本书提供的信件范本对不同地区的正畸医生均有帮助，并能涵盖正畸临床的多个方面。

聚焦临床，目前关于口腔正畸理论和技术的教学工作仍在继续推进和深入，寄希望其不出现问题。然而，随着处方型托槽、直丝弓矫治器及预成弓形概念的发展，正畸专业的学生们在过去几年中可能没有接受过多少弓丝弯制的精细化训练。临床操作应该继续简化和流程化，这是众望所归，但正畸医生在临床上常会遇到不同的错殆及各种个性化需求，为了改善治疗、获得圆满结果，正畸医生必须进行一部分弓丝弯制及附件的制作。Robert Rubin 在他的《为什么我们仍必须弯制弓丝》的社评文章中曾对这个概念有很好的描述，他在文章的最后用一句话做了很好的总结："事实上，在牙弓的某些区域通过弯制弓丝能获得较好的付出与获得比，这始终是最明智的选择。"

随着时间的推移和经验的积累，正畸医生们学到了许多对他们的工作有帮助、对患者的临床治疗有促进的辅件技术。虽然许多辅件在不同的学术期刊上已有发表，但在本书中我还是对这些附件的临床应用技巧尝试着加以整理，并将国际上使用不同辅件的正畸医生的观点与体会呈献给读者。我希望本书的这部分内容对于无论身处何处的正畸研究生、正畸新手还是经验丰富的正畸医生都极具价值。

构成当代口腔正畸教学和临床基础的理论和技术，在多本教科书已有详尽的讲述，本书在这些方面无意做过多的重复。我更希望本书能以非正式的方式、以更类似于研讨会或辅导班的模式为读者的正畸管理和临床技能提供有用的信息。

不得不承认该书未能涵盖正畸的所有领域，尤其在患者的依从性及功能性矫治器方面尚有不全面之处。我毫不怀疑尚有不少拥有优秀思路、临床技巧和操作技能的正畸医生的作品未能收录于本书，希望在以后的版本中能将这些缺憾合理解决。

本书作者们提交的信息大多都来自其临床经验、学术讲座、培训课程和学术期刊，在本书各章的末尾我特地列出了其可能的参考文献。但遗憾的是某些病例其确切的参考文献、矫治思路或技术来源难于获取，对于这种情况尚未发现有哪一位作者有意宣称其所描述的想法或技术具有原创性。不同作者其文案风格各不相同，我尽量未去统一这种差异，而是选择保留了每位作者的个性风格。对于某些章节读者可能会感到有些重复，但保留这些重复也是为了保持每位作者所做贡献的完整性。

在临床技术和管理方面每个人的观点都不完全相同，这是我们这个专业的一大特点。面对临床上相同的问题，读者也能感知到管理方面不尽一致。我没有试图去协调这种差异来达成共识，而是再次选择保留作者们的个性化观点。我希望读者能够通过接触不同的观点而受益，并从书中选择适合自己的可借鉴的内容。

评 论

我认为口腔正畸专业是最好的职业之一，它将科学和牙科艺术的精华融合在了一起。我们很荣幸能够为一群积极寻求我们服务的患者提供治疗，而且工作满意度和患者感受度总体水平都比较高，我还没有遇到过不快乐的口腔正畸医生。无论你只局限于正畸专科，还是也从事全科工作，这些都是你个人的选择，我认为这主要取决于每个人的个性和性格，而不是因为经济上的考量。哪一种选择可以让口腔正畸医生快乐起来？我也不知道。对于从事了正畸专业的人们，快乐是什么？你如何定义它？有一位朋友给了我一个简单的定义："快乐就是当渴望得到满足的时候。"我们要雄心勃勃，但最重要的是对自己和患者均要诚实，对你所做的事情要感到高兴和满足。

我要感谢每一位作者的努力和投入。无论他们的贡献是大还是小，组织文稿都需要花费大量的时间和精力。为此，我本人而且我也确信我们的读者对此都会感激不尽。我还要感谢伦敦 Whipps Cross 医院口腔正畸科的全体同事和研究生们对启动这项工作所做的努力，我希望最终的结果值得他们自豪。

最后，我要告诉每一位读者，展示你专业水平的最佳方法就是向你的学生和同事传授你的知识和专业技能。对于已经参与教学中的医生，我们由衷感谢你提供的服务。对于尚未入列的医生，我鼓励你积极参与适合你水平的教学中来。借助这本书，我希望我们擅驭文字的同事能够用自己的方式回馈你们引以为傲的职业。同时，我也给你们奉献出我职业生涯中的珍藏秘诀。

> **核心提示：**
>
> 对我来说，整个职业生涯中最开心的经历就是将正畸临床工作与兼职教学培训有机地结合起来。

诚　邀

我想借此机会邀请拥有一个或多个珍藏秘诀的读者加入本书后续版本的编写行列。请随时与我联系（我的地址已经列在本书作者名单中了）。

Eliakim Mizrahi

一点点感悟

以下是我作为一名诊所经理在口腔正畸诊所工作 36 年所经历的一些经验和教训。我知道了：

· 口腔正畸医生拥有获得财富的能力，这使他们能够过上舒适和体面的生活。

· 正畸医生在纠正患者错𬌗的过程中假如忽视了或没有获得患者积极的体验，上述的一切都将归集于零。

·切记：当每一个潜在的患者迈进你诊所的大门时，他们可不仅仅只带来凌乱不齐的牙齿，他们属于与自己的期望和梦想交织在一起的社会构成的一部分。无论是普通家庭还是单亲家庭，他们都代表一个家庭，他们也代表某个教育机构或劳动力单位。除了来就诊解决牙齿问题，他们都具有自己的生活圈。关注他们的个人情况有助于在治疗的早期紧密构建医生和患者之间的联系。这种个性化的考虑也有助于获得患者在治疗期间的合作。同样要记住：这个"顾客"或"消费者"将与你分享至少18个月他们的生活经历。

> 核心提示：
> 尽可能培养自己多与患者单独分享这种经历的能力。假如可能，应避免其他家庭的成员在场。

Effie Patrikios

目 录

第1章

继续教育对提升口腔正畸业务水平的重要性

Nada M Souccar, P Sadowsky

本章概要

当今，口腔正畸学与口腔全科医学及其他口腔临床分支学科一样，在科学研究、信息革命、技术发展、体系传承等多个方面正发生着翻天覆地的变化。

> **重要提示：** 更重要的是当代口腔正畸学由于产品和技术的突破性进展，正畸医生不得不尽其所能地去更新知识、提升技术。

美国牙科协会（ADA）对继续教育（CE）的定义[1]：CE是一种能够回顾经典的概念和技术，传达更高水平的牙科教育信息，更新基础学科、临床学科及相关联的非临床知识、技能的教育活动。有趣的是，这种定义不仅将临床实践与牙科的商业层面融为一体，而且还介绍了循证口腔医学这个新的概念。有关这个概念还会在本章后面进一步讨论。

> **重要提示：** 美国牙科协会及其他国际学术组织将继续教育确定为一种终身教育。目标是为患者、公众提供最高质量的服务，保持、增进、提升牙科临床技术水平。

口腔正畸学正在飞速发展，不但引入了新的诊断工具、多种新型矫治装置、新的治疗方法，而且还与其他多学科交叉技术紧密相连，如软组织激光、暂时支抗装置、三维治疗计划等。在当今这个快节奏的世界里，尤其是研究成果快节奏发表的时代，获取和更新专业知识对正畸医生业已成为越来越大的挑战[2-3]。

1.1 继续教育的发展历程

医生寻求继续教育，传统意义上讲主要有两个原因：第一个原因是为了执业证的年审、会员资格或许可证的延续。具体的要求在美国各个州都不尽相同，这在美国牙科协会的网站上可以查询。其他国家也有相类似的继续教育要求。虽然有上述的要求，但这通常并不是医生主观上要求学习的最大动力。

医生寻求继续教育的第二个原因是：面对高难度的病例难以决断，或希望学到更多的治疗方法或技术。医生或助手均可通过不同的培训方式、培训课程、现场示范、网络培训手段以及自我操练来获取多种信息和知识[1]。

有关如何策划和举办效果最好的继续教育研讨会的研究论文已有发表，该研究的目的是确保传授给医生的是最新成果，并能够提升医生的日常临床诊疗水平。在评价继续医学教育是否有效这方面，也已经有一系列的论文发表，这些论文着重研究了继续教育在知识、态度、技能、实践行为、临床实践结果等方面的积极作用[4-8]。纵观已经发表的文献，作者们建议医生积极借助继续教育方式去提升自己的知识结构，提倡选用多媒体形式及丰富多彩的教学手段去替代单一模式的传授方式及单一教学方法。同时提倡多次反复培训而不是仅限于单次的学习。近期一项关于牙科执业的网络调查显示：媒介覆盖的范围在牙科临床执业与有效性之间存在一致性[9]。有趣的是，本研究还显示：喜欢将最新成果应用于临床实践的人多是女性牙医、在连锁牙科机构工作的牙医以及1990年前获得学位的牙医。但作者对他们的研究结果却难以给出合理的解释，主张进行进一步深入的研究去阐述上述结论。这些结论也同样可以应用在口腔正畸学中。在选择继续教育培训课程时，正畸医生能够根据他们的需求选择培训方式、技术手段以及课程的培训频度。培训方式包括：①现场讲演，如会议、讲座；②互联网教学，例如网络研讨会、在线课程以及在线互动讨论；③书面实体教学，如杂志、教科书等[7]。可以将这些方式有机结合在一起，使继续教育课程对医生更具有吸引力。

继续教育最传统的形式是现场讲演。美国正畸协会和其他正畸学术机构常常举办全国性及区域性的学术会议，不仅告知他们的会员在法律方面的指南及订正的内容，更会传授临床技术及经营管理中的新的理念。会议结束时，这些资料将以汇编文本的形式提供给大家。像这样医生既参加了会议又获取了视听资料或会议资料集，将两种或多种培训手段结合起来可以获得更多的信息，同时可以反复学习。更重要的是通过不断聆听各种讲座，正畸医生有机会去分析比较现有已经掌握的技术，决定是否需要在日常工作中融入新的知识内容。当然，听众也很容易被激情四射的演说所左右，但事实上具有良好牙科基础的正畸医生能够辨别出哪些是商业营销、哪些是科学发现。正因为如此，你能够发现当今很多公司倾向于越过正畸医生或专家而直接面向大众或患者进行宣传。由于患者一般缺乏牙科专业知识背景、难于辨析商业引导，很容易被商业营销所打动。从这个方面讲，正畸医生有责任确保继续教育完

成其固有的使命：学习能够改变自己的思维方式以便在椅旁做出最佳的选择，为患者带来最大的受益，而不应当只是作为操作过程或培训技术的重复者。

互联网教学方式包括网络研讨会、在线课程、虚拟社区。互联网能提供的最重要的资源是可以访问不同的经过同行评审的出版物的门户网站（这个大命题将在后续的章节中进行讨论），从而获得临床实践中的整合证据。有关医生获取信息为患者提供最佳治疗的研究报告显示：通过在互联网搜索获取答案的医生人数已呈明显上升趋势。这种情况在善于使用数字化技术的刚毕业的学生中更为突出。这些年轻的正畸医生对于访问各种网站并及时回答各种提问感到非常开心[10]。更多年长的正畸医生却对指尖巨大的信息量而感到害怕，宁愿选择传统的方式来工作或培训[11]。

网络具有实时性以及远程教学的优势。例如，在线工作室通过远程会议系统和（或）实时聊天系统具有与专家学者互动的优势，所以互联网的受众人群正呈现出稳定的增长趋势。在线社区是基于互联网定位于正畸专业的各个群，其目的是通过继续教育、纸质杂志、现场操作研讨正畸知识。这些社区的会员能够创造出自己的特点、组织他们的活动并优先处理他们感兴趣的专题。在线社区为医生在居住地学习提供了便利。他们也构建了优秀的支持系统，提出了订制化的学习小组。这些活动很有吸引力，尤其是对年轻的毕业生，因为他们能为多媒体学习提供支持，而且能提供从基础的专业观点（"如何做"，特别适合基本操作技能）到高级层面等各种层面的证据。但是，互联网只是获取各种资源的媒介，不是所有的在线资源都有

效。通过各种科学门户网站获得的文献与在某论坛里的答案之间存在巨大的差别。

基于网络的口腔正畸继续教育这个有趣的概念目前已在英国展开尝试[12]。将虚拟学习环境与常规的学院设置相互融合，其优势在于时间的灵活性、数据的优质性，同时可对于某一数据库及题目反复讨论学习。

但这个研究也揭示住院医师们仍喜欢与讲师及同层面的人进行互动。这些结果也适用于临床正畸医生，可能代表着仅基于网络学习与只通过现场学习之间的临界点。

1.2 在继续教育中应重视循证模式

除了其他重要因素外，继续教育的所有方法都依赖于提升数据的质量。除了纯商业交流之外，对每一位正畸医生来说，能够去辨别不同层面的有效证据是非常重要的。互联网独有的最大优势是能够搜寻最新的文献并了解专业领域的科学进展。美国正畸协会近期推出了一个应用程序用于搜索他们的网站、杂志[13]，当今很多正畸医生对移动电子设备相当熟悉而且对该技术也相当满意。

Sackett 将循证医学定义为：认真、明确、明智地使用最有利的证据来对每个患者做出治疗决策[14]。循证医学的实施意味着将个人临床专长与来自系统研究的外部临床最佳有效证据结合起来。美国牙科协会进一步强调了循证牙医学三大支柱的重要性，即文献证据、临床经验以及针对该定义的患者的期望值。

重要提示： 循证牙医学是对患者的口腔情况、全身情况、病史等临床相关信息进行的系统评估后，将评估信息与牙医的临床经验、患者的治疗需求及倾向等明智地整合在一起，用于维护口腔健康的一种方法。

提供最高治疗标准的最佳方法是熟悉相关文献并与自己的临床判断结合起来，但并不是所有的文献都有价值。科技文章的可信度有等级划分，从弱到强排序如下：社论、专家观点、病例报告和系列病例报告、横向研究、病例对照研究、队列研究、随机对照试验、系统回顾和 meta 分析[15]。

每年都有大量的文献出版，需要医生花费大量的时间去学习、分类，以实现在治疗时所选的方法有理有据。从这个方面讲，医生很容易忽视一部分已发表的文章，而是将思维局限于引用最多的文献或者最常见的说法。还有，现有的最强的证据也只是靠临床试验得来的，而临床试验从本质上看就有其固有的弱点。除了纸质出版物、牙科学校或其他官方机构提供的继续教育项目外，还有一些含有丰富信息的门户网站。英文版两个最常用的平台是 Cochrane Collaboration 和 Medline[16]。

Cochrane Collaboration 是个非营利的组织，它的目标是为医学健康证据库搜集独立的研究发现。因为 Cochrane Collaboration 采用了缜密的方法搜索有价值的文献，因此被认为是进行系统回顾最好的资源之一。发表于 Cochrane Library 的那些综述被按主题进行了分类。他们定期更新用以反映医学各领域的最新进展。牙科及口腔健康专题被广泛回顾，其中口腔正畸被划归到颅颌面畸形的子标题下。

Medline是美国国立图书馆医学数据库，用于生物医学信息及与临床学科相关的摘要和引用的查询。由于在引文索引中使用了医学主题（MeSH）词，依靠PubMed网站其可以在网上自由搜寻。医学主题词代表受控词汇，其为以后的检索做了信息分类。Medline也可以通过其他界面比如Ovid和Ebsco进行搜索，但需要获得授权。

在欧洲与Medline齐名的数据库叫Embase，可通过各种途径订阅来进行查询。利用不同的数据库，可以批判性地阅读文献并寻求现有的最佳的证据。

循证正畸学的概念已经在正畸领域引起了激烈的争论，这可能是因为矫治力学理论的多样性[17]。目前有两种冲突比较明显的观点，其一是临床医生只凭自己的经验进行矫治，其二是研究学者将循证方法作为专业唯一的发展方向。整个争论源自己发表的研究结果与正畸操作者临床日常观察之间存在明显的矛盾。两个阵营之间最大的分歧主要集中在尖牙间距、上颌扩弓、功能性矫治器、头影测量、美学的重要性等方面[18]。在现阶段，若不能达到卓越，正畸专业就很难生存下去。过去凭经验和摸索的优秀方法，虽然可以有预见的使用、重复和创新性应用，但缺少安全性。目前医生需要通过区域或全美网络调查，加倍努力分析已发表的文章与常见的临床行为，从而减小学院派、研究者和私人正畸医生之间的差距。

重要提示： 为了从临床工作中获得最大收益，正畸学者和临床人员应该建立一种伙伴关系，而且应重视每一位成员的重要贡献。

参考文献 · Reference

［1］American Dental Association. Recognition Standards and Procedures Chicago. IL December 2013.［2013-12-04］. http://www.ada. org/sections/educationAndCareers/pdfs/ cerp_standards. pdf.

［2］Van Harrison R. Systems-based framework for continuing medical education and improvements in translating new knowledge into physicians, practices. J Contin Educ Health Prof, 2004,24(Suppl 1):S50-62.

［3］Andrews JE, Pearce KA, Ireson C, et al. Information-seeking behaviors of practitioners in a primary care practice-based research network (PBRN). J Med Libr Assoc, 2005,93(2):206-212.

［4］Marinopoulos SS, Dorman T, Ratanawongsa N, et al. Effectiveness of continuing medical education. Evid Rep Technol Assess (Full Rep), 2007(149):1-69

［5］Ratanawongsa N, Thomas PA, Marinopoulos SS, et al. The reported validity and reliability of methods for evaluating continuing medical education: A systematic review. Acad Med, 2008,83(3):274-283.

［6］Bordage G, Carlin B, Mazmanian PE, et al. Continuing medical education effect on physician knowledge: Effectiveness of continuing medical education: American College of Chest Physicians Evidence-Based Educational Guidelines. Chest, 2009,135(3 Suppl):29S-36S.

［7］Mazmanian PE, Davis DA, Galbraith R, et al. Continuing medical education effect on clinical outcomes: Effectiveness of continuing medical education: American College of Chest Physicians Evidence-Based Educational Guidelines. Chest, 2009,135(3 Suppl): 49S-55S.

［8］McGaghie WC, Siddall VJ, Mazmanian PE, et al. Lessons for continuing medical education from simulation research in undergraduate and graduate medical education: Effectiveness of continuing medical education: American College of Chest Physicians Evidence-Based Educational Guidelines. Chest, 2009,135(3 Suppl):62S-68S.

［9］Norton WE, Funkhouser E, Makhija SK, et al. Concordance between clinical practice and published evidence: Findings from The National Dental Practice-Based Research Network. J Am Dent Assoc, 2014,145(1):22-31.

［10］Bennett NL, Casebeer LL, Zheng S, et al. Information-seeking behaviors and reflective practice. J Contin Educ Health Prof, 2006,26(2):120-127.

［11］Barnett S, Jones SC, Bennett S, et al. Perceptions of family physician trainees and trainers regarding the usefulness of a virtual community of practice. J Med Internet Res, 2013,15(5):e92.

［12］Mulgrew B, Drage K, Gardiner P, et al. An evaluation of the effects of a web-based modular teaching programme, housed within a virtual learning environment on orthodontic training for specialist registrars. J Orthod, 2009,36(3):167-176.

［13］American Association of Orthodontists. AJO-DO Tablet App Now Available 2014［2014-01-02］. http://aao.informz.net/AAO/archives/archive_2909373.html.

［14］Sackett DL, Rosenberg WM, Gray JA, et al. Evidence based medicine: What it is and what it isn't. BMJ, 1996,312(7023):71-72.

［15］Weyant R. Clinical research designs//Huang G, Richmond S, Vig K, Eds. Evidence-Based Orthodontics. UK: Wiley-Blackwell, 2011:15-29.

［16］American Association of Orthodontists. Clinical Practice Guidelines for Orthodontics and Dentofacial Orthopedics 2008［2013-12-17］. http://www. mnortho. org/doc/Clinical-Practice-Guidelines-2008-2. pdf.

［17］Johnston L. Playing doctor: Evidence-based orthodontics//Huang G, Richmond S, Vig K, Eds. Evidence-Based Orthodontics. UK: Wiley-Blackwell, 2011:293-299.

［18］Gianelly A. Evidence-based therapy: An ortho dontic dilemma. Am J Orthod Dentofacial Orthop, 2006,129(5):596-598; discussion 8.

（姚 森 译）

第 2 章

正畸诊所的管理与运营

Eliakim Mizrahi, Victor Lalieu, Effie Patrikios

2.1 诊所的外观与布局

为了赢得初诊患者或来访者的欣赏和理解，诊所的外部招牌、入口设计、接待区和等候区的环境和氛围均需要精心设计，这会影响人们对诊所的第一印象和持久印象。映入眼帘的整个环境应该给人以明亮、干净、舒畅的感觉。不管你是喜欢现代风格还是古典风格，应坚持的最重要的原则都是：永远保持明亮与轻松的格调。

要轻松就需要明亮，当然明亮并不意味着刺眼。明亮的环境有助于员工和患者保持良好的情绪，因此明亮轻松的主题应该贯穿于整个诊所。色彩与装饰的选择在这里又一次成为个人喜好与选择原则之间的平衡点，要试着选择轻快明亮而非昏暗、令人压抑的颜色和家具。

重要提示：永远保持诊所明亮、轻松、干净。

清洁的重要性已经不需多说，这个问题太重要了，在这里还需再次强调一下。医疗区和非医疗区都要保持一尘不染。无论是由内部工作人员负责清洁，还是雇佣外部专职保洁员，要把诊所的清洁工作搞到我们想要的程度可不是一件容易的事。但无论怎样，诊所的管理者都需时刻监督诊所的清洁工作。

重要提示：为了便于清洁，保持诊所整洁，可选用简单、轻便型的家具，便于搬动和打扫家具下面的卫生。

2.1.1 诊所的布局

诊所的建设和改造要有长远的目光，这个必须记住。诊所的总体结构是不便改动的，因此要仔细地研究并做好规划。诊所的结构和布局设计，在诊所规划之初及运行过程中都是很重要的内容，甚至到医生将要结束职业生涯时都会有很重要的影响。后一点可能很少被人关注。Hamula曾指出，当你要卖掉诊所或要将诊所并入一个新型、更现代化的诊疗机构时，诊所的结构和布局设计就要被人重点关注，其成为影响成交价格的重要因素。改造一个陈旧的、让人看了没有新意的诊所所花费的钱比新开设一个诊所所花费的钱要多很多。

诊所设计规划的关键问题有两个。第一：是你在一个毛坯的空间上从头开始设计，还是在一个已有的诊所上进行有限的设计改造呢？第二：可能也是更为重要的一个问题——你的预算是多少？由于受这些因素的制约，你一定要有一些重要的原则性的东西。

2.1.1.1 患者就诊路径

前台人员要一眼就能看见进入接待区的患者。根据患者的就诊目的，如果是初诊患者，可引领其到候诊区休息或者直接将其领到咨询室；如果是正在接受治疗的复诊患者，可直接引到手术室或治疗室中去。

重要提示：应尽可能将患者直接引领到上述两个目的区域，尽量不要让患者穿过其他房间。

患者从上述两个区域要能方便到达 X 线拍片室或其他检查室。如果能直达 X 线拍片室，患者就可直接进行拍片检查，而不需要路过诸如操作诊室或者咨询室之类的地方，这些地方可能有其他的患者，他们可能会被打扰到。一般没必要让患者路过或者看到结算室、图书室、消毒室。另一方面，诊所工作人员要易于到达诊所的所有区域，而且他们的路径与患者的就诊路径最好相互独立。如果可能，再开一个小门是很好处的，正畸医生和诊所工作人员可以通过这个门进入或离开诊所，而不需要通过等候区出入诊所大门，因为那里可能有患者在等待。

2.1.1.2　装修预算

装修预算因人而异，依据个人和其所处的环境而不尽相同。尽管如此，这其中还是有一些不变的原则和共性值得讨论。装修预算主要取决于诊所的结构布局。除了要多看几个报价，没有太多可说的了。承包商不同，装修报价当然也会不同。应试着多接洽一些承包商，可以咨询一下以前做过装修的人。尽可能不找私人朋友或亲戚来做承包商，也不要找达不到设计要求或者不按时交工的承包商。相对于私人朋友或者亲戚，与陌生人或纯生意人打交道，更能客观地提出需求，要求也更严格些。

家具和摆件与诊所结构布局不同，其更容易依据预算的不同而有不同的选择。

> **重要提示：** 对于新取得行医资格、资金预算有限的新开业医生来说，选择设计方案时要尽可能地选择低花费的方案，遇到可能会让你负债的设计时更要注意这个问题。

在购买家具和设备时一定要货比三家。找到符合预算、外观和功能都不错的家具和设备不是不可能的。这些东西可能不经用，但是关系不大，一旦诊所启用并且带来良好的收益，你就可以买更好的设备，而且可能还会有税收方面的补贴。尽管非常昂贵的设备可能经久耐用，但从某个方面来说这也是它的缺点。有时当诊所运转一些年后，你会发现诊所需要更新或者改变一下诊所的形象。如果当初你花了很昂贵的价格购买了昂贵的设备和摆件，你可能就会放弃更换。相反，如果当初你花费购买设备和摆件的钱比较低廉，你就会比较乐于更新它们。

2.1.2 接待区

重要提示： 接待区会让顾客产生第一印象，并且影响整个诊所的风格。

接待区要明亮、舒爽和清洁。如果你的预算允许，请找一个室内装修设计专家，听听他的意见。

前台要根据诊所的大小而定，可以是一张单独的桌子，也可以是一个大吧台。不管怎样，不要将台面设计的过高，如果台面过高，会使那个区域显得狭小，并且会导致患者和诊所人员在距离和心理两个方面产生隔阂。使用低台面时可以改变台面的宽度，使患者难以直接看到内部私密文件和预约本。要保持台面整洁是一项基本原则。要把患者的病历卡或病历文件以及其他的纸张放在低于主台面的位置。要留有足够的空间放置电脑和键盘。

要注意地板的材质、图案、家具、灯光以及候诊椅的选择。记住：硬质地板和家具表面会有放大噪声的效果！若将上述元素合理搭配，可让候诊区温馨、明亮并易于清洁。

如果某个诊所里年龄较小的患者比较多，这些小患者的亲朋好友经常会陪同前来。陪人也要占用空间，因此需要提供充足的休息椅。遇到经验不丰富的带小孩就诊的家长时，孩子可能会到处乱跑，这会给诊所带来很大的混乱。所以，要给小孩子准备一些玩具和书。诊所的陈设要能便于快速清洁和收拾。

现在很多诊所装配有让患者自行办理手续的设备（见第 9 章）。如果你的诊所打算提供这些设备，一定要设置在看得见、易于到达的位置。

2.1.3 治疗区

2.1.3.1 牙椅的设置

是选择设置单个牙椅的独立诊室还是设置多个椅位的开放性诊室，这可以根据个人的喜好来定。正畸学是口腔医学的一个分支，正畸医生最初是在有多个椅位的开放性诊室工作，这种状况持续了很多年。这样的布局不仅能高效地使用空间和设备，还可使诊室显得随意一些，给患者带来愉悦、放松的氛围。牙椅和边柜要根据现场的形状来安置。若诊室是正方形，牙椅可以成放射环形排列、交错排列、四个角放置 4 台牙椅，也可以直线排列椅位；如果是在长方形的空间，一般只能局限地交错放置牙椅或者直线排列椅位。

2.1.3.2 边柜设置

边柜大多是由厂家来现场测量、根据手术和操作的要求进行定制，价格不低。但是，可以到卖办公家具的市场看看。办公家具和配件（如办公桌系列）可以方便地改装成适用于手术需要的系列家具。颜色也可以更换，桌腿可以采用镀铬或者粉末涂层，最为重要的是可以安装脚轮使它们能够移动。定制的边柜一般都与诊室的地板和墙面匹配，如果能移动就更好了。如果你需要重签房屋租赁合同、扩建或者改变诊所的布置，固定式边柜的搬动就是一个大问题。尽管厂家承诺边柜可拆卸重装，但这种拆装过程不可避免地会造成边柜和墙面的损坏。

> **重要提示：** 可以移动的边柜易于搬动，有利于改变诊所的布置。

可移动的边柜有助于清洁和保护地面及其周围的墙壁。

每一个物业管理单位都有其专门的排污与安全规定，承包商应该熟悉这些规定，这些规定一般是不能改变的。

装修队对电插座 / 接电点、水路的设置等特殊要求不一定熟悉，但牙科医生或正畸医生必须提出具体要求。

2.1.3.3 电源插座

尽量多设置一些电源插座 / 接电点。一旦诊所启用开始营业，你一定会不断购买有供电需求的设备和配套设施，渐渐就会发现插座不够用了。要将插座设置在工作区域合适的地方，要有合适的高度。根据你的边柜设计，如果设备要放在台面上，电源插座就应设在台面的高度，否则就应放在踢脚线的高度。避免室内悬挂着很多松散的电线，手术 / 诊疗室更是如此。在电路规划设计中，要预留足够的电话、电脑终端和网线接口。建议电脑所用电源要与其他大型设备走不同的电路。

很多电子产品,如平板电脑、手机、电脑、调制解调器和打印机等,都能使用无线驱动。但应确保内墙和分隔墙没有屏蔽作用，要知道墙内的某些金属衬里对无线信号的传递有干扰作用。关于这些内容，最好咨询一下相关专家。

2.1.3.4 水路设置

水路不能轻易改动，需要仔细设计。如果预算和空间允许，尽可能多设置一些控制开关和管道接入箱，有些可能目前还用不到，但是将来诊所扩建时会用到。特别注意：塑料管道用于牙科设备可能会有磨损、裂缝、破裂或者断裂的风险，这种情况通常会发生在夜间水压增高的时候。

> **重要提示：** 为了避免上述意外事件的发生，建议在诊所的门口处安装一个总开关，这样可方便晚上最后离开的人关闭总开关、断开整个诊所的水电（计算机电源除外）。

2.1.3.5 地面处理

诊所内有些地方可以选择软地毯、有些地方则需选择硬地板。手术室必须是硬地面，可以使用塑料、橡胶或者瓷砖材质。每种材质的地板都有它的优、缺点，但地板必须便于清洗和保洁。有些国家甚至要求地面上的所有部分（包括踢脚线区域）都要密封。瓷砖地面要好看一些，但要记住正畸钳子一旦掉到地上（这种情况时有发生），瓷砖上就不可避免会留下一些小印迹。地板应能方便操作者自由移动医护座椅。地板的颜色是整体装修设计中的一个重要部分，浅色地板很容易留下脚印，花色地板又让人很难发现上面丢落的小物件，如掉在地上的托槽甚至带环等。在选择地板的颜色和图案时，可以考虑用一种独特的艺术方式标定有多个椅位的诊疗间的不同区域。

2.1.3.6　诊室灯光设置

现代牙椅上的照明灯是牙椅的一个重要部分，能够为牙医提供充足的光源。但是诊疗室的灯光设置仍是不容忽视的大事情。牙科 / 正畸工作属于一个必须有清晰视野的专业，对于光线是有定量要求的。光量的增加能使操作者看得更清晰，但如果光的强度超过 20 000lux 就不是这样了。牙椅上的灯光亮度往往超过 22 000lux，因此如果口内、外的光线强度差别较大，术者的视线又在口内口外来回变化时，眼睛就不得不对不断变化的光线强度进行调节。这种不断的调节会造成眼睛紧张和疲劳。不仅光的强度很重要，光的质量和色温也同样重要。在适宜的光线下工作，对操作者的生理健康是有益的，牙医通常需要在 5000kelvin 以上色温的光线下工作。欧洲及国际上均有关于牙科操作照明的标准。Din 标准 67505 和 ISO 9680 即是牙科操作的适宜照明光线标准。这个标准规定了诊疗室灯的数量、分布以及质量[2]。以上这些问题都是规划设计诊疗室时要考虑的重要事宜，尤其是我们通常在工作中花费的时间要多于在家里的时间，这些因素就更为重要。

近年来低瓦数的卤素灯与 LED 灯已逐步取代了传统的荧光灯管。精致的天花板镶嵌一些灯具，随着灯的光照强度变化能产生神奇的变化，通过这些灯的设计可产生一些雅致的装饰效果。有关诊疗室专用灯光设计还是应咨询这方面的专业人士。

另外，现在可以利用手持式 Ipad 对灯光、音响、视听设备进行远程无线控制，这给 21 世纪的现代牙科诊室带来了耳目一新的感觉。

2.1.4　咨询室

咨询室最好不要与诊疗室设在一起。如果预算和空间允许，应尽量在这个咨询室设置一把检查椅。在一个没有手术 / 操作的环境里对一个新患者进行检查是很有益的，这样的环境可减少儿童患者的恐惧感，也会给成人患者提供一个比较私密的空间，还可使医生的临床工作不被干扰。咨询室的检查椅可以小一些，不必购买大型、时尚、昂贵的牙椅，可以选择办公用的靠背椅，或者某些理发椅。有一种可伸缩、简洁、现代、美观的低瓦数照明灯，可以放在咨询室配合进行临床检查。目前临床检查必须要求戴手套，这样就不一定在咨询室设置洗手盆了，当然有洗手盆更好。如果你不想走出咨询室去洗手，建议你让患者看到你在做检查前确实先戴了一幅新手套。

桌子的样式、形状和放置也应该能让人感觉放松。如果你的诊所还是在用传统的 X 光胶片，那么桌面上就要镶嵌或者在桌子边上放置一个单独的观片灯。但是，如果你已改用了数字影像，那么桌面上或者墙上就应有显示屏。不管你是设置多个小显示屏还是一个大显示屏，都要确保能独立或同时来显示 X 线片、照片以及扫描的石膏研究模型。

重要提示：应保持桌面整洁。否则桌面上放置的东西会分散患者的注意力，也不利于营造专业的氛围。

2.1.5 拍片／照相室

即使手术／操作室所在的临床区域有足够的地方放置X线拍片及照相设备，也最好将拍片、照相设备设置在一个独立的房间内。房间的大小和形状要根据设备的要求而定。必备的设备或功能如下：

- 牙片（根尖片）。
- 全口曲面断层X线片。
- 头影测量片。
- 拍摄常规的口内及口外系列照片。
- 传统的X片描迹桌或者数字化的定点、描迹、测量设备。
- 上述X线片、照片应能数字化。要么选用数字化设备进行拍摄，要么在后期通过扫描仪、电脑及必要的硬件支持设备来实现数字化。
- 设置调节开关使房间的光线可以调暗，以便于描片或观察数字化X线片。

重要提示： X线室的实体结构和墙壁要符合放射防护规定，尤其要符合当地或国家建筑和规划部门的要求。

2.1.6 技工室

技工室的大小和配置要依据技工室在诊所内的工作份额而定。要有足够的水池和冷、热水龙头。小型技工室可能需要配备的设备如下：

- 模型修整机。这个需要放置在一个牢固的台面上，连接冷水管和下水管。
- 要有防止下水主管道堵塞的石膏过滤装置。
- 手持式技工打磨设备。
- 带有浮石粉抛光轮的抛光机。
- 用于灌制模型的振荡器。
- 用于保持器和矫治器制作的负压压膜机或正压压膜机。
- 根据修整打磨量的多少，决定是否需要设置除尘系统。
- 喷灯和焊枪。要有连接这些设备的供气管道或者独立的供气瓶。现在有一些非常简洁、独立的微型焊枪，可以从正畸用品经销商或者从五金商店买到。
- 良好的照明和通风设备。如果要把技工室与模型储存室合二为一，那么这个房间要尽可能多地设置模型放置架。模型储存的问题会随着开业时间的延长而逐步增加。
- 诊所内的技工室可以配置模型数字扫描设备。

重要提示： 要确保技工室里的噪音和气味不要扩散到诊所的其他地方：安装一个质量比较好的门很关键。

2.1.7 财务室

没必要让患者看到财务室。对财务室的要求要依据诊所规模的大小而定。以下是基本的要求：

- 足够的桌面空间。
- 要有电话和电脑终端。

- 文件柜。

- 足够的文具和其他办公用品存放空间。但是要注意：现在很多诊所已经进入无纸化办公了。

如果财务室还要兼作诊所管理者的办公室，假如总体设计允许，可以设置一个用于监督前台区域的单向镜。这可以让诊所管理者观察并掌控这个重要区域。

> **重要提示：**尽量把东西放在财务室，这样你的前台就不会太凌乱。

2.1.8 卫生间

设置厕所和洗漱间必须符合主管部门的要求。可以设置在楼宇的主建筑里，也可以设置在诊所的室内。如果你要装修卫生间，就需提供符合女士洗漱和化妆需求的镜子与台面。要保持这个区域清洁及空气新鲜，还要不断补充所需的洗漱、化妆用品。

2.2 诊所职员

随着时间的推移，你就会发现诊所职员的管理及相关问题的处理比任何的错𬌗矫治都要耗费精力，会增加你的压力。作为医生我们学的是如何治疗患者的错𬌗畸形，没有专门学习关于人性的哲学与心理学，也没有专门学习雇用法及如何雇用人。

从患者的角度看，诊所职员是你诊所最重要的组成部分。这些人可能成就你的诊所，也可能毁掉你的诊所。因此有关诊所职员的管理，你必须要投入很大一部分精力和时间。下面这些建议有助于你处理这个棘手又敏感的问题：

- 不论何时，要尽可能多地参加一些人事管理方面的课程，从其中总是可以学到一些有用的东西的。

- 挑选新员工时，要有组织、有计划地进行面试。

- 要明确地认识到，挑选一个前台或接待人员的标准与挑选一个椅旁助手的标准是不一样的。

- 对于一个新开业的诊所来说，运营成本是一个很重要的考虑因素，因此要将诊所人员最少化。随着诊所的发展，你可以逐步增加人员。当你负担得起薪水、打算雇佣超过最低限度的人员时，多出的人员就可起到储备作用，这样会减少员工因缺勤带来的压力。如果可能，应指定一名员工做诊所的经理。

- 要学习适合于你所在地区和你的诊所的劳动法规和管理规则。学习上述法规很重要，可以使你尽量避免或预防与员工之间发生冲突，这些冲突有可能会引发法律诉讼。该放下傲气、放下身架的时候最好放下，这样可以避免产生劳资诉讼方面的问题。

- 如果你刚试用一个新员工就对其产生了不满意，那么尽快请他离开吧。以往的经验告诉我们：江山易改本性难移。如果你刚聘用了一个新员工就与其发生了矛盾，而他又没有很快改掉自身的缺点，那么他这些缺点只会愈演愈烈。假如你对他迁就、花费培训他的时间和精力越多，你就会对他越来越难以割舍，到后来你只能将就他了。

解雇一个员工可能是我们时常要做但又最令人不愉快的事。在面对要辞退这样的一个员工之前，你首先得确定你的做法是否符合现行的劳动法规。White 作为社会评论员在解雇员工方面给我们提供了 些想法，但不幸的是解雇一个员工并不是一件容易的事[3]。不管是什么原因使你必须要解雇一个员工，你都必须要以一种专业的方式去办理：要保护员工的自尊，要彬彬有礼，要理解人，千万不要激惹对方。

根据你事业发展的阶段，你可以考虑"正畸团队业务以外"这个问题了（见第9章）。

每个地方的卫生与安全法规不尽相同，要确保熟悉适合你诊所的法规要求。在英国，新成立的医疗服务质量委员会（CQC）已增加了一些关于诊所人员和患者的保护条款。

显然，管理者希望自己的员工有良好的品质，诚信就是众多品质中的一个。员工或多或少总是会以这样或那样的方式处理钱的问题。这些年笔者听说过一些事，有些是从同行那里听说的：某些员工挪用了数额不等的资金。管理者怎么去减少这种风险呢？

Greco[4] 在一篇文章中曾阐述过社会学家 Donald K. Cressey（1919—1987 年）提出的一个理论，即产生不诚信的三个必要条件（Cressey "欺诈三角"）。这三个必要条件中首先是压力。不诚信的人有经济方面的压力。管理者可能会从他本人或者其他员工那里听到过他有这方面的问题，对这些信息要有敏感度。第二是不诚实行为被合理化。有这类问题的员工都会认为自己做得对。也许

他不止一次地要求过增加薪水，但都被拒绝了。要知道这样会带来不满情绪，并且促使员工将某些不诚实行为合理化。第三就是机会。如果这个员工接近了没有有效监管的现金，并且具备上面所说的三角的其他两条边，这就造就了某些不诚实行为发生的机会。

2.3 表格和文具

涉及诊所管理和运营的所有表格都可以买到，也可以按你的要求定制。在做出最后设计之前，可以在自己的电脑里先设计一下，少量打印一些，在使用中逐步修改直到满意为止，再最终定稿。这些表格可以批量印刷，也可以自己在屋里打印。桌面排版系统为诊所的管理提供了更加便捷的方法。表格的内容和形式可以按照个人的喜好设计。标准化的管理表格、口腔情况及全身健康记录的表格、临床检查表格、记录各种治疗程序的卡片均不可或缺。当今不少现代化的诊所弃用了纸质表格，而是将所有资料和临床诊疗流程都电子化。到底选用何种方式，一定要在这方面进行深入研究[5]，并且应考虑下述问题：

• 你自己对电脑知识的掌握程度、技术水平；你对电脑的依赖程度，电脑故障对你诊所造成的影响有多大。

- 硬件和软件的支持性能。

- 备份系统的可靠性，你诊所员工进行定期备份的质量、可靠性和纪律性。

- 医疗纠纷中电子资料被法医采纳作为证据的可信度。诸如病历记录卡、照片、X线片等电子资料都有可能被修改，其可信度就会被质疑。

> **重要提示：** 不管是纸质资料还是无纸化电子文档，都各有其优缺点。没有"绝对的好或不好"这个概念，各位医生可从这两种方式中选择适合自己的方式。

第8章中将详细讨论诊所内部之间以及诊所与外部之间的交流问题，这是正畸风险管理的重要内容。

2.4　员工激励

victor Lalieu

笔者设有一个"职员社交俱乐部"，所有的员工每周都向这里捐一点钱。这些钱用于职员开展各种可以与同伴共同参加的娱乐活动，如划船、周末到海洋世界或者葡萄酒庄、小型比赛、各种晚餐、卡丁车比赛等。笔者发现员工在这些活动中即使拿出一点的钱（我不让大家看出彼此出钱多少），他们也会更愿意参加这些外出活动（他们都想最大限度地拿回自己捐出的钱！）。在每个月的员工会议上，每个员工都需要提出一个大家关心的问题或者有助于诊所提升的新想法。

2.4.1　员工关系

Effie Patrikios

需要明白：并不是有了人员、场所、设备就可以成功运营诊所了。诊所运营中必须要坚持某些原则，其中很重要的是要明白员工的需要和你对员工工作的付出有怎样的期待。为了平衡各方面的利益，你需要一个可以依靠的团队来一起工作。这就像赛道上驾驶赛车的赛车手在把赛车驶入赛道旁的维修区时需要来自各方面的支持一个道理，正畸诊所的运营也是需要各个部门的人员来相互支持的。团队中的每一个人都有自己的责任，一定要从团队的角度来考虑问题。员工会议就成为一个必需的、不可替代的帮助诊所进步的有用环节。这就如同每个来诊所的患者都带有其社会特点一样，包括正畸医生在内的每个员工也都有其自己的社会特点。考虑到并能直觉地认识到这个特性是非常重要的。

> **重要提示：** 每一天，每个患者和每个员工都会带着一些不同的东西进门。

参考文献 · Reference

［1］Hamula W. Transitional office design: Attracting an associate. J Clin Orthod,2002,36:701-706.

［2］Coughlan P. Ambient lighting in the dental surgery. Dentistry ,2001,20 Sept 2:49.

［3］White LW. Some thoughts about firing ［Editorial］. J Clin Orthod,1999,33:257-258.

［4］Greco PM. When trust is violated. Am J Orthod Dentofacial Orthop,2013,143:755.

［5］Hamula W, Hamula DW. The paperless practice. J Clin Orthod,1998,32:35-43.

推荐阅读

Orthodontic Office Design: A Guide to Successful Design of the Orthodontic Office. Available from the American Association of Orthodontists,401 North Lindbergh Blvd, St Louis, MO 63141-7816, USA.

Series of 49 articles on office design and rebated issues published in the Journal of Clinical Orthodontics from 1977 to 2000.

（曹 军 译，姚 森 审）

第 3 章

口腔正畸新患者的管理

Eliakim Mizrahi

3.1 初次咨询

新患者来诊所进行咨询之前，总会先尝试与你进行电话交流。首次电话问诊的重要性和艺术性一直是许多培训课程和文章的核心内容。Thompson 曾在一篇文章里就这一主题作了简要的阐述，他指出正确处理首次电话问诊是一门科学和艺术[1]。科学性是指信息的收集和表达，艺术性是指针对不同的患者因人而异地进行沟通。

每位医生会逐步形成自己特定的接待和处理新患者的风格。关于这方面的内容，读者除了可以参阅本章节所列的笔者个人的观点外，也可在第 9 和第 10 章中看到不同的观点。

新患者一到诊所，前台人员就应立即主动接待同时进行基本信息登记。然后由前台人员将患者导引至咨询检查室。在开始检查前，可先安排患者在咨询桌前就座。根据桌子的形状不同，您可以与患者同侧就座（部分医生选择这种布置，认为可以减轻患者的紧张感），也可以按照惯例与患者相对而坐。

当患者由多个人陪伴（如父母、配偶或朋友）前来时，应将主要注意力和谈话放在患者身上。与患者交谈时，尽量了解患者为何而来，有何诉求，是谁介绍来的。当然，应该根据患者年龄的不同而选择不同的言辞和沟通方式。特别是对待儿童，谈话不要过于正式，要和他们开开玩笑，逗他们乐一乐。尽可能探明患者对佩戴牙套（矫治器）的态度。假如一个沉闷的青少年表现出不愿对话、目光游离、毫无兴趣时，那么他显然不会是

一个配合度好的正畸患者（见第 11 章）。假如某些年纪非常小的患者拒绝你触碰检查他们的牙齿，也会令你难于应付、心情郁闷。

对于很多正畸诊所来说，成人患者是正畸治疗的主要人群。毫无疑问这个人群的数量还在继续增长。成人患者一般依从性都比较好，认可度也比较高，是比较优质的正畸患者；但是也有部分患者抱有不切合实际的期望。因此，你必须意识到这部分患者可能在生活中还存在着其他问题，他们希望通过正畸治疗来解决某些社交问题或情感缺陷（见第 10 章）。

在初步沟通交流后请患者坐到牙椅上。在进行检查前，还必须询问其全身情况及牙科病史。

3.1.1 全身情况及牙科诊疗史

全面了解患者的全身情况和牙科病史被视为牙科临床治疗的标准程序。作为牙科临床医师，你必须了解任何与患者相关的局部和全身的情况，这些信息对于患者后续管理会有影响。通过询问不仅可以了解到患者的牙科诊疗史，还可了解到患者对牙科的认识及诊疗动机，从而评估患者的配合度。有些医师倾向于在治疗前由助手帮助患者完成相关表格测评，而有些医师则喜欢与患者面对面直接沟通询问。

3.1.2 初步的临床检查

初步检查所需的器械有：口镜、探针和镊子，最好将其密封在一个无菌袋中并放在一次性塑料或纸质检查盘内，无菌包装袋应该当着患者的面拆开。咨询检查室可不设置固定的托架诊疗台，小型可移动的配合台就非常好用。进行初步检查时其可代替托架诊疗台，使用完后即可轻松移开。初步检查并做好相应的记录后，让患者手持镜子，最好也请陪同的父母靠近，简要指出并解释患者存在的主要问题。一旦检查完成，需向其父母或患者本人讲明医生接下来的处理流程以及给出建议并阐述理由。根据咨询室布局的不同，上述讲解既可以在椅旁进行，也可以重新坐回到交谈桌前进行。

在决定向患者或其父母提出治疗建议之前，有必要为患者拍一张全颌曲面断层X线片。作为正畸专科医师，通过全景片你才能全面了解患者以后牙列的发育是否存在异常。你也必须了解患者的牙列在以后几年将是如何变化的。应给患者解释早期拍片的重要性。读片以后，你就可以坐到咨询桌前给患者或其父母解释下一步的治疗想法。

3.2 治疗方案

3.2.1 年幼患者

假如患者年龄太小不宜马上开始矫治，

需将其资料输入复诊回访系统。对患者进行回访是牙科诊所的重要工作。这一类患者构成一个潜在的患者群，随着年龄的增长，他们会给诊所带来发展的机遇，因此应对他们进行认真的培育和细心的管理。你可以根据自己的偏好选择使用电脑或人工来进行回访。根据患者的年龄及其牙颌畸形情况，通常建议患者每隔6个月或12个月定期检查一次。此年龄段有部分患者可能需要拔除某个特定的乳牙。定期检查时是否要为这些患者采集完整的正畸资料取决于你的医学理念，要知道目前人们对随意拍摄X光片是很抵触的。

> **重要提示：** 你必须能够讲出必须拍摄X线片的理由。

3.2.2 准备开始矫治

假如患者已经准备好开始治疗，接下来的步骤是搜集完整的正畸资料，包括全面的临床检查、印制研究模型、拍摄X线片和照相等（见第4章，第6章）。为此，可单独安排一次就诊时间。有些牙科医生喜欢把这个步骤放在第一次咨询时来做，而我则更倾向于给患者及其家人一个思考的机会，让他们回家去考虑我的建议。特别是有关矫治费用的问题，我发现给其父母、配偶或同伴一个充分考虑的时间再做决定将有助于避免之后的很多问题。

已经准备好开始主动矫治的患者可以分成两类：一类是处于恒牙列期的患者，只需要一次全面的矫治；另一类是处于混合牙列期的患者,需要两次(Ⅰ期、Ⅱ期)矫治。毫无疑问,某些病例确实需要Ⅰ期矫治,而对于很多病例来说,关于双期矫治的益处仍是一个在学术界广泛讨论的课题[2]。你对双期矫治的看法直接影响着你对混合牙列早期患者的治疗。但也需注意年龄非常小的患者配合度会比较差。随着时间的推移,大多数经过第Ⅰ期矫治的青少年患者还需要第Ⅱ期的综合性矫治,这同时也会随时增加你的工作量,超出你可能的承受能力。

3.2.3 预约候诊

虽然患者已经做好开始矫治的准备,但可能因患者有其他问题需要治疗或诊所工作已经预约满了,患者往往被要求预约排队等候正畸。如果你所处的区域需要矫正的人比较多,而能提供矫治服务的牙科机构又比较少的情况,那么你需要设计一张预约表。预约名单可以纯粹基于先后顺序把确实要准备开始矫治的患者进行排序,也可以优先安排那些更需要的、有紧急情况的以及问题比较严重的患者。前一个排序比较客观也容易操作;而后一种排序可能更主观,在矫治资源有限的情况下更适用。

3.2.4 不需要矫治

有些患者不需要矫正治疗。近年来,有些正畸医生主张轻度咬合异常的患者不需要进行矫正。毫无疑问,这一主张能被患者

及其父母所接受。目前盛行的患者授权观念以及《英国患者宪章》(Patient's Charter UK)都倾向于把某些决策权由医生交由患者。"医生是最权威的"这种观点不再被普遍接受。这种以"满足患者的意愿为指导来制定可接受的方案"的专题讨论曾在Gotlieb的期刊里有过热烈的争论[3]。尽管如此,医生若在伦理实践上秉持以患者的最佳利益为出发点,再加上良好的沟通技巧,在临床诊疗中仍有充分的自由根据自己的所学来制订治疗方案,而且这种方案仍然可为患者所接受。

还有一种更先进、更节省人力的新患者管理方法是在首诊时由助理先采集患者的初步信息并拍摄数码照片、输入计算机。这些信息将在咨询室的计算机屏幕上显示出来,正畸医师一进入咨询室,看着屏幕上的内容即可与患者进行沟通(见第9章)。

> **重要提示:** 若想诊所运作高效、顺畅,需要建立与之匹配的管理流程和完善的沟通随访机制并落实到位。

每个医生会因自己的个性特征、与患者的相处方式而形成各自不同的表达沟通风格。但不管风格如何,与患者进行讨论以及给出的解释内容里都应传达出一定的基本信息。

尽管医生的理念不尽相同,但均应给患者或家长解释为什么在正式治疗前需要给患者进行某项前期治疗。告知患者从开始起每一步治疗的费用预算也很重要。应告知患者或家长每次定期复查所需的确切费用、综合性全面检查所需的费用和整个矫治的费用范围。在进行方案讲解时告知其确切的费用及支付方式。

3.3 患者管理系统

一个现代化的正畸诊所若未使用电子化的文字处理系统是难于想象的。利用电脑可将所有转诊牙医的地址及大多数日常信件预处理或储存在一个文字处理器里或储存在综合性正畸软件包里。每一组信件都应有各自的主题,根据不同的主题,可将信件进行分组。可以对不同的主题进行编号,用A~Z字母顺序编排不同的组别。当你要检索这些信件时,只需找到该编码,就可以很容易找到所需的内容了。在某一段落如果需要添加什么事项,比如牙位、患者的姓名、性别等,可以在适当地方留下空白位置以备填写(见附录)。尽管使用了软件系统,在日常管理中仍必须遵循某些原则,传递一定的基本信息。

● 及时回应:所有的信件应该当天处理。要么你当日抽空处理,要么暂时放在桌面上,待一天工作结束时处理。

● 对所有信件进行个性化处理:应在回复的信件上写上相应的牙医的姓名,每封信必须由你亲自签名。

● 给患者的书信应尽量使用患者能够理解的语言。某些对牙医来说很容易理解的术语,比如"Ⅱ类"这样的词——对患者而言,若你使用"下颌相对于上颌靠后"这样的词语可能更易懂些。

完成一个新患者的咨询后,应该给你的转诊医生发一封感谢信,这封信应包含一个简要的关于临床检查发现的陈述(注:此时你还未给患者做全面检查),说明该患者要么是被纳入回访系统的候诊名单中了,要么是已经约好复诊时间即将进行全面的正畸检查,等检查结果出来后,你将会发去一份完整的报告。

● 如果你建议拔掉某个乳牙的话,也可以写在这封信里。恒牙的拔除应该在完成全面的矫正检查分析后才能决定。

● 如果该患者是由另一个患者介绍的,也要发一封信感谢那个介绍的顾客。

● 在你的所有转诊医生圈里,确保你的牙齿编码系统统一、易懂。

● 拔牙时请再次校对病历与准备拔除的牙齿是否一致。

3.4 技术革命展望

Keim曾发表过技术进步能对口腔正畸诊所的发展产生令人瞩目的促进的文章[4]。

Haeger 也在同一杂志的一篇文章里就这方面给予过高度的评价[5]（见第 5 章、9 章、10 章和 16 章）。毫无疑问，现代正畸医师一定要把这些先进的技术应用于临床实践中。但尽管技术的发展突飞猛进，也需要切记牙齿、牙周组织、骨组织和面部肌肉并没有发生多少改变，对于施加于其上的压力和牵张力所作出的反应仍然与 50 年前甚至更久以前所发现的几乎一致。

重要提示： 尽管有先进的电脑及数字化办公管理系统、拥有各种诊断辅助工具、有托槽弓丝等材料，但只有你的双手、你的手指才是在患者的口腔内施展、激活和控制牙齿移动的工具。

决定你的诊疗水平是你的智慧和灵巧的双手，绝不是电脑。

参考文献·Reference

[1] Thompson H. The art of the initial phonecall. J Clin Orthod, 2001,35:159-162.

[2] Johnston Jr. LE. Early treatment symposium. Am J Orthod Dentofacial Orthop,2002,121:552-594.

[3] Gotlieb EL. What price compromise?. J Clin Orthod ,2002,36:65-66.

[4] Keim RG. Keeping up with change. J Clin Orthod, 2002,36:429-430.

[5] Haeger RS. The cutting edge. How I use the internet in my office.J Clin Orthod,2002,36:447-450.

（汪晓华 译，姚 森 审）

第 4 章

口腔正畸资料的采集及矫治方案的制订

Eliakim Mizrahi, Pieter van Heerden, Antony GH McCollum, Luc Dermaut,

Matie Grobler, Colin Wallis, Alexander Jacobson, Demetri Patrikios

本章概要

在进行诊断和制订治疗计划之前，有必要进行全面的正畸检查，内容如下：

- 病史（见第3章）
- 临床检查
- 模型研究
- 咬合记录
- X线检查[见第5章锥形束CT（CBCT）]
- 照相分析（见第6章）

治疗前后高质量的记录以及诊疗过程中完整的病历记录是很重要的，但也不能过分强调[1]。

4.1 临床检查

临床检查包括全面的口内、口外检查。所有的检查结果需要清楚地记录在检查表上或输入到电脑里患者的档案中保存。检查表可以根据医生的要求进行设计，既可以批量印刷，也可以用电脑随时打印出来。记录的内容应包含形态和功能两个方面。

> **重要提示**：记住：你的患者是一个立体的对象，因此必须从三个面进行分析：即矢状面、垂直面和冠状面。

4.2 模型分析

通常采用藻酸盐材料制取完整的上、下

颌印模。应耐心向患者说明你要做什么，然后仔细选择印模托盘并确认其够大。如果托盘太小，可能无法完全就位，而且托盘的边缘会压迫牙槽黏膜引起疼痛。建议选用能延伸到前庭沟的托盘。既可选择金属材质的托盘也可选择一次性塑料材质的托盘。金属托盘可以反复使用很多年，但是在每次印模后需要清洗和消毒。一次性托盘成本相对高一些，但不需要清洗和消毒。托盘上如果没有足够的固位孔洞，则需要在托盘表面涂上托盘黏结剂。尽可能使用涂抹型黏结剂而不要选用喷雾型黏结剂。因为使用喷雾黏结剂后，空气中雾化的黏结剂会逐渐飘落在地板上，地板会变得黏黏的，灰尘就会黏附于其表面。印模过程可能会导致患者不适甚至呕吐，建议选用固化速度较快的藻酸盐印模材料，以便缩短托盘在患者口内停留的时间。

为了获得无气泡且边缘延伸良好的印模，建议首先将托盘就位于上、下颌切牙区唇侧的前庭沟内。一般先制取下颌印模，相对于制取上颌印模来说，取下颌印模患者会感觉舒适些，同时也可以让患者了解制取印模的过程，这样再印取上颌印模时患者就不会感到那么不舒适。制取上颌印模时，上颌托盘不要在后牙区过分加压。如果患者感到恶心，应迅速使用口镜将软腭处多余的印模材料拨出，并且让患者低头贴胸、集中注意力做深呼吸，让患者放松并告知患者只有印模材料硬固后才能取出，否则印模材料会粘在牙齿和腭部，更糟糕的是还需重新制取印模。当与患者沟通这些事情的时候，印模材料会逐渐变硬，此时就可以取出托盘了。当要取出上颌托盘时，先让患者闭唇然后像吹气球那样吹气。这样能抬高软腭打破软腭处的边缘封闭。当患者吹气时，使托盘后部先脱位，这样易于取出托盘。同样患者可以用舌头帮助移出下颌印模。

> **重要提示：** 对于唇肌力量特别大的患者，取出托盘时应特别小心，因为嘴唇很容易将托盘后牙区颊侧的印模材料刮掉。假如不小心将印模材刮掉了，将来模型上的磨牙形态就会失真。

从患者口内取出印模后，应先用流水进行冲洗，然后喷洒消毒药水，接着用湿纸巾裹着并密封于塑料袋内。如果是在诊所内的技工室灌模，应将裹着湿纸巾的印模拿出诊疗室，在技工室尽快灌注白石膏。

随着计算机数字化技术的不断发展，现在可以将研究模型扫描到计算机中、从不同角度进行处理和观察（OrthoCad Cadent，Inc. Fairview，NJ，美国）。随着计算机辅助头影测量技术的发展，牙弓的测量分析可以和数字化研究模型提供的信息相融合。这种数字化研究模型毫无疑问还会不断发展，某一天可能会取代传统的研究模型。数字化研究模型除了能提供诊断数据外，还能节省存储空间，仅这点就能成为这个新的诊断工具不断发展和广泛应用的驱动力[2-3]。

新一代的口内数字扫描仪，因为无须在牙齿上事先喷涂粉剂而越来越受到欢迎。通过研究它的有效性、可靠性和再现性，发现其不但精度高而且能被临床广泛使用[4]。随着科技的发展，数字化印模的扫描时间越来越短、成本也越来越低。未来，传统印模的使用和数字化扫描的使用之间的平衡点将会发生巨大的改变（见第6章）。

4.2.1 新型藻酸盐印模技术

Pieter van Heerden

下面介绍一种与常规用调拌碗和调拌刀调拌藻酸盐印模材料不同的新方法，其目的是最大限度减少污染而且清洗也极其简单。

● 将藻酸盐印模材料事先装入三明治小塑料袋内，根据厂商的建议或者根据个人的喜好确定藻酸盐粉末的量。将分装好的袋子储存在研究模型盒子内或放于印模托盘内，用于印取上下颌印模（图4.1a）。

● 往塑料袋内倒入适量的水，倾斜持袋，水和粉末将会流向袋子的一角。

● 拧紧袋子末端的开口，以防水和粉末泄漏。

● 将装有水和粉末的袋子一角放在左手掌心，右手做往返运动并将印模料轻轻往左手掌中挤压，藻酸盐和水将会混合成膏状（图4.1b）。

● 在水粉混合的过程中你会发现当水包裹了粉后会有气泡产生。

● 解开袋子，排出气体，然后重新扎紧袋子末端的开口，通过这个方式可清除不必要的气泡并确保印模料中无气泡。

● 你会容易的感觉出印模料调拌的性状和稠度。混合一旦完成，用剪刀剪开袋子的一角（图4.1c），将印模料小心挤压到托盘里（图4.1d）。

● 塑料袋内剩余的藻酸盐材料和剪下的袋子一角可一并扔掉。这种技术无须使用调拌刀、调拌碗，也不需要后续的清洁洗碗步骤了。

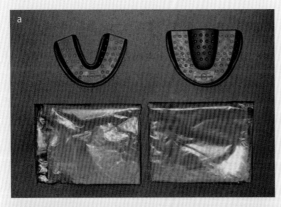

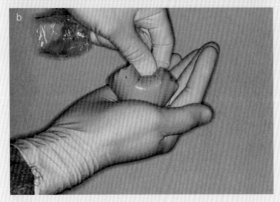

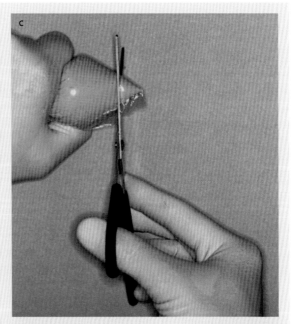

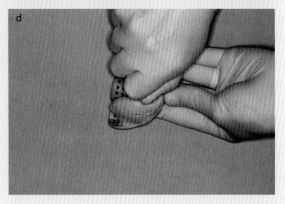

图4.1 干净整洁的印模技术 a.已经分装好的印模材料。b.调拌已经分装好的印模材料。c.剪开塑料袋的一角。d.将调拌好的印模料挤在印模托盘上

4.2.2 另一种印模技巧

Antony GH McCollum

印模是获得患者信任的好机会。亲密、信赖的关系会增加患者的合作度，对取得最终良好矫治效果十分必要。

一想到印模，患者常常就会有不好的印象，这可能是听到过自己的朋友、同事或者兄弟姐妹说起过一些不好的取印模经历的缘故。如果你或你的助手在取模过程中既体贴又幽默，那么你和患者之间将会建立比较长久的亲密关系。

使用幽默的方式可以减轻患者的恐惧感，例如，跟患者说这个印模材料是可以吃的，这里的工作人员把它当午饭吃。患者并不知道这些是不是可以相信的，但这样的解释都会起到降低患者紧张度的作用。让患者闻闻塑料袋或罐内藻酸盐的味道，大多数厂商会在材料中添加令人愉悦的气味（如香草味），这些措施都会进一步降低患者的紧张感。

对于比较敏感又紧张的患者，最好还是由你自己来印模（而不是由助手或护士来操作）。这并不是说我们的助手、护士的能力不行，而是要体现你对患者的切切实实的关

心。对这样的患者若不进行特殊处理，他们很快就会对外传播负面信息，成年患者更是如此。

托盘的选择很重要。应提醒患者托盘会撑开他们的颊部。请患者放松，不要过度张大口，同时拉开患者口角以利于托盘就位。

通常应先给患者试下颌托盘，这样做是很有意义的，因为这样可以了解患者咽反射是否明显。对于咽反射明显的患者需要采取更多的辅助手法：告诉他们放松；用鼻子进行缓慢平稳的呼吸而不是剧烈急促的呼吸。让患者头向下向前，使下巴贴紧胸部，使咽部在更前更高的位置得到封闭，这样可以减轻咽反射。通过这种方法可成功的阻止患者的咽反射，极少数情况下可能需要进行舌背局部麻醉以减轻咽反射。

当取下颌印模时，需要让患者将舌头抬高且向外伸出，这很重要！这样可以确保清晰地印取到下颌口底轮廓。可以对患者说："将你的舌头指向我，这是你最后的机会。"这有助于分散他们的注意力。

当将上颌印模托盘放在患者口腔内时，应继续分散患者的注意力，这也是很重要的，尤其对儿童患者更是如此。有许多例子和方法可以参考。例如：告诉患者交替眨眼。但他们通常做不到这点，而是两只眼睛同时闭上。让他们专注交替眨眼或者让他们交替抬腿，问他们哪一只是左脚、哪一只是右脚？他们应通过举手或抬脚来回答，也可通过相反的回答来迷惑他们。所有这些建议均有助于转移他们的注意力，同时增加点幽默感。

应轻柔的取出印模。如果印模的吸力或真空效应太大，应该让患者闭上口鼻，向口腔内鼓气。这样有助于减少吸力效应，利于印模的取出。

重要提示： 努力将印模这个令人害怕、恐惧的过程转变为一个有趣的过程。

每个执业医师均应创出自己独特的转移注意力的方法，只要这些方法透露着真诚并富有幽默感，就会大大增强患者的信心和信任，从而提高预期的治疗效果。

编辑评论

藻酸盐印模材料的形变率需要重视。近年来，虽有制造商声称在灌注石膏前藻酸盐材料的形变周期为100h，但已有研究结果对这一说法提出了质疑。该研究结果显示：不论处于什么样的存放条件，这些新型的藻酸盐材料在24h和100h所测形变数据显示其均发生了明显变化[5]。

4.3 咬合记录

在做咬合记录前，要仔细检查咬合情况，寻找患者的下颌姿势位，这对年轻患者尤为重要。应向患者解释你将用蜡片做什么以及要求患者如何配合，并让患者练习双侧磨牙咬合。应选用马蹄形或"V"字形的蜡而不要选用一整片整个横向覆盖咬合的蜡片，以免受到舌头的影响。将软化的马蹄形蜡片放置于上颌牙面，观察下颌闭合结束时的路径和位置。

咬合蜡可以购买成品，也可以由助手预

先制作。将蜡片裁成 2cm（1 英寸）宽的蜡条（图 4.2a~c），用热水或酒精灯使蜡条变软。先纵向对折成两倍厚度，再从中间折成"V"字形。

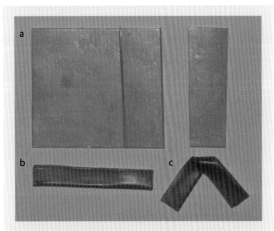

图 4.2　制作咬合蜡　a. 将成品蜡片裁成 2cm 宽的蜡条。b. 将蜡条变软后折成两倍厚。c. 从中间折成"V"字形

4.3.1　蜡咬合

Matie Grobler

当进行咬蜡记录时，趁蜡还是软的时候用拇指和食指将蜡向牙齿颊面挤压。这样做可使研究模型咬合对位的更稳定。去除最后一个磨牙远中多余的蜡，以免影响上下颌研究模型的对位。

4.3.2 记录咬合

Luc Dermaut

如果患者很难咬到正确的咬合位置，可以让患者对着镜子教他们练习如何进行正确的咬合。

4.4　正畸间隙分析

Colin Wallis

　　在进行正畸临床诊疗时，缺少一个客观和易于使用的方法来量化拥挤度，这是一个普遍存在的问题。拥挤度的分析建立在对如下两个指标的测量基础上：即牙冠的近远中宽度和牙弓的长度。如果时间充足，准确测量牙冠近远中宽度还是可以做到的。但是由于牙弓长度存在复杂性和多变性，要想准确将其测量就相对困难些。

　　重要提示：更复杂的是，诊断和治疗计划不仅需要考虑空间和拥挤度，还需要考虑骨骼和软组织因素以及面部的生长趋势。

这些诊断信息不仅反映了患者面部外形等特征，同时也反映了临床医生的直觉和经验以及医生倾向首选的治疗方案，因此显得高度个性化。正畸诊断需要考虑各个方面的信息，因此在一定程度上取决于操作者的经验，某些情况在制订治疗计划时，美观需求与科学理论会存在一定程度的悖论。因此一些有经验的临床医生有时会质疑这些诊断数据，如头影测量的数据或拥挤度测量数据。尽管如此，正畸医师还是普遍认为这些测量数据仍具有一定的指导作用，尤其是对于缺乏经验的临床医生，测量分析数据可以指导他们制订合适的治疗方案。

迄今为止，正畸的理论和技术已有很大程度的发展，但是目前却仍缺乏有效的方法来协助临床医生更准确地测量拥挤度。因此，许多临床医生仅仅依赖不可靠的视觉进行直观评估。研究表明，大多数情况下研究模型就可以提供足够的信息用于制订治疗计划，其他方面的记录信息基本上对制订治疗计划影响不大[6]。

因此，正畸医生每天的挑战就是处理大量的诊断信息，其中一些信息可能还会相互矛盾，正畸医生需要做的是将这些信息进行整合，从而决定患者是否需要采取拔牙的治疗方案。正畸拔牙通常是双侧对称进行的，在多数情况下可获得比实际需要量更多的间隙。许多处于拔牙临界的患者对于正畸医生来说实在是很难决断，因为拔牙可能会导致拔牙间隙较难关闭，而如果不拔牙则需要扩大牙弓，这会导致牙齿邻接面接触减少，会使牙齿扇形展开，同时还需要终生保持（见第24章）。

拥挤度分析不足不仅会导致病例治疗困难，而且可能会影响面部外观和牙齿与牙周组织的完整性。正畸治疗计划的不确定性还可能会导致医疗纠纷问题，因此正畸医生对于诊断方面的风险应该提高警惕。

重要提示：当进行正畸诊断时若遇到难题、明显超出了咨询的范畴时，从患者目前的利益出发，对拔牙与否做一个简要的个性化的注解是很有必要的。

当感觉到有其他因素以这样或那样的方式影响你做出决定时，你可能遇到了有一定拥挤度的边缘病例。在这种情况下有必要进行个性化的备注，要知道，之后碰到问题时仅仅根据原始存档记录是不可靠的。

4.4.1 施佩曲线

实际上在进行拥挤度分析时施佩（Spee）曲线的分析很重要，因为整平Spee曲线需要额外的牙弓长度。牙弓长度的增加常表现为切牙的唇向移动。

对间隙进行分析无疑非常重要，因为其对拔牙与否的决策有重要影响[7]。虽然绝大多数病例整平轻度Spee曲线仅需要1~2mm的间隙，但整平较深的Spee曲线则需要5mm的牙弓长度[7]。当不拔牙又要整平5mm深的Spee曲线时，下颌切牙将会唇倾15°（图4.3）。对于切牙2~4mm的拥挤来说，看似轻度拥挤的牙弓，若伴随较深的Spee曲线，且对其间隙判断不足，矫治起来是很困难的。

重要提示: 假设大部分采用固定矫治的病例的 Spee 曲线都需要整平,那么牙弓的有效长度应该是第一或第二磨牙的远中接触点到另一侧对应牙位的远中接触点这个"空间上"的一条平直线的测量值。但是对于 Spee 曲线较平坦的病例,这条平直线应该通过绝大多数牙齿的接触点所形成的线。

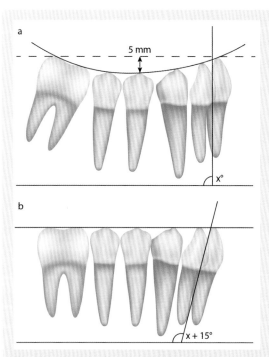

图 4.3 a. Spee 曲线很深,达到 5mm。b. 整平该 Spee 曲线将会使切牙唇倾 15°(示意图未按比例绘制)。

牙弓的拥挤度为牙冠近远中宽度的总和与牙弓现有长度之差。

4.4.2 牙弓形状与非对称性

尽管在矫治过程中对 Spee 曲线和弓形进行了调整,但是在拥挤度的分析中常常会忽略弓形和牙弓对称性的重要性[9-15]。正畸医生进行矫治的目标当然是在结束治疗时患者的牙弓要达到对称。除非患者的牙弓明显不对称,一般来说正畸医生很少专门去纠正轻微的牙弓不对称。也有研究提示,在人群中牙弓右侧的拥挤度相对会较大。因此在进行拥挤度分析时有必要考虑这些差异[16-17]。

在进行初次诊断的时候,拥挤度常用毫米计量。通常认为在许多情况中下颌前牙都保持唇舌向位置不变,且下颌磨牙不太可能向远中移动。此外,弓形在治疗后不会发生显著改变。

4.4.3 常用方法

尽管目测法是最常用的判断方法,但已被反复证明是不可靠的量化拥挤度的方法[18-19]。因为 Spee 曲线的存在,使用铜丝测量拥挤度的方法也不是很准确[20]。如果治疗的目标是整平牙弓,那么用铜丝测量的牙弓长度就会偏长。当计算使用这种方法测量的牙弓长度与总的牙冠近远中宽度之和的差值时,所得的拥挤度数值会偏小。

伦敦皇家评估拥挤度的方法是测量每个牙齿排列于现有的牙弓上所需的空间[21]。这种评估方法确实有考虑整平 Spee 曲线所需要的间隙。在某些情况下,间隙增加不足 1mm 的时候可能很难注意到准确的弓形变化。

现代教科书大都推荐牙弓长度的分段测

量方法，通常分为三段进行测量：同侧第一恒磨牙到尖牙为后段（左右各一段）、双侧尖牙之间为前段[22]。但这种分段测量方法也存在三个问题。首先，Spee曲线往往被忽略；其次，选择的点可能无法代表底部基骨的牙弓形态；其三，牙弓的弧形变成三段直线长度之和，所得的值会偏低，这样牙弓长度测量值与牙冠宽度总和之差就不可避免地会偏大。

4.4.4 计算机扫描

用计算机扫描评估拥挤度的方法越来越受欢迎。许多软件都配有描绘标记接触点的程序，以便确定牙弓的形态，会有一个虚拟的尺子测量牙冠宽度。计算机软件采用一个叫spline的数学函数，其可以计算牙冠接触点间如何形成牙弓弧形。

牙弓形态是一个变量，接触点的标记

错误会导致计算机误读牙弓长度。当用计算机从上方进行扫描时倾斜的牙齿的数据会变小，从而会导致虚拟尺对各个牙齿的测量结果并不十分精准。

4.4.5 推荐的方法

目前最好最有效的测量拥挤度的方法是采用数字扫描仪测量牙弓长度以及采用数字卡尺（Digital Caliper: Series 500, Mitutoyo UK, Ltd., Andover, Hamp-shire, 英国）或标准化圆规直接测量研究模型上的牙冠宽度（ESM扫描仪，ESM数码解决方案，都柏林，爱尔兰）（图4.4 a，b）。数字扫描仪正越来越多的用于存档研究模型，并已作为测量牙弓长度的实用工具。数字扫描的主要优势是能量化拥挤度，它是在一个平面上进行牙弓长度的二维测量。ESM软件可自动添加每个绘制点之间的测量值从而可计算出总的牙弓长度（图4.5）。

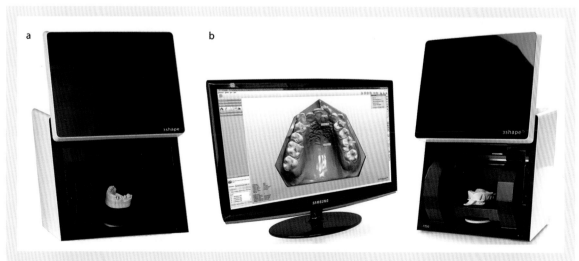

图4.4 数字扫描仪 a. 3Shape D700 数字扫描仪正对石膏模型进行扫描。b. 3Shape D700 数字扫描仪正对印模进行扫描

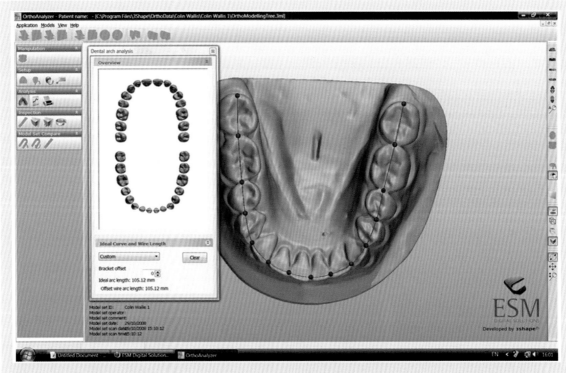

图 4.5 软件计算牙弓长度 用软件对扫描入计算机的数字模型进行牙齿大小和弓长的测量及计算

重要提示： 如前所述，假设整平牙弓是我们的一个矫治目标。为了量化拥挤度，设定磨牙和切牙先维持其目前的位置。拥挤度应该是正确的牙弓长度（二维）减去牙齿近远中径之和。

术采用什么方式，临床医生仍需要意识到：准确的间隙分析对正畸诊断和制订治疗计划仍然特别重要。

4.5 影像学检查

Eliakim Mizrahi

4.4.6 正畸平面尺

若没有扫描仪，一个简单印有一系列不同大小牙弓尺寸的正畸尺也能够提供类似的信息（图 4.6）。

在当代口腔正畸学中，无论机械力学的形式如何变化，无论用来进行间隙分析的技

全面的影像学检查是正畸分析不可或缺的组成部分，其能够提供关于牙齿、骨骼和软组织等牙颌面的相关数据。随着摄影、数字化和计算机辅助 X 线摄影技术的发展，临床影像学检查已经迈入一个新的维度。市面上所售的光电耦合元件（CCD）成像的全数

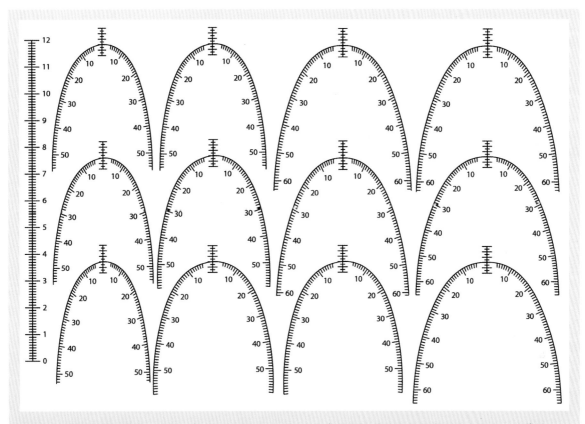

图 4.6　正畸平面测量尺　选择平面尺上最接近的弓形，放在模型上并尽量与牙齿接触点对准。计算最远中接触点之间的弓长与牙冠近远中径之和的差值。但拥挤度的值还应包括整平 Spee 曲线所需要的间隙

字化 X 线机改变了传统标准 X 线机激发磷光剂成像的方法，所成的图像为数字化影像。关于传统和数字系统的优点和缺点已有广泛的争论，但毫无疑问，随着我们步入 21 世纪，数字化系统将取代旧的传统系统。假如你准备开设诊所，我建议你购置一个数字化 X 线系统。那些已经开业的诊所的医生，当环境改善后也会逐步转成数字系统。但不论使用何种系统，评判 X 线片好坏的原则始终是不变的。

在过去的几年里，无论患者还是专业人员对于 X 线检查及电离辐射暴露的态度都发生了改变。目前关于正畸临床对 X 线的使用原则已经由 Isaacson 和 Thom 进行了很好的阐述并出版发表[23]。他们认为：只有基于

为了收集患者信息而做必要的影像学检查才是合乎情理的。在过去进行治疗前、治疗中、治疗后的影像检查是一种常规做法；而他们的建议是：以前的做法必须要改变。

重要提示:必须为患者的安全着想。作为牙科治疗的一部分，除非是对患者有好处的治疗手段，没有谁是应该去承受额外的辐射剂量和风险的。

尽管对于术前拍片的必要性已经有了定论并达成了共识，但是术中及术后是否还需要拍片还要打个问号。如果你需要证实牙根的倾斜度或转矩是否控制得当或者其他任何临床上直视下看不到的信息，那么在拆除矫

治器之前拍片可能就是合乎情理的。在拆除矫治器后拍术后片在大多数情况下被认为是不利于患者的。

4.5.1 全颌曲面断层 X 线片

一张高质量的全颌曲面断层片能很好地观察出全部牙齿以及从左侧髁状突至右侧髁状突之间的骨骼结构。在曲面断层片中，上下颌前牙区往往是清晰度较差的地方。这些区域的清晰度取决于设备的分辨率以及在设备焦距范围内对牙弓位置的精确定位。临床上应参考 X 线机的操作说明书并参阅口腔影像学的教科书。

4.5.2 咬合片

某些不在曲面断层 X 线机的焦距范围的结构（如生长在上颌前牙区的多生牙常常会向腭侧错位）在曲面断层片上的影像常常模糊不清。因此，一些临床医生主张所有初诊正畸患者的影像学检查应该包括曲面断层片和前牙咬合片或根尖片，并将后者作为曲面断层片的补充。将咬合片的胶片对折放入前牙之间，就能将上下颌前牙都拍摄到而不用移动胶片。咬合片能很好地观察出前牙区牙根和牙槽骨的影像，但是对于腭部的成像却很有限。

4.5.3 咬翼片

一般认为咬翼片对于龋易感的患者是必要的，其实它对于牙槽骨水平的评估也是有益的。当临床检查发现牙槽骨丧失过多时，通常拍摄垂直咬翼片作为补充检查手段。咬翼片对于口内有很多残冠的成人患者更有明确意义。

重要提示：使用定位架可明显增加口内影像学检查的精确性、可靠性及临床的实用性。

4.5.4 确定埋伏牙位置的影像学检查技术

对未萌牙和阻生牙的定位是正畸诊断和治疗计划的重要组成部分。阻生牙与邻牙牙根在唇舌向上的位置关系尤其需要关注。Becker 对多种定位阻生牙的影像学检查方法都曾详细介绍[26-28]，其中最常使用的是视差法，即由不同的角度拍摄两张根尖片进行判别：离球管较远的牙齿将与 X 线球管的移动方向相同（详见第 19 章）。

CT 扫描也能精确确定阻生牙的位置，但是由于其辐射剂量和价格方面的因素，在某些地方尚难以普遍使用。

4.5.5 腭向错位的尖牙

Luc Dermaut

在曲面断层片中，腭向错位的尖牙往往比对侧尖牙大。这个尖牙被放大的原因是：因为拍摄曲面断层片时胶片位于牙齿前面而射线从头后方发射出来，胶片到腭侧错位尖牙的距离比到处于正常位置的尖牙的距离远。这样就造成了腭侧错位的尖牙影像相对比较大。

4.5.6 头颅侧位片/头影测量片

Eliakim Mizrah

需要一个头颅定位架来拍摄该影像，而拍摄到的头颅定位侧位片是进行正畸检查的基本要求。一张好的头颅侧位片应当能清楚地反映出颅颌面部的所有牙性和骨性结构。在头颅定位架或片盒上很多的辅助革新可以使软组织侧貌也很清楚。进行拍摄时头部的精确定位是至关重要的，可以通过耳杆来校准。

没有经过头影描迹和测量分析的头颅侧位片的价值很有限。有很多前辈总结出来的分析方法可供临床医生使用。医生可以根据自己的习惯来选择一个适合自己的分析方法。以往头颅侧位片是用传统的灯箱和醋酸纸来描迹的。随着数字技术的发展，头颅侧位片可以在数字面板上或计算机屏幕上直接显现。现在借助许多的软件可以在计算机上进行头颅侧位片的描图、多种测量分析、角度测量、长度测量、与标准值进行比较、绘制重叠图以及可进行可视化的正畸治疗预测和正颌外科的预测。可视化的治疗目标是正畸医生用来预测正畸治疗结果和生长发育对青少年患者影响的一个重要工具。早期在此领域的工作者有Magness[29]、Rickets[30-31]、Holdaway[32-33]、Jacobson以及Sadowsky[34]。临床医生对头影测量分析的依赖程度因人而异，关键是要确保测量方法的精确度和可信度。

4.5.7 侧位头影测量——如何精准

Alexander Jacobson

头影测量经常用以判定生长发育和（或）正畸治疗给患者带来的改变。一些特定的解剖位点的连线被用作角度测量的基准平面，常用的两个基准有FH平面和髁突点与颏下点的直线距离，其常常用来测量下颌骨的有效长度。

为了测量标记点的精确度，要求3位大学老师从他们私人诊所的病例里各挑选出两张拍得最好的侧位片，进而又选出其中最好的三张。为了能精确重叠，分别在这三张片子上做了交叉十字线。找来8位经验丰富的临床医生来标出特定位点。为了保证一致性，还为他们提供了统一的位点的定义。先在硫酸纸上用铅笔画出A点来检验其他定点。最后，8张描迹图在透照箱上依次对准十字线重叠。结果看到这些定点分散在解剖位点附近。画出包含所有点的最小的圈，画的圈越小，定位这些解剖位点的稳定性越高（图4.7）[35]。

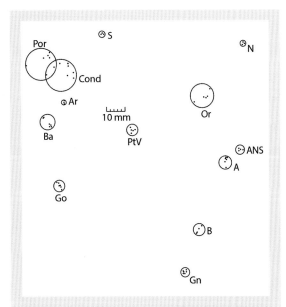

图 4.7 散点图显示了一些头影测量点的散布规律。圈越小，越容易辨认，定点越准确。A: A 点，ANS: 前鼻嵴点，Ar: 关节点，B: B 点，Ba: 颅底点，Cond: 髁突点，Gn: 颏顶点，Go: 下颌角点，N: 鼻根点，Or: 眶下点，Por: 耳点，PtV: 翼上颌裂点，S: 蝶鞍点

蝶鞍点、鼻根点、下颌关节点是相对比较容易标定的（尽管后者并不是解剖学上的点）。

重要提示： 髁突点、眶下点所画出的包含所有描迹点的小圈会相对大些，这提示这些解剖位点相对不好标定。

线距测量

离 X 线球管阳极较近的解剖结构和离射线中心较远的解剖结构与相对于离胶片和射线中心较近的解剖结构相比会被放大得更多，这会导致颅面左右结构的不重叠。这样就存在一个问题了：在测量下颌骨的有效长度时，髁突点是定左边的还是定右边的还是取中间点呢？实际上我们测量的是一个斜线，因为髁突点是在侧向上的，而颏下点是在矢状向上的。

导致解剖标志不重叠的另一个因素是耳杆没有准确地插入外耳道，而且在颅骨内左右的位置（包括前后向和垂直向）也不对称。当对从头影测量图上搜集到的信息做出解释时，上述几点以及样本量的大小是关键的考虑因素。你怎么保证你画的描迹图是准确的呢？

重要提示： 或许诺贝尔得主 Richard L Feynmann 做了最好的总结：科学知识是对不同程度的确定性的阐述，一些是不确定，一些是基本确定，但却没有完全确定的。

4.6 描迹头影测量片

Demetri Patrikios

4.6.1 基本原理

多年来笔者尝试了很多测量方法和分析方法，希望通过这些方法建立一些基本准则，下文将与读者分享这些准则。这些准则经过反复尝试和测试，能够满足笔者的要求并尽可能准确，同时还能让医生发现更完善更有

价值的处理错𬌗畸形的方法。

"头影测量"一词是由两个希腊词"头颅"和"测量"演化而来，所涵盖内容也仅仅是这两个词的范围。

当测量和评估骨组织和软组织之间的关系时，医生应该考虑所有测量值以及它们之间的相互联系。仅仅依靠一个或两个角度的测量值，如下颌前牙与下颌平面或正中线的夹角（笔者见过很多人仅单独测量这个值）并不叫作头影测量，因为这样没有将头部其他部分结合在内一并考虑。所有的软硬组织的测量值应该被整合在一起并做充分分析和理解才能为治疗提供线索。当然，也有一些其他的影响因素，这里笔者只阐述头影测量方面的问题。

如果正畸医生能够自己亲自进行头影描绘测量，那么对于治疗计划的制订将会有巨大的价值。笔者就发现当自己面对一组别人做好的或由计算机测定的头影测量数值时，不像对自己亲自描绘和测量的片子那样，感觉缺少了直接的接触和理解。如果自己亲自进行描绘和测量，对于一些特殊病例常可深刻理解，这本身已经超越了测量值本身，这种感觉可以让你考虑到某些极端的正常值，继而理解、评估和适当调整测量值。使用计算机测定只能达到数字上的精确，但计算机与人脑相比在思维方面可不占据优势，尤其在需要评估遗传方面的细微差别以及生理心理表现不同的患者时，亲自进行头影测量分析在辅助你制订正确的治疗计划时，更具有不可替代的功效。

当描绘和测量X线头影片时，该X线片需要具备某些基本要求，这样方能使你的描绘精确、有意义并方便与后续治疗中所摄的X线片进行科学的比较。这些基本要求如下：

• X线球管与患者正中矢状面的距离应是1.5m（5英尺）。

• 在头颅定位架允许的情况下，尽量将片盒靠近患者的头部，这样可使放大率减少7%或8%。

• 将片盒的水平边缘平行于地平面放置。笔者更喜欢选用横置模式放置片盒，这样拍摄到的头颅的前后部分会更多。

• 患者牙齿的咬合必须处于正中𬌗。假如将头颅定位架上的耳杆插入患者外耳道处的软组织太深，当患者试图咬到正中𬌗时，髁状突压迫耳杆，会使患者感觉很痛，牙齿自然就不可能咬在正中𬌗的位置上了。为了确保患者舒适，当将耳塞插入外耳道后，需再向外拔出一点点。

固定头颅，使患者的眶耳平面平行于地面。为了达到这一目的，很多头颅定位架上设置有一个指向眶下点的导针。该指针应该被设置成保证水平线正好与同侧耳杆的圆环上边缘（头影测量耳点）相切，而且与地平面平行。保证头颅及颅面侧貌始终与X线片边缘定位在同一个位置关系上非常重要，这有助于头影图迹描绘及与后期所拍片子的对比。

• 嘴唇应该无张力轻轻地闭合。这样得到的唇部测量值才对制订无张力正常唇关系的矫治计划有帮助[36]。当然我也知悉一些医生喜欢让患者唇部放松。

• 如今，关于拍片辐射量的问题也被日益关注。我们希望得到一张软硬组织同时清晰的X线片以方便描图。实际上根据X线摄影原理，不可能在同一张片子上获得软硬组织均清晰的影像。即使部分软组织轮廓可以辨认，但表面的软组织形态也很难在常规的片子上完整观察到。当软组织形态显像良好时，骨骼影像往往太亮了（曝光过度）以致难以精确描绘。处于两种状态之间的片子上的 A 点几乎很难看清。

读者可能已经注意到笔者在多次使用"片子"和"描迹"两个术语。因为目前很多机构准备或已经使用数字化 X 线系统，不再洗印胶片，机器直接输出计算机上的图像，而且很多医生不再描绘头影片了。虽然数字化取代了描图技术，但上面所列基本原理却仍然适用。

数字化图像有其优点也有其缺点，若详细罗列显然超出了本章节的范围。但笔者喜欢提及的一个优点是操作者可以更加方便地改变图像的亮度、强度、对比度。而在使用常规的胶片的情况下，医生很难确定最佳曝光度，常常为了看清表面软组织或某些特殊结构（如鼻下点、前鼻嵴点）而导致全部的骨结构显得过黑。

仍在使用传统胶片 X 线机的读者如何去克服上述这些问题，本书的第一版中曾做过介绍。

4.6.2 X 线头影片描图

4.6.2.1 描图的胶片

需要时，可将数字化图像打印在透明胶片上以方便医生去描绘 X 线头影片。下面讲述我推荐的方法。

正畸产品厂商供应的描迹硫酸纸很薄而且非常通透，只在一面上有涂层并且容易卷曲，描绘后更容易卷曲。另外一个缺点是除非选用的铅笔特别软（至少是 HB 或更软），

否则难以获得满意的描迹线。因此只有将硫酸纸放在一张白纸上才能看到较满意的描图。而且描图者手指皮肤上的天然油脂会在硫酸纸上留下印记。为了克服这些问题，我曾走访过图文公司，在那里我发现还有不少其他的描图纸。这些纸张通常在双面均有涂层（存放起来非常平整）并且有不同的厚度及透明度的纸张可供选择，不太容易留下手指印记，即使用硬铅笔也可画出很细、很清晰、很均匀的线条。纸张尺寸多样并且比正畸厂家的价格还要便宜。

4.6.2.2 描 图

有很多种描图的方法，下面介绍的是相对简单的一种。但需注意几个要点：

首先，将 X 线片放置在与你坐下后成直角的描片箱上。比较理想的是 FH 平面平行于 X 线片的边缘。选用遮蔽胶带比黏性胶带更能保护 X 线胶片，当撕去胶带时不易留下痕迹。只粘贴远离描片者的两个角，以便需要时从底部掀起 X 线片进行详细观察。覆盖在上方的描图纸也应同时粘贴好。

放好 X 线胶片，在覆盖描图纸之前先在 X 线片上直接画出 FH 平面。笔者选用蓝色的铅笔来画这条线，为的是将描图纸覆盖在 X 线片上后能够清晰地看到这条线（FH 平面）。

然后，需要辨认和标出真实耳点（解剖耳点）。解剖耳点被定义为骨性外耳道环形影像的最上点，该点位于耳杆耳点（机械耳点）的后上部。为了确定解剖耳点，笔者一般先描绘关节结节的轮廓（通过直接观察蝶鞍点的下方来寻找）以及髁窝的轮廓。笔者用 Ricketts Dome 描图板去描绘上述结构以及

在描图板上确定相邻的骨性外耳道的位置。眶点较易确定，与解剖耳点相连即可画出FH平面。笔者不太选用耳杆耳点（机械耳点）作为耳点来用。

现在将描图纸覆盖在X线胶片上，但应使描图纸的边缘（描图纸一般横放）平行于FH平面并充分覆盖图像。如此放置描迹纸日的是保证头颅影像处于描图纸上相同的位置，方便后续描图之间的比较，也便于肉眼直观看出软组织侧貌的变化。

为了方便地使描图纸的边缘平行于FH平面，可以选用W+G Douglas量角器平行尺。这个工具有很多用途，这里不做过多描述（可以在图文材料商那里购置）。利用这个工具你可以将描图纸的边缘平行于你希望的任何一条线，也可以画出平行于其他线的线条，或者与你选择的线成直角并进行角度测量。利用这个工具，还能方便地测量出在描图纸上没有交汇的两条线之间的角度，将测量尺的一个边缘放在一条线上，然后沿着测量尺相邻成直角的边滑动量角器，到达与另一条线相交的点，然后把90°标记为零，读取这两条线之间的角度。

可以借鉴下列方法进行描图。笔者喜欢使用硬度为H的铅笔描图。当画直线时，手上的铅笔应边画边旋转以保证线条清晰、铅笔尖端不至于变宽。开始绘图前应将铅笔削尖，在描图过程中至少应再削尖一次。当然也可使用不同硬度、不同颜色的自动铅笔。

一个高质量的量角器也是很重要的。绘图纸比普通纸更硬，质量差的量角器的刻度很快会被磨掉。

在描图时，笔者喜欢将鼻翼画出，这样可以使鼻孔更形象；笔者还会效仿Ricketts将上下唇唇红边缘的轮廓画出。这样就能看出是一个人的轮廓描迹图而不至于太抽象。笔者还会将后脑勺的轮廓画出，这样会显得图像完整，也可以更完整地画出你看到的头颅。

关于铅笔颜色的选择，一般来说术前描记图用黑色，可视化正畸方案（VTO）预测用红色，治疗中用蓝色，治疗后用红色。

如果读者想了解更多有关Holdaway软组织测量和VTO方面的知识，笔者会非常乐意提供相关的技术支持的。

参考文献 · Reference

［1］Keim RG. A Cautionary tale. The editor's corner. J Clin Orthod,2013(47):401-402.

［2］Redmond WR. Digital models: A new diagnostic tool. J Clin Orthod,2001(35):386-387.

［3］Pelsuo MJ, Josell SD, Levine SW, et al. Digital models: An introduction. Semin Orthod,2004(10):226-238.

［4］Naidu D, Freer TJ. Validity, reliability and reproducibility of iOC intra oral scanner: A comparison of tooth widths and Bolton ratios. Am J Orthod Dentofacial Orthop,2013(144):304-310.

［5］Todd JA, Oesterle LJ, Newman SM, et al. Dimensional changes of extended-pour impression materials. Am J Orthod Dentofacial Orthop,2013(143):S55-63.

［6］Han UK, Vig KWL, Weintraub JA, et al. Consistency of orthodontic treatment decisions relative to diagnostic records. Am J Orthod Dentofacial Orthop,1991(100):212-219.

［7］Baldridge DW. Levelling the curve of Spee: Its effect on the mandibular arch length. J Practical Orthod,1969(3):26-41

［8］Andrews LF. The Concept and Appliance. San Diego: L.A. Wells,1989(31):239.

［9］Al Harbi S, Al Kofide EA, Al Madi A. Mathematical analyses of dental arch curvature in normal occlusion. Angle Orthod, 2008(78):281-287

［10］Arai K, Will LA. Subjective classifcation and objective analysis of the mandibular dental-arch form of orthodontic patients. A J Orthod Dentofacial Orthop,2011(139):e315-321.

［11］Bishara SE. Jakobsen JR, Treder J, et al. Arch width changes from 6 weeks to 45 years of age. Am J Orthod Dentofacial Orthop,1997(111):401-409.

［12］Chung TS, Sadowsky RL, Wallace DD, et al. A three-dimensional analysis of mandibular arch changes following curve of Spee levelling in nonextraction orthodontic treatment. Int J Adult Orthodont Orthognath Surg,1997(12): 109-121.

［13］Felton JM, Sinclair PM, Jones DL, et al. A computerized analysis of the shape and stability of mandibular arch form. Am J Orthod Dentofacial Orthop,1976(96):478-483.

［14］Garcia R. Levelling the curve of Spee: A new prediction formula. J Charles H Tweed Found, 1984(13):65-72.

［15］Germane N, Staggers JA, Rubenstein L, et al. Arch length considerations due to the curve of Spee: A mathematical model. Am J Orthod Dentofacial Orthop,1992(102):206-210.

［16］Lavelle C, Plant C. Comparison between the right and left sides of the dental arch. J Dental Res,1969(48):971.

［17］Hechter FJ. Symmetry and dental arch form of orthodontically treated patients. Dent J,1978(44):173-184.

［18］Keeling SD. Imprecision in orthodontic diagnosis: Reliability of clinical measures of malocclusion. Angle Orthod,1996(66):381-392.

［19］Wallis C. An investigation into orthodontic space analysis. Master's thesis, University of Bristol, UK, 2011.

［20］Johal AS, Battagel JM. Dental crowding: A comparison of three methods of assessment. European Journal of Orthodontics, 1997(19):543-551.

［21］Kirschen RH, O'Higgins EA, Lee RT. The Royal London Space Planning: an integration of space analysis and treatment planning. Part I: Assessing the space required to meet treatment objectives. Am J Orthod Dentofacial Orthop,2000(118):448-455.

［22］Profft WR, Ackerman JL. Contemporary Orthodontics. 2nd. Mosby Year Book, 1994.

［23］Isaacson KG, Thom AR. Guidelines for the Use of Radiographs in Clinical Orthodontics.2nd. London: British Orthodontic Society, 2001.

［24］Whaites E, Drage N. Essentials of Dental Radiography and Radiology 5th.Edinburgh, London, New York, Oxford Philadelphia, St Louis, Sydney & Toronto, Churchill Livingstone: Elsevier, Ltd. 2013.

［25］White SC, Pharoah MJ. Oral Radiology Principles and Interpretation. 6th Edn. St Louis Mosby: Elsevier, 2009.

［26］Becker A. The Orthodontic Treatment of Impacted Teeth. London: Martin Dunitz,1998, 2: 13-24.

［27］Chaushu S, Chaushu G, Becker A. The use of panoramic radiographs in the localization of an impacted canine. Oral Surg Oral Med Oral Path Oral Radiol Endod Journal,1999(88):511-516.

［28］Chaushu S, Chaushu G, Becker A. Reliability of a method for the localization of displaced maxillary canines using a single panoramic radiograph. Clin Orthod and Res,1999,2:194-199.

［29］Magness WB. The mini-visualized treatment objective. Am J Orthod,1987,91: 361-374.

［30］Ricketts RM. Planning treatment on the basis of the facial pattern and an estimate of its growth. Angle Orthod,1957(27):14-27.

［31］Ricketts RM. Cephalometric synthesis. An exercise in stating objectives and planning treatment with tracings of the head roentgenogram. Am J Orthod,1960(46):647-673.

［32］Holdaway RA. A soft tissue cephalometric analysis and its use in orthodontic treatment planning:

Part I. Am J Orthod,1983(84):1-28.

[33] Holdaway RA. A soft tissue cephalometric analysis and its use in orthodontic treatment planning: Part II. Am J Orthod, 1984(85):279-293.

[34] Jacobson A, Sadowsky PL. A visualized treatment objective. J Clin Orthod,1980(14): 554-571.

[35] Jacobson A. Radiographic Cephalometry from Basics to Videoimaging. Chicago: Quintessence, 1995, 22.

[36] Patrikios D. Interview. Aust Orthod J, 1991 (12):37-52.

（刘　杰　杨涵迪　译，姚　森　审）

第 5 章

锥形束 CT

Iain Macleod

随着种植牙技术的发展，在植入种植体时为了避免损伤脆弱的解剖结构并同时实现精准的测量，就需要去观察任意横截面的影像。

口腔诊所目前使用的常规成像方式所提供的信息非常有限，而为了达到上述目的，医生必须借助传统的 CT，但此类设备很显然并不适合装配在牙科诊所。因此，一般情况下牙医只能与大医院的放射科合作，但这种合作渠道的建立又很复杂。

重要提示： 常规的 CT 扫描确实能提供非常有价值的信息，但也是一个辐射量较大的拍照方式，而且口腔内的图像还会因含金属材料的牙科修复物的影响而出现伪影。

由于常规 CT 扫描存在上述的问题，因此需要设计一种专门满足口腔科需求的影像学检查。

锥形束 CT（CBCT）技术已经有 20 多年的历史了，最近几年其被发现在口腔颌面部有重要的实用价值。各个制造商针对"高档"牙科诊所，特别是从事种植和正畸的专科诊所已经生产出多种类型的设备。CBCT 已被证明在头颈部的使用极其有价值[1-2]。CBCT 获取数据的方式与常规 CT 不同。常规 CT 使用了扇形 X 线射线束，围绕躺卧的患者（仰卧或俯卧）进行旋转扫描（图 5.1 a，b）。

CBCT 需要海量的影像信息，故而通常被称为"锥形束容积成像"或"数字容积体层成像"。CBCT 扫描的时间很短，球管转一圈只需要 10~40s，便可获得需要的数据。

形成的一系列的"基本"图像可形成投影数据，这些图像与横向偏移线头影测量（头骨）图片相似。

重要提示： CBCT 的原理是通过投射一个锥形束的射线围绕患者的头面部进行旋转，旋转方式与拍摄全颌曲面断层 X 线片的仪器相同。

包括滤波反投影在内的复杂算法，会被应用到数据中，并在三个正交平面（图 5.2）中提供初级重建图像。

CBCT 的有效辐射量不相同，剂量大小取决于制造商的设计以及拍摄时需要的剂量，通常为 0.035~0.1mSv，而选用常规的 CT 拍摄面部骨骼的实际剂量可达 0.4mSv（图 5.1，单位为微西弗）。

CBCT 在临床上的用途很广，在颌面部的用途还包括如下几个方面[1-5]：

- 对牙颌面部的外伤进行评估。
- 进行骨骼病理学评估。
- 构建下牙槽神经与下颌第三磨牙的三维关系，并进行术前评估。
- 对未萌出的牙齿及可能造成的影响进行评估，如邻牙（或）某结构发生吸收的可能性。
- 在种植前对牙槽骨进行评估。
- 对上颌窦、鼻旁窦、筛窦和额窦进行研究。

CBCT 在评估骨和牙齿硬组织方面有较大的优势，与常规 CT 相比，产生的条纹伪影更少，这意味着当患者口内有很多的口腔修复体时，CBCT 则更为有用。

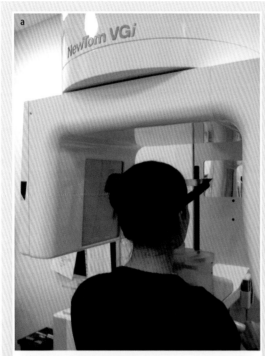

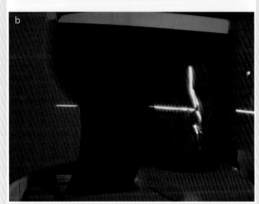

图 5.1　a. 由于生产厂家的增多，仪器价格下降，正畸医生使用 CBCT 已经较为广泛。拍摄 CBCT 比拍摄全景片的位置要求稍宽松，但容易受被拍摄者位置移动的影响。尽管 CBCT 可以生成令人钦佩的图像，但也确实有比传统口腔科影像更高的辐射剂量。b. 对于正畸而言口腔曲面断层片是非常有用的影像学检查方法，但也很容易造成伪影。准确的患者定位是获得可靠图像必不可少的条件

重要提示： CBCT 影像的质量在很大程度上取决于患者在拍摄时能否保持静止不动，因而在儿童和多动症患者有一定的局限性。

正畸医生若能将获得的 CBCT 数据输入到一些软件包内，如美国的 Dolphin Imaging & Management Solutions（9200 Eton Avenue, Chatsworth, CA 91311, USA），将会大大提高其在诊断方面的价值。

此外，利用计算机断层图像对上下颌牙列进行三维评估已被认为可替代传统的石膏模型[6]。虽然我们已经认识到进行 CBCT 影像学分析有多个好处，但还是应该坚持"对患者进行必要的拍摄更多的是基于生理和诊断方面的需求"这个原则。

某些在常规牙科影像检查中能观察到的结构（如颅底和中耳）在 CBCT 特别是大容量的 CBCT 上却看不到，这会导致这些区域某些病理问题漏诊，这是 CBCT 的一个缺点。

CBCT 的技术发展很快，在许多方面已超过临床循证使用需求。虽然传统的方法能够提供剂量更低且更有效的图像信息（表 5.1），但是当今在一些国家更倾向于使用 CBCT[7]。

在英国，临床上使用电离辐射手段要受电离辐射（医疗照射）条例（IRMER）管控的，这符合欧洲原子能共同体指南。不同的国家都有自己的监管机构。

虽然去讨论条例的细节已超出本章的范围，但这里仍有必要强调：做任何影像学检查时，有责任心的临床医生均需要建议患者选用正确的 X 线片检查方式，并有义务报告相关的研究发现（在英国有法律要求）。这意味着负责任的临床医生能够解释和报告任何正常和异常的发现。故而，临床医生只应建议拍摄相关有必要的片子，使用 CBCT 时应尽量减少曝光的强度，这一点更为重要。Drageet 等人的研究结果进一步支持这个观点，他指出偶然的发现很少对治疗计划有大

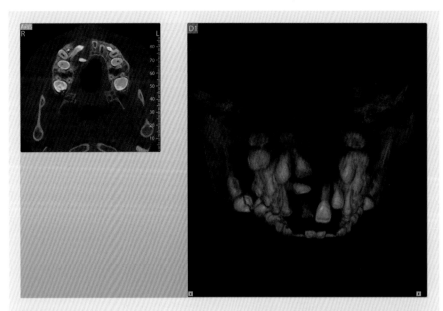

图 5.2 CBCT 虽然具有在任何平面及 3D 角度上观察临床情况的明显优势，但在与辐射危害之间必须要找到一个平衡点。假如使用常规技术即能提供足够的信息就不建议拍摄 CBCT。上图显示了因腭裂造成的牙齿错位

的影响，故应该用最少的辐射量去解决和完整分析临床的问题。

最近，制造商已经开发出视窗更小的设备了，这样就不太可能显示超出牙医熟悉范围的解剖结构了。现在 CBCT 的功能大多与全颌曲面断层片融合在了一起。

Groco 在最近出版的杂志中曾探讨了一个有趣的观点——关于 CBCT 在正畸中使用的伦理学标准。

表 5.1　牙科 X 线检查辐射剂量表 [a]

	技术	有效剂量（mSv）	等量的背景辐射	癌症的风险（每百万检验）
单张根尖片或咬翼片	数字化	1	4h	0.05
曲面断层片	数字化	2.5	10h	0.125
侧位片	数字化	2.2~14	1.7d	0.5
跨大西洋航班	6h	24	4d	12
CBCT	20s 扫描	35~90	6~15d	接近 5
传统 CT	上颌	250	42d	13
	下颌	480	80d	24

a 数据从多个来源汇总

参考文献 · Reference

［1］Davies J. Dental radiography and threedimensional imaging. J Orthod, 2013, 40:1-3.

［2］Isaacson K. Cone Beam CT and orthodontic diagnosis—A personal view.J Orthod, 2013, 40:3-4

［3］Noar JH, Pabari S. Cone beam computed tomography—Current understanding and evidence for its orthodontic applications? J Orthod, 2013, 40:5-13.

［4］Drage N, Rogers S, Greenall C, et al. Incidental fndings on cone beam computed tomography in orthodontic patients. J Orthod,2013, 40:29-37.

［5］Merrett SJ, Drage N, Siphahi SD. The use of cone beam computed tomography in planning supernumerary cases. J Orthod, 2013, 40:38-46.

［6］El-Zanaty HM, El-Beialy AR, El-Ezz AMA, et al. Three dimensional dental measurements: An alternative to plaster models. Am J Orthod Dentofacial Orthop,2010, 137:259-265.

［7］Macleod I, Heath N. Cone-beam computed tomography (CBCT) in dental practice. Dental Update,2008, 35(9):590-592,594-598.

［8］Drage N, Rogers S, Greenhall C, et al. Incidental fndings on cone beam computed tomography in orthodontic patients. J Orthod, 2013, 40:29-37.

［9］Greco PM. Let the truth be known. Am J Orthod Dentofacial Orthop, 2013, 144:788-789.

（张 帆 陈金武 译，姚 森 审）

第 6 章

口腔正畸摄影

Jonathan Sandler, Alison M Murray

照片是进行全面正畸分析必不可少的内容，在正畸不同的发展阶段照片的形式有多种多样，如传统的彩色照片、拍立得照片、彩色幻灯片或数字照片等[1]。选用何种格式的照片一般依据个人的喜好而定。但是数字照片的便利性更高，其不仅可以作为临床记录，而且还可以让临床医生更加直观地向患者讲解病情和治疗方案，同时在需要的时候也可以打印出来送给患者。

照片在正畸治疗的全程中都是非常重要的辅助工具，可以说是医生采集到的最重要的临床病历信息。

6.1 治疗计划

在诊所设计治疗方案时，如果患者没有在场，仅仅从临床记录、影像学照片和研究模型中回忆出每个患者的重要特征以及他们的错𬌗的细节，几乎是不可能的事。高质量的照片有助于医生回忆患者口内和口外的特征并以此作为重要参考来制订治疗计划。

只要能记录上颌牙弓中线与面部中线的确切的相互关系、记录闭合时下颌是否发生错位，那么其他全部的相关特征都可从高质量的临床照片中确定出来（图6.1，图6.2a、b）。

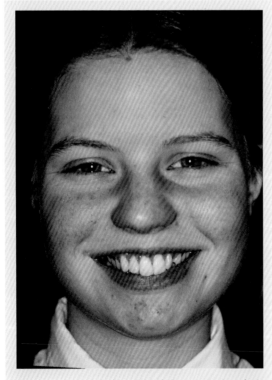

图6.1 临床记录中一定要采集上下颌牙弓中线与面部中线的偏离关系

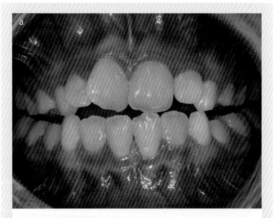

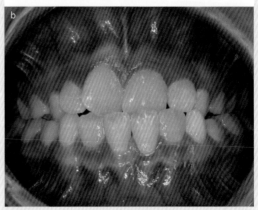

图6.2 初始接触位，下颌无偏斜。在牙尖交错位时下颌发生错位，这必须在临床记录中进行标注

6.2 病例讨论

儿童及其父母或成年患者在咨询正畸治疗时，往往都会被屏幕上自己的照片所吸引（图6.3）。

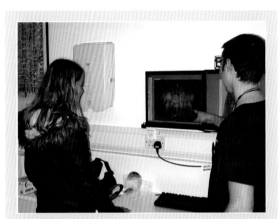

图6.3 当与家长和患者进行沟通时，临床照片极其有用

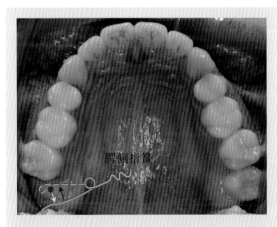

图6.4 在照片中还可以画出将要使用的矫治器的类型

特写照片能突出错𬌗的细节，而患者很少能从这个角度看到自己的牙齿。照片有助于向患者解释牙列不齐的危害和牙龈状况，还可展示患者的微笑和侧面的相关特征。照

片还可以用来向患者演示将采用什么矫治器来纠正其错𬌗以及可能的治疗效果（图6.4和6.5a，b）。

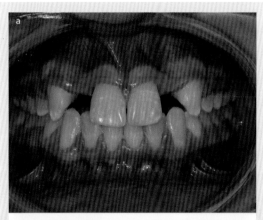

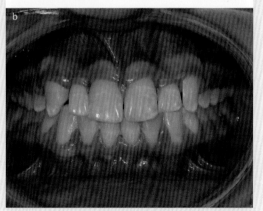

图6.5 a.初始照片显示侧切牙缺失，通过照片处理可马上得到纠正。b.通过数字化的"Kesling排牙"可以重现正畸效果和所需修复后的变化

6.3 辅助治疗

照片往往可以帮助医生回忆患者初始的错𬌗状况及患者最近一次复诊时牙齿的状态。相比于寻找研究模型，搜索椅旁计算机里的照片无疑更加便捷（图6.6）。

通过一次接一次的复诊、不断比较牙列

的变化才能让临床医生明确采用的矫治技术有效还是无效。对于正在接受临床技术培训的正畸研究生来说，照片是他们学习正畸艺术和科学的宝贵工具。

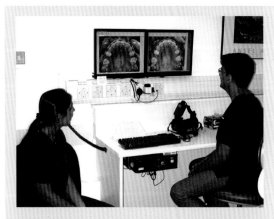

图 6.6 便捷地检索初始和最近一次复诊时的照片，可为临床医生提供巨大的便利

做矫治时的状况，他们仅仅只记得最近一段时间的情况而已。向他们展示牙齿的初始状况并向其介绍在短期内正畸治疗已经取得的进展，可以鼓励患者继续配合正畸治疗的热情，增强医患之间的信任和合作，同时对后续正畸治疗的开展也会有一个极佳的促进（图6.7）。

6.5 业务形象的树立和营销工具

6.4 患者提醒

照片也可以提醒患者未矫治之前牙齿的状况。患者及其父母往往都会忘记牙齿未

正畸治疗结束时当患者看到摘下托槽后镜子里牙齿的形态，这时向患者展示其初始照片可以极大地增强其满意度，也会让患者对医生所取得的治疗效果感到满意。将治疗前和治疗后的照片打印给患者，让他们向所有的朋友们展示，这种口口相传获得的口碑无疑是最好的广告。

在患者允许的情况下，也可以将其前后对比照片寄给转诊的医生，以此推介自己

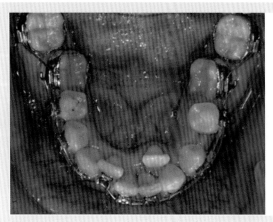
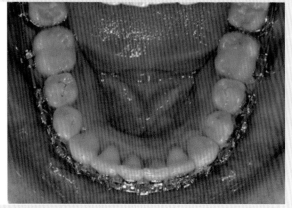

图 6.7 并排对比照片展示出已经取得的明显的治疗效果

能为其患者提供高质量的正畸治疗。优秀的正畸效果毫无疑问也可以展示给其他临床医生，这样可以让你在未来获得更多的转诊机会（图 6.8）。

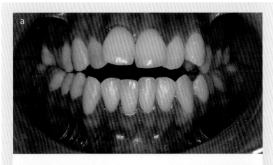

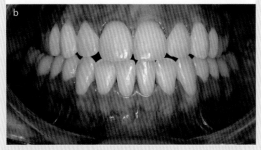

图 6.8 治疗前（a）和治疗后（b）的照片展示了前牙开始被纠正的程度

6.6 法律防卫手段

很多患者或其父母声称正畸治疗导致了其牙釉质缺损、切缘缺损或者牙面脱矿等不良结果，如果你有照片可证明治疗前患者就存在这些状况，这样便可以予以反驳。照片作为证据可以规避很多潜在的风险，并可防止投诉演变成更严重的事件。

照片也可以帮助你记录患者最近一次复诊时的状况。有时患者未能如约复诊，而你多方努力却始终无法联系到患者，当他们最后前来拆除托槽时，你可以证明上次复诊时患者牙齿的状况是良好的，而且你也始终在努力联系该患者（图 6.9a，b）。

6.7 相机要求

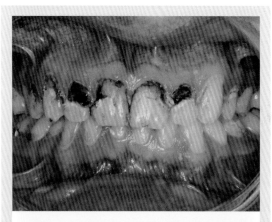

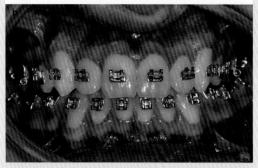

图 6.9 a. 长时间未复查的患者，口内照片显示患者牙齿状况比较糟糕。b. 9 年前拍摄的最后一次复诊的照片曾显示患者牙齿状况良好

相机设置尤其是多人使用时应尽可能少调整，这样才能保证高效、标准。在拍摄口内和口外照时频繁更换镜头或调整多项设置都会影响拍摄者使用相机的频率。拍摄口内照片的设置是仅仅调节一下光圈值就应能拍摄镜面反射照片或口外照片。

通过反光板拍摄镜面照片时，光线要走两倍的距离，而且光线也难以百分之百都反射入镜头里，因此在使用反光板拍摄咬合面的镜面照片时所做的调整是开大光圈一个级差。即使光线轻微丢失也会导致镜面反射的拍摄效果比直接拍摄效果暗，因此需要调整光圈。

> **重要提示：** 需要频繁拍摄时，相机应能够容易操作，几乎不需要调整什么参数就能确保拍摄出高质量的图像。

无论选择什么相机，预先都需要进行测试校准。需要找志愿者用相机拍摄口内、口外、咬合照来选择能够获得高质量曝光的最佳设置。

如果要选择数码相机，佳能70D是一个不错的选择。需要再配置佳能 EF100MM F/2.8 Macro USM 微距镜头，该镜头能够拍摄出完美的口内照片及口外人像照片。同时也需要配置专用的 MR-14EX 微距环形闪光灯来实现持续重复曝光。该相机属于专业设备里偏低端的产品，但完全可以满足正畸临床摄影的质量。

使用上述相机进行拍摄，唯一需要调整的是 f 值。拍摄口腔前部和颊侧部时光圈的值是 f/32，利用反光板拍摄咬合面的镜面照片时光圈值应调整为 f/20，拍摄口外面部照片时光圈值应调整为 f/5.6。

> **重要提示：** 使用光圈 f/32 拍摄口内照片的优点是视野范围内景深很大，这确保了拍摄的目标区域能最大限度的清晰。

常规拍摄多少张什么角度的照片，每一位正畸医生可能略有不同。但是，最基本的

数据收集应该包括患者唇肌放松、笑容饱满状态下的面部正面像、45°斜侧面像、90°侧貌像，配合使用口腔拉钩拍摄的口内正面咬合像、两侧颊侧咬合像及上颌和下颌牙列的𬌗向照片。

为了进行美学和微笑评估，也需要拍摄不用拉钩的笑容特写照片，以用于评估与牙齿相关的软组织状况。需要记住的是，患者从未见过其唇部被牵拉开后的牙齿状况，他们更容易理解不用拉钩拍摄的笑容照。有人也喜欢使用与正中矢状面成90°的只显示尖牙到中切牙的特写照片来近距离观察牙齿的覆盖关系，有时还会用一个倾斜的前视图观察深覆𬌗时下颌切牙是否咬到了上腭的硬组织或软组织。

6.8 其他拍照配件

6.8.1 正畸拉钩

应购置两种尺寸的双头颊侧拉钩。拍摄口内正面照时，大拉钩的宽端适合95%的病例（图6.10）。但对于年纪很小的儿童或者面部高度明显发育不足的患者，不宜使用大拉钩（图6.11），此时若使用大拉钩的宽端，则患者上下颌很难完全咬合在一起。

另外很重要的一点是：需要指导我们的助手不仅需向侧方牵拉口唇、也需向前方牵拉口唇，使拉钩远离患者才可充分暴露口内

结构、获取患者口内完整的影像。若将拉钩向后或向内牵拉，患者的牙槽骨会顶到塑料拉钩的边缘，会影响上下颌牙齿的闭合。向后牵拉同样也会使嘴唇在需要拍摄的牙槽骨附近产生皱褶，阻挡视野。

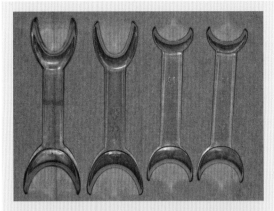

图 6.10 拍摄一组口内照片需要选用一对拉钩

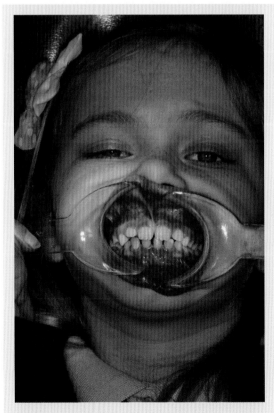

图 6.11 对于面部高度发育不足的患者，使用大拉钩的宽端很难使其上下颌牙齿咬合在一起

对于少数无法忍受大拉钩宽端的患者，就需要使用小拉钩的宽端来垂直向牵拉患者的嘴唇而不是进行水平向牵张，这样才能拍摄出合格的口内正面照片。

拍摄颊侧位照片时，要保证拍摄时使用的拉钩能起到水平向牵张的作用。因此拍摄侧位照片时需要用到大拉钩的窄端来实现水平向牵张的最大化，减少软组织垂直向的牵张。在非拍摄侧（对侧）仍需要使用大拉钩的宽端（图6.12）。

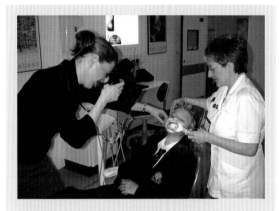

图 6.12 拍摄者在拍摄侧握住大拉钩的窄端来牵拉患者口唇

拍摄咬合面照片时，需要使用小拉钩的窄端向两侧、上方（离开牙齿）、外侧（朝向拍摄者）的方向牵拉嘴唇（图6.13）。

也可以购置专门拍摄咬合面照片的专用拉钩，但是我们认为这会让拍摄过程更加复杂烦琐，而且作用也不会很明显，拍摄出来的效果并不比使用小拉钩好到那里。

重要提示：除了相机，要拍出高质量的临床病例照片最重要的一点就是要能够正确使用拉钩。

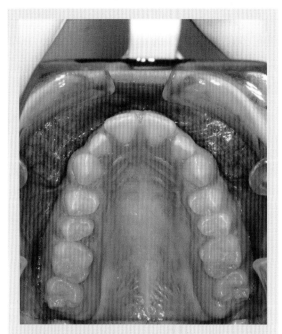

图 6.13 使用拉钩的最小端，同时向两侧、向上、向前牵拉口唇

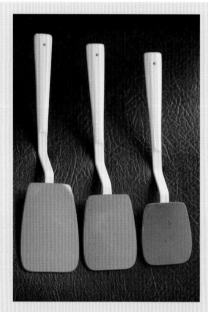

图 6.14 长柄 Filtrop AG 反光板是能够购置到的最好的反光板

6.8.2 正畸反光板

除了拉钩之外，拍摄正畸病例照片的另一个重要配件就是反光板。它在拍摄上下颌牙列的咬合面照片时不可或缺。我们推荐使用 Filtrop AG 公司（American Orthodontics，英国）生产的长柄"镜子 C"，这种反光板的优势在于它的尺寸几乎可以满足所有的患者的牙列（图 6.14，图 6.15）。

对于儿童或者开口度小的成年患者，需要使用更小的反光板。当然，这种概率少于 5%。这款反光板另一个优势是它有一个长柄，可以先让患者自己握住反光板，拍摄者能更从容地对焦。当拍摄者将患者口内唾液吸干之后，可以从患者手里接过反光板的柄，调整反光板的角度和位置来拍摄出完美的牙齿照片。

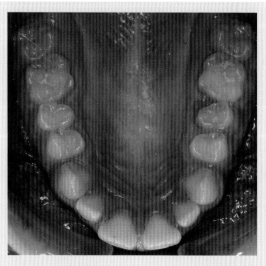

图 6.15 使用最大号的反光板能够方便获得完整牙列形态的影像

从这种拍摄视角里，可以摄取到上颌切牙的腭侧和下颌切牙的舌侧影像。如果切牙的唇侧影像也出现在视野里了，那就说明张口度还不够，需要再鼓励患者进一步张大口。

在拍摄正畸病例的照片时，牵拉拉钩的工作永远是最难的。助手无法看到相机取景器里的拍摄视野，所以拍摄者必须要准确地告诉牵拉的助手哪里的口唇或软组织遮挡住了拍摄视野，以便他们进行调整。

某些患者很难直接拍摄到颊侧咬合影像，这时需要将反光板放置在对侧口腔前庭区域。此时，反光板不仅充当了开口器，而且还可以反射出第一甚至第二磨牙的视野。有时这种拍摄操作会使照片效果更好。

> **重要提示：** 用到反光板进行拍摄时，在将反光板放入口内之前尽量用热水为反光板稍做加热，以便去除镜子上的雾气。

6.9 闪光灯

进行临床摄影时闪光灯是不可或缺的组件，其主要类型包括环闪和点闪两种。环闪能为口内几乎各处提供良好的光源，能消除阴影。但是，拍摄出来的一些口内照片缺少层次感、显得平淡。与此相反，利用点闪就可以拍摄出较好的层次感，能立体显现牙齿及周围组织的三维结构。

若用点闪拍摄颊侧照片，应避免将颊部组织阴影投射到颊侧牙齿上。因此，在拍摄患者的左颊侧照片时应将闪光灯置于相机的左侧（拍摄者的左侧），如果拍摄患者右颊侧照片时要将闪光灯置于相机的右侧。如果闪光灯是固定在相机的一侧的，在拍摄对侧颊侧照片时应将相机上下颠倒进行拍摄。

目前推荐的"金标准"配置是使用专用的佳能 MR-14EX 环形闪光灯、佳能 100mm 微距镜头和佳能 70D 机身。对镜头或者闪光灯的任何迁就，都不可避免地会影响照片的质量。

佳能 430EX 辅助闪光灯也是一款用于提高口外照片照明亮度的好配件。它与佳能的闪光测光模式兼容，只要在环形闪光灯上选择正确的档位，其就可以与环闪无线联动曝光。理想的布光是在拍摄对象前面设置一个闪光灯使光从天花板上反射下来，在拍摄对象后面设置第二个辅助闪光灯来照亮白色的背景，这样布光将会有效地"消除"背影，使拍摄对象的成像更漂亮。

6.10 数字化摄影

数码摄影与传统的幻灯片和洗印照片相比，具有很多的优点。数码相机问世之初，最大的问题是照片的质量。一张 35mm 的常规幻灯片约有 2500 万像素（图片元素），而原始的光电耦合原件（CCD）只能记录大约 100 万像素的信息。如今，在一张图像上记录 1000 万~2000 万像素的信息是司空见惯的，因此数码照片已经非常接近 35mm 幻灯片可能产生的图像质量。

在正畸学中数码摄影通过高质量的照片不仅可以提供足够多的信息，而且还便于修改和复制。

视野是否完全显露，是否准确聚焦了。这些问题数码相机都可以为拍摄者提供即时的反馈。如果发现照片不能满足要求，可以直接删除，并在接下来的拍摄中改进这些问题。

使用佳能照相设备，配合高质量的闪光灯，再选择非常小的 F32 光圈就能够充分记录图像的细节，确保从上颌切牙托槽的唇面到磨牙的颊面管都可以获得清晰的影像。

自动对焦功能使得口内、口外拍摄中都可以快速对焦。选择需要的对焦区域半按快门就可进行自动对焦。拍摄口内正面照时，对焦点应该定在侧切牙的远中，拍摄颊侧照时对焦点则应该在第一前磨牙上。光圈调好之后，就可以对目标区域进行对焦了。在拍摄口外照片时，下眼睑应是自动对焦的选择区域，这样将确保所有目标区域都处于清晰的对焦状态。拿到相机进行拍照之前，必须调整相机取景器（如果有）的屈光度以适合拍摄者的视力，这一点也至关重要。

数字摄影的另一个优点是图像质量永远不会衰减，而普通洗印照片或 35mm 幻灯片则会随着时间流逝而出现老化。

> **重要提示**：数字摄影中图像的调取、复制甚至在世界范围内的发送都是轻而易举的。

除此之外，相比于传统摄影方式，数字摄影不需要胶卷，也不需要洗印照片。由于拥有诸多优势，数字摄影在口腔正畸领域已经完全取代了传统摄影。

6.11 提高图像质量

6.11.1 使用吸唾器

拍摄口内照片时，若花上几秒时间去吸除唾液，你会发现你的照片的质量会好很多。因此，建议所有的临床摄影都在有吸唾器的牙椅上进行，这样做会避免在很多照片中患者口内好像有很多肥皂泡一样的情况。唾液很多的照片中，病例的细节（如边缘嵴相对高度或接触点的差异）会被掩盖，或精细的操作技术无法清晰呈现。

6.11.2 拍摄时机

在做其他临床记录之前尤其是在印模之前应先拍摄照片。牙缝之间或抹在患者脸上的藻酸盐印模材料会严重影响照片的整体质量。同样的，有些患者因为拉钩对嘴唇的牵拉偶尔会感到不适。因此在拍摄口内照之前应先拍摄口外照片，这样更容易记录下患者自然的笑容。

6.11.3 舌体卷曲

拍摄口内照片时，卷曲舌体使其离开牙

齿会产生一个深色的背景，其与牙釉质对比明显会提升图像的质量。如果舌体充斥于牙齿之间、挤压牙齿之间的唾液，会影响照片的质量。

6.11.4 图像的一致性

保持患者体位及图像大小的一致性很重要，尤其是将初始照和结束时的照片并排展示的时候更是如此。当然，若使用数字摄影，图像的后期处理可以解决很多问题。但是对于每天要拍摄很多照片的忙碌的正畸医生来说，大量的后期处理工作并不是一件让人愉快的事情。因此使用固定的放大率去拍摄同一系列所有的口内照以及用反光板拍摄的镜面照和口外照非常重要。

应试着将患者的头常规固定在一个统一的位置进行拍摄，这样有利于直观比较治疗前后的差别。在拍摄口外照片时应使患者的眶耳平面（FH 平面）平行于地面或使患者保持"自然头位"进行拍摄。这个可以通过在诊室里挂一面镜子并让患者直视镜中自己的眼睛来完成。

> **重要提示：**数码相机的一个主要优势是能够立即查看图像，对焦距不清的照片可以重新拍摄。

6.11.5 数码照片的文件大小

如果拍摄的图像仅用于在计算机屏幕上展示或者在 PPT 中使用，那即使图片像素高于计算机屏幕的像素也显现不出来，图像数百万的像素意义就不大。因此就需要调试相机设置，选择既能保证拍摄效果又占用最小的存储空间的模式，以方便图片在计算机间传输和幻灯片展示。

只有用于后续出版时才需要使用超高像素的照片，这种照片一般推荐保存为 TIFF 格式[3]。这种未经压缩的图像可以最大限度地在高质量相纸上重现。JPEG 格式的图像更小，更便于分享和处理，但是缺点就是每次调整都会损失一些信息。

6.11.6 避免临床照片中的"杂质"

应尽可能选择纯色背景：要么是深色背景用以减少阴影，要么是亮白色背景用以完全消除阴影。任何多余的物品都会成为背景里的"杂质"，都会让读者分心。可以通过调整患者和拍摄者的高度、角度来尽可能减少这些"杂质"。

6.11.7 口外照片拍摄要点

● 准备不同厚度的台阶便于拍摄者和患者保持同一高度。

● 可在患者背后放置非反射性背景板。

● 可考虑配合使用辅助闪光灯以便照亮背景。

6.11.8　口内照片拍摄要点

● 将牙椅调整至合适的高度和角度。

● 使用牙椅上的配灯照亮口腔来辅助调焦。

● 使用尺寸合适的拉钩。

● 叮嘱助手将拉钩向侧方、向前（朝向摄影者的方向）拉开口颊。

● 每张照片都应使用吸唾器。

● 嘱患者在后退接触位咬合。

● 保持咬合平面前后、左右方向均水平。

● 嘱患者使舌体后缩远离牙列。

● 对焦点在侧切牙或尖牙处。

● 拍摄颊侧位照片时，在拍摄侧使用大拉钩的另一端（相对较长的那端）。

● 嘱患者将头转到另一边。

● 吸去全部唾液。

● 拍摄者需牵拉拍摄侧的拉钩。

● 拍摄前应至少进一步拉开 5mm 以露出第一磨牙的远中。

● 拍摄对侧颊侧位照片时，两个拉钩都用较长的那端。

● 患者的头回转 160°。

● 拍摄者几乎不动。

● 重新吸去全部唾液。

● 拍摄者应保持不动。

● 拍摄者需牵拉目标侧的拉钩。

● 拍摄前应至少进一步拉开 5mm 以露出第一磨牙的远中。

6.11.9　使用反光板进行拍摄的要点

● 将牙椅更向后倾斜。

● 使用一对小拉钩。

● 拉钩的小头端用于牵拉嘴唇：向侧、上、前方牵拉。

● 将大的咬合面反光板放置在口内后，嘱患者握住镜柄。

● 吸去全部唾液。

● 拍摄者接过镜柄，调整反光板位置。

● 嘱患者屏住呼吸。

● 嘱患者"两倍"大张口。

● 将反光板离开最后一颗磨牙的边缘嵴以保证成功拍摄到全部牙列。

● 拍摄下颌牙列时，将牙椅靠背更向后倾斜。

● 嘱患者尽量伸直头部。

● 放置反光板，嘱患者握住镜柄。

● 吸去全部唾液

● 拍摄者接过镜柄。

● 嘱患者尽可能将舌体高过反光板。

● 嘱患者屏住呼吸。

● 嘱患者"两倍"大张口。

● 将反光板离开最后一颗磨牙的边缘嵴以保证成功拍摄到全部牙列。

6.12　总　结

拍摄技术以及拍照的设备、相关配件共

同决定照片的最终质量。应严格评价照片的颜色、清晰度、图像大小、视角、阴影和背景。如果拍摄质量不达标，建议咨询懂摄影技术、一直拍得很好的同事或者寻求专业人士的帮助。

参考文献 · Reference

［1］Sandler PJ, Murray AM. Clinical photographs—The gold standard. J Orthod,2002, 29:158-167.

［2］Sandler PJ, Sira S, Murray AM. A photographic Kesling Setup. J Orthod, 2005, 32:85-88

［3］Halazonetis DJ. Guidelines for preparing and submitting images for publication. Am J Orthod Dentofacial Orthop, 2001, 20:445-447

（衣颖杰 译，姚 森 审）

第 7 章

治疗前的沟通

Eliakim Mizrahi

与患者及其父母（假如需要）沟通治疗方案是建立良好医患关系的重要内容，也是保证正畸治疗顺利进行的重要过程。这是你作为专家展示自己专业水平的主要机会，通过这个过程能了解患者的问题并能够提供相应的治疗。沟通过程不应仓促进行，而应提前做好相应准备，整个过程中应举止得体。

很难预估进行沟通需要多长时间，某些患者或其父母可能沉默寡言，而有些患者问起问题来会滔滔不绝，以至于沟通时间可能会超出预估。

> **重要提示：** 因此，建议将治疗方案沟通安排在临近下班的时间段，在这个时段已经没有患者在候诊了，氛围会比较轻松，医生没有压力，患者也不会感觉仓促。

7.1 环境因素

与成人患者或者儿童患者以及孩子的父母进行沟通时，应尽可能在远离临床操作的咨询室进行沟通。咨询室内应该设置一张办公桌或圆桌，允许患者坐到医生的对面或者同侧，参与者也可以围坐在圆桌旁共同参与方案沟通。最好对这种沟通不计时。房间里无论是采用自然光还是人造光都要保持光线充足。桌面上的杂物会分散患者的注意力，因此桌面要保持干净整洁。在沟通过程中要关上房门，以防外面的噪音和谈话声分散患者的注意力，同时确保不会有电话打进来。咨询室的墙上可以悬挂一些宣教材料，如病例照片、图表、手册和杂志等。根据诊所选用的系统，最好再安装一个镶嵌在桌面上的观片灯和（或）联网的计算机。

资料摆放

所有与患者相关的病历资料均应该整齐地摆放在患者面前的桌面上，当患者已经坐在桌子前面时就不要再翻看病历记录了。照片应该放在离患者最近的地方，其次是研究模型。X线片应该夹在观片灯上（此时要关闭房间灯光）。如果你使用的是电子病历，应确保相关程序已启动运行，但在你沟通相关内容之前应关闭屏幕。在整个沟通过程中，患者不应该被打扰，应专注于你的谈话和描述。一些医生会在进入咨询室之前给患者几分钟时间独处，这使得患者在医生开始沟通之前有机会能够翻看他们的病历记录。

7.2 沟通内容

首先，要知道患者或者患者的父母很少有甚至没有任何临床背景，你要向他们解释的东西是新奇陌生的，因此你必须使用通俗易懂的语言来表达，而不应用各种临床或解剖学术用语使他们更加迷惑。而且，不要以高人一等的语气和患者说话。如今，很多患者来就诊之前会通过网络搜索相关信息，而且搜索出来的信息量相当的惊人。

当患者坐在桌旁时，注意力会立刻被照片吸引，因此你应该从照片开始沟通。首先复述患者初诊时的主诉并与照片中描述的相关特征进行比对。先评价口外照片中的微笑像，然后转向口内照片。要记住患者从未看过他们嘴唇牵拉开后的牙齿形态，要向患者描述照片上的相关特征，比如是否存在拥挤、散在间隙、牙列不齐、边缘缺损、变色等情况，同时还要描述软组织的情况，比如牙龈肿胀的情况以及可能有的牙菌斑集聚的部位。

接下来，开始沟通研究模型。如果患者愿意，可以让患者拿着模型观察一会儿。等患者或其父母看完模型之后将模型放在桌子上，然后再有条不紊地解释模型中牙列的特征。先讲解下颌模型的情况，用笔指出恒牙和乳牙，并向患者指出牙齿间隙、拥挤、扭转或者其他异常的情况；接下来对上颌模型做相同的讲解。然后，把上下颌模型放置成咬合状态，指出切牙是否唇倾或舌倾，覆𬌗的大小，并指出下颌切牙撞击上腭的位置以及磨牙的反𬌗情况，同时向患者解释正常咬合时的牙列情况。

重要提示： 沟通过程中要记得询问患者或其父母是否理解你所描述的情况以及他们是否希望你重复解释某些特殊的特征。

最后从研究模型过渡到 X 线片介绍上。此时打开观片灯或者计算机屏幕观察全景片（全颌曲面断层片），指出上下颌骨、乳牙、未萌牙以及其他相关特征如明显的拥挤或阻生情况。如果是成年患者，要向患者指出牙

槽骨吸收和相关的牙周情况。要记住，让外行人了解 X 线片并能够理解 X 线片上显示的内容是很难的。

向患者展示头颅侧位片，这张片子一定会引起患者的注意。通过描迹将影像上的颌骨特征复制下来，并对解剖标志点进行定位。将这些标志点连接起来，指出软组织的轮廓、前额、鼻子、嘴唇和颏部。标出上下颌骨和出现明显覆盖的上下颌切牙。这些都是可以从 X 线片上获取的有效信息。现在将描迹图放置到观片灯上，或者在描迹图和 X 线片之间放一张白纸，并向患者解释这是他们颅骨影片的描迹，不是随意徒手画出的。然后，根据你选择的分析方法，用简单的术语向患者解释如何确定下颌后缩或下颌超出了上颌、上下颌切牙与正确位置的距离以及对嘴唇位置、丰满度和平整度的影响。根据患者或其父母理解的程度，你可以增减阐述的细节。

如今很多诊所已经完全实现无纸化办公，利用计算机就能够演示出相同的途径和方式。所有的材料都可以显示在计算机屏幕上，已经取代了放在桌子上的实物材料。计算机还可以动态演示出从最初的错𬌗畸形到预测出的最终位置的牙齿和面部结构的变化过程。事实上计算机动画非常先进，每个牙齿、牙弓、颌骨和面部结构的模拟移动都非常逼真，这使得患者或其父母常对计算机上的图形印象深刻，以至于会忘记你想要传达的真实信息。我认为患方更容易理解实物模型而不是虚拟模型。

当给患方演示最终的咬合和面部特征预测图时，一定要强调这些图像是计算机模拟生成的，临床实际不一定能达到预测的结果。要向患者解释每个人都不完全相同、是有个

体差异的，每个治疗计划都可能受制于一些不可预测的因素，比如生长发育、患者依从性、是否按时复诊、装置是否损坏等。最重要的是你一定要在备注中做记录，即计算机预测的这种局限性已经向患者或其父母解释过了。

7.2.1 治疗计划

在展示了所有的相关信息后应进行适当总结，然后开始向患者或其父母阐述你打算如何治疗。首先，借助模型向患者及其父母展示治疗所需要的矫治器的类型。可以准备一些粘有不锈钢或陶瓷托槽的固定矫治器的模型。某些情况下，特别是针对成年患者，最好向其展示舌侧矫治器和热塑隐形矫治器。可以介绍治疗计划，如此患者牙列拥挤，可以通过研究模型阐述排齐牙齿仅有的三种方式：扩弓并推切牙向前来形成更宽大的牙弓形态、推磨牙向远中或是拔除特定的牙齿。如果需要拔牙，要向患者解释并证明需要拔牙的理由，以便患者能够理解。就像在模型和描迹图中展示的那样，若嘴唇和前牙已经太向前突了，唯一能减少拥挤和改善面形的方法就是减数拔牙。相反，如果患者嘴唇过于平坦，要向患者解释为什么不需要拔牙。如果你需要使用头帽口外弓，需要向患者解释它的作用，并向他们展示头帽口外弓的外观和需要佩戴的时间（见第14章）。

如有需要，应给患者或其父母解释需要咨询其他专科医生，如牙周专科医生和颌面外科医生，当然应给患者保证会在其全科牙医同意的前提下才去咨询相关的专科医生。

在治疗方案沟通的最后，应给患者一个治疗时间（疗程）预估，要强调这只是一个预估，实际治疗时间会有较大的差异性，在影响疗程的诸多因素中患者的配合度是最重要的因素。

7.2.2 保 持

在结束了治疗方案的沟通以后，要向患者解释保持的概念。告诉患者拆除矫治器后，牙齿会很整齐很美观，但是牙齿不是镶嵌在水泥里而是长在骨头里，它们会移动，会倾向于回到原来的位置，所以需要把牙齿保持在新的位置上。需要向患者解释保持牙齿的重要性以及这与患者自身的具体情况有何关系。如果是成年患者，最终的矫治结果常是很不稳定的，非常有必要向患者解释什么是保持以及需要永久保持牙齿的原因。有的临床医生将保持器的费用包括在总的治疗费用中，有的临床医生则单独对保持器进行收费，你可以自行决定适合于自己的情况（见第24章）。

> **重要提示：**无论你选择哪种收费方式，你需要在沟通时告知患者或其父母在矫治结束时是否会对保持器单独收费。

7.2.3 治疗费用

在结束对现存问题的解释和治疗方案的沟通后，需要告知患者治疗的费用。不管你最初是如何计算费用的，也不管你是基于错殆畸形的类型还是基于使用矫治器的类型来计算费用，一般来说临床医生会有一系列的费用标准来涵盖大多数的错殆畸形治疗方案。你的收费标准不可避免会受两个主要因素的影响：一是周围地区同事的收费水平，二是对患者群体的社会经济地位产生影响的市场因素。

> **重要提示：** 如果你在决定患者的治疗费用时忽略了这两个主要的影响因素，不管你的收费期望是多少，你的经济效益都会受到影响。

因为已经计算过该病例的收费，现在你可以明确地告诉患者或其父母确切的治疗费用。治疗费用的支付通常是在治疗开始时支付全部治疗费用的 1/4~1/3，剩余治疗费用按月分摊到大约 18 个月或你认为治疗将会持续的时间内。

> **重要提示：** 重要的一点是要向患者解释按月支付（或分期付款）并不意味着每个月都需要复诊，只是支付治疗费用的一种方式。有些患者可能需要一个月复诊两到三次或者六周才复诊一次，这与按月支付治疗费用无关。

临床医生为了自己方便经常会选择适合自己的收费方案，有些临床医生会按季度收费，有些医生喜欢使用银行定期汇票，也有一些医生喜欢使用折扣券或一系列预填日期的支票。无论选择哪种方案，都要确保收费方式的简单高效。最重要的是，要确保治

疗费用的现金流和你治疗进度的匹配，不要治疗结束后才发现患者还欠着一大笔治疗费用。这种情况偶尔可能会发生，但是如果经常发生这种情况，你的月收入就会很少且现金流就会受到影响。

> **重要提示：** 一定要让患者或其父母看到你从费用卡上读出了治疗费用的金额，他们会觉得你已经计算好了费用，而不是当时随手输入了一个数字。

从国际层面来看，无论是由私人保险公司还是由企业、政府、国有机构参与的第三方支付方式，在正畸诊所治疗费用支付方面所占比例在不断增加。因此，每位正畸医师都需要去评估这种方式对诊所经营的影响以及如何利用自己诊所的财务系统进行应对处理。

无论涉及哪种第三方支付系统，从正畸医生的角度来看，均应立足以下原则。

1. 该系统不应干预医师临床的独立性和职业操守。治疗计划的制订或执行、临床的判断和决定不应受制于第三方。

2. 依据对患者合作程度或患者与医生关系是否破裂的判断，正畸医生有权决定继续或停止临床治疗。

3. 如果患者或第三方未能遵守最初签订的费用支付协议，任何医生都不应该无偿工作。同时，任何患者都不应因第三方付款人未履行付款责任而受到临床上的伤害。假如出现了第三方未履行付款责任情况，需要立即与患者及其父母进行沟通看他们是选择支付剩余未结清的费用还是另觅他处继续治疗。如果患者属于州或政府的救济者，则救济提供者必须负责转介该患者（译者注：此

种情况可能只适用于某些欧美国家）。

必须在所有必要的通知和警告都以书面形式及时发出并清晰地记录在患者的病历档案中之后，方可执行上述措施。

7.2.4　依从性

在解释了这个病例的全部情况之后，现在你需要告诉患者你期望他们如何与医生合作。你需要用外行能够理解的语言向患者强调：在饮食习惯、口腔卫生、矫治器护理和预约安排方面他们需要做出改变（见第 11 章）。

7.2.5　副作用

应该多大程度上告知患者及其父母关于正畸治疗可能产生的副作用和并发症？这个问题迄今仍然未有定论。

重要提示：但毫无疑问，如果存在临床或影像学方面的证据显示可能存在某种症状或其有进一步发展的倾向，此时就必须向患者或其父母指明这些情况并且阐明可能的后果。

这一类的情况包括：已有颞下颌关节症状（见第 21 章）、有牙根吸收的证据、牙槽骨有吸收、牙龈和牙周有病变（见第 18 章）、存在根尖病变、在矢状面、垂直面或冠状面上有预期不良的生长型。如果存在埋

伏的牙齿并且计划进行手术做暴露或拔除，则必须向患者及家属说明邻牙的牙根可能会有吸收、偶尔也会有牙齿粘连风险等相关的并发症（见第 19 章）。

牙根吸收本身是一个很大的课题，不属于本文的范围。但是也足以说明如果临床医生怀疑患者存在影像学证据表明在治疗过程中有发生这种风险的可能，就应该告知患者可能发生的结果。

在大多数不存在明显证据表明可能有异常症状的病例中，我认为大多数正畸医生不会在病历沟通中列出所有可能的并发症。但是，更谨慎的做法是将所有可能的风险因素列在一份文件中，可以将该文件附在患者的知情同意书中，并要求患者在签署同意书（见附录 A）之前阅读这份文件的内容。

7.2.6　结束语

到目前为止，大多数患者或其父母对病历沟通的介入程度都不大。现在正是你邀请他们尽可能提出问题的阶段，这样才可使病历沟通变成真正的双向沟通。一旦患者停止提问，并且他们已经了解了病例和治疗的全部内容，你就需要解释下一步该进行什么操作。告诉他们你将向他们提供一份书面报告，简要总结沟通的要点，详细说明治疗费用并在开始治疗前签署并交给医生一份同意书。同时你还将向他们的全科牙医发送一份病例报告，解释放置分牙圈和安装矫治器的时间安排。如果需要拔牙，一并告知患者的全科牙医必须在安装矫治器之前完成拔牙及其他的一些临床治疗。有些患者在离开沟通室后

会立即在前台进行预约，还有一些患者则更愿意回家仔细考虑你所讲述的情况。有一些患者希望能与他们的配偶讨论这些问题，特别是费用问题，而有些患者则希望在收到你的书面报告后再做出最后决定。

> **重要提示：** 我认为不应该给患者或其父母施加压力或说服他们去做进一步的预约。

现在可能有以下这些问题出现：你是否在继续跟进那些没有立即预约装配矫治器的患者。几周以后你有没有对患者进行回访。你是否认为如果他们想要治疗他们会主动联系你，如果他们不想治疗再多劝说也没有意义。你的营销和经营理念会决定你对这些问题给出答案。我倾向于不跟进这些患者，因为我相信如果患者或其父母有足够的动力并且对我的方法和操作感到满意，他们将会开始进行治疗，但我也确实能够理解关注以及跟进此类案例的医生。

7.3 往来信函

> **重要提示：** 方案沟通后必须及时跟进，并应向患者和转诊牙医提供必要的信函，告知他们会收到相关的病历报告。

我认为大多数正畸诊所都有一个文字处理夹或正畸管理的软件包，其存储有多种信函模板；使用口授录音机甚至小型磁带录音机可以识别预先设置好格式的段落，并可以输入患者专门的信息。发给患者或转诊牙医的病历报告中的信息的详细程度取决于你个人的偏好。不过，我认为没有必要提供太多的细节。大多数患者或其父母并不了解临床细节，大多数全科牙医也不希望翻阅正畸诊断和治疗细节的文件。但是，无论你个人的偏好如何，基本的信息还是必须要传达给对方的。

7.3.1 发给患者／父母的信函（见附录）

- 该信函是要进一步明确前期沟通的内容。
- 需用外行的术语描述颌骨生长型：比如相对于上颌骨，目前下颌的位置可接受或前突或后缩。
- 牙列的状态：应列出诸如拥挤、间隙、前突及其他相关问题。
- 建议的治疗计划：要写明需要使用的正畸矫治器的类型，是否存在现在或以后拔牙的可能性。
- 应提到有些情况需要咨询其他专家。
- 说明主动矫治大致持续的时间。
- 指出保持的重要性。
- 详细说明拟收取的治疗费用，包括付款方式。
- 应包括其他条款，如是否需要看全科牙医、是否需要患者合作。
- 目前也建议附上与正畸治疗相关的潜在危害和风险条目，可以单独列出也可以作为信函的一部分。

● 确认患者或其父母已经阅读并理解了你的信函后，请求患者或其父母在随信附去的同意书上签字并寄回诊所。

7.3.2 发给转诊牙医的信函

● 首先感谢转诊牙医的转介（这是第二次说"谢谢"。）

● 简要概述与颌骨、牙齿和软组织相关的基本的临床检查。

● 列出治疗计划的要点。

● 要求转诊医生完成的操作，包括可能的拔牙和修复工作。

● 必要时，告知转诊医生你希望将患者转诊给其他专家进行咨询。无论是从过去的经验判断还是打电话给转诊牙医，你都应该了解他们对给其他医生转诊的态度。一些牙医更愿意自己完成口腔小手术或牙周治疗。

● 你希望牙医在整个正畸治疗过程中继续监督患者的口腔卫生状况。

如前所述，所有信函的副本应以纸质版或电子版的形式存档。

大量的沟通信函就构成了正畸诊所的信函数据库，其实大多数信函格式是通用的，可以根据业务类型、执业地点和临床医师的个人偏好进行改动（见附录）。

（王 花 译，姚 森 审）

第 8 章

诊所内、诊所间和诊所外的医疗文书：正畸风险管理工具

Laurance Jerrold

口腔正畸诊所常使用的医疗文书分诊所内部、诊所之间和诊所外部三种类型。诊所内部的医疗文书是指用来完成日常操作、贯彻规章制度和工作流程的所有内部表格和文件，包括通用的病史表格和知情同意书等。诊所之间的医疗文书指的是你与同时诊疗患者的别的诊所的医务人员之间的所有文件，既有给其他医学专家的转诊单和病情诊断摘要，也有提供给第三方支付者的保险单。诊所外部的医疗文书包括网站上的内容和给患者的费用说明等。不少医疗文书具有双重功能，在进行分类时会有重叠。本章将讨论不同诊所之间医疗文书背后的正畸风险管理原则。文中提到的文书格式在附录 B 中可见。

当某个初诊患者打电话到诊所预约进行初次咨询时，它会引发与三种医疗文书有关的一系列风险问题。在进行正畸治疗的过程中解决这些问题是一个好方法。现在让我们从头开始梳理。当某位全科牙医告诉患者的母亲其女儿可能需要戴牙套时，牙医会报给她当地一个或两个正畸医生的名字。此后，患者的母亲肯定会进行详细的调查，会询问她的朋友和邻居是否曾经看过正畸医生以及他们是否认识好的正畸医生。除此之外，她还会上网搜索。她可能会根据全科牙医推荐的医生名字搜出一个网站，该网站可能展示了诊所环境和专家的优势，也有很多关于正畸原理和矫治器的信息，还会有患者的表扬信、评价（当然有些真实，有些不真实）和诊所的具体位置和行走路线等内容。

如果有证据表明网站上的这些照片、描述、引导等内容导致患者接受了治疗，那么也可以认为若未能达到给予患者介绍的预期效果，则需要为此承担责任。根据多年的观察我发现以下这些说法常出现在各个诊所的

宣传手册中，这些内容是具有误导性质的，比如："方便灵活的工作时间以满足您的需要""接受所有付款保险计划""7 天 24 小时全天在线，提供必要帮助""我们的治疗是更快的速度，更少的痛苦，更小的风险……""我们设备的消毒状况超过了政府的相关规定……""我们承诺患者优先，尊重您的时间"。

> **重要提示：**网站主页上某个模块会将患者的父母引向一个内容像小册子的部分，从法律角度看这个部分只不过是一个向公众提供服务的平台，目的仅仅是根据他们所做的描述来吸引和诱导潜在的患者接受服务。但用法律术语来说，这些描述确可以被视为承诺。

以下是从各个正畸诊所中搜集到的各种宣传素材，这些宣传可以被视为超出医生所能提供的治疗结果的预期的承诺，比如"我们致力于为您提供目前最优质的正畸产品""您全口牙齿的健康是我们最高的目标""我们将在您治疗期间与您的其他医务人员保持持续的沟通""随着现代正畸技术的进步，没有理由不取得理想的治疗结果"。你先将这些承诺或者诱导词留在脑子里，我们稍后再做讨论。

接下来的内容不再归属于建立初步医患关系的框架范围，但是仍属于治疗前的时间范畴内。要考虑视频影像既可以对患者产生特定的期望，也要考虑到这种形式的诱导在未达到患者的预期时会成为其维权的依据。假如出现医疗纠纷，任何不履行承诺的结果都可能导致患者对违约提出索赔，医生要承

担违反合同的责任。换言之，必须要退还患者为达到治疗结果而支付的费用以及患者转诊到其他医生的诊所完成未达到的预期效果所产生的费用差额。

治疗前另一个常见可能出现的状况是要考虑到诊所的保险联络人所作出的承诺，即患者购买的保险能涵盖多少治疗费用的问题。例如，给因外伤导致的挥鞭样疼痛继而引发颞下颌关节功能障碍的患者提供服务时，如果患者无法获得赔偿，那么患者可以名正言顺地说他是在不能获得预期报销的诱导下接受治疗的，因未能兑现承诺而使患者蒙受经济损失的责任显然要由医生承担。

为了规避这些法律问题，诊所可以准备一份声明用于内部或外部协调，这份声明也就是常说的一份承诺，表示医生愿意为此负责。

重要提示： 患者会相信这些声明，期待这些承诺能够实现，并因此接受医生的治疗。

患者可能会因为相信所给的承诺而遭受损失，这种损失可能是要支付额外的治疗费用，也可能是去其他诊所纠正第一位接诊医生因未履行承诺而造成的损失所浪费的额外时间。尽管医生可能有机会弥补违背承诺所造成的损失，但是鉴于正畸治疗属于服务性质，此时医患关系已经紧张到一方无法继续下去的程度。这也是医疗领域违反承诺而被索赔的原因。

另一个可能发生的潜在的风险是在初诊患者第一次到达诊所之前，患者将其病史发送给了医生或进行了在线填写。即使正畸医生在患者到达之前查看了这些病史信息，但

由于有不少患者不理解医生所用的术语或所问的问题，在病史表上向医生传递了不正确的病史信息，而医生与患者又没有实际进一步的沟通，从而导致医生给患者造成了严重的伤害。

重要提示： 解决这个问题的方法就是与患者面对面口头交流并记录患者的病史，通过这种方式，你会发现你面对的患者不再是一个外行人。

在实施治疗之前的医疗文书虽然不能算是正畸风险管理列表中的最重要的部分，但是有可能而且有时也确实会让执业医生承担责任。对你的警示是：如果你要向患者承诺一些事情，请确保这些承诺是你亲自做出的而不是由正畸产品厂家提供的优惠或插入的商业广告，要确保这些承诺你能够真正兑现。

重要提示： 要记住实质上你是吸引患者前来接受治疗的保障者，你的目标是最终要达到或超过患者与你沟通时的期望值。

现在再继续我们之前的案例：女孩的母亲十分高兴，因为她找到了正畸医生，也就是你。她打电话给你的诊所准备进行首诊预约。从现在开始，第一份医疗文书是发给介绍这个患者前来的医生的感谢信。如果患者不是由全科医师转诊的，你可以通知这位医生已经见过该患者。不管怎样，你所做的就是确定你正在建立医患关系。从法律角度来看，除非医患关系已经存在，否则医生没有责任让患者遵守特定的规则。通过使用本书

附录 B 中的格式 A，你可以确认下列这种关系是否存在：①建议患者治疗；②建议患者再继续观察直到开始治疗的最佳时间；③患者不管什么原因决定不再接受正畸治疗。

> **重要提示：** 这一点很重要，因为正畸医生通常能够据此为误诊指控进行辩护，如当有必要进行矫治时却不建议治疗，或者有治疗必要时患者拒绝接受治疗。事实上，这个表格能够说明是患者自觉选择放弃治疗在先的。

这种情况最常见于因上颌尖牙异位萌出导致侧切牙牙根吸收的情况中。

如果你遇到一位没有自己的全科牙医的患者，那你现在可以向患者推荐一位，将你的标准的介绍（转诊）信函发给当地的三位医生，并允许患者在他们中间进行选择。与此同时你也扩展了三个不同的患者转诊来源，真可谓是一石二鸟。

一旦患者决定接受治疗计划，大多数诊所的工作人员都会发送诊断概要信函。事实上几乎每一个正畸临床管理软件包都包含一种诊所之间及诊室外的沟通函件。许多诊所都会发出两封这样的信函：一封给患者，一封给全科牙医。患者牙齿问题诊断概要信函既是一个实用的临床管理工具，也是一个风险管理工具。

> **重要提示：** 在给患者的诊断概要信函中对其问题的描述要"云淡风轻"，而给牙医的信函中对问题的描述应"疾风骤雨"，这是一种常见的正畸风险管理技巧。

想象一下，发给患者的病情诊断概要信函列出了患者的错𬌗问题是"ABC"，在医生和患者合作良好的前提下毫无疑问会达到"XYZ"的结果。而另一方面，发送给牙医的病情诊断概要信函除了列出患者有"ABC"错𬌗问题的同时还需要医生对患者的牙周支持问题、牙根吸收的可能性以及治疗后的永久保持等问题进行关注。令人惊讶的是这两封信描述的仿佛是两个不同的患者，就像伦勃朗和毕加索。如果这个病例出了问题，双方在法庭上就很难调和两封信之间的分歧。通常的结果是患者声称医生隐瞒了重要信息，导致他们丧失了知情权。这是很容易得出的结论，因为正畸医生不愿意在给患者的信件中明显提到会在给全科牙医的信件中提到的任何潜在的负面问题或后遗症。这时风险管理的诀窍是通过诊所内外的沟通确保每个人对信息有相同的知情度。

既然治疗已经开始，很多的诊所内部表格和信件需要正畸医生保存在通讯库中。这不仅是很好的风险管理手段，而且也具有很强的临床管理功能。第一份医疗文书是给患者的全科医生的一封普通信件，询问患者是否有药物治疗或过敏病史，这有可能会对接下来的正畸治疗产生影响（见附录）。

虽然所有的这些信息都应该可以从患者的病史表中获得，但是作为一名谨慎的从业者，应该采取更严谨的风险管理方式。除了具有低成本和高效率的优势之外，还能成为另一个潜在的转诊来源，特别是如果患者的初级保健医务人员是一名儿科医生则更是如此。

下一封诊所间的信函是针对那些有心脏病病史的患者，这些患者可能需要对感染性心内膜炎进行抗生素治疗（见附录）。信函中会向心脏病专家询问疾病的性质，咨询对患有感染性心内膜炎的患者是否建议正畸治疗。如果患者可以接受正畸治疗，那接下来有什么事项需要注意等。

> **重要提示：** 不管你是发送信函还是通过打电话来获取信息，请确保你收到了对方的回复。从风险管理的角度来看，如果了解到你需要进行转诊但是你忽略了回复，或者未去跟进没有收到回复的信函，这是非常糟糕的事。

再下一封信函是发给耳鼻喉科医生、过敏反应专家和／或儿科医生的。在信函中应给其他专科医生显示患者的临床和影像学检查结果，并提供患者是否有鼻呼吸障碍的病史、治疗史，针对如扁桃体肿大、腺样体肥大、鼻甲偏曲、睡眠呼吸暂停等问题咨询专家有何建议。如果患者有上述问题，请专科医生进行恰当治疗并与你及时进行沟通（见附录）。

附录中有些表应该能经常使用到，可起到保护患者和医生自己的作用，能使你的名声一直保持在业界前列。临床领域的问题如果涉及其他医生的许可，这类信函就要求评估患者的情况，并判断患者的口腔健康状况是否达到开始或继续正畸治疗的要求。有很多实例表明，尽管医生在临床实践中被要求要获得许可，但是却发现出现没有收到任何回复但是医生仍开始正畸治疗的情况，更糟的是在开始或继续正畸治疗之前收到了"XYZ"治疗的建议但医生却依然置之不理（见附录）。

下面讲述的治疗前的医疗文书涉及诊所的内部和外部，尤其是患者知情同意书，也是很多正畸医疗事故诉讼的基础。虽然深入讨论患者知情同意超出了本章的范围，但是不从法律层面讨论这种文书格式是错误的。从本质上讲，必须用一种患者能够理解的语言告诉他们问题所在？你打算如何进行治疗？有哪些备选方案来处理此问题？每种方法固有的风险、局限性和折中方法？与上述治疗相关的风险以及询问和回答他们提出的问题等。有两种文书标准，选择哪种标准取决于你的执业地点所适用的法律。传统的标准是以专业为基础，即在相同或类似的情况下，你需要向患者讲明的信息也是其他医生通常会提及的信息。

> **重要提示：** 更先进的标准是患者"需要知道"的标准，医生必须向患者提供站在患者的角度上患者认为合理的所有信息，以便患者做出接受或者拒绝治疗的决定。

从沟通的角度来看，诊所的任何人都可以通过几乎任何媒介提供信息，我们每个人都应不断拓展自己信息传达的方式。有些从业者采用计算机图像、预先安装的交互式CD程序或安装适当的信息包等高科技手段。有些从业者则发现宣传教育手册或者表格最有效。还有些从业者认为和患者进行一次传统的谈话也是一种很好的方式。

> **重要提示:** 如何进行沟通以及由谁来进行沟通这都无关紧要,关键是要确保患者或其父母要能够理解正在传递的信息。要明白,我们并不是要直接获得患者的知情同意,我们所做的仅仅是向患者提供所需的信息,患者则会对我们传递给他们的信息表示同意。

如何证明我们做到了这一点。我们应以某种方式记录下来,将这些记录方法视为回执,可采用视频或音频形式记录讨论内容,让患者承认他们已经阅读并理解各种视听演示、表格、手册或信件所表达的信息,或在进行知情同意的讨论时医生在患者的病历记录中对要点进行标注。附录 A 是用于此目的的常见格式,强调了与正畸治疗相关的重要风险,并要求患者确认他们已经阅读并理解了每一段内容。附录中的检查表可以提供给希望进行更多互动讨论的患者使用,并可附于患者的病历记录中用来指出所涉及的主题。临时支抗装置的专用表、针对治疗有局限性而设计的、专门针对关闭散隙而设计的表可参见附录。

在开始治疗之前,还有最后一个沟通环节需要解决,这就是费用的问题。正畸医师从事的是个人服务业,前提是我们的服务应得到丰厚的报酬。作为交换的一部分,我们必须遵守某些法律准则,事实上正是由于我们提供的付款计划,我们正在扩大信贷,这样做会造成某些消费者需要授信。我们的底线是,我们必须要告知我们的患者分期"贷款"(我们的付款计划)将收取的费用或利息。此外,我们还经常会向患者收取额外费用,如与收集过期账户相关的费用,包括法律费用、退回支票费用、逾期付款费用、矫治器丢失或损坏费用、爽约费用等。

> **重要提示:** 一般规则是,如果患者在开始治疗前没有被特别告知可能收取额外费用,很有可能是在治疗前已将这部分费用计算在总费用内了。一旦开始治疗,就不应该向患者收取或增加这些费用。

一般来说,这种责任是通过合同来处理的,而在美国合同往往被真实的贷款声明所取代(见附录)。格式 L 是合同的一个典型范本,它包含了上述所有必要的信息。格式 M 和格式 N 是借贷时贷款声明的真实版本,尽管在形式上有所不同,但实质上是相同的。最重要的是,所有费用特别是利息和 / 或财务费用,都应在治疗前与患者进行讨论并被患者所接受。

由于所有的法律风险都已经规避了,现在可以开始进行主动矫治了。您所收集到的列表应向你提供该患者的其他牙科医生的身份信息,并且您应该有一堆书面记录用于显示各种临床情况。必要的信息至少包括:牙周状况评估表和龋齿检查记录(见附录)、操作程序备忘录等。

> **重要提示:** 虽然这些文书格式只是所需各种类型文书的示例,但从风险管理的角度来看,真正有必要的是保留所有转诊或咨询中所做记录的副本,无论是从患者档案中发送出去的还是接收到的均应保留。

实际工作中常会有患者不按照计划配合治疗的情况。在这些情况下，你必须发出两封关于依从性欠佳的信函。第一封在每个正畸临床管理软件程序中都有，这里不需要展示。它提醒每一位患者或其父母，如果他们不履行必要的合作，治疗结果可能会受到影响。另外还要指出如果不能继续良好的合作甚至达到不可接受的程度，患者可能会被迫提前停止治疗或完全终止医患关系。另一份信函是向全科牙医发送的信函，它指出患者缺乏良好的依从性，并要求全科牙医如果可能的话进行劝导（见附录）。全科牙医还需要知道矫治可能会受到影响，并且有可能因为患者不配合继续治疗引起患者的效益／风险比太低而不得不提前停止治疗。

重要提示： 如前所述，对患者的所有临床诊疗和法律义务都是基于有效的医患关系。这种法律认可的关系很容易形成，一旦医生同意治疗患者，患者也同意接受医生的服务，这种关系就建立起来了。

医生提供诊断或进行治疗的场所以及是否已经支付治疗费用都是无关紧要的。这种关系是一种合约关系，因此医生和患者都有责任和义务去履行。医生对患者的责任来自严格遵守政策和程序并适用于其所在地的牙科临床法案、道德准则和法院制定的法律条文。患者的义务仅限于按约复诊，遵守医嘱，支付所提供服务的费用，遵守公认的行为准则，及时、真实地回答所有有效的临床管理问题。

重要提示： 虽然建立医患关系相对容易，但想打破这种关系却有点困难。

欲终止医患关系，可以接受的原因主要有以下几种情况：

1. 患者的问题已经全部解决，无须进一步治疗。

2. 双方同意终止该协议，例如患者变更了居住地。

3. 医生或患者死亡了。

4. 患者决定单方终止关系。

5. 医生决定单方终止医患关系。

前三个原因几乎没有争议。当患者决定终止关系时，可能会有一些其他原因，但大多数情况是因为对医生的某些方面不满意，通常是行政管理方面的，比如未能很好处理个人或财务方面的问题。当这种情况发生时，患者实际上已经拒绝了医生，但从风险管理的角度来看，你需要告诉患者他们仍然需要继续治疗，你会在这方面以任何可能的方式帮助他们。你需要让患者签署一份"违反医嘱"表（见附录）。原因5要严重得多，如果医生想单方面终止医患关系，需要处理很多复杂的问题。

医生单方终止合同在法律上认可的原因是患者违反了5项合同义务。事实上，医生单方终止合同是基于患者违反了其中一项或多项义务。这些义务包括：

1. 患者没有按照医嘱行事。

2. 他们没有按约复诊。这两者都有可能对治疗效果产生负面影响。换句话说，患者的不恰当行为削弱了医生的治疗能力。

3. 患者的行为违背了行为准则（在诊所进行威胁或辱骂），从而对员工和患者的安全和治疗环境产生了负面影响。

4.患者不配合合理的管理问询，如提供了不真实的病史或不提供就业信息，从而影响你获得第三方付款者的支付费用。

5.最让人恼火的是患者没有履行他们的付款义务。你没有义务在没有得到报酬的情况下进行治疗；但是需要注意的是，如果患者处于极端状态时，如有感染、出血、顽固性疼痛、肿胀等症状（有些是用药问题且需要治疗），或当他们处于特殊的治疗阶段如果不加以监护可能会对患者造成医源性伤害时，这时你就不能单方面终止医患关系。

重要提示： 你的职责是通过治疗、转诊和（或）拆除矫治器稳定患者的病情。一旦患者"安全了"，你就可以单方终止医患关系了。即使拔除了恒牙，只要患者的临床治疗结果已经稳定，你也能单方面终止医患关系。

你必须向患者提供通知及凭据，这意味着他们必须了解你选择终止治疗的原因。你必须告知他们仍然需要继续治疗，如果他们愿意继续治疗的话，你可以帮助他们进行治疗。你得给他们足够的时间寻找替代的治疗方式，并且在这段时间内你必须为任何可能的紧急情况或转诊做好准备。最后，你必须向他们或指定的后续执业医师提供患者的病历记录。理想情况下，这可以通过类似于格式R的文书形式来完成。

重要提示： 如果你和患者决定解除合同关系，并且同意退还患者已支付给你的部分费用，你需要让患者签署一份解除协议（见格式S）。

当患者达到法定年龄时，解除协议将保护你免受进一步的法律纠纷，但必须记住由父母代表未成年人签署的解除协议对该未成年人不具有约束力，除非解除协议获得具有管辖权的法院（如家庭或代理法院）的批准。即使患者的父母签署了解除协议，当未成年患者达到法定年龄时，他也可以以自己的名义提起诉讼。然而，实际上在大多数情况下返还费用和签署解除协议之时就意味着医患关系的结束。

如果患者宣告破产，并将你列为债权人，那么他们欠你的钱就不可能再追要到了。但是医患关系仍然存在，你并不能因为他们宣告破产而"解雇"他们。如果患者仍然需要治疗，你应该像完成其他病例一样治疗该患者。实际上，你应该对这个病例的状况进行评估并确定还需要进行什么样的治疗，然后你可以计算一下剩余治疗还需要的费用（不过你不能将受到法院破产保护的金额包含在内）。现在，你可以向患者提供一个新的贷款声明或一个新的合同涵盖他们从现在开始的付款义务。

重要提示： 如果他们拒绝接受新的费用而且没有办法和解时，你有权拒绝进一步的治疗。

但是，患者有权利重申其对你的经济义务，并可通过签署一份重申协议（见附录）

来履行。

这些不同类型的医疗文书已经帮助许多正畸医生免于遭受医疗事故诉讼中作为被告所造成的损失和精神创伤。此外，即使正畸医生必须出庭受审，由于这些协议的存在，往往可以作为充分的证据使法官做出有利于医方的判决。在某些情况下医生会因疏忽而受到制裁，但如果患者同时存在疏忽也会减少对医生的制裁力度。

重要提示：要注意在递送数封警告信函后仍然需要放弃接诊患者时，你必须对终止治疗的患者采取积极的行动，否则就会造成所谓的医护缺失。

到目前为止，主动治疗阶段你需要递交四封完成信函。两封用于早期矫治阶段，两封用于综合矫治阶段。在每个阶段，一封信应交给患者／父母，另一封信应寄给全科医生。两封信函应表达同样的内容。早期矫治阶段的信函（见附录）用来提醒全科医生和患者：

1. 早期矫治已经完成。
2. 治疗目标是否达到。
3. 需对患者进行定期观察，以确定是否需要综合性矫治。

每个人都需要明白早期矫治不是综合性矫治，只是在特定的时间点上解决特定的问题，要想完全满足患者的正畸需求应该进行综合性矫治。

综合性矫治阶段的信函需要再次提供给患者和全科医生，并再次概述哪些目标已经实现，哪些尚未实现，需要哪种保持类型，是否需要长期观察以及需要保持多长时间。

同时还应说明由谁负责监控长期或终身固定保持的状况（格式Ⅴ）。最后，信函中要通知患者，医患关系将随着保持期的结束而结束。

到目前为止，我们已经讨论了患者病历中应该有的各种类型的医疗文书。保留所有文书副本的原因除了用于风险管理之外，还因为患者档案可以作为法律文件。首先，也是最重要的是患者档案提供了评估和诊断患者状况的书面证据。其次，它反映了所选择的治疗计划以及患者对该治疗效果的知情同意。另外还有所有的相关治疗以及执行者，包括转诊、咨询和建议，记录了取得的效果和采用的保持方式。患者的牙科档案记录了与患者、相关的第三方以及所有其他同时进行治疗的医务工作者之间的所有联络的文件。最后，牙科档案也能够为继续教育、质量管控、研究分析、行政职能（包括强制性隐私法）和计算营业额提供数据。

最后一个诊所内部文书内容与劳动法有关。

重要提示：当被指控歧视和（或）非法解雇工作人员时，必须要在经济和情感上为自己进行辩护，这可能是一个极其严峻的考验。

作为一个雇主，正畸医生必须警惕这个雷区以及其他与我们临床活动有关的雷区。在这方面作为雇主，你每年应该至少进行两次员工绩效考核。格式W、X和Y是评估员工绩效的范例，适用于大多数从业者的需求。要注意你要建立评估档案，记录表现不佳的员工的情况，同时保留证明你已经通知这些员工他们存在的问题的证据，并且这些评估要有一定的时间跨度，这个时间跨度要保证员工将无法声称他们没有时间纠正或补救已经发现的缺陷。

有两个问题需要讨论，第一个是当一个名叫 Junior 的医生为另一个名叫 Senior 的医生工作，如果 Junior 离开诊所，他对患者是否还具有义务？这个问题迄今还没有标准答案，主要取决于 Junior 是雇员还是独立承包这块业务的医生。

重要提示： *从法律意义上或从简单的角度来看，这个问题的答案是基于谁更有能力，是否进行了临床操作。如果 Senior 能够管理控制 Junior 大多数的临床操作，那么 Junior 就是一名员工或雇员；如果 Senior 没有这种能力，那么 Junior 就是一名承包医生。*

如果 Junior 是员工，则患者（员工并没有真正意义上属于自己的患者）的病历档案属于 Senior。尽管 Junior 确实和患者存在医患关系，并要求其遵守正畸治疗规定的治疗标准，但几乎所有其他对患者的义务都是由 Senior 来承担的，因为这是他的诊所，而 Junior 只是执行人。

一个真正独立的承包关系，实质上是在一个诊所中还有一个诊所。Senior 只是为 Junior 提供了空间、设备和工作人员，但 Junior 是按照自己的理念去经营，包括病历信息获取、诊断、治疗设计、矫治器具的选择、治疗费用以及大多数与正畸治疗相关的临床和行政决策。

因此，如果 Junior 是一名员工并离开了

Senior 的诊所，Senior 应负责寻找接替他的人。而且，Junior 应提供合适的通知以尽量减少因离职而中断对患者的治疗而造成的投诉。有一个例外是如果 Junior 变成残疾人了或死亡了，则可以不用进行合理的通知。另一方面，如果 Junior 是一个独立的承包医生，就不能像他诊所里的其他聘请的医生那样抛弃正在接受治疗的患者。

第二个问题涉及对患者转诊和处理的内部记录。这是一个相当普遍的现象，因为我们都处于一个流动性很强的社会。

重要提示： *当患者从你的诊所转诊出去时，你只对你提供的治疗负责，直到患者离开你的诊所为止。当一个患者在治疗过程中转入你的诊所时，你只对从那一个节点开始的治疗负责。*

如何确定这个节点？答案很简单——那就是患者的档案。

在患者转出诊所时，你需要提供资料证明患者离开诊所时的状态。至少需要适当的临床检查、一套高质量的临床照片和全颌曲面断层 X 线片。如果照片不能充分反映患者的咬合状况，则可能需要印制研究模型，如果患者的颌骨关系需要处理或不需要按照治疗计划处理，则可能还需要提供头颅侧位定位 X 线片。

患者转入诊所时的要求与上述一样。当患者转诊到你的诊所继续治疗时，你需要建立档案或病情记录以准确记录患者现在的状态。同样，一个恰当的临床检查（当然包括牙周评估）、照片和全颌曲面体层 X 线片是

必须要有的。你需要显示牙齿的咬合状态、牙根的状态以及骨量。可能你还需要根尖片，也可能还需要头颅侧位定位 X 线片。

前面描述的与劳动就业有关的情况中这一条尤其重要。一段时期有许多高年资医生雇用了一些初级助理。这些年轻的医生通常都是为了学习技术及获得临床经验而来的，他们一般会在一两年后离职去经营他们自己的诊所。高年资医生出于各种原因非常欢迎额外的人手来工作。

重要提示： 正畸医生经常受到职业疏忽的指控，因为"太多的厨师会弄坏一锅肉汤"。

对正畸诊断学、治疗学、力学等方面的掌握的差异可能会导致治疗时间延长及很多的医患矛盾，尤其是在转诊病例中更是如此。从风险管理的角度来看，恰当而完整的治疗过程的记录可能会使诉讼获得成功，否则要承担法律责任。

当然，诊所之间每天都会有大量的联系，但前面提到的医疗文书是重要的风险管理组成部分。形式合理、措辞严谨的诊所内、诊所间和诊所外医疗文书可以缓解不断紧张的医患关系给临床操作带来的压力。

重要提示： 可以让你的执业管理顾问或法律顾问审查你的医疗文件，这确实是诊所目前谨慎经营的一个重要组成部分。

（王　花　译，姚　森　审）

第 9 章

综合性的正畸团队

Liz Hopkins

综合性正畸临床团队与管理团队的良好配合是当代口腔正畸专业机构发展的关键。

9.1 团队工作为什么重要

迈入 21 世纪，具有高质量团队的牙科机构正在不断增加。英国全科牙科协会（GDC）对以牙医领导的合格的高技术牙科团队在给患者提供高质量治疗方面的重要性已经做出肯定。在有综合性团队的现代化正畸诊所里，医生和患者都能发现一个有工作热情的综合团队在培训与工作上均具有巨大优势。

在商务活动或临床实践中，你若能展示出独特的第一印象，一般就会被对方接受。因此，在初诊咨询时，所有工作人员都要表现出良好的专业性，能理解患者各方面的需求，能够与他们进行交流并对这些需求做出回应，这些都是至关重要的。

重要提示：为了能给患者提供最高水平的治疗，同时实现诊所效率的最大化，正畸专家需要在由受过其他方面训练的临床团队的协助下完成整个正畸治疗过程。

要确保患者在整个治疗过程中都能得到最好的治疗和体验，则必须让整个正畸团队在管理和临床方面都接受培训。患者希望能充分了解并参与到他们的治疗过程中，希望医生们能够耐心而友好地提供所有关于治疗的信息。每个团队成员都有机会给患者一个好的印象，这种印象会影响患者对诊所的看法，一个好的印象会让患者感觉到自己受到了相应的照顾。对诊所满意的顾客会推荐其他顾客前来就诊。

重要提示：整个团队应形成一种归属感，这有助于提高士气以及工作满意度。

2008 年英国曾强制要求所有牙科治疗人员（DCPs）要注册到 GDC。这种变革为护士开启了激动人心的事业机遇，让 GDC 对牙科团队有了管理权。团队发展的目的是扩大技能范围，建立一个行家团队，关心一起工作的 DCPs，以提高服务质量并增加工作满意度。注册到 GDC 的不同类别的 DCPs 都有他们自己的执业范围，须在其相应的范围内开展工作。综合性的团队为当代正畸诊所中的正畸专科医生们承担了更多的责任也提供了重要机遇，使他们有时间做诊所规划、培训和业务拓展工作。

在临床综合团队中正畸治疗师所起的作用极为关键，本章中将进行深入探讨。GDC 已经出台了正式文件，制订了学习目标纲要，这使主要的治疗扩展培训中心从针对教师和学生的培训逐渐朝着扩展性教育方向发展[2]。2011 年英国卫生部出台文件，规定正畸治疗要由综合性团队来完成[3]。对于英国卫生部来说，治疗的质量是至关重要的，但团队的价值才是关键因素，正是有这个团队才为正畸患者提供了安全有效的治疗。

重要提示： 必须要采用团队治疗模式为患者提供诊疗，否则不可能达到行业协会越来越高的要求。

重要提示： 注册人员只有在接受了相应的专业培训、掌握了必要的技能以后，方能从事其相应的工作。

9.2 什么是团队

团队是指在技能上可以互补的一群人，他们致力于一个共同的目的、业绩目标和发展方向，为了团队的发展彼此荣辱与共。团队成员的工作有高度依赖性，但在整个团队中每个人都必须要为自己的行为负责，并有强烈的团队意识。

重要提示： 发展正畸团队的关键就是要让当前的员工参与到业务计划当中，说服整个诊所的人员转变到团队中来，让员工看到团队给他们及患者和买家带来的好处。

9.3 哪些人组成了正畸团队

GDC 在关于执业范围的文件中列出了不同注册类别人员应该具有的各种技术和技能（图 9.1）[4]。

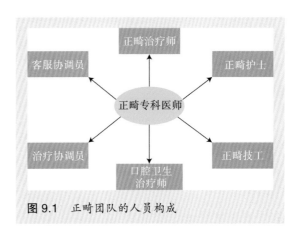

图 9.1 正畸团队的人员构成

对一些更复杂的专业技能，需要由一个有资质的培训机构提供培训并需要一定形式的技能评定。工作人员需要获得一个相应的资质，才能让他们从事各种注册行业里的"专项工作"（图 9.2）。

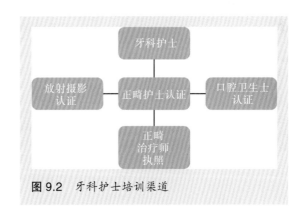

图 9.2 牙科护士培训渠道

所需的技能主要分为四个方面：
- 临床操作
- 沟通技能
- 专业技能
- 管理和领导能力。

正畸团队培训（OTT）设立于 2005 年，

这是一个专业的正畸教育和培训组织，能够提供并满足当今正畸诊所发展的培训课程。OTT 致力于提供优质、创新的培训和进阶课程。这项培训是针对有资质的护士进行的，这些护士希望能拓展业务，将其融入他们的职业生涯中，从而在正畸团队中作为非临床治疗人员能够做更多类别的专业工作。公司位于英国 Leamington Spa，Warwickshire，除了可来培训中心参加实地培训外，其还有一些在线培训课程，这使得其培训范围扩展到了世界的其他地方。

正畸团队中的各个成员都直接参与患者治疗的各个方面，其中口头和书面的方式交流是需要掌握的关键技能。临床团队在被允许从事临床专业工作前，必须展示出能胜任所有诊疗任务的能力，比如能熟练拍摄临床照片、X 线片以及制取印模等。DCPs 成员需要参加有质量保证的培训并且能够获得认证、拿到专业资格证书以显示其专业技能。在美国，对要从事某项专业工作的口腔科护士的培训，各州的要求是不一样的；在欧洲部分地区口腔科护士只有在接受了认证培训课程后，才能从事专业工作。英国护理质量委员会同样也制定了相关的要求。口腔管理团队一定也要经过相应的培训。正畸团队的每个成员都需要看清楚自己的职业发展道路，明确哪一种相关资质才是真正有价值的。

只有参加了正规的培训课程，从事工作时才可以说自己是经过培训的、合格的、受法律保护的。在综合性正畸团队中肯定会有业务水平处于不同阶段的人员，在专家级正畸专科医师的监管下才可确保发挥最高效的技能组合。

9.4 正畸护士的职责是什么

牙科护士可以发展的各种技能如表 9.1 所示。

在完成了牙科护士注册又在正畸专科诊所工作了一段时间后，护士可以选择参加其他的正规培训以便使自己成为合格的正畸护士（表 9.2）。

表 9.1　牙科护士可以提高的与正畸诊疗相关的技能

· 协助正畸患者治疗的技能

· 口内和口外摄影

· 头影测量描迹

· 灌模并修整研究模型

· 口腔健康教育和口腔健康促进的技能

· 协助满足患者治疗中特殊需要的技能

· 按牙医要求印制模型

· 作为一个系统化牙科健康治疗项目的一部分，根据医嘱应用氟保护漆[5]

表 9.2　正畸护士的职责

· 拍摄口外、口内照片

· 进行头影测量分析

· 参与病例分析过程

· 保存正畸过程的记录

取得了正畸护士的资格证书后，可以再学习影像学、口腔健康教育，继而进一步参加印模、修整模型的课程。要取得牙科影像学资质证书需要学很多东西，最难的内容可能老师都难以搞懂。选择在正畸专科诊所工作的人，将能增长并理解一些正畸领域的核心知识，这有利于他们进一步接受正畸护士和正畸治疗方面的培训。这些还将有助于他们展示自己参加过专门训练、提高实践技能并懂得正畸理论知识，有利于他们进一步提升并训练成为一名正畸治疗师。

9.5 正畸治疗师的职责是什么

正畸治疗师在牙医的指导下完成一定的正畸治疗工作（表9.3）。

表9.3　GDC规定的正畸治疗师的职责范围

· 清洁和预备牙面，以备正畸治疗
· 识别、选择、使用和养护有关的工具
· 装配未主动加力的活动矫治器
· 装配牙医调整加力后的活动矫治器
· 拆除固定矫治器、去除牙面上的正畸黏固剂和水门汀
· 识别、选择、准备和粘接附件
· 印模
· 灌模、做底座、修整研究模型
· 牙医不在位时应确保患者矫正器的安全
· 试戴正畸头帽
· 试戴牙医调整后的正畸口外弓
· 做咬合记录，也包括记录矫形面弓力值的读数
· 拍摄口外和口内照片
· 粘接托槽和带环
· 按照牙医的医嘱准备、装配、调整和拆下弓丝，必要时由牙医对弓丝加力
· 指导患者维护矫治器和口腔卫生
· 放置分牙橡皮圈

表9.3（续）

· 装配粘接式保持器
· 在牙医的指导下或者独立地给患者讲解正畸治疗需求指数
· 推荐（或转介绍）患者到相应的其他专科进行相应的专科诊疗
· 进行完整、准确、及时的病历记录
· 给予患者适当的建议

正畸治疗师还可以再拓展以下技能：

· 在牙医的指导下使用氟保护漆
· 修理矫正装置的塑料部分
· 测量和记录菌斑指数
· 当牙医检查伤口已经愈合良好后，协助拆除缝线

重要提示： 在英国培训合格的正畸治疗师可被全科牙医聘用。因此，针对正畸治疗师进行的所有的培训课程均需涵盖对正畸诊断及治疗设计过程理解的内容。这样一来，假如正畸治疗师被要求去做不恰当的治疗，他们可以据此质疑对方、确保始终站在患者利益最大化的立场去工作，并对道德责任有充分的了解。

上述所列的很多内容在其他国家是不允许正畸辅助人员去做的。但在英国，由于GDC规定的培训项目的课程覆盖面很广泛，因此允许正畸辅助人员去完成上述工作；如果这些人没有受过有资质的认证课程的培训，那么他们就只能局限于做其执业范围所限制的工作了[5]。

9.6 正畸技工

应该鼓励技工与正畸临床团队密切合作，使得牙科团队的人员组成更为全面。

9.7 口腔卫生治疗师

口腔卫生治疗师与获得口腔卫生教育证书的牙科护士一起，在正畸团队中扮演着关键的角色。进行正畸治疗前通过适当的规划并对患者进行口腔卫生宣教，可以减少佩戴矫正器期间出现的问题。

9.8 治疗协调员

重要提示： 临床医生与患者之间的良好的沟通是治疗成功的关键，同时也能给患者带来良好的体验。

临床治疗协调员在 DCPs 注册登记后，一般还要再次接受正畸方面的注册资格培训，这样他们在私立正畸机构对患者的治疗效果能起到很大的作用。他们具有良好的沟通能力，并能与潜在的客户建立紧密联系，他们能向患者解释正畸治疗的好处、商讨费用方面的问题，在整个治疗中可为患者提供建议和服务；某些诊所在正常工作时间之外还由临床治疗协调师提供服务热线，提供班后服务。随着数字化矫正装置的发展，患者常常能通过互联网了解到这些矫治器，但是也有可能会产生一些疑虑，治疗协调员则可以回答患者的咨询并详细解释已经制订好的治疗方案，从而确保患者对治疗过程的各个方面均有好的满意度（当然也包括治疗费用方面的问题）。

9.9 客户服务人员

尽管信息管理及患者关怀方面的培训很重要，但目前还没要求非临床工作人员一定要在 GDC 进行资格注册。知识水平方面的提高无疑会给诊所带来越来越好的业绩，为了能用知识产生更多的价值，参加培训自然是很有必要的，拥有牙科护士资质的人员在这方面会有一定的优势。客户服务团队需要与临床团队密切合作，安排好预约时间，确保诊所的工作效率最优化、效益最大化。在过去，非正畸临床人员的职业发展前景很有限。但现在情况不一样了，他们照样可以获得牙科经营管理方面的文凭。对于临床和非临床人员而言，牙科护理项目的比赛内容已成为他们基础培训的核心，为他们提供了实践机会并制定了培训标准和评估程序。

9.10 在患者矫治过程中综合性正畸团队介入的时机与方式

重要提示： 从最初的预约、病历分析到矫治结束进行保持，在患者的整个治疗过程中，综合性正畸治疗团队在管理和临床治疗方面都能给患者提供非常有效的服务。

临床团队与口腔正畸专科医师积极配合，使得正畸专科医师可以将特定的工作分解给相应的人员去完成。这样的工作划分可以让正畸专科医师腾出时间去开发业务、探索新技术、与利益相关者进行合作以及培训和管理团队。经过培训并拥有经 GDC 核准资质的高质量的团队，在每个患者身上都能够倾注大量的心血。

正畸护士若能掌握资料采集技术、沟通技巧、拥有正畸相关知识和信心，就可以考虑去接受培训晋升为正畸治疗师。患者一开始就能够习惯接受团队内不同成员的治疗，而且能感受到团队中的每一个成员都各司其职。

9.11 正畸患者的诊疗流程

一旦获悉有新患者将被转介过来，客户服务团队应该马上做出反应，与有关牙医及患者通过电子邮件进行联系，确认信息准确无误后，给患者提供诊所网站网址和相关详细的信息，以供患者选用，同时应给患者介绍初诊时要做的内容，并解释私立机构与公立卫生服务机构的差别。新患者的就诊时间可以由患者通过网络进行自主预约，以便患者自己及其家人协调好自己的学习、工作时间后，预约一个大家都方便的时间前来。

新患者一到诊所，客户服务团队应热情接待。及时核对患者所有联系信息的准确性，帮助患者用计算机进行自主登记，填写并上传他们的病史。这次就诊即使花费了不少时间，也会在以后的诊疗中得到回报，同时也能给患者展示一个现代化的就医体验。应该向患者介绍诊所每日的工作时间，浏览预约登记本，根据患者下次就诊所做内容给患者预约下次复诊时间，使其下次来就诊时有足够的看诊时间。很多患者在初诊时心存顾虑，迷茫不安，诊所职员的和蔼友善能使其安心，消除其负面想法。

9.11.1 新患者的鉴诊

新患者应由会记录错𬌗内容并懂得正畸治疗需要指数（IOTN）的正畸治疗师和正畸护士进行鉴诊。正畸护士和正畸治疗师要熟悉 IOTN 评估方法，并从患者利益出发、基于口腔健康的角度与患者讨论其是否需要正畸治疗。所有的病例都需要拍摄治疗前的口外、口内照片，这些记录有助于从美学角度分析并找出患者需要改进的地方。

重要提示： 患者被转介到正畸专科医生那里对错殆进行评估，在做出诊断、问题列表及矫治方案之前，需要拍摄X线片。

临床团队应向患者介绍可供选择的治疗方案，并与治疗协调人员就这一阶段的治疗进行进一步的讨论。有口腔宣教技能的护士应评估患者的口腔卫生情况，可借助菌斑指示剂演示正确的刷牙方法。这些都是在患者接受主动矫治之前要做的工作。

9.11.2　临床检查记录

患者的临床检查记录可以由综合性临床和管理团队来完成，暂不需要纳入正畸专科领域。这样可提高效率，合理地安排好候诊的患者。

重要提示： 正畸专科医生需要配备一个能进行正畸临床检查记录的牙科护士，这个护士还可以给患者印制用于诊断分析的研究模型、拍摄X线片、拍摄口内及口外照片。

牙科护士可以进行照相，有放射拍片资格证的正畸护士会被告之按照正畸医生的要求拍摄X线片，正畸护士还要评估X线片的质量，与正畸医生一起阅读X线片并将正畸医生的报告记录在患者的病历中。之后，护士应给患者及其陪同亲属展示X线片，并

解释其中的问题。X线片应下载到患者的病历记录中，而正畸护士要立即完成头影测量描片工作，以确保在这次初诊中能将制订治疗方案所需的所有资料都提供给正畸专科医生。此外，正畸护士还要用诊所的软件模板和编码写一封邮件给转诊的全科牙医，将分析结果和需要该牙医完成的治疗写入信件，供正畸医生按要求进行核对并最终发出。

有口腔卫生宣教技能的护士，在进行临床检查记录时应说明维护良好口腔卫生的重要性以及患者应配合的内容。在开始主动矫治之前要评估患者治疗的动机。由于这方面的需求，诊所要有详细的口腔健康教育区，并应在给患者预约之前做好准备工作。

一旦正畸专科医生制定出治疗计划，并且与患者及家长进行了讨论，正畸治疗师或者正畸护士就要进一步解释治疗计划和治疗会给患者带来的效果，以确保患者在签署同意书之前完全知情，然后预约装配矫治器的时间。

9.11.3　主动矫治的准备与流程

重要提示： 正畸医生会指定选用哪种托槽系统、确定附件的位置、打开咬合用什么样的殆垫、弓丝的材质与尺寸，这些都要在矫治过程开始之前记录到患者的病历中。

正畸医生应要求正畸治疗师复习患者的病历，并在预约复诊装配固定矫治器之前与

他们讨论这个病例的特别之处。

应有一个细心的 DCP 负责消毒室，以确保常备合适的器械包供临床使用。

粘接固定矫治器时，一般鼓励患者家长与患者一起来，但是要告知这次就诊大概需要 1 小时左右的时间，在装配过程中希望家长在候诊室休息等候。

在主动矫治过程中，正畸护士要协助正畸治疗师介绍矫治器的使用和注意事项，并在每次复诊时拍摄患者的口内照片，以便正畸医师和正畸治疗师能够评估并监控治疗进程。照片还可用来激发患者的配合度。正畸治疗师和患者可一起观看照片，进一步观察临床变化情况。

临床团队人员都需提升病历演示和病历保存能力，要参与每次复诊时的错𬌗分析过程；每次复诊调整矫治器时，要记录错𬌗情况，包括切牙关系、覆盖、覆𬌗、磨牙和尖牙关系、中线及反𬌗情况，这些内容要记录在临床检查记录表中的一个单独页上，以清楚显示治疗进程，供正畸医生查看。口内评估记录与一次次复诊时的口内照片一起可以清楚地记录治疗进程，这些还可以用于诊所内部及外部对团队的审查、评价及业绩管理。

正畸专科医生要对所需的临床流程做出提示，并且用"Ortho chart"（Assisortho）这一优秀的软件清楚地记录下每一个治疗过程和调节过程。设置在头灯中的摄像头，也能进一步地监控和评价治疗过程。监控能让正畸医生看到整体的患者流动情况，计算候诊室中患者的数量，同时也是对团队成员和患者的保护。

临床协调团队的人员可以俯瞰诊室各个位置，当某个治疗师请求检查患者时，就可呼叫专科医师到正畸治疗师所处位置。灯光

提示系统能够帮助正畸治疗师提醒正畸医师有诊室需要请其前往，而通过编码可确定该到哪个护士或治疗师那里去。

复诊调节时若发现需要菌斑显色或需要口腔卫生指导，应将患者转到综合团队的护士那里去。

9.11.4　结束矫治

一旦正畸医生确认患者可以结束矫治，正畸治疗师要先确定患者是否同意拆除矫治器，然后再去拆除矫治器，紧接着正畸治疗师或者口腔卫生治疗师要清除牙面上的黏结剂，取模做保持器。

> **重要提示：** 允许正畸治疗师使用慢速手机和钨钢钻，还要教他们如何用手工器械去除黏结剂或者龈上软垢。

助手护士要给患者讲解如何戴用并维护保持器，还要给患者拍摄口内和口外照片。正畸护士要和患者一起看保持器的知情同意书，以确保患者或其家长/监护人完全理解配戴保持器注意事项的内容，知道如果不配戴保持器在任何阶段都会导致复发。然后要求患者签字；如果患者在 16 岁以下，那么由患者家长或者监护人签字。实践表明，无论用什么方法、在什么阶段进行了说明，患者都很少能记住所有的这些事项。因此在主动矫治开始之前就要强调终身保持的重要性，在去除矫治器、签署同意书时再次让患者明白终身保持的好处，这是一种值得推荐的方法。正畸治疗师可以做去除黏合剂或者

粘接保持器的工作。保持器的复诊预约由拍摄口内照片的团队成员进行，要参考患者治疗结束时的照片检查患者的配合情况，对比检查最终研究模型确定有没有复发问题。有任何需要注意的地方，都要反映给正畸医生，其会及时看一下患者和病历记录。

9.12 诊所团队结构

重要提示： 许多有治疗协调团队的正畸专科诊所会对人员进行分层管理，分层管理比由诊所经理负责的传统管理方式有明显的优势。

每个人各有其强项和弱项，要根据他们的个性特点给其安排适合的工作，使他们能发挥最好的作用。为了使团队能更有效地沟通和参与工作，团队协调人员要在早晨以团队短会的形式提出每天的要求和安排。临床和管理这两个团队中的每一职员，在每天工作开始之前和工作结束之前都要参加这样的短会。

要在诊所的工作安排中，安排好各个部门都参加的诊所工作会议，各个团队应协调配合，完成训练和审计方面的任务，商讨临床治疗方面的问题，这样就会使团队有所建树。

9.13 正畸专科医生的技术指导作用

在综合性临床团队的培训中，一定要重视正畸专科医生的技术指导作用。诊所内部的培训在很多国家是比较普遍的，但是认证培训课程还是应该参加的，只有经过这种完整性的系统培训，才能胜任所肩负的工作。

重要提示： 在进行培训的过程中，当受训者从事临床工作时，培训教官应该一直在场。

在从事牙科专业培训时，正畸治疗师的培训教官要由正畸专科医生担任，而一个合格的正畸治疗师可以指导受训的正畸护士、牙科卫生治疗师以及牙科护士的培训。外围培训中心各个层次的带教能带来技术上的进步，增加工作的满意度，提升职业发展水平（图9.3）。

患者每次复诊时，在操作开始和操作结束时正畸专科医生都应检查一下患者，在复诊操作过程中也需要经常去看一下患者。正畸治疗师一旦培训合格，在牙科医生指导下就可以开始工作了。对于处于主动矫治过程中的患者，正畸专科医生还应密切监控。正畸专科医生要监督指导综合性临床团队，建议最多监控指导4个DCPs，否则患者的诊疗时间难以合理排开，患者每次等待的时间就会很长。如果正畸专科医生忙着治疗患者，他们就不可能同时去指导其他人，这时就需要调整正畸专科医生的临床预约表了。

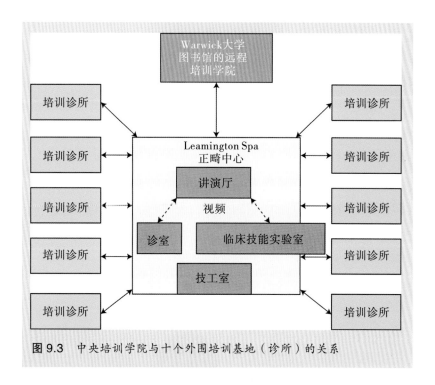

图 9.3 中央培训学院与十个外围培训基地（诊所）的关系

9.14 综合性正畸团队的规划

重要提示： 为了组建综合性团队，就要改造现有的诊所，配备相应的临床器械，而这势必会产生一笔开销，这些都是需要考虑的。

正畸治疗师在外围训练时，需要准备另外的牙椅，并且一定要在严格的指导下工作。对于学员和教官的操作安排需要经过仔细的考虑。一个积极向上发展的诊所，会有越来越多的临床操作安排。有些诊所可能并不适合同时配合正畸治疗师和综合性临床团队的流程改革。操作安排是一个重要事情：假如条件许可，可恰当地安排在一楼进行制订治疗计划或操作的公开演示，综合性临床团队可以在楼上向下观看。如果要进行操作演示，最好咨询一下相关人士，以免侵犯患者的隐私权，应避开这方面的投诉。涉及隐私时就要考虑场所是否合适。

随着复诊处理时间的加长，需要考虑增加候诊区的面积及牙椅的数量。这是因为正畸治疗师和正畸护士在培训过程中做临床操作花费的时间明显要长，进行每一步调整的前后也需要花时间等待正畸医生过来检查。即使同样的治疗，给合格的正畸治疗师预留的操作时间也一定要比给正畸专科医生预留的时间长些。

如果诊所的人员增加了，就要增加额外的员工区域，以便员工更换衣服、放松、休息，洗漱设施也要增加。诊所应有图书室，并且还要预留出学习汇报讨论的区域。网络连接也是必须要有的，这样学员就可以完善电子实习日志，全面使用大学图书馆的电子期刊。

一些额外的设备及工具也是必须要有的，如清洁净化装置。

与多位正畸辅助人员的团队合作共同工

作的优越性已经在美国、南非、欧洲一半以上的国家得到了验证[6]。通过引入正畸治疗师，继而增加正畸相关从业人员，可使正畸专科医生服务于更多的患者。因此 GDC 于 1996 年就成立了口腔相关人员委员会并于 2007 年正式开始进行正畸治疗师的相关培训[7]。

正畸患者的数量在不断增加，但是在英国假如要从事经注册批准的正畸专科工作，需要接受相当长时间的培训，启用正畸辅助人员被卫生部门看作是解决供需矛盾的方向。繁杂的工作使得正畸专科医生需要掌握很多额外的技能。但是有了团队这一理念后，他们就可以给团队成员指派合适的工作。事实上，正畸治疗师的出现已给正畸工作带来了根本性的改变[8]。

重要提示： 你是否已经准备让正畸治疗师到你的诊所进行培训？你已经接受了综合性团队的工作理念了吗（表9.4）？

表 9.4 对你来说是这样吗？

- 每件事情你都喜欢做吗？
- 你聘用了一个卫生士吗？
- 你有口腔全科护士吗？
- 你取模、照相、拍 X 线片吗？
- 你的团队好吗？
- 你有合适的候选人吗？
- 你有其他的支持人员吗？
- 你能负担得起吗？
- 你有足够的诊疗室、候诊室、沟通区和停车位吗？

你的员工同意你的意见吗？

在考虑是否要培训正畸治疗师时，先做好计划是极为关键的。要求教官要为培训正畸治疗师做如下准备：

明白培训正畸治疗师所要担负的责任。

明白正畸诊所里的培训教官需要对日常的预约和日常生活安排进行调整。

要提供有足够正畸护士支持的、组织结构良好的临床团队。

要提供有优秀沟通能力的、有效率的团队。

整个团队都要投入到培训过程中。

9.15 英国哪些地方可以提供正畸治疗师培训

英国目前有 8 所全科牙医委员会批准的正畸治疗师培训中心。在 Warwick 大学（http://www2.warwick.ac.uk/fac/med/study/cpd/dentistry/therapy/）、英国正畸协会（http://www.bos.org.uk/public-patients-home/careers/orthodontic-careers-for-nurses-technicians-and-therapists）的网站上可以找到更多的信息。

9.15.1 对教官的要求

教官必须是正畸领域里可以数的上的专家，而且对培训普遍抱有很高的期望。虽然教官很清楚要成为正畸医师需要经过漫长的培训过程，但教官也必须认识到在关键的几周培训结束之前，受训学员应能基本胜任所有的临床操作。每一项操作都需要花费大量的时间有针对性地训练，这样学员才能将其做好。教官需要调整自己的工作时间安排，以便更好地监督和指导学员。学员诊治的每一位患者每次前来复诊调整时，教官都至少应看一次，通常应看两次。当然，教官对培训的投入会有回报的预期。这些投入既有经济上的也有时间上的。

9.15.2　团队性培训

对处于前几个月培训过程中的正畸治疗师学员来说，有经验的正畸护士会对他们有很大帮助，学员会发现需要做的事情比预想的要求要高。当然也需要注意来自正畸护士的忌妒，这些护士可能会觉得自己被轻视了，她们也希望能接受正畸治疗师的培训。

9.15.3　实际操作的患者

患者如果习惯了由团队中不同的成员进行不同的项目治疗，那么正畸治疗师学员就会比较容易被接受。团队沟通能力对于处理患者不安的问题很关键。应告知患者，他们的一些治疗将会由学员来完成。任何实际操作开始前都要经过患者同意。患者一般会很支持并乐于参与到团队的职业提升中，但他们必须要完全知情。

9.15.4　对正畸治疗师受训学员的要求

某些临床工作，专家级正畸医生已经做了很多年，在助手看起来可能很容易，但在实际工作中正畸治疗师学员常会感到十分沮丧，因为诊所中的培训工作干起来并不像预想的那么容易，这会使他们一开始就丧失信心，变得不安起来。对于这种情况，支持团队的准备工作就特别重要了。正畸治疗师培训课程的文凭是理论知识与实践技能相结合的。学员在对患者进行口内操作治疗前，必须表现出他们有实力能胜任这个工作（图9.4）。

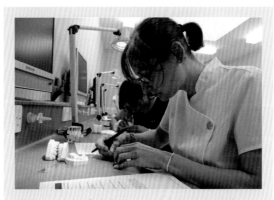

图9.4　受训学员在技工室进行训练的场景

学员在培训期间需要完成能反映自己水平的病例展示，在培训过程中要有关于各种活动的临床日志，每项活动都要有人监督评分，并需有教官及时的签名认可[9]。

> **重要提示：** 个人的发展应基于团队的利益。要明白这样一个道理：整体的作用要大于各部分作用的总和。

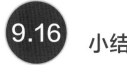

小结

这里引用一篇曾在某次医学教育大会上发表的文章《未来牙科团队教育之展望》，文中提出牙科教育必须要保证加入牙科工作的新成员能胜任自己的工作，要保持终身学习的态度，要清楚地明白并且承担起他们新的职业的责任[10]。http//www.bos.org.uk/public-patients-home/careers/orthodontic-careers-for-nurses-technicians-and-therapists.

参考文献 · Reference

［1］General Dental Council. Developing the dental team. Curricula Frameworks for Registerable Qualifcations for Professionals Complementary to Dentistry. September, 2004.

［2］Eaton KA. Outreach teaching—Coming soon to a practice near you. Prim Dent Care, 2005, 12:115-116.

［3］Department Health Healthcare Reform 2011. ［2011］https://www.gov.uk/government/publications/nhs-future-forum-recom-mendations-to-government-on-nhs-modernisation.

［4］General Dental Council. Scope of Practice.https://www.gdc-uk.org/Dental professi onals/Standards/Documents/Scope%20of%20Practice%20September%202013% 20（3）.pdf.

［5］Cure RJ, Ireland RS. The development of an outreach training programme in orthodontics. Br Dent J 2008;204:631-634.

［6］Pollard T. Orthodontic therapists—The current situation. J Orthod, 2000, 27:207-209.

［7］Hodge T. Orthodontic therapists—A challenge for the 21st century. J Orthod, 2010, 37:297-301.

［8］Robinson PG, Willmott DR, Parkin NA, et al. Report of The Orthodontic Workforce Survey of The United Kingdom February 2005. Orthodontic Manpower Survey, 2005.

［9］Orthodontic diploma, Cure R, Hopkins E, et al. Dental Therapy Update January/February, 2012.

［10］Wilson NHF, Jones ML., Pine C, et al. Meeting report-looking forward: Educating tomorrow's dental team. Eur J Dental Educ, 2008, 12:176-199.

（曹 军 译，姚 森 审）

第 10 章

正畸诊所的营销

Winston B Senior, Asif Hassan Chatoo, Renton Tindall

10.1 正畸诊所的营销和患者的管理

Winston B Senior

在讲解英国曼彻斯特地区非富裕区域正畸诊所成功发展的理念之前，先介绍一些学过并且用过的通用商业法则。

随着时间的推移，营销技术也在改变，但是基本的原则仍然有效。我所应用的营销法则可以归结为一句话，它出自康拉德·莱文森的《游击营销》一书[1]。

"营销就是你为了提升你的业绩所做的一切。从你的业务构思开始，你要清楚让消费者购买你的产品或服务并能定期光顾你的生意的营销关键点。客户会依据营销的主题购买你的产品或服务，并且开始定期光顾你的生意。建筑物的名字、你所在的地方、你接电话的技巧、你提供的服务的质量、你如何与客户进行沟通、清楚你是谁，都可归纳到营销的范畴。"

当今正畸毕业生都接受过包括治疗与诊断设计方面的高标准的培训，也接受过不同矫治技术的力学原理和临床应用的培训。这些是核心技术，对患者的整体管理至关重要。

重要提示：对于新患者的管理却要求医生使用一些非核心技术的手段，这些手段的重要性在校园里学习时很少强调。

诊所的成功与失败不仅仅由诊所内部的事宜来决定，其仅仅属于内部策略。建筑、装潢、人员和治疗都是重要的因素，但是在这些因素起作用之前，要吸引适宜的患者前来你的诊所，这就需要依靠外部策略了，这涉及技术以外的市场行为。行业协会（如美国正畸协会）和医生自己都有这方面的一些策略。

重要提示：诊所的营销被认为是由两个层面组成，即外部策略和内部策略。

10.1.1 外部策略

外部策略针对的是人群中的潜在患者以及能推荐患者前来的专业同行，其包括非临床策略的应用。举个简单的例子：往后站一点，尝试客观观察诊所所处的建筑楼宇及花园，问问自己这样的问题：它能给你一个标志着质量的信息吗？停车场足够大吗？

要深入了解这些涉及外部和内部策略应用成功的非核心技术，你就需要用到在商学院学习和研究的一些课程，如：

- 市场划分：决定你希望与哪些人群或层面打交道。
- 公共关系：告诉公众成员你在做什么，并让他们喜欢从事这个专业的你。
- 营销：展现一个产品的良好形象，要让人想得到它。

10.1.1.1 市场划分

市场划分的原则如图10.1所示。市场划

分在外部营销方面显得特别重要。因为没有任何一家医疗机构可以满足所有的人群。比如对于提供私人订制美容牙科服务的牙医来说，若锁定处于社会低收入群体的老年人就不可能产生有价值的结果。希望开设专科服务的牙医一定要知道有可能接受该专科治疗的是哪些人，然后设计外部战略来锁定目标市场。同样，寻求高级美容牙科治疗的患者，不太可能从牙科协会的每个成员那里都能获得满意的结果。要想使这些患者获得满意的服务，就必须比别处的牙科医生更能满足他们的要求。

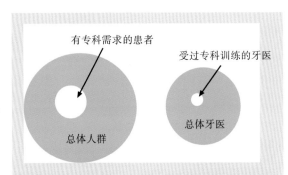

图10.1 市场划分 任何一个牙医都不可能处理全部的人群。他们必须吸引具有某些特定需求的群体。有矫正需求的患者并不能从所有的牙科从业人员那里都能得到良好的治疗结果。他们必须找到能解决他们专科问题的那部分专业的人员

在考虑牙医如何确定需要他们专科技术服务的人群之前，要先考虑一下患者选择专科诊所的决定因素。

10.1.1.2 新患者如何选择专科诊所

患者选择专科诊所有三个因素，也可以称为"三个需求影响层面"：

1. 就诊便捷性 如何能方便地到达诊所。诊所在家附近吗？有交通和停车问题吗？

开诊时间方便吗？

2. 员工素养 是否有关于诊所负责人和职员的负面报道。

3. 能力 注意，这个内容位于列表的第三项。把能力列在靠后的位置是从路人的眼光出发的，他们会同等地考虑所有的专科医生，除非另有因素影响他们去选择。他们对于牙科医生的技术、设备，服务人员的水平自有一套评判标准。牙科医生都有大学文凭，这可以从他们名字后面简单的后缀中看出来。可以理解，这些人会知道所有的牙医都获得了令人信服的、权威机构认证的技术。医生为了效益，也会把这些放在网上，这不受第三方卫生主管机构所限的临床自主权线的限制。

在大多数国家，任何一个合格的牙医无论他们的训练是否达到了专科水平，都有权做牙科学中任一分支工作。因此，公众选择进行专科治疗（正畸）的牙医时，相对能力因素来说，他们更会较多考虑就诊便捷性和员工素养！

重要提示： 患者寻找专科医生的时候是没有特定目标的，除非有失败的经历！

10.1.1.3 正畸专科医生应该如何选择和吸引患者

临床医生需要进行如下四个方面的评估，以识别和锁定特定的人群。

1. 研究

2. 活动

3. 沟通

4. 评价

10.1.1.3.1 研究

这部分内容要从下面的问题开始："销售什么类型的产品？""哪个社会、经济层面的人会购买这个产品？""目标应该锁定哪些区域？"。临床医生必须要考虑这些问题、研究这些问题，在行动之前应回答这些问题。

重要提示： 在本阶段，产品的价格不是考虑的因素。当营销某一种服务时，以低价的方式吸引顾客只会适得其反。

哈佛商学院营销课程主任西奥多·莱维特曾于 1981 年 6 月为《哈佛商学回顾》撰写了题为《营销有形产品和无形产品》的文章[2]。像大多数营销论文一样，这篇文章强调了众所周知、但通常不被欣赏的消费者群体中的生活因素。他指出有两种类型的适销产品，两者都含有无形和有形的成分。

1. 有形部分。这些产品可以直接体验到、能看得见、触摸到、闻得到，品味到、测试到。这类产品比如冰箱和汽车；在牙科领域，正畸矫治器和假牙就属于这类产品。这些产品属于商品，客户在购买之前一般会对这些产品进行比较和对比。

2. 无形部分。这些产品如保险、银行、教育和健康服务。在得到并知道结果之前，消费者不能对这些产品进行比较或对比。这样的产品对于习惯于购买商品而不是服务的消费人群来说比较难以接受。因此成本报价对于无形产品（如包含无形内容在内的复杂的矫正服务）很难判定是否合理。

莱维特指出，很多人在市场上出售无形产品。划分有形产品和无形产品有助于设计用不同于有形产品的营销方式来营销无形产品。正畸的有形产品对于牙病患者来说很容易识别出来，这个有形产品就是矫治器，可以通过照片或者模型对其加以说明。

纠正患者牙列不齐的正畸矫治器的无形产品部分，不同于一辆性能良好的新车或冰箱，在消费者（患者）没有看到它的作用之前，无形产品的性能及可带来的益处是不大能被患者感受得到并进行评价的。因此，在产品投入使用前，存在着不可预见性的成分。

正畸医师对患者提供的服务所包含的其他无形产品还包括技术训练和继续教育、花费在制订治疗计划上的时间、资料整理与保存以及技工制作费用等。这些产品对于患者来说都是无形的，但确是非常有必要也非常昂贵的。除非患者认识到这些有形或无形服务的价值，否则若仅仅关注矫治器，患者就会质疑费用。

重要提示： 无形产品的费用是正畸费用的最主要组成成分，它也是最昂贵的。

经过综合评估后，就需要设计营销策略（包括内部营销和外部营销），目的在于让患者明白牙齿矫正医师提供的有形产品——矫治器，对于高标准的正畸服务来说，其仅仅是总体服务的一小部分内容。

10.1.1.3.2 行 动

基于之前的研究所得的结果，需要制订计划并实施。举例说明，假如调查显示诊所选址的地区声誉不良并且有可能继续衰落、停车困难、常在黑暗条件下行车、走路安全难以保障，那么建议慎重选址，尤其在大笔资金投放到昂贵设备上之前一定要慎重。

应该对你希望吸引的人群进行研究，必须要制定出满足这部分潜在客户的营销计划。用"怎样才能让客户感受到自己是非常受重视的"这种目标培训相关人员。另外，也可改变一下诊所的布置、确定在什么位置并如何进行直接的广告投放。如果诊所距离目标人群的住处较远，外部营销策略中就要考虑加强和改变联系的方式，增加较远距离全科诊所推荐患者前来就诊的动力。

10.1.1.3.3 沟 通

告诉其他人你是谁？你在哪里？你做什么？并让他们喜欢你做的事，这就是公共关系中的沟通部分。可以通过演讲、在当地报纸刊发软文或用其他形式的实体广告来实现。通过多种形式的社交媒体进行营销已经成为起步阶段市场开发以及后续与患者维持不间断联系与沟通这两个方面不可或缺的组成部分。这些事宜可以由诊所内部的员工去做，也可以找专业广告公司来处理。诊所宣传折页仍然是进行市场营销和诊所形象宣传的一个重要内容。选择什么方法很大程度上取决于你的个性和你的沟通技巧。

你可能会选择在同事、父母/教师团体、扶轮社成员这些圈子进行宣讲。但应对其产生的效果仔细评估。如果通过这种途径起不到什么效果，原因有可能是宣讲者的演讲技巧比较匮乏。并不是任何一个人都能胜任讲演这份工作，每个人也并不都是天生的演讲者，但是通过学习和演讲技巧培训是可以提高演讲水平的。

在当地报纸刊登软文也是较好的营销方式，也可以雇用专业人士做这件事。然而需要注意：错误的表达方式可能会把不适合的人群吸引到诊所里来。

笔者的经验是：诊所宣传小折子和黄页广告已被证明对于目标人群是个有效的、有针对性的营销手段。其他形式的广告比如网站和医学中心候诊区的视频广告，并未被证明是有效的方式。无论你选择何种形式的广告，都应记住它是需要不断加强才会起效的。

笔者的诊所的宣传册的目标人群是中产阶级，这个层面的人群对投入金钱和花费时间来改善他们的外表感兴趣。宣传册由双面

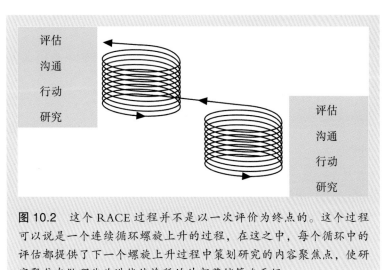

图 10.2 这个 RACE 过程并不是以一次评价为终点的。这个过程可以说是一个连续循环螺旋上升的过程，在这之中，每个循环中的评估都提供了下一个螺旋上升过程中策划研究的内容聚焦点，使研究聚焦在做哪些改进能使诊所的外部营销策略更好

印刷的 A4 纸折叠成三折。这个小折子的首页上印有诊所口号用语 "展现完美笑容，永远不会太迟"。这个标语设计在一个成熟女性的照片下方。折子中其他的专栏简单地介绍了作者的专业、初诊要多长时间、会给患者做些什么以便诊断患者有什么具体的问题。语言设计的简单，突出强调：

- 诊所是正畸专科诊所。
- 正畸专科是做什么的？需要什么样的培训才能成为一个正畸专家？
- 诊所位置好找，方便停车。
- 如何诊断患者的具体问题。
- 咨询后，一份完整综合性的病历报告将会发送给患者以及他们的牙医。
- 正畸治疗将会与患者原来的牙医合作进行。

任何广告和宣传册提供的信息应该产生至少 3s 的影响。研究表明，如果没有产生 3s 的影响，宣传的内容很可能被遗忘，或者宣传册会被直接丢弃。

> **重要提示：**宣传册应该提供这样的潜在的信息——即矫治不仅仅是戴矫治器。应该强调对患者进行诊疗的益处，而不是像许多诊所现有的宣传册那样，过于强调牙医的资格和能力。患者会评估医生的能力的。

10.1.1.3.4　评　估

与策划、行动、沟通一样，对营销的评价应该持续进行。对所有先前描述的外部策略步骤的影响，需要不断地进行评估，以下是评估所用参数：

- 与诊所进行联系的患者有多少？
- 预约前来咨询的患者有多少？
- 接受治疗的患者有多少？
- 对所获得的有形和无形产品满意的患者有多少？
- 推荐他们的朋友来诊所的患者有多少？

主动矫治结束时，应进行矫治后的问卷调查。作者的诊所会把一个贴有邮票、写有回寄地址的信封给患者。

策划、行动、沟通和评估（RACE）过程并不是进行一次评价就终止了。它是一个连续性螺旋上升的循环过程。每一次评价都为下一个循环中进行策划研究提供了内容，需强调哪些应该改进，以使外部营销策略更为完善。这个过程如图 10.2 所示。

10.1.2　内部策略

当一位新患者在外部策略的作用下走进诊所时，需要用内部策略增强患者的信心。内部策略包含以下步骤：

- 第一次电话联系。
- 第一次预约。
- 患者的第一次来访。
- 第一次咨询。
- 第一次检查。
- 接受综合治疗方案。
- 进行综合治疗。
- 第二次咨询。
- 通信。

10.1.2.1　第一次电话联系

患者与诊所的第一次接触毫无疑问绝大

多数是通过电话进行联系的。这种联系方式既可以建立一个好的第一印象，也可以得到一个坏的第一印象。接听电话开始时需要明显表现出亲切感。研究表明，铃声响了14下以后才接听电话，在接电话之前就会先产生敌意。即使前台很忙，也都应该微笑着接听电话，报出诊所的名字以及自己的名字，并告诉来电话者稍等或稍后回电话过去的原因。有关电子排队等候系统和通过按键指示获得进一步信息的系统，许多商业公司可能已经普遍应用了，但对于牙科诊所来说潜在的患者/监护人就健康问题已经在着手或正在寻求与医生一对一的直接服务，作者认为使用这种电子系统会导致潜在患者的丢失。

电话转诊记录表是有用的工具，通常应放在桌子上的电话机旁边。图10.3所示就是一个转诊患者记录单，在首次电话联系后就应完成转诊患者的信息录入。

现在许多诊所都安装有数字管理系统，该系统包括患者预约以及患者病历资料记录查询的功能。但客服人员仍需进行良好的培训并熟练掌握记录相关信息的方法，这样才可以提升数字管理系统的工作效率，减少电话占线时间。当客服人员对计算机操作、查询患者信息、预约时间等操作极不熟练、一头雾水时，肯定会减少患者对诊所的信心。患者打来的第一次的咨询电话提供了很多重要的信息。咨询"把我的牙齿搞整齐需要多少钱"的患者可能不属于我们的潜在客户，而询问"一个完整的正畸治疗需要多少费用"的患者却应该引起我们足够的重视。下面进行示范性回答：

■正畸治疗有许多治疗方案，每一种方案都对应有不同的矫治器。

■在正畸专科医生做出全面的评估后才能确定患者的个性化需求。

■当评估完成后，正畸专科医生才能确定治疗类型、矫治器的选择以及所需要的费用。

转介日期：

患者名字：_____出生日期：_____

地址：_____

电话：_____（家），_____（单位），_____（手机），_____（传真）

未经转介而自行前来：是_____，否_____

患者原来牙医的姓名：_____

已给患者提供：

  费用报价：是_____，否_____

  现金或支票支付：是_____，否_____

电话交谈中其他需要记录的内容：

图10.3 *转介电话记录表范本*

重要提示：为了避免误解，在初次咨询前应让患者知悉第一次咨询、第二次咨询、采集资料、提供矫治方案的大致费用。这也提醒了患者在做出治疗计划前需要先进行全面的诊断。

10.1.2.2 第一次约诊

如果患者想预约就诊，当天需要发送一封信或电话告知给予患者预约的具体时间。还要确切地告诉患者在约定时间之前的48h，他们将会接到诊所的客服电话再次提醒其预约时间。随信应附上诊所宣传册，上面应有显示地理位置的地图、停车场设施，并应简要说明在初诊时会做些什么。很多诊所的管理软件可在规定的时间自动向手机发送短信，提前提醒患者注意预约时间。

重要提示：设计这些流程的目的是使我们的诊所强过那些没有提供这种个性化服务的诊所。

对于一个前台文员来说，一定不要讲如下这些不友善的话："你一定不能迟到""不要忘了带你的支票本"。曾经听过多个患者提及，就是因为上述不友善的语言的原因，他们从此就不再与某些牙科诊所联系了。

10.1.2.3 患者到诊所首次看诊

从患者的角度来看，首次到正畸诊所就诊就好比一个客户要购买他们不了解的产品一样。患者可能已经货比三家或通过互联网了解了相关信息，很容易被推荐的不同的治疗方案搞得困惑，如隐形矫正器。正畸团队的任务就是要让患者相信他们的治疗具有独特性。为此，应该训练员工如何更好地给患者提出有效的建议，并能巧妙地告诉患者如下内容：

• 我们诊所可以熟练地应用各种矫治技术，并不局限于某一种系统或某项治疗技术。

• 这些都是矫治器，有需要全天佩戴的，也有不需要全天佩戴的，有些会比较隐蔽不容易被看出来。矫治器的设计取决于矫正医师对患者问题的诊断、分析、设计。

• 矫治器只是诊所提供的服务的一个部分。应加强和鼓励员工在这方面做出努力，另

外在接待区还需要注意如下几方面的问题：

• 杂志数量不求多，但质量应高且及时更新。堆放大量阅读材料会给患者造成候诊时间可能会长的错觉。

• 如果墙壁必须进行装饰的话，尽量不要使用粘贴类的东西。

• 饮水机能反映出诊所在健康/舒适方面的用心程度。

• 大多数新患者都会早一点来诊所。若让他们等待，就会留给患者一个错误的第一印象，以后他们就会觉得就诊迟到是有理由的。无论是接听电话还是排队等候，客户不满意的最大原因是等了很长时间却不被告知是何种原因。有人建议"候诊室"应该用"休息室"一词来替代。

• 笔者不建议在矫正医师接诊之前先让新患者填写一大堆专业表格。因为患者预约前来是为了私人咨询并获得个性化关注的。填写表格在公立机构中是很常见，其主要目的是为了对患者进行分类，节省时间。

重要提示：如果新患者在初诊时获得了优质的服务、留下了良好的印象，他们就更喜欢选择该诊所长期进行服务，患者希望随时方便进行咨询并就其问题得到个性化的关注。

10.1.3 初次咨询

将患者和陪人请到一个安静的区域，最好是独立的咨询室，在那里他们可以处在一

个放松的氛围中。理想的咨询区域应该看不到治疗区域。可以请患者坐在办公椅上也可以坐在咨询室的牙科椅上，尽量避免患者坐的位置比自己低。医生最好不要戴着口罩和半月形的眼镜俯视患者，这样会让患者感到自己受到了威胁。

可以从轻松的话题开始交流，比如可以问患者诊所的位置是否难找，如果找诊所有困难，那么我们以后会提供帮助的。鼓励患者谈一些自己的事，比如问问为什么他们会来这个诊所，他们的问题是什么，是否有相关病史。

> **重要提示：** 患者对这些问题的反应是令人惊讶的。究其原因，是患者的认知和临床医生的感知可能会有很大的不同。关于他们为什么要来诊所这个问题，在医生下结论之前，最好听听患者自己怎么说。

患者应该理解你只是要给他们做检查，并做一些记录，除此之外，再没有其他要做的。这样会在患者的心里确立一个诊所的工作流程：就是他们会被告知要做什么，做任何事情都会先征得他们的同意。

10.1.3.1 初步检查

完成了最初的介绍和交流之后，请患者坐在咨询室或者治疗室的牙椅上。牙医可以坐在患者12点钟的位置并降低牙椅。口外触诊颌下腺，检查颞下颌关节，检查口腔内牙弓的形态包括牙弓内外两侧部分，这些内容通常都是经验丰富的临床医生需要做的检查项目，根据这些检查结果决定还需要在哪些方面进行更详细的进一步检查。然后医生请患者手持镜子，请陪人到牙椅旁，医生应该尽量避免使用牙科的专业术语，讲出患者的问题，并简单介绍针对这些问题需要进行那些检查和记录。其后，医生进行快速评估，言简意赅清晰地解释做了哪些评估。这些将会使患者确信这里的牙齿矫正医师是有经验的专家。此时患者如果表现出不高兴（有时他们可能会说医生所讲的情况让他们觉得自己的问题比较复杂，这让他们很担心），这时候医生要让患者有信心，就需要这样告知患者："没有什么需要特别担心的事情，没有什么是不能解决的。"到此时为止，前述所有的检查沟通都是围绕着患者来诊所的缘由进行的。需要强调每个人的咬合情况都不完全一样、是个性化的。因为每个人的牙科病史不同、每张面孔都不一样（这是一个普遍都能接受的事实），这些不同就决定了每个人牙齿问题的处理方法是不尽相同的。

进行了这些检查和讲解之后，患者就会理解并接受接下来的一整套检查记录，并且愿意让医生研究这些检查结果，这显然是合乎逻辑的事情。要给患者解释清楚：一旦你有了这些检查资料，你就会认真地设计治疗方案并在他们下次复诊时讲解给他们。

初步检查结束后，要争取患者接受下一步深入的检查。要问患者是否希望做下一步就诊的安排，以便做一整套检查记录，这样就可以针对他的个性化的治疗需求进行分析，并制订出一个理想的治疗计划。各种记录包括拍摄多张多种类型的X线片、照片及必须要有的研究模型。

重要提示： 初次就诊时，不要以任何形式提出明确的治疗计划。不要建议拔哪个牙、磨哪个牙、要花多少钱，此时所说的任何话都可能被误解，以后你也可能会后悔说了这些。要知道，医生所说的话，患者一般只会记住10%。因此给患者的信息要简单化：对于每一个患者的问题，都会有不同的治疗方法。

10.1.3.2 小 结

对一个新病例的评估在两次咨询之后即应完成，这两次咨询特指为第一次和第二次沟通，每次咨询的时间不超过30分钟。之所以在两次咨询之后就要搞定新患者，原因是医生和患者之间第一印象的形成是个双向的过程。正畸医生需要在第一次和第二次咨询之间的时段来分析评估患者的问题，患者也需要时间和机会来评估并反思正畸医生。但做出诊断、制定出一个详细的治疗方案，就需要分析研究模型、X线片、照片、头影测量描图以及进行文字病历记录。要在第二次咨询时给患者说明诊断及治疗方案。

重要提示： 公立医疗机构口腔科给患者第一次和第二次咨询的时间一般是不够的。私立诊所使用不同的第一次和第二咨询策略，会使患者与以往的就诊体验形成对照，这种不一样的就诊体验所带来的优越感会形成持久的印象。

有必要预约第二次咨询给患者解释具体治疗需求、费用以及其他与治疗相关的事项。这两次咨询收取的费用很难反映出其真实价值。这些服务包括在患者身上所花费的时间、准备研究模型、照片、描图以及病历等，这就是之前本章节提到的隐形的、无形产品的一部分。

重要提示： 建议矫正医师对这两次咨询按照主动矫治1小时费用的50%来收费。

如果第一次和第二次的咨询是按照上面建议的策略进行的，患者会认为接受的服务物超所值，会更能接受矫治的费用。换句话说，第一次和第二次咨询用商业用语来形容的话就是"亏本营销"。

重要提示： 明智的做法是患者第一次从诊所离开之前，让其支付就诊总成本至少50%的费用。患者若不愿支付这个费用，可能意味着在以后支付费用时会有麻烦。

10.1.4 全面检查

虽然正畸检查记录一般来说有标准化的要求，但是牙齿矫正医师之间也存在着个体差异。在本节中，将只讨论不同于第4、5、6章节所介绍的内容。

应先进行非侵入性检查。取模对于一些

患者来说是不舒服的，因此印制模型这个过程要放在最后一步进行。

10.1.4.1 拍摄X线片（见第4和5章）

虽然有些医生在拍摄头颅侧位片时是让患者的牙齿处于咬合状态、而使嘴唇处于息止状态，但笔者认为侧位片还是要在正中咬合位拍摄，嘴唇都要闭合在一起，无论这对于患者来说是多么的困难，都应该这么做。最好在患者离开之前，检查这张X线片拍摄的质量，这是因为有些患者在努力做到嘴唇闭合时，却难以做到在正中咬合位咬合。

10.1.4.2 拍摄照片（见第6章）

与头颅侧位片一样，一些医生喜欢在患者的上下唇处于习惯性息止位时拍摄口外照片，而笔者更倾向于在正中关系位时拍摄面部侧面和正面的照片，此时患者的嘴唇应处于闭合状态。这对于有些患者来说往往是不太容易能做到，但是这样做可以分析肌肉的紧张程度。应该尽可能获得高质量的照片，完美的照片令人开心，如果照片拍得不好，就会让新患者怀疑诊所的设备是否先进。目前数码相机已经基本取代了传统的胶片相机。拍摄的图像可以立即在显示屏上看到，如果需要的话也可以马上打印出来（见第6章）。

10.1.4.3 研究模型（见第4章）

在技工室制作两副研究模，将其中一副放在一个特制的盒子里，在第二次咨询时送给患者。

10.1.4.4 临床检查（见第4章）

系统性的检查要按照表格上的合理顺序在椅位旁进行，可用录音机记录。检查应从病史开始，以牙颌畸形的描述来结束。利用录音机来记录检查内容可以让患者意识到医生在全面、系统地分析他需要治疗的问题。

10.1.5 初步建议

临床检查结束后，要给出初步建议并打印在一个单独表单上，其包括正畸医生对患者的印诊，也包括可能的治疗思路。在为第二次咨询做准备时，这些都是有用的资料记录。作者使用的检查和治疗报告模板请参见附录D。目前大多数诊所管理软件都包含有许多标准的表格和信件。

全面检查一旦完成，就应给患者预约第二次沟通讲解方案的时间，应该告知患者病历讨论需要约25分钟时间，用于给患者讲解他们存在的所有需要解决的问题，同时也要详细地分析为什么会选择某种治疗方法来解决他们的个性化的问题。需要强调的是，这不是开始治疗。告知患者在第二次就诊沟通讲解方案后，他们将会得到一副自己牙齿的石膏模型和一封信，信里会列出详细的治疗方案以及费用和付款方式。给患者留下时间来决定是否进行下一步的正畸治疗。

10.1.5.1 第二次预约——沟通方案（见第7章）

第二次预约进行方案讲解旨在进一步确认第一次就诊时获得的信息，让患者了解诊所在幕后所做的工作，有时患者感觉不到诊所为他们所做的这部分不可见性的工作。第二次就诊交流应在安静的环境中进行。病历资料要放在桌面上或者在位置适宜的液晶显示器上显示。要合理地安排座位，以便患者、陪人、矫正医师之间没有障碍。

在患者来诊所之前，建议矫正医师花几个小时的时间研究其所有的资料，熟悉他／她的情况细节，这就像一个尽责的律师出庭之前要做的工作一样。

重要提示： 当患者依照预约第二次到来时，先引导患者坐在沟通室，并让正畸医生在几分钟后出现。独处的时间有利于患者熟悉周围环境并浏览桌面上放置的记录。这会让患者感受到医生在记录以及治疗方案制定方面花费了大量的时间。

患者按约到来后，正畸医生可以请患者坐在牙椅上，明确地告诉患者病例资料已经准备齐全，但是需要对照患者的咬合情况再检查一下模型。这是一个有用的技巧，正畸医生既可以拥有第一次就诊时的检查记录，还会拥有患者诸如习惯性、不对称咬合的静态记录。此后让患者回到正畸医生面前或在桌子对面坐下。

每个正畸医生都有自己的风格，这决定他会以什么方式、语言以及姿态进行病历讲解。作者发现按照下面的程序进行讲解会很有效。

正畸医师："通过分析您的资料，我能够告诉您三个方面的内容。首先，牙齿方面存在什么问题；第二，你需要解决的问题是什么；第三，应该如何解决这些问题以及治疗大约需要多长时间。"

从全景 X 线片开始，在这张片子上要预先按照 Palmer 牙齿编号方法对牙齿先进行标注，要说明这张片子是面部立体结构的平面展示。铅笔应该作为一个指针来吸引患者的眼睛去关注一些重要特征比如牙齿缺失、拥挤等。

可用铅笔在模型上标记出上下颌牙弓的中线、牙齿的编号。患者通常能够很好地理解 Palmer 牙齿编号。给患者带回家一副牙齿上有编号标记的研究模型，这样在给患者所发的治疗建议信中就可以用编号说明所指的牙位（见附录）。

借助模型和 X 线片来说明牙齿的拥挤以及覆盖、覆𬌗的情况。

参照头影测量片，结合患者的口外侧面照片和模型的侧面图，来说明患者的侧面轮廓。这些资料与正面的口外照片可以一起用来说明上下颌牙弓长度不对称和不协调的问题；换句话说就是对脸部结构的描述，这就可以吸引大多数患者。目前主张量化所有的医疗数据，要给患者看头影测量的描迹图及分析结果。如果设备允许，根据可视化治疗目标再画一张头影测量的描迹图，这个既可以显示治疗后牙齿的变化，也可以显示侧面软组织的变化。还有一些计算机软件可以预测治疗后的牙齿和面部形态，但是需要谨慎地告知患者这样的预测并不总是 100% 准确的。

10.1.5.2 治疗思路

笔者总是将治疗计划划分成几个阶段，在咨询过程中和后续的沟通交流中逐步介绍。

矫治的第 1 阶段：是否拔牙及佩戴隐形的矫治装置，如活动矫治器、腭弓或（和）颊侧的某些装置。

矫治的第 2 阶段：利用固定矫治器排齐和改变上下颌牙齿之间的关系。

矫治的第 3 阶段：使用固定或可摘的保持器进行保持。

> **重要提示**：请记住：正畸治疗对患者来说就是一个无形的产品。制作一本你诊所的患者治疗前、后效果对比的相册是一个很有用的方法，其有助于让患者直观感受到向其介绍的东西。

10.1.6　后续跟进

对成年新患者管理的最后一步就是后续的信件跟进。应该确切地告知患者其在一周内会收到一封信，在信中会列出其治疗的方案、将要佩戴的矫治器的类型以及装配矫治器的时间、治疗费用以及预计疗程。

患者只能记住就诊交流时被告知内容的 10%，这个后续信件的目的就是针对这个问题进行跟进的。建议将治疗的疗程预计得长一些，实际治疗的时间越短，患者支付的费用就会越低，对第三阶段（保持阶段）复诊期间需支付的费用将会更容易接受。此外，如果您使用的是一个没有固定限度的开放式的付款计划，如果患者不配合或者总失约，可以以一种礼貌的方式告知他这将会导致治疗过程延长，结果会导致费用增加。换句话

说，如果患者按医嘱配合治疗，总的治疗费用就会降低。

在信的最后一段应该提醒患者："如果他们觉得上述安排能够接受的话，就要预约下次就诊的时间。"这样就可以避免通过繁文缛节的手续来拟定协议、再签署协议。如果患者电话预约了下次就诊的时间，我们就认为他们已经同意信中提出的治疗方案和愿意承担费用方面的责任。在当今法制社会中，正畸治疗必须获得患者或父母或监护人的书面同意。医生应该研究国家或主管部门的法律、法规。

也应给转介患者来的牙医发一封信，连同在第二次就诊后完成的病历报告也一起发过去（见附录）。

所有信件的副本均应保存在患者的病历袋中，以便在治疗过程中随时可以查看这些信件。

10.2　正畸诊所的网络营销

Asif Hassan Chatoo

近十年来，整个市场发生了翻天覆地的变化，这得力于互联网及我们使用的网络搜索技术的发展。

> **重要提示**：如果在网上看不到你的生意，那就等于你的生意不存在，这就是当今的现实。

本章节要讨论的问题是：若想将诊所运营到最佳效果，你如何选择并采用什么手段。

长期以来大部分正畸诊所的患者来自全科牙医的推荐。但在近十年里，考虑做正畸治疗的成年人的数量急剧增加，同时市场营销策略也吸引了这部分人群。大部分患者喜欢通过互联网来寻找正畸医生，对推荐给他们的正畸诊所首先在网上考察，他们习惯于用众多搜索引擎中的一个来进行简单的搜索，一般情况下会选用 Google。

市场营销对我们很多人来说是一个新事物。在过去，我们的名字和诊所的铜牌子就是我们的招牌，这已经足够了而且很专业。而现在，营销你的诊所却变得非常重要了，这样一来正畸医生就必须面对两个主要的挑战：适应营销环境及数字化世界的冲击。

10.2.1 网 站

所有的正畸诊所最好都要有一个网站，这个网站要提供诊疗服务信息，并且要给出清晰的地图标示，以便让患者可方便找到。在日益激烈的竞争中，方便地在网上找到诊所的网站是至关重要的。确定一个有效的域名极为必要，其要能准确地描述出你是做什么的、你在哪里以及你是谁。但是，出发点应该是你的品牌和你希望如何宣传你自己或你的诊所。你的网站设计师会期望你有一个具有品牌价值的标志（logo），并且在所有的网络平台上保持一致。

重要提示：选择一个有效的域名，可以传达出你是做什么的或者你在哪里，或同时包涵这两方面的信息。

网站的两个其他重要内容是设计和优化。

10.2.1.1 网站设计

所谓的网页设计可不单单就是指外表。网站需要结构化，这样搜索引擎和访问者才容易搜寻得到。让网站看起来漂亮当然是没错的，但患者能方便获取需要的信息吗？搜索引擎是营销的最好手段，因为它们能提供导引到你的网站的目标路径。换句话说，顾客能够搜索到你所提供的东西。网站的目的应该是培养你潜在的顾客，他们了解情况后就可以做出决定，并会主动与你的诊所取得联系。

如下内容是一些需要考虑的重要因素（图 10.4）：

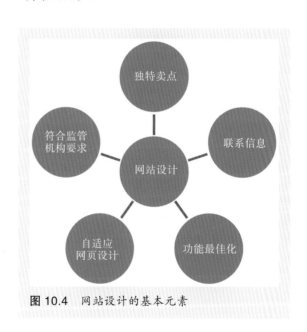

图 10.4 网站设计的基本元素

1. 建立你的独特卖点。你有别于其他正畸医师和其他诊所的是什么。你如何在关照顾客、让他们感觉到被特别照顾了。你是否治疗过有类似情况的患者。为了达到上述目的，制作患者的视频、分享他们的经验是一个有用的办法。

2.诊所的联系信息。诊所的联系信息应该在网站的每个页面都可以找到。大多数互联网用户希望快速找到他们需要的信息。如果他们需要花时间寻找一个有详细联系信息的专门页面（如电话号码），他们可能就会离开你的网站。

3.功能最佳化。要定期地检查你的网站的功能，如果你做了链接，无论是网站内部的链接还是与外部的链接，要确保能正常使用。

4.自适应性网页设计。手机和平板计算机使得网络浏览量明显增大，自适应性网页设计的网站便于使用各种移动设备进行阅读。

5.符合监管机构要求。在英国，监管机构是牙科协会总会，其已经发布了关于网站上提供的信息内容的指导规则。检查一下你的网站是否符合监管机构的要求，这是一个值得去做的工作。

> **重要提示：** 网站是正畸医生进行市场营销的重要内容，必须实用、能够鼓动人心、并应及时更新。

10.2.1.2 网页的优化

竞争日益激烈，大多数人在给定的搜索引擎里只浏览排在前几个页面的内容。你怎么做才能让你的网页排在靠前的位置呢？

搜索引擎偏好其认为比较重要的、有相关性的网站，衡量的方法之一是使用的关键词，指潜在顾客搜索你的时候所用的非常一致的词。随着你网站页面上关键词出现次数的增多，你的网页在搜索引擎上的影响力就会增加，就会提升你的排名。

网站搜索引擎的优化虽然是指进行网站

微调以改善其排名，但这并不是指用特定的关键词来编写有效的文本那么简单，谷歌声称已使用超过 200 项的参数来对网站进行分类和排名。

用于搜索引擎优化的如下规则，可能有助于提高你诊所被搜索出来的概率（图 10.5）。

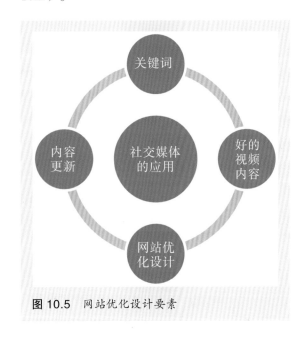

图 10.5 网站优化设计要素

1.关键词。网站应该囊括一些关键词，其有助于识别你的诊所及特色。

2.经常更新内容。建议网站至少每月需要更新内容或添加新内容。使用搜索引擎搜索你的网站，要能很便利地捕获到新数据，并且这些新数据能提高网站的整体排名。

3.功能良好的视频内容。有鼓动患者作用的视频有助于提高网站在搜索引擎上的排名。一个有效的视频可能会吸引有希望来就诊的患者的注意力，使他们在你的网站上停留更长的时间。

4.使用社交媒体，把它链接到你的网站。你的网站内容要能引起关注和议论，这样才能说明这些内容是对大家有用的、受欢迎的。社交媒体是一个非常有用的工具，能让你的网址被关注到，之后人们会经常谈起。

10.2.1.3 你的网站的曝光度

越来越多的企业正在雇佣专业人员构建他们的网站或是给网站提建议，要想提高你的网站在搜索引擎上的曝光率是越来越难的事情了，但是你仍然可以保持足够的竞争力。例如，被列到谷歌地图上就会有帮助。再就是 Google+，这是一个在线免费平台。这有两个主要的目的：帮助企业主提高他们在线的曝光度，并且有助于人们在各自不同的地点都能发现、注意、再次浏览到企业网站上的业务介绍。

一个企业的网站被浏览多了，这个企业网站在搜索引擎上的位置也就自然会提升到前面了。

10.2.1.4 检查网站的业绩

有必要评估一下你在网站上投入的收益，分析一下如何做才能让网站给你带来更多的效益。一些网站程序（如谷歌分析），可有效地分析网站的业绩。这种分析有助于识别出搜索关键词以及你网站的访问人数。

重要提示：要积极提升你诊所的在线排名，并确保能连接到你的网站。

但是，若想使网站不断地更新、优化，你会感到需要一个好的团队来管理、建设你的网站。在诊所忙碌了一天，还要再关注一个不断变化的、快速发展的系统，这不是一件容易的事。值得一做的事情就是要确保你

雇佣的团队在一起能很好地工作、交流、协调配合。

10.2.2 社交媒体

社交媒体可以定义为电子化的交流方式（比如社交网站和微博），借助这些电子化的交流方式用户可以在线组群，分享信息、想法、个人信息以及其他内容。

社交媒体在诊所的市场营销中有很大重要性的主要原因是，它可以使我们以一种有效、高效的方式与多元化的潜在的患者群建立直接的联系。

必须注意不要在社交媒体上发布患者的信息。在英国有牙医和他们的团队使用社交媒体的管理规则。

10.2.2.1 社交媒体块的构建

有大量的社交网站可以用于联系患者，其中包括 Facebook、Twitter、LinkedIn、YouTube、Pinterest 和 Google +。当你首次把诊所放在社交媒体上时，有必要花时间去决定主要上哪些平台。

下列蜂窝状框架有助于解释七大社交媒体构建的板块。每个板块代表着社交媒体上某一个方面的功能以及它如何有助于积极与当前以及潜在的患者进行互动[5]。

蜂窝状框架的组成元素是：

● 标识：标识块代表用户在社交媒体设置中显示其身份的信息量。

● 对话：这个网络板块代表用户如何使用社交媒体相互联系。

● 分享：用户可以接收、交流或分发信息量。

● 在线：其功能是通知其他用户你处于在线和可访问状态。

● 关系：随着某种联系的建立，允许个人之间进行交流。

● 声誉：这个板块可以使用户分辨出用户社交媒体环境上的声誉。

● 团队：这个板块的功能可以使用户有组群或在群内再组群的能力。随着加入者和联系者的增多，群就会变大，也就会变得更具社交性。

框架也可以决定每个社交媒体平台如何聚焦于七大功能构建板块中一个或多个的板块，这有助于进一步重视参与社交媒体的观众的需求。例如，LinkedIn 用户被认为主要关心身份、声誉和关系。然而 YouTube 用户主要关心的是分享、对话、团队和声誉。Facebook 用户主要关心关系、对话、声誉、身份和在线。Hillstead 和 Park 指出到 2012 年超过半数的 12 岁以上的美国人将在一个或多个社交网站开设账户。有理由认为，这个数据也适用于许多其他国家。他们得出的结论是通过在你的 Facebook 页面上创造好的联系途径，并保持内容的相关性，你会在营销策略上获得更多、更好的成功。

新的社交网站不断出现，也很难预测他们是否能抓住用户的想法并能长期存在。在你采用新平台时，一个重要的考虑因素就是你的患者是否同样可以顺利地适应这个平台。出于这个原因，虽然尝试和应用新兴的平台与患者沟通很重要，但对这些平台带给你的社交媒体策略的影响进行评估和监控也是很重要的。

重要提示： 应建立社交媒体营销策略。

10.2.2.2 正畸诊所应用社交媒体的关键原则（图 10.6）

1. 建立联系：社交媒体可用来融入社会、与他人打交道、对话和建立关系。

2. 对话：要成功地进行互动，创建真实的、诚恳的对话是很重要的。

3. 倾听和回应：社交媒体提供了一个有用的工具来把你和你的诊所推介给患者。然而，倾听他人关于你的诊所的说法也是有价值的。例如有些人可能更愿意在 Facebook 上而不是在你的诊所里评价你和你的诊所。

4. 保持更新：重要的是要尽量使你在媒体上提供的信息和新闻保持最新状态。内容必须有趣、实用，并能允许进一步主动接触。

5. 如果你主动积极投入，社交媒体才会物有所值。在线营销的另一个关键因素就是可以和患者，或者与你有关的其他商业人士打交道。如果他们感觉你并不是在真正地投入工作，那么你将失去你的受众。

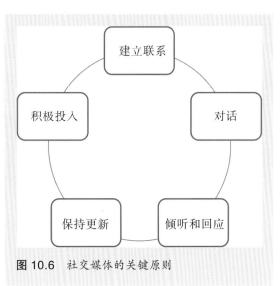

图 10.6 社交媒体的关键原则

10.2.2.3 社交媒体如何让正畸诊所受益

10.2.2.3.1 信 誉

目前评估社交媒体影响力的研究越来越多。一些最新的统计结果显示了社交媒体的重要性，可以预见社交媒体能使人们辨析出正畸诊所的优缺点。

在北美89%的互联网用户在购物前都会先进行在线搜索。有意向的患者会首先联系一个网站优秀并且线上信誉度好的诊所。

10.2.2.3.2 形成一个网络

当前的社交网络如Facebook、Twitter、YouTube和Pinterest，全部可以为患者提供一个方便的联系方式。但它们也都有一个略微不同的着重点和优势。参与一个以上的平台，有助于增加目标人群的数量。

10.2.2.3.3 博 客

诊所的博客可以提供一种简单而有效的方法来分享诊疗信息，比如文章、照片和视频。它也可以被当作一个有用的工具，教育患者了解牙科发展的新知识、口腔卫生和正畸治疗，这些有助于使你和你的竞争对手产生差异性。

10.2.2.3.4 患者营销

通过网络营销，另一个有趣的事是患者之间可以进行沟通。现有客户会在线推荐更多的患者前来，并且会使你诊所的信誉度进一步提升。

10.2.2.4 电子邮件营销

积累你现有患者的电子邮件地址，可以为你的营销活动奠定基础。这是一种经济、有效的方法，可以与您现有的患者保持联系。电子邮件可以用来发送提醒、促销活动、甚至生日祝福。收集咨询患者的电子邮件可以增加信息的传播量，从而吸引对你提供的服务感兴趣的人群。

电子邮件营销的好处就是它可以节省邮资和印刷成本，而且是一种即时通信方式。

Ipsos MORI调查显示：在英国有五分之一的人认为他们会从矫正治疗中获益[8]。

> **重要提示：** 定期监测并评估你所有的在线交流的效果。

潜在的患者群很需要能在线访问到医生，以获得正畸的专业性和个性化服务。

互联网仍在快速发展，其对我们生活的方方面面的影响也在不断地变化。在高度竞争的牙科市场中，你的在线表现和形象是至关重要的。运作一个成功的诊所，是需要投入时间和精力来建立你的品牌和声誉的，这既包括线下的实体、也包括互联网。

可惜大多数牙科专业人士没有时间在这方面投入，笔者的感触如下：

> **重要提示：** 聘请相关专家进行网页设计、网络优化和在线交流，以保证你具有优秀的在线表现。

10.3 笔者的正畸经营理念

Renton Tindall

为了使正畸诊所发展壮大，在营销和教育上我一直在付出努力，当然我也努力为患者提供服务和治疗，让患者认为付出的金钱是值得的。

10.3.1 营销和教育

对我来说，这涉及以一种非常积极、友好、随和的形象将自己推销给每一个和我接触的患者。我的目标是把每一个患者当作朋友并与其建立良好的关系，期望能够发展成一个好的友情关系（尊重、诚实、可信赖）。

> **重要提示：** 我总是与每个患者握手，叫出每一个人的名字来迎接他们。

必须让来诊所的孩子们感觉到自己是最重要的人（而不是父母），毕竟治疗需要他们来配合。

成功的正畸治疗源自一个团队共同努力的结果，这包括正畸专科医师、诊所工作人员和患者。建立友谊是构建所需配合的基础。因此，诊所的每一个职员都必须在这方面与正畸医生一起做出努力。每一个成员都必须要认识到这一点，才能形成一个快乐、热情、

有见识的正畸团队。因此，所有层面的交流绝对都有必要，我会定期召开职员会议重申政策及培训方法。

在正畸团队、患者和推荐他们来的牙医之间建立一种很高层次的交流是很重要的。

> **重要提示：** 在给患者做治疗的过程中，我会不停地解释，确保患者完全理解正在做什么，尤其会使用镜子和患者解释。做之前一定先告知。

我经常鼓励患者的父母、兄弟、姐妹、朋友等人陪同患者进入治疗室，目的是为了让他们也接受口腔正畸教育。这是教育过程很重要的一部分，他们都是潜在的患者。

我从来不会一次就诊就完成一个病例的资料采集、治疗计划制订和方案沟通讨论。我更喜欢再做预约、安排半个小时的时间给患者正式提出治疗方案，这又给了我一次机会可以用自己的专业知识来打动患者。我鼓励患者带妻子、伙伴、兄弟和姐妹一起来，这会使他们也有机会接受正畸知识教育。

还有一个比较好的营销/教育措施是做一个大型的展示板，展示患者治疗前、后的照片。同时划分一个区域仅仅张贴过去六周中刚拆除矫治器的患者的微笑照片，并且要不断更新。我发现初诊患者如果发现照片中有他们认识的人，将会更倾向于接受治疗。

我认为张贴现有的或以前的患者的照片是一个重要的营销工具，我也明白在某些国家患者有保护隐私的权利（资料保护），这也是诊所工作的一个内容。建议所有临床医生审阅当地正畸行业相关管理方面的法律条款。

10.3.2　通信系统

为了方便其他牙医推荐患者前来进行正畸治疗，应给这些能推荐患者的牙医提供印制好的"推荐正畸治疗"便签本。也可以给他们提供一些促销的小册子，上面应设计说明正畸治疗概况、收费模式，应标有诊所的地图以及附有照片的医生的简历。在收到患者就诊推荐信件后，要马上发出信件邀请患者（不管什么年龄）前来免费咨询。患者应约前来咨询时，要给患者一个有关其个人情况的信件，列出各种费用、付费计划，并附有不同类型的固定矫治器的照片。如果患者决定进行下一步的检查记录，就要开始收费了，这些费用包括后续讲解治疗方案就诊时的费用。患者如果接下来能接受治疗，可从治疗费中扣除进行检查时所收的费用。

要给推荐患者来的牙医发送一封表示感谢的短信，要做出承诺，即给患者检查完成并做出完整的分析后，会给推荐的牙医全面地报告患者的情况。这份报告要做得准确、恰当。如果要拔牙，那么这份报告中要包括数码照片和X线片的拷贝。患者也会收到一份同样的报告，这份报告的表述口吻应通俗易懂，应向患者清晰地讲明正常、合理的收费标准。但我在信中从不罗列不积极的东西，比如复诊失约如何收费、矫治器损坏或不按时缴费会如何收费等。我不赞成收取这些费用，相反我愿意从积极的角度与患者就收费、按时复诊、矫治器损坏等问题进行讨论，而不是以罚款来威胁患者。但在开始正畸治疗之前，一定要求患者签署"治疗同意书"文件，在其中会指出一些问题和矫正治疗期间可能出现的风险等。

治疗期间出现的任何不合作问题，如口腔卫生不佳、矫治器损坏、不按要求戴橡皮圈/头帽，医生都要和患者进行讨论，并要激发患者主动配合。在这次沟通后我一般会再给患者一封针对他们情况的信件，进一步明确我们所关心的问题。

我过去常常给每个患者提供治疗手册，手册中包括正畸治疗的各个方面的信息。而现在我更喜欢提供单页的注意事项，上面提供的信息是针对刚刚完成的治疗的。这些都已存储于计算机中，便于根据需要打印处理。我觉得这比编写和印刷的手册更有效、更便宜。而治疗手册患者经常丢失，需要再赠送。

在矫治期间我很少与推荐患者来的牙医联系，除非我担心患者口腔卫生的维护出现问题或需要进一步拔牙治疗。主动矫治完成时，我会寄一封信给推荐患者来的牙医，告知主动矫治已经结束，矫正保持阶段已经开始，我希望他们能预约患者进行牙齿清洁并做相应的涂氟处理。

患者会收到一张关于保持计划的说明书，我将监控患者保持一年的时间，一年后再提供另一份注意事项告知书进一步告知他们自己如何进行保持。

10.3.3　治疗理念

在整个矫治过程中，我始终将注意力放在患者的主诉问题上，尤其对成年人更是如此。关于功能性和美学两方面的问题，我有我的看法。在没有绝对的把握确定患者完全理解并乐于接受我的建议的情况下，我也尽量不去以我的意见为主，而是重视患者的意见。

我不认为每个正畸患者都需要矫治成安氏Ⅰ类关系，我给每个患者提供达到理想矫治效果的机会。然而，凭借我的经验，并不是每个患者都能达到这一结果，我常常不得不接受一个安氏Ⅱ类咬合的结果。我非常在意唇部的丰满度，宁愿覆盖大一点也不愿意接受上颌前牙过度内收的情况。因此，我经常会建议患者采取正颌手术的方案，并永久性地戴用保持器以维持一个完美的矫治效果。

通常可以每6~8周预约患者复诊调节一次，但复诊间隔时间因每个患者的错殆情况不同以及他们维护程度的不同而不完全一样。

我能提供多种不同的固定和活动矫治器；我试着满足所有患者的需求，但我更愿意用金属自锁固定矫治器，也鼓励患者选用这种。

我几乎都是选用Hawley保持器进行上颌保持，而在下颌常选用尖牙至尖牙之间的固定保持器或弹性保持器。之所以如此选择是因为我觉得在保持期间，这种方法让我能更好地进行控制，并允许在垂直方向上建立更广泛的咬合接触。

参考文献 · Reference

［1］Levinson C. Guerrilla marketing. Boston: Houghton Miffin, 1984. Out of print, available from Mike Long, 1842E 25th Street, Oakland, California 94606, USA.

［2］Levitt T. Marketing tangible products and products intangible. Harv Busin Rev, 1981, 6.

［3］General Dental Council 2013. Guidance on using social media.［2020］. http://www.gdcuk.org/Dentalprofessionals/Standards/Documents/Guidance%20on%20using%20social%20media%20（Sept%202013）.pdf

［4］Merriam-Webster Online Dictionary,［2014］. http://www.merriam-webster.com/dictionary/social%20media

［5］Kietzmann JH, Hermkens K, McCarthy IP, et al. Social media? Get serious! Understanding the functional building blocks of social media. Business Horizons, 2011,54:241-251.

［6］Hillstead MB, Park JH. Orthodontic marketing through social networking.J Clin Orthod, 2013,47:321-325.

［7］State of the media: The social media report. Featured Insights, Global, Media+Entertainment. Nielsen,2012.

［8］Ipsos MORI 2013. British public rates quality of orthodontic treatment and access to a specialist above treatment time.［2013］. http://www.blos.co.uk/docs/Dental%20press%20release%20fnal.pdf

（曹　军　译，姚　森　审）

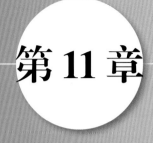

第 11 章

患者的依从心理

Kees Booij, Victor Lalieu, Effie Patrikios, Colin Wallis

在医学临床上有相当高比例的患者不能遵从医嘱来服用药物或进行某些训练，口腔正畸患者同样存在依从性的问题。我们期望青少年甚至成年患者能主动寻求我们治疗或建议，严格配合我们的治疗，但实际上往往事与愿违。因此我们需要告知患者应如何配合治疗以及我们对其的期望。

> **重要提示：** 在开始矫治之前的沟通环节中，就要和患者讲明医患双方配合的目的和方式。应让患者明白整个矫治过程以及后续的保持期间都需要密切的配合。

在此，有必要强调的是患者的依从性在很大程度上取决于医生。建立、控制、培养和保持患者长时间内的合作状态是正畸医生的责任。不幸的是，经验告诉我们，即使我们最好的患者也会欺骗我们，所以紧密关注患者的依从性，甚至在恰当的时机需要怀疑其依从性。不要理所当然地以为他们会按照医生说的去做。尽管我们从事了这么多年的临床工作，仍然可能被某些患者所蒙骗。

口腔正畸学和其他牙科专业有显著的差别。对于其他牙科来说，拔了牙或戴好修复体后，一般就已经完成了工作。但正畸治疗却并非如此。

> **重要提示：** 戴上矫治器仅仅是正畸治疗的开始；在随后持续的诊疗过程中，唯有医患双方长期合作，才能完成治疗目标。

在培养医患合作的过程中，应避免无端地指责患者未遵医嘱，错误的指责会带来长久的负面影响。

 11.1 评估患者的肢体语言和态度

Kees Booij

有必要了解清楚新患者是如何理解正畸这个事情的。新患者往往有兄弟姐妹或者是朋友做过或者正在做正畸治疗。如果他们已经有一些先入为主的负面观点，就需要尽力改变他们不正确的观点。在接触的早期阶段，若了解到患者有这样的观点则有助于我们更巧妙地处理问题。患者往往不愿意佩戴头帽、挂橡皮圈、佩戴功能性矫治器，医生应该预想到可能存在的困难并及时采取相应的措施。应评估每个患者的耐受能力，保证他们知晓你的治疗计划以及在矫治中依从性不佳的后果。

> **重要提示：** 理解和评估患者的肢体语言是很有必要的。当医生与患者交谈时，患者若表现出缺乏兴趣、不安、急躁、紧张、玩牙椅上的汽水枪和开关，这些都是无声的暗示，医生需要将这些记录在卡片上。

如果患者的依从性不令人满意，可做一定程度的妥协。在确保患者有足够依从性之前，避免采用一些不可逆的（如拔牙矫治）

治疗方案，而应有所变通。某些病例并不总能按照理想的方案进行，此时可能需要降低治疗标准。随着治疗的进行以及医患合作关系的改善，医生可以朝理想的方向调整治疗计划。正如 Milton Sims 所言："避开麻烦。"这是正畸医生必须谨记的一条准则。

在治疗的早期阶段，实际上有很多迹象可以用以评估患者对治疗的态度。通过回顾接诊患者的第一印象你可以得到很多信息，比如患者对你及你的治疗所持的态度，患者能否接受治疗中的某些不便？患者对正畸治疗是否犹豫、有负担，或是不情愿、甚至厌恶？记住，我们需要他们在和谐自由的氛围中保持长时间的积极配合。牙齿矫正医师应尽量对患者保持宽容，因为医患之间若出现矛盾对双方都会产生不好的影响。取模时患者若出现呕吐反应是很正常的，但是要分析患者的反应，患者是恐慌还是能够自控，患者的肢体语言又是怎样的？初次咨询以及在进行病例讨论过程中，与患者交谈时要给患者表达的机会。注意观察患者是自己回答问题，还是父母代其回答？要注意倾听患者讲话，分析患者是否有舌习惯方面的问题。注意检查患者的双手，即使未发现开𬌗趋向也要检查其是否有吮指习惯。对比双手，即使发现皮肤上有很轻微的痕迹，那都可能是问题的根源。医生养成一些好习惯可以降低医患合作的门槛。

重要提示： 如果医生未做询问就发现了患者的一些不良习惯，患者和家长便会认为遇到了权威且能非常专业地治疗他们的问题。

不要被患者的母亲和孩子误导，他们可能并未重视这些不良习惯，也可能认为"他几乎没有这些不良习惯。"但手指或拇指上的痕迹不会撒谎。

这里虽然对配合不佳产生的不良影响着墨过多，但笔者认为临床医生积累这方面的经验是很重要的。当你遇到一个配合良好的患者时，你会看到他们在很短的时间内就会取得良好的疗效，对那些用头帽和功能性矫治器进行治疗的患者更是如此。当你遇到依从性欠佳的患者时，对他们的依从性进行判定和评估你将会更加有经验。

在仔细检查并评估他们的治疗进展之前，不要盲目地表扬患者。一般来说这些患者知道你希望看到什么，经常会故意去咬到正常咬合状态。如果你在没有仔细检查咬合的情况下就表扬他们，在后续复诊过程中他们可能会觉得不好好配合悬挂橡皮圈或者佩戴头帽也不是什么大不了的事情了。

在批评一个患者之前，您要确保矫治进展不佳并非由医源性问题导致，也不存在矫治器不适合的问题。这一点至关重要。

 ## 11.2 判读患者依从性的临床细节

Victor Lalieu

复诊调节时，矫正医生应亲自给患者取下弓丝；如果你的助理在你查看患者之前就取下了弓丝，你可能会丢失一些有用的信息。取下弓丝时，弓丝应该已经没有作用力了，如果不是这样的话，那么就说明复诊间隔时间太短。有些患者的反应速度会比其他人慢——这意味着应等待更长的时间，不要再增加矫治力度，应让矫治器继续发挥作用。对滑动弓丝而言，则需要检查是否有影响滑动的阻挡因素。有趣的是在一个长假之后，你常会出现矫治进展明显，牙齿无阻挡发生了移动，这种情况下最好不要做任何处理，在这方面笔者是有过教训的。

> **重要提示：** 当弓丝仍具有作用力时，改变弓丝的力量会减慢牙齿的移动速度，牙周组织需要花更多的时间去适应新的力值。

为了评估矫治进展缓慢的可能因素，可制取一副阶段性研究模型，以便从舌侧进行观察、检查阻碍牙齿移动的潜在咬合干扰因素。正如前面所强调的，只有在排查完所有的因素之后，你才有权批评患者配合度不佳。应该在愉快的氛围中与患者交流，需要给患者解释清楚：不遵医嘱的行为只是自欺欺人，而非什么聪明之举。应摸索双方均能接受的改善合作程度的方法，比如可采用给患者写信的方式（见附录）。即使你能肯定某患者未好好合作，也应该使用委婉的语气进行提醒。应避免对患者不实的指责，因为不公正的指责会严重影响医患之间合作关系，这样的致命错误一定不能去犯。笔者的建议是：这封信（告知书）决不应该表达出某种居高临下的态度。这个观念已经使笔者受益多年。

在某些情况下有些患者悬挂橡皮筋过于笨拙，应养成让患者自己在诊室里挂橡皮圈的习惯，患者悬挂橡皮圈可能比较自如也可能比较困难，能从一个侧面提示患者的合作程度。可能你付出了努力，但在足够长的时间之后，并没有发生预期的效果，这就提示患者的配合度可能存在问题。在这种情况下，医生需要表现得富有同情心；同时也应该明白，良好的合作并非永恒，而青春期患者的叛逆心理确实是需要关注的问题。

> **重要提示：** 需要注意，有时候我们对某些患者要求过于严苛，学校的问题、家庭的问题、家人生病、喉咙肿痛或鼻塞等问题都会导致患者配合不佳。

年轻的医生可能陷入一个误区，那就是盲目自信，认为自己比年长的同事优秀，并期待在别人失败的地方可以取得更多的成功。当有正畸治疗史的患者来到你的诊所的时候，需要格外注意。不要轻易相信患者说的一切，他们通常会有一个很好的理由，解释为何前一位正畸医师过早停止治疗或放弃这位患者，但你一定要透过患者的说辞，看清事实的本质。

接诊这样的患者时医生都希望有足够的智慧和经验来解决问题，但不要骄傲，而是应该扪心自问：自己是否有能力处理这些患者的困难？我们的工作必须建立在相互信任的基础上，但是如果信任开始出现问题的话，便很难再恢复良好的合作关系。

> **重要提示：** 要理解患者并与患者交朋友，对于治疗中带给患者的不便要坦诚相告。

固定矫治患者的依从性

Effie Patrikios

某些患者和家长往往有所误会，认为佩戴固定矫治器的患者不需要与医生合作。家长经常希望采用固定矫治器而非活动矫治器，因为有些母亲认为"如果矫治器固定在牙齿上，那么她的孩子不会那么容易弄丢或损坏它；如果他能把矫治器从口中摘下，那么他会很容易就把矫治器弄丢了。"母亲对自己的儿子了解很充分，但不幸的是对正畸的了解却非常匮乏，一旦开始治疗，患者不遵医嘱的行为就会暴露出来：总是忘记挂橡皮圈、忘记戴头帽，忘记清洁矫治器等。

针对这类固执的患者，正畸医师已经开发出一批固定矫治器，如 Herbst 矫治器、粘接式功能矫治器、粘接式快速扩弓器、四眼螺旋扩弓器、横腭杆、舌弓和固定钟摆矫治器等。尽管拥有这些类型的矫治器，但在大多数病例的某些阶段仍需要使用有粘接式托槽和（或）带环的传统固定矫治器。

重要提示： 有些患者似乎总是"运气不好"，托槽总是脱落，笔者应对的方法就是用带环替换粘接托槽。

11.4 父母的影响

Colin Wallis

在开始治疗之前，一定要在病历沟通时让患者和家长知悉矫正干预将产生什么影响（见第 7 章）。必须告知患者父母矫治治疗的预后、矫治器类型、完成治疗预期时长以及治疗的费用。也需要告知患者父母在正畸治疗前或者治疗过程中可能需要拔除恒牙或乳牙。同样重要的是还要提醒他们矫治完成后进行保持的必要性。

让患者父母明白，支持他们的孩子进行矫治是他们的任务，对待医生的工作同样需要表现出积极的态度。如果父母没有对患者提供父母应有的关怀，那对矫治工作也是不利的。如果父母表现出过分的不情愿，或者孩子是离婚的受害者等情况，那么患者配合的效果可能也会大打折扣。在复诊粘接带环时，一个母亲若询问"我的孩子必须要戴那个吗？"，就意味着这是一个不好的开始。这时明智的做法就是停下来再向父母解释一次，你需要他们的支持，积极鼓励将会对矫治更有帮助。

首先，应问问丈夫/父亲/朋友是否同意孩子进行矫治，家庭的积极支持是至关重要的。如果父母之间有不同意见，尤其是在父母离婚的情况下，患者的配合程度可能会受到影响。

在大多数情况下，家长都能够积极地参与和支持孩子的正畸治疗。然而，还是有一些家长想知道矫治过程的每一个细节，同样笔者也发现有一部分的父母对治疗过程毫无兴趣。若后者对矫治过程中的问题漠不关心，一旦治疗未按计划顺利进行，他们就会问"矫治器没有效果吗？"应将这种态度和有关话语在患者的病历中记录下来。

> **重要提示：** 不管父母的态度如何，我们都有责任向患者家长报告其配合不佳的表现，并记录在患者的病历中。

偶尔也有必要写一封关于配合不佳的通知信函（参见附录 E），但笔者发现这封信的效果非常有戏剧性。家长肯定会向患者核实相关的情况，孩子也不得不承认未配合治疗的事实。多数情况下，问题会得到改善。另一个解决的策略是不为患者预约下次复诊的时间，直到患者可以配合医生的治疗之后再为其复诊。再次强调必须将该决定告知患者的父母。

每个医生都有自己来处理合作问题的方式。然而，如果在治疗之前你就怀疑患者的依从性存在问题时，建议写信给其家长表达你的担忧，宁愿建议患者去别处寻求治疗。记住："牛不喝水强按头"是行不通的。

11.5 成人患者及其治疗动机

成人患者的依从性通常比儿童的要好。有些成人患者希望得到额外的呵护：他们通常镜子不离手，要求也非常高（见第 10、18 章）。一般来说，正畸治疗会给他们带来物超所值的效果。

> **重要提示：** 在迈进你的门槛之前，成年患者已经做了深思熟虑。知悉这一点很重要。他们盼望实际上也应该得到我们全方位的关照。应留出足够的时间去确认他们的需求、记录他们的既往史及其在人生的这个阶段寻求矫治的原因。

由于龋齿患病率普遍减少，许多成年患者的恒牙列得以完好保存。可是，在牙齿矫正医师的眼里，总是能够发现某些方面可以考虑去改善。试图将成人错𬌗的每一个细节都达到正常却并非可取的做法。成年患者通常会误认为简单的干预即可满足其需求。他们通常只注意到一个或多个牙齿，他们感觉牙列正在变得更差，但他们并不明确这种情况存在了多久，往往错误地认为仅在过去的几个月里越来越严重了。某些矫治效果不可预见的病例中，为了缓解患者的焦虑情绪，可以用研究模型来记录当前的情况，在 6~12 个月后比较牙齿的变化，这种方法通常可以说明在这段时间牙齿的改变极其微小。

不幸的是，一些患者过分地纠结医生认为无关紧要的细节，想说服他们是很困难的，必须诚实地向他们解释，所有治疗措施带来的后果可能比不治疗更糟糕，但这种简单明确的解释还是很难被一些患者接受。于是精力充沛、干劲十足的现代矫正医师可能倾向于大胆的治疗。但作为医生你总需要问问自己，通过你的治疗，患者牙齿的使用寿命会提高还是会降低。

重要提示：可别认为我们的治疗效果就一定比患者未治疗时更好。

成年患者的问题往往突显为1~2颗牙的错位，这乍一看上去虽然不算多么复杂的问题，但是一定要找到问题的成因。病因不管是来源于骨骼、牙齿还是软组织，都很可能已经存在了很多年，现在处于功能性的平衡状态，牙齿排列表现为上年纪以后的皱褶。

重要提示：作为正畸医生我们的目标就是获得一个个性化、稳定且平衡的新的牙齿排列。

如果患者以前曾经做过正畸治疗，矫正医生需要仔细评估在此阶段可否有使用简单的方法获得成功的机会。此类病例牙根吸收的风险明显会升高。

排齐牙齿并使用粘接式固定保持器似乎是一种很简单的解决办法。但是，当牙齿处于美观但功能不稳定的位置后，粘接式固定保持器长期固定在牙齿上是否会有不良影响依然不得而知。

重要提示：应特别告知成年患者，若想通过正畸治疗解决其特定的问题，年龄是一个限制因素。

11.6 激励患者配合的方法

Victor Lalieu

笔者团队为患者设立了一个名为"正畸大奖"的激励项目，每个配合治疗的举动均可以获得一枚贴纸，圆满配合完成整个矫治过程可以获得一笔不错的奖金。

笔者的诊所将来自患者"购买"口腔卫生用品的全部收益去设立了一个奖励基金。圣诞节时诊所也鼓励患者踊跃捐赠。并将全部收益注入儿童奖励基金内。

对患者的依从行为感同身受

每次复诊时在正畸医生看患者之前，助手在椅旁花几分钟与患者闲聊有助于烘托一下氛围。对患者的行为、兴趣特别是讨厌的事有所了解，可以为医生提供患者有用的背景信息。当然那时患者可能会不愿意参与到"托槽的美好世界"中，但是在这个阶段，医生和团队的耐心和宽容对实现积极结果很有帮助。需要尽早制定一定的规则和指南。有一个来自单亲家庭的青少年患者曾在正畸治疗过程中离家出走，他在经过困难和窘境之后，又回到母亲身边重新接受正畸治疗。虽然治疗多花了一倍的时间，但是治疗结束时她对正畸医生说："医生，很感谢您陪我从地狱里爬出了两次！"

无论你的态度和专业水平是否激励了某个青少年患者选择口腔医学或正畸学作为其未来的职业,无论你是否与一个希望成为澳大利亚第一任女首相的小女孩分享了梦想,无论你是否与两个喜欢竞技的小兄弟分享了他们的快乐,无论你是否帮助某位年轻患者完成了其园艺事业,你都在其中扮演了重要的角色。

11.7 患者、家长和临床医生之间的关系

Colin Wallis

在给孩子进行诊疗的过程中你是否愿意让家长留在诊室内?这是几乎每个临床医生在其职业生涯的某个阶段总会问到的问题。有些正畸医生会鼓励家长留在诊室内陪伴孩子,也有一些医生则不提倡这种行为:这里没有一个明确的硬性标准,它是一个个人的喜好问题,需要进一步讨论。

对于还未到青春期的孩子,家长的陪伴可以为其提供有效的心理安慰,并对治疗的依从性有积极的影响。然而,大多数矫正患者其矫治的某些阶段正处于青春期内,家长是否在场应该重新评估。

孩子步入青春期以后,其与家长的关系会发生改变。青春期是介于童年和成年之间的一个重要的调整转换时期。童年期具有对家庭权威人物依赖的特征,而成年后则主要具有独立并主张个人价值的特征。患者在青春期这个转换阶段通常会表现出情感上独立于家长之外,对矫正的诊疗环境有自己的要求并常与家长的想法不一致,在健康方面观念上的差异可能会导致进一步的对立。成年人往往对健康很重视,而青少年则通常会认为自己能够抵御不健康。

青春期和正畸治疗在时间上的巧合给正畸医生增添了额外的负担。既要在患者身体快速变化阶段调节矫治器去矫治复杂的错𬌗畸形,也要在这个阶段关注患者的心理发育。依从性是矫治能否成功的关键,因此对矫治中可能出现的消极因素必须用积极的方式予以疏导,而正畸医生在这方面有得天独厚的条件可以帮助处理这些问题。

青少年会逐步形成理性评价的能力,正如希望的那样,在一个恰当的时间可以引导其配合正畸治疗。即使在家长权威主导的情况下,正畸医生也可以通过单独与患者交谈来询问他们是否希望去矫正牙齿,或者至少考虑一下是否希望去矫正牙齿,通过这种方式去促进患者的配合。在过去,关于孩子的健康、安全和福利等事宜都是由父母来决定的,很多患者都会因为这方面被强行主导而感到惊讶或是不堪重负。现在这个责任应该延伸到治疗本身,正畸医生不应把自己当作权威人士来主导一切,而应该让患者拥有独立和个性。一些小的决定可以由患者本人来做,比如由患者自己来选择矫治器和结扎圈的

颜色等，这可以增强患者独立的心理。除此之外，正畸医生往往比家长和学校的老师更有机会与患者建立一种成年人层面上的关系。

> **重要提示：** 没有家长在椅旁的妨碍和影响，更容易建立这种独特的医患关系。

Freeman 曾指出"关于正畸治疗中依从性不佳病例的最新研究清晰显示青少年与父母之间的冲突会影响正畸持续治疗的成功率"[2]。虽然让父母离开治疗区可以提高患者的依从性，但是诸如职业道德和法律法规等其他的问题也需要周密考虑。

家长都希望自己的孩子能获得最好的医疗服务。因此，正畸医生应该向家长解释这样安排的好处，不能让其感觉自己被刻意排除在外了，尤其要让家长知道在对孩子的医疗服务中正畸医生承担了重要的责任。要让家长明白从治疗之初起，有关诊断和治疗计划均会详细给其解释，治疗中的关键问题或者治疗计划的改变都会随时让家长知情。

> **重要提示：** 在正畸治疗的任何阶段父母若有任何担忧，均可直接从正畸医生那里或从正畸团队中某个合适的成员那边获得相关回复。

正畸调节一般是不痛的，但是有时不可避免也会让患者有不安的感觉。虽然一些年纪小的患者有父母陪同在旁会放松一些，但 Kent 和 Blinkhorn 发现："很多患者家长的一些表现会让孩子更加焦躁不安"[3]。在治疗开始之前医生就要定好基本原则，预约时间应能够灵活调整，并在整个治疗过程中能

够得到家长持续的支持。 绝大多数家长支持这种责任转换，并能够意识到正畸处理需要高度的专注，治疗区域内任何亲朋好友的陪同都或多或少会导致医生和患者分心。

当正畸医生和护士正忙于治疗患者时，若陪同来的孩子（比如兄弟姐妹和朋友）在诊室中未受到密切监管，则可能引发健康、安全及公共责任等相关问题。

当患者和家长的需求得到满足之后，很显然也需要使医生的权益得到足够的保障。

- 首先，当一位未成年人来就诊时，从法律上来讲他们也代表着其父母的角色。当正畸医生为其治疗时，需要对他们的治疗和权益等方方面面负责。

- 第二，患者往往是由他们的全科牙医推荐过来的，他们的全科牙医往往"认为已经超出了其能力范围，有责任进行转诊"[4]。同样，如果正畸医生需要其他方面专业人员的协助，也有责任告知患者家长以及转诊的全科牙医关于治疗过程中的具体细节。

- 第三，面对未成年人患者，有必要在矫治开始之前与其父母或监护人签署一份知情同意书，以保证诊室中随时有一位除了父母以外的行为监护人[5]。

> **重要提示：** 如果对未成年人有监护责任的家长的一方对提供的治疗服务有误解，需要做清晰的权威回应[6]。正畸医生可以为自己的职责进行辩护或举证，以说明自己是否遵照患者的意愿行事了。

我不喜欢患者家长陪同在治疗区域。是否让家长陪伴在场，这个由每个医生自己来决定。但也可灵活留一点余地，请记住在某些情况下改变你的规则是明智的做法。

参考文献·Reference

[1] Encyclopaedia Britannica, （London） （15th edn）. 1997, Vol 1:104 ［ISBN 0852296339］.

[2] Freeman R. The psychology of dental patient care—A common sense approach. British Dental Association. Basingstoke, UK: Macmillan, 2000. ［ISBN 0904588556］.

[3] Kent G, Blinkhorn A.The Psychology of Dental Care. Oxford:Butterworth-Heinemann, 1991. ［ISBN 0723623392］.

[4] Professional conduct and fitness to practice. Section 26 （v）. London: General Dental Council, 1989.

[5] Professional conduct and fitness to practice. Section 26 （ii） （iii）. London: General Dental Council, 1989.

[6] Personal communications with: General Dental Council, British Dental Association, British Orthodontic Society, Medical Protection Society.

（曹 军 衣颖杰 译，姚森审）

第 12 章

固定矫治器

Eliakim Mizrahi, Robert A Katz, John Hickham, Luc Dermaut, Ronald G Melville, Anthony Lam, Glenn William Cooper, Jonathan Sandler, Matie Grobler, Victor Lalieu, Pieter van Heerden,Lee W Graber

12.1 不锈钢带环

在牙面上粘接托槽和磨牙颊面管已相当普遍，但传统不锈钢带环在正畸临床治疗中仍然占据有一席之地，尤其在第二前磨牙、第一磨牙和第二磨牙的矫治中更为如此。与传统带环的失败率（18.8%）相比，粘接磨牙颊面管的失败率（33.7%）更高[1]。虽然许多正畸医生在包括第二磨牙的全部牙齿上都粘接托槽或颊面管，但磨牙带环依然是一个很好的选择，因为它可以保证在矫治过程中所有的磨牙附件相对稳固、不易脱落。

如果你准备选用传统的磨牙带环而此时牙齿邻接又很紧时，就需要在装配带环前至少一周给患者预约一次5分钟的复诊来放置分牙圈，之后就需要安排一次耗时较长的复诊来粘接带环。根据你计划粘接的牙齿数目和你选择的技术，可以将这次复诊的耗时安排在1~2小时。

> **重要提示：** 装配固定矫治器一定要安排足够的时间。牙齿上放置的带环的直径会影响到矫治效果，Swain医生曾说过："带环是对有效矫治效果的投资——全包绕式的技术vs边缘包绕式技术[2]。"

12.1.1 分牙装置

所有的分牙装置都是通过在牙齿接触点附近加压，使相邻牙齿分离开。早期的分离方式是将一根铜丝（直径0.7mm，0.028英寸）从颊侧面插入邻牙接触点下方穿到舌侧面，再从接触点上方绕回来，将两端在颊侧部缠绕旋紧。目前，这一技术已经被分牙簧和分牙圈取代。

弹性分牙圈通常使用"分牙钳"放置，但在一些非常困难的病例中，钳子的尖头常会损伤到颊侧或舌侧的口腔黏膜。这时可以使用两把止血钳来拉伸分牙圈并将其向下滑动通过牙齿的接触点。

12.1.2 放置分牙圈

Robert A Katz

在使用专用的分牙钳时，分离圈一般距操作者手指10~15cm（4~6英寸）。这个距离可能会很难控制，分牙圈也会频繁滑脱。如果将两把扁平树脂成型器插入分牙圈将其拉伸放于牙齿之间，优点之一是容易控制、不会发生滑动，另一个是损伤牙龈和软组织的可能性较小。此外这种方式的花费较少，毕竟专用分牙钳比两个树脂成型器贵多了（图12.1）。

> **重要提示：** 一定要告知患者放置分牙圈后可能牙齿不会立即有什么不适，但次日就会逐步出现敏感症状，成年患者尤为明显。

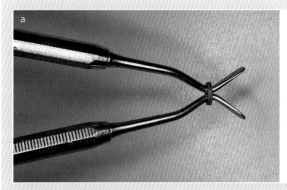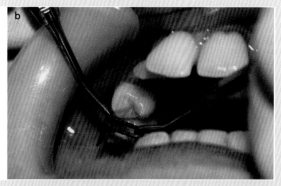

图 12.1　a.将两把扁平树脂成形器插入弹性分牙圈中。b.用两把扁平树脂成形器拉开弹性分牙圈并卡入牙齿之间

之所以应至少提前一周放置分牙圈，是因为这样就有足够的时间完成牙齿的充分分离，并减少牙齿的敏感度。如果患者来复诊准备粘接带环时依然十分敏感，放置带环时可能无法施加太大的压力，结果很可能会导致带环的尺寸选择上会偏大。疼痛的阈值因人而异，成年患者对牙齿分离非常敏感，因此建议将分牙的时间延长 1~2 天。

重要提示：不要在邻接很紧的牙齿上放置或粘接带环。即使带环能够通过邻牙接触点，你也无法判断带环位置是否准确。

12.2　带环的选择

使用无缝不锈钢带环是目前临床标准的做法，用带环片在口内制作带环的概率很少。

可根据需要选择附有或无预焊附件的无缝带环。现在的厂商会通过蚀刻带环的内表面，增强其与黏结剂的粘接力度。在决定使用哪种品牌的带环之前，先检查一下其形状、轮廓、与牙体形态的贴合度、材料的硬度、尺寸范围、库存量、交货速度和价格。其次，你还需要考虑的一点是需要有颊侧或舌侧预焊附件的带环、还是需要普通不带附件的带环。普通带环就位之后就可以使用定位器准确标记需要点焊的托槽或颊面管的位置。提前储存一些普通和带附件的带环很有必要。带附件的带环必须固定在牙齿上的某个位置，这样才可以根据你的技术要求使颊面管或托槽处于正确的高度。某些情况下，因冠部解剖形态异常，托槽或颊面管高度的准确性可能会受到影响。必须提前确定预先焊接到带环上的附件的位置。供应商一般会记录下你的这些要求。假如不是这样，在重新订货时一定要再次提交这些要求。

所有磨牙和前磨牙带环都应附有舌侧扣、舌侧栓或舌侧小钩。患者体验最好的是舌侧栓。正如 Brainerd Swain 所言的，完美的带环设计也是一种投资，在治疗过程中会给你丰厚的回报[2]。在治疗过程中舌侧附件的灵活应用将大大方便加力方向的调整。

> **重要提示：** 在舌侧导向力的辅助下，使用弹力线、橡皮链或Ⅰ、Ⅱ、Ⅲ类口内橡皮圈可使错位牙、扭转牙、反𬌗、倾斜牙和部分萌出的牙齿都能更加有效地进行移动。

12.2.1 放置带环

养成按相同顺序安装和粘接带环的习惯。通常可从左下颌磨牙开始，然后转到右下颌；上颌也是如此，先从左侧磨牙开始，而后转到右侧。为了节省临床时间，在预约放置带环之前，助手可以参照患者的研究模型预先选择出所使用的带环。一些国家相关法律允许口腔卫生士和正畸治疗师为患者挑选和安装带环（见第9章）。

医生用手指按压使带环通过相邻牙齿的接触点，使带环接近颊侧龈缘水平，并感觉到带环稳固。然后使用银汞充填器或者推带环器继续辅助带环就位，最后利用压带环器（或咬合棒）嘱患者用较大咬合力使带环完全就位。带环的颊侧颈部应恰好置于牙齿颊侧龈沟，避免带环和颊侧龈缘之间留下缝隙，否则该区域会有牙菌斑积聚和牙釉质脱矿的可能性。为了将带环置于最佳位置，患者应将压带环器的金属头放于下颌带环的远中颊侧边缘和上颌带环的远中腭侧边缘上。

> **重要提示：** 如果带环过小或邻牙接触过紧，带环往往无法正确就位。

如果无法顺利就位，可以换一个更大的带环来检查失败的原因。如果邻接完全打开了，仅用手指按压就可以使带环完全就位；但是如果邻接非常紧，即使尺寸更大的带环也无法就位。如果带环就位后发现存在颊舌向动度，说明带环过松或未完全就位。

放置前磨牙带环时，需要先用手指按压使带环大致就位，再用推带环器按压带环的近远中边缘。然后将压带环器的金属头放在颊边缘上引导患者咬合使带环最终就位。注意不要对托槽的𬌗向边缘施加压力，否则托槽可能会变形甚至与带环分离。

> **重要提示：** 当正畸治疗接近尾声时，如果出现侧方牙开𬌗，则很可能是由于前磨牙带环未充分就位造成的。

另一方面，如果前磨牙带环就位后位置过于龈向，则可能导致牙齿伸长，产生早接触点，干扰咬合。

带环一旦选好、就位之后，必须使用通用的去带环钳将其取下，而且应避免此过程中带环扭曲变形。但是如果邻牙接触紧，取带环时也会导致带环扭曲。应将带环放在有标记孔或者立柱的托盘上（图12.2）。

这些带环应彻底冲洗干净，去除唾液及血液并吹干。

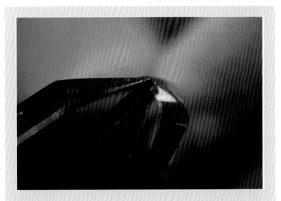

图 12.3　使用 Adams 钳（Ash 64）制作颈圈以增强带环的固位

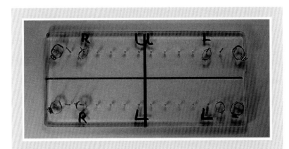

图 12.2　有不锈钢立柱及位置标记的带环放置塑料盘。带环盘与带环都可以浸入水中

调整带环的形状、尺寸

有时因为牙齿形态的异常，某一型号的带环可能过大，而小一号的带环又会过小。略宽松的带环有可能在矫治过程中脱落。在这些情况下都需要调整带环的贴合度，将带环略微缩小一些。这里提供三种调整带环贴合度的方法：

1. 用亚当斯（Adams）钳（ASH 64）的尖头夹住带环颈部边缘 1mm（0.04 英寸），向内弯曲带环边缘约 45°；钳子沿着带环颈部移动并施力，逐步将整个边缘向内弯曲。在带环上调整出小的颈圈，可以增强其在牙齿上的固位效果（图 12.3）。

2. 剪下一小段不锈钢带环材料，点焊到原带环的内表面，注意避免延伸到带环的邻接区。这种方式可以提高带环的强度并缩小内径，增强略宽松带环的松紧度。

3. 在某些非常小的磨牙上放置带环时，即使最小的磨牙带环仍然可能宽松，而选用最大的前磨牙带环又显得过小，在这种情况下需要缩小磨牙带环。可以用金冠剪在带环舌侧部将其剪开，估计合适的带环尺寸，将断端部分重叠并点焊固定，在牙齿上试戴就位。如果不合适，再打开焊接点，重新调整并再次试戴。直到调整合适之后将焊点完全焊接，抛光内表面。

12.2.2　粘接准备

可以将附件嵌入软红蜡中，或浸入半熔蜡中。黏结剂如果进入或者堵塞附件的空腔有可能会在整个矫治过程中引起不必要的问题。

亦可以使用牙膏来封闭托槽或颊面管的空隙。患者漱口时，黏结剂会被牙膏清新的味道所中和。

每个带环需要剪一段约3cm(1~1.5英寸)的胶带。将胶带的一端对折防止粘到操作者手套上，用手指轻压使胶带贴到带环的咬合面边缘，将附有胶带的带环按粘接的顺序放在工作台面上（图12.4）。

当助手准备带环的同时，医生应清洁、隔离并吹干相关牙齿。按照预定的顺序，可先粘接左下颌磨牙的带环。目前常规用于带环粘接的黏结剂是玻璃离子水门汀，也提倡使用光固化树脂增强型玻璃离子水门汀[3-5]。将黏结剂在冷玻璃板上调至乳状后，涂至带环的整个内表面。

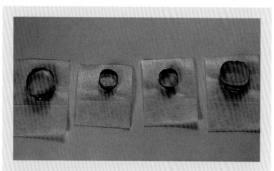

图12.4 带环粘于胶带纸上，便于助手与医生间的传递，并方便医生将带环戴入患者口内相关牙齿上

重要提示： 要确保黏结剂的量能将带环内面充分覆盖，避免牙面与带环之间留出空隙以防釉质脱矿。黏结剂的量宁多勿少。

拿起带环上胶带的对折端，将带环放到对应牙上，加压使带环就位。这个过程是为了使黏结剂充分填充带环与牙之间的空间，也会使多余的黏结剂进入殆面窝沟而不是粘到操作者的手套上。在进行后续操作之前可

使用棉球将咬合面、带环和基牙表面多余的黏结剂去除。

如果基牙无龋坏，在殆面窝沟内留下的一些黏结剂可以充当窝沟封闭剂，同时黏结剂还可以缓慢释放抗龋的氟化物。当然，余留的黏结剂不能影响正常的咬合。此时也可能在龈缘处留有一些多余的黏结剂，但不太要紧，先按顺序粘接其他牙位上的带环。一旦黏结剂开始凝固，使用常规器械就可很轻松地去除余留在龈缘处的黏结剂，尤其是颊面管与龈缘之间多余的黏结剂一定要完全去除；但是咬合面的黏结剂一旦开始凝固再要去除就非常困难。Gilmore曾报道用一次性湿牙刷去除尚未凝固的多余的黏结剂的方法[6]。

12.3 托 槽

托槽的作用只是传导力，将来自不同力源、不同方向的力传导到牙冠上，仅此而已。无论选择何种托槽，所有的正畸治疗计划和临床操作都应该遵循正确的生理、物理原则。不能说使用某种托槽就比使用别的托槽扩弓效果更稳定，其实牙齿根本无法分辨出产生扩张力是哪种托槽。但是，托槽设计的不同，可以产生不同的牙齿移动效果，有的托槽可以允许牙齿倾斜移动，而有的托槽只能允许牙齿整体移动。有的托槽设计可以减少弓丝与托槽槽沟之间的摩擦，而有些设计则将托槽槽沟与弓丝在三个面上的接触最大化了。

正畸托槽的设计和制作工艺日新月异。尽管托槽的材料主要有陶瓷和不锈钢之分，但转矩和轴倾度的设计却有很多种。在有些

病例中，弓丝槽沟应该靠近托槽基板的龈端，其对于部分萌出的前磨牙有很好的矫治效果（TP Orthodontics 公司，美国）。作为需要使用托槽的临床医生，必须仔细评估托槽的市场供应以及是否符合你的矫治系统。要想熟练掌握托槽的使用方法需要首先花费时间来熟悉托槽的性能。新型的托槽在不断问世，但是也不要轻易相信广告，要有自己的判断力。若你选用的托槽种类太多，成本会太高反而还会影响工作效率。

除了要根据矫治系统选择合适的转矩和轴倾度，在选择托槽时还有下列规则也需要考虑：

- 评估托槽设计。
- 查看托槽基板和弓丝槽沟的尺寸。
- 检查托槽基板形状是否与牙齿表面贴合。
- 评估托槽基板的其他特性（网格还是孔隙）。
- 考虑弓丝槽沟在基板上的位置，尤其是前磨牙的托槽，很多情况下槽沟往往需要靠近龈缘。
- 检查工作翼的强度、突度和实用性。

垂直槽

垂直槽的使用大大丰富了矫治的方式。一旦可以熟练使用垂直槽，你会对它爱不释手的。垂直槽可以配合使用很多其他的附件，这些附件在三个空间平面都可以发挥功能（见第14、15章）。当一颗牙齿错位，无法使用传统结扎丝或橡皮圈进行结扎时，此时可以轻松将结扎丝穿过垂直槽进行结扎，让牙齿移动到可以使用传统结扎丝进行

结扎的位置。对于部分萌出的牙齿也是如此，殆龈距比较短不足以放置常规托槽时，在这种情况下利用垂直槽更容易将牙齿与弓丝连接。如果因牙龈或邻牙阻挡无法将结扎丝穿过垂直槽，可以考虑先穿上结扎丝之后再将托槽粘接到牙齿上。

垂直槽可以配合一个加力栓（TP Orthodontics 公司）以便悬挂橡皮链、弹力线或橡皮圈。在一些病例中可以将弹性线直接穿过垂直槽。也可以先用结扎丝弯制一个曲，引导弹力线穿过垂直槽（图12.5）。

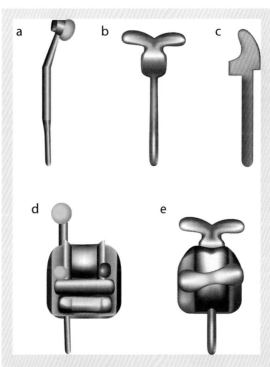

图12.5 不同类型的垂直栓 a.弯头型；b.加力栓；c.高帽型；d.在Damon托槽上插上弯头栓；e.在Tip-Edge托槽上使用了加力栓

在 Begg、Tip-Edge、Nu-Edge 方丝弓托槽（TP Orthodontics 公司）及 Damon（Ormco，美国）托槽中，垂直槽已经成为标准配置，在其他类型的方丝弓托槽里也可以见到垂直槽，比如 Jay Bowman 发明的蝶式托槽（American Orthodontics，美国）以及舌侧矫治中使用的

隐形托槽（American Orthodontics）。选择带有垂直槽的方丝弓托槽有提高整个矫治疗效的潜能。Binder 就曾介绍过在标准型或特制的双翼托槽中如何利用近远中工作翼之间的间隙（垂直槽）来放置辅助弹簧[7]。

> **重要提示：** 在托槽中加入垂直槽往往被大家忽视，但是这的确是一个非常有用的附件，而且可以丰富矫治器的功能。

12.4 粘接过程

Buonocore 于 1955 年发明了酸蚀技术[8]，1963 年 Bowen 在前人的基础上发明了使用双苯酰亚胺树脂来进行粘接[9]，正畸托槽与牙釉质之间的粘接在材料和技术方面均已经有了长足的进步和完善，这些变化也已被广泛报道。然而，尽管过去 50 多年来粘接技术取得了很大的进步，托槽与牙釉质之间的粘接仍然是一个对技术敏感性很高的环节。

除了大量传统的光固化和化学固化的树脂粘接材料外，树脂改良型的玻璃离子水门汀也被用于粘接托槽[10]。

最近，出现了一种疏水的预处理粘接材料，可能会对临床操作有所帮助。然而在整个矫治全程中，这种技术的可靠性和粘接强度还未有定论[11]。随着未来研究数据的逐步公布，这种疏水的粘接材料很可能会取代现有的树脂粘接材料。

> **重要提示：** 成功的牙釉质粘接要求完善的隔湿和干燥。两者但凡有一点不足，粘接强度都可能会大打折扣，托槽也很可能会脱落。

12.4.1 隔 湿

有很多方法可以帮助隔湿。多种形状、不同大小的开口器在市面上很常见，在所有的粘接过程中都不可缺少。棉卷和颊垫与开口器配合使用更能提升某个牙齿或者某个象限的牙齿的隔湿效果。

控制患者舌体位置，确保操作区干燥对于粘接的成功十分重要，有很多塑料舌体挡板（如放在上下颌磨牙之间的𬌗垫）可供使用。这些辅助器具有不同的尺寸、有两个用途：即不仅能控制舌头的位置而且还能给患者一些咬住的东西以便稳定下颌骨，使临床医生更容易对下颌牙齿进行操作。使用限制舌体运动的辅助器具，如"推舌器"（Tongue Away，TP Orthodontics 公司）对于防止患者吞咽时舌体向前推挤唾液很有效。

全口隔湿

John Hickham

笔者设计了一种干燥隔湿系统，不需要使用棉卷、吸唾器或药物，甚至不需要助手配合[12-13]。这种系统有一个独一无二的功能就是可以牵开所有软组织，使视野良好，并能够防止舌体污染已经处理过的牙齿表面（Great Lakes Orthodontics，美国）。

将牙列隔湿之后，就要开始完善的牙面抛光、冲洗、干燥、酸蚀、再冲洗和再干燥的标准流程。在直接粘接技术中，可以一次性完成上下颌自左侧第二前磨牙到右侧第二前磨牙之间所有牙齿的隔湿、处理和干燥。如果需要在磨牙上粘接，上下颌内侧的磨牙就需要分成两步来完成粘接。

> **重要提示：**抛光牙面时，建议选择橡皮抛光杯而不要使用抛光刷。因为橡皮抛光杯可以更紧密地贴近龈缘而不会伤害软组织。

在前磨牙和磨牙上进行粘接，对接近龈缘处的牙面进行预处理尤其重要。如果使用抛光刷特别是牙龈有炎症的情况下，很可能会伤及牙龈造成出血和渗出。一旦龈缘出血或有渗出，粘接的可靠性将会受到影响。你只能等待出血停止或者将托槽粘接到比设计的更靠近咬合面的位置。

最后一步的干燥不能仓促，每颗牙都需要充分干燥，需要确保需要粘接的牙面、牙间隙不能有舌体带过来的唾液，必要时要保证龈缘处都不能有唾液。气枪内不得有水和油，如果难以保证则建议使用带喷嘴的吹风机（Nola 暖空气干燥器，Great Lakes Orthodontics）。你也可以使用传统的吹风机，在吹风机前方喷嘴上安装一个小的出风口（当心吹风机过热）。

> **重要提示：**首先将黏结剂的液体（非填充用）涂抹在酸蚀和干燥后的牙釉质表面，注意不能太厚或在牙面上堆聚。黏结剂液体涂抹过厚会影响粘接效果。在放置托槽之前，要对该涂抹上去的薄层黏结剂液体进行光照处理。

记住，黏结剂的薄层液体必须渗透到酸蚀过的釉小柱内约 25μm 的深度。在放置不透光的不锈钢托槽之前需要进行光照固化，使进入釉小柱深部的树脂达到最大的强度。如果只是在放托槽之后光照固化，那光线只能通过托槽基底边缘进入，再折射到深部，这会使树脂固化的光照量不足。深部的树脂实际上提供了粘接强度的绝大部分，但是这样的操作只能等很久之后才能使深部固化，这就对粘接强度产生了不利的影响。

可根据个人喜好和隔湿效果的不同，来选择一次光照固化单个托槽或是多个托槽。虽然牙釉质具有一定的透光度，部分光线可以透过牙釉质，但还是应该对托槽周围进行足够时间的固化照射，这一点十分重要。

无论选择何种粘接系统，都应该将黏结剂均匀涂抹在金属托槽的网格或陶瓷托槽的接触面上。

按照左下、右下、左上、右上的顺序依次进行粘接。如果先粘接了切牙，接着向后牙移动时，尤其是左侧，手指或器械很容易会触碰到前牙粘接过的托槽，影响其位置的精准性。

重要提示： 下颌比上颌更容易受到唾液污染，因此推荐先粘接下颌再粘接上颌。

材料固化之后，一定还要仔细检查各个牙齿上托槽的位置。将研究模型拿在手上，可以检查出口内不易察觉到的微小的倾斜、扭转。

重要提示： 托槽就位时，不能只从一个角度进行检查，还需要从牙齿咬合面进行观察[14]。

从𬌗面观察下颌牙齿上托槽的位置可以直视完成，而从𬌗面观察上颌牙齿上托槽的位置时必须要有口镜的辅助。特别是在纠正牙齿扭转时需要进行一些位置补偿，可使用探针移动和调整托槽的位置。

Bowman认为在粘接完成后，在牙齿依然处于隔湿和干燥状态时，应立即在托槽周围酸蚀过的牙釉质区域涂氟，这样可以增强釉质抵抗脱矿的能力[15]。

粘接还有一个问题长期未被重视，就是粘接和重复粘接对牙齿颜色的影响。

去除黏结剂后对牙釉质表面进行抛光可以恢复牙釉质表面的光洁度，但是无法去除深入釉柱 $25\mu m$ 内的树脂。这些残留的树脂长此以往会着色，与周围牙釉质颜色出现差异。虽然也许无法在临床上观察发现，但是 Al Maaitah 等人最近使用分光光度计进行检测的研究结果表明，无论选用什么酸蚀技术，固定矫治器的应用都会使牙齿颜色发生改变[16]。

12.4.2 粘接托槽和颊面管

Luc Dermaut

粘接托槽时，注意应使用足够的粘接材料并用力向牙面按压托槽，使多余的粘接材料溢出到托槽边缘。在材料彻底固化前应去除多余的粘接材料，这样在以后拆除托槽时就可以节省大量的时间（需要去除的材料更少），而且有利于口腔卫生。

粘接颊面管时，使用颊挡可以有效控制腮腺唾液的流出。可以嘱患者头部偏至另一侧，以使唾液远离需要粘接的牙齿。

12.4.3 在单颌牙齿上粘接

Ronald G Melville

如果只需要粘接下颌托槽，可以不必严格按照常规托槽高度来放置。如果不需要改变上下颌的咬合关系，托槽就需要远离咬合面、弓丝也应根据需要维持的咬合关系进行调整。

重要提示： 托槽的高度应与牙弓对侧同名牙齿上托槽的高度相一致。例如，粘接右上颌尖牙的托槽时需要考虑之前在左侧尖牙上放置的托槽的位置。

如果没有检查托槽的粘接高度，尤其是仅用肉眼进行了观察，很容易将两侧托槽粘接到不同的高度。这种问题带来的后果是：当从前面进行观察时会发现咬合平面发生了倾斜。

如果只用少数几个托槽来排齐一颗牙齿。例如，在下颌尖牙到另一侧尖牙之间放置托槽来排齐一颗切牙，一定要缩短弓丝防止尖牙颊向移位。

一定要在佩戴矫治器后的一天或两天后电话询问患者或其父母患者是否适应了矫治器。这种关心会让患者心存感激。

12.5 磨牙附件

磨牙附件包括颊面管、舌侧扣等，一般是预焊到带环上，也有越来越多的医生选择直接粘接到牙釉质表面。在需要附件的情况下，笔者还是喜欢使用预焊到不锈钢带环上的颊面管和舌侧附件。

颊面管的配置要求取决于整个矫治系统。无论是选择单管、双管、还是三管，都必须要选择合适的转矩、远端设计以及管的高度。

无论矫治计划是否需要使用口外弓，都建议在上颌磨牙上使用双管颊面管而非单管颊面管。

重要提示： 使用多管颊面管可以提高整个矫治器的功能，而且方便在临床矫治过程中的任何阶段添加更多辅件（见第14章）。

12.6 间接粘接

Anthony Lam

选用直丝弓矫治器，托槽在牙齿上的精准定位尤为重要，这样才能最大限度发挥预制托槽的功能，传递出最有效的生物力学效应。

重要提示： 精确的托槽定位可以将牙齿在空间三个平面上的排列达到最佳位置[17]。间接粘接可以说是托槽粘接的最佳方式之一。

如今间接粘接之所以被重新广泛应用，这是诸多因素共同促进的结果。这里包括传统托盘的改进（透明托盘和双重转移托盘）、托槽就位夹具的应用、黏结剂的多样化（化学固化、光固化、预置黏结剂的托槽）以及依赖间接粘接的舌侧矫治需求量的日益增多等。

间接粘接有如下诸多优势[18]：

1. 托槽位置精准。

2. 可缩短临床椅旁粘接时间。

3. 在后牙上粘接更加高效、精确。

4. 在后牙上不必放置带环，不需要使用分牙圈。

5. 非常适合舌侧矫治中牙齿舌侧形态多变、视野不佳、舌体干扰以及临床牙冠萌出高度不足等复杂情况。

然而有趣的是，间接粘接的优点并没有全部得到研究结果的印证。Aguirre 等人[19]

研究发现：间接粘接可以实现尖牙托槽垂直向的精确定位，可改善上下颌尖牙托槽的角度。但是Koo等人[20]则发现直接粘接和间接粘接技术在唇侧固定矫治中对于角度和近远中位置的影响并没有显著性差异。

> **重要提示：** 值得一提的是，研究结果表明直接粘接和间接粘接在粘接强度上没有明显的差异[21]。

但是间接粘接也有一些不可避免的缺点：

1. 需要较多的技工室操作时间。
2. 费用相对较高。
3. 技术敏感性更高。
4. 需要花费更多的时间和精力去除多余的黏结剂。

间接粘接并非新技术，而是随着时间逐步改进完善的一项技术。从本质上讲，间接粘接需要如下几个步骤的操作：

1. 技工室操作。根据临床医生操作能力的不同，技工室操作步骤可选择在自己诊所完成，也可以外送加工中心制作。

（1）印模。需要印制精准的藻酸盐印模，若用硅橡胶印模则更好。印模不能有任何的变形，否则会导致托槽定位不精确、托盘不合适。传统的印模技术可能逐渐会被口内数字化扫描技术所取代。三维扫描仪具有很高的分辨率，操作者很容易掌握，随着扫描技术的不断进步也不再需要在牙齿上喷二氧化钛粉末了，扫描时间也逐渐缩短了，费用也更加亲民了（见第16章）。

（2）制备石膏模型。为了提高精确性，石膏需要采用真空搅拌以避免出现气泡。而后需要修整模型，填充微小的气孔。

（3）在石膏模型上放置托槽。仔细检查模型是否有印模时留下的气泡。只有需要在放置托槽或颊面管的位置才可以刮除这些气泡，否则最好不要刮除气泡。石膏模型应该放在烘箱或干燥空气中过夜。在模型表面涂布分离剂，以方便从专用转移托盘中取出。

分离剂干燥之后，在正畸医生的指导下放置托槽。预置黏结剂的托槽其黏结剂的厚度较手工放置黏结剂者更加统一，故推荐使用。

在石膏模型上操作时需要避光，避免黏结剂过早凝固。

（4）制作专用转移托盘。检查托槽位置无误后，对黏结剂进行光照固化。确保明显的边缘位置比如颊钩等已经避开后，即可开始制作专用转移托盘。可选用的材料有很多，例如，硅橡胶材料Memosil（Heraeus Kulzer）或胶棒Surebonder（Wauconda）。托盘的形状也可分为全牙列托盘和部分牙列托盘。

2. 临床操作步骤：
（1）隔湿。

> **重要提示：** 严格隔湿至关重要，否则会影响粘接强度。

可以使用专用的干燥系统对舌体和颊部黏膜进行隔离。颊垫包括DriAngle（Dental Health Products）或Dry Tips（Molnlyke Health Care），可以用于覆盖腮腺导管限制唾液流动。也可以服用抑制唾液分泌的药物，但是一定要注意有青光眼、妊娠、哮喘、药物过敏等病史的患者不可服药。

（2）牙齿准备。全瓷冠或修复体需要先进行喷砂粗糙化处理。如果采用舌侧矫治，也需要将舌侧牙釉质表面进行喷砂。

> **重要提示：** 应取得最佳的粘接强度，避免托槽脱落和重新粘接等并发症，对于舌侧矫治技术尤为重要。

对全体牙齿进行抛光、清洁、酸蚀、冲洗、充分干燥，而后涂布黏结剂。如果需要给烤瓷冠粘接托槽，还应配合使用氢氟酸和硅烷偶联剂。给金属冠粘接托槽不需要进行酸蚀，但是需要使用金属粘接材料。

（3）将专用的转移托盘准备好。需要先检查专用托盘就位是否合适，用丙酮清洁托槽基底面并吹干，然后涂布临床医生选用的黏结剂。

（4）戴入专用转移托盘并对黏结剂进行固化。将全口或局部专用转移托盘戴入并完全就位。根据粘接材料的不同选择对应的固化方式（光固化或化学固化）。

（5）移除专用转移托盘。小心移除专用转移托盘，临床医生应确保此阶段托槽不会脱落。仔细去除所有多余的黏结剂。

目前在世界范围内，间接粘接技术已被越来越多的正畸医生所青睐。Ciuffolo 等人报道了一种新的快速制模技术，根据扫描获得的数字模型，使用最新的 CAD/CAM 技术，可制作高度精准的专用转移托盘[22]。

间接粘接技术也方便了唇侧、舌侧矫治中预制不锈钢丝或镍钛丝的制作，比较知名的有 Incognito（Bad Essen，德国）和 Sure Smile（Dallas，美国）。利用这项技术（Robotics）可以制作单条或成批的包含三个序列弯曲的弓丝。这些新兴技术，在 21 世纪对正畸治疗无疑会起到巨大的推动作用（见第 16 章）。

除了上述之外，在正畸矫治中还应考虑许多其他的变量：比如诊断和矫治计划的失误，通用托槽设计就想适合所有的错𬌗、弓丝槽沟不精准等。为了实现理想的疗效，要避免发生上述的错误。除了托槽位置要精准，正畸矫治过程中方方面面都应精准，这样才可获得理想的矫治效果。

12.7 弓 丝

如今正畸医生可以根据他们的喜好配置不同尺寸、不同形状、不同材质的弓丝。毫无疑问，富于弹性的镍钛丝是整个正畸材料发展史上的里程碑。新一代的弓丝包括标准镍钛丝、超弹镍钛丝（从奥氏体变成马氏体）、热敏镍钛丝和铜镍钛丝。这些不同弹性的弓丝为临床医生提供了巨大的便利，可以在严重错位的牙齿上放置弓丝实现施加持续轻力的作用，这在传统不锈钢弓丝上是无法实现的。

不同预制形状和不同尺寸的不锈钢、镍钛丝均可直接购置。然而想要把一根直的或一卷弯曲的镍钛丝弯制成自己需要的弓形，那不是一件容易的事。使用尖嘴钳或弧形钳可以将不锈钢丝方便地弯制成形，但镍钛丝则不行。

12.7.1　成形镍钛丝的弓形

从桶装直丝或卷丝上取丝来弯制弓形时，应先在口内或研究模型上测量牙弓长度，在此基础上增加2mm（0.08英寸）再做剪断。

> **重要提示：** 用持针器或其他合适的钳子夹住丝的两端，在一个直径3~4mm（0.12~0.16英寸）的桩上做前后牵拉。

利用任何圆形桩柱都可以实现这步操作。笔者曾经使用过点焊机上的点焊铜柱，也用过三用汽水枪的喷头。弓丝的曲度取决于两端用力的大小、桩的直径以及牵拉的频率（图12.6）。

用弧形的弯"喙"或其他合适的器具比如金属调拌刀的弹性刃也可以对镍钛直丝进行成形[23]。随后将弓丝插入颊面管里，每一端多留出2mm（0.08英寸）再做剪断。

弓丝的远中端需要用焊枪的火焰或用打火机来退火。必要时，可以用拇指和食指对弓丝颊侧过弯部分进行捋直。弓丝入槽结扎固定后，其末端需要回弯防止滑出。在纠正Spee曲线时也可以用到这项技巧。

不锈钢桶装直丝可以用成形钳、尖嘴钳或用上述的方法来弯制。但是如果用上述的成形方法，桩的直径应比用于镍钛丝的大些（直径可达1.5~2.0cm，0.6~0.81英寸）。

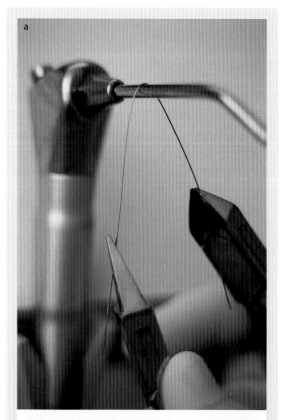

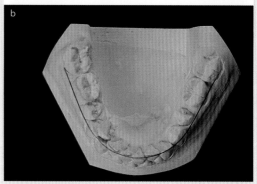

图12.6　a. 将直的镍钛丝绕过三用汽水枪的头或其他圆管做来回牵拉，将镍钛丝弯制成一定的弓形。b. 将镍钛弓丝在模型上与牙弓比对

12.7.2　测量弓丝长度

12.7.2.1　直接法

在口内直接测量：将弓丝从一侧颊面管插入，从另一侧来估计长度。使用这种方法

往往测量的会过大，需要剪去远端的多余部分。这种方法的缺点在于弓丝会刺激黏膜及远端的牙龈。可以在弓丝上用记号笔标明需要特别弯曲和代偿的位点。

大多数的预制弓丝都有一个中点标记点。在标记代偿点、剪断远端多余部分及结扎弓丝时要保证此中点位于两个中切牙之间。

12.7.2.2 间接法

最常用的方法是在患者的研究模型上测量牙弓的长度。Ribeiro[24]介绍了一种更详细精准的测量技术。她用可形变的软尺子沿着牙弓行走，测量中线到需要做弓丝调整位点的距离。所有的数据可以精确到毫米，随后将其记录在一张 Brader 弓形表中。将弓丝对应放在弓形表上，再将相关的标记点用记号笔标记到弓丝上。Baccelli[25]曾将板纹蜡压到牙列上，刻印出托槽、颊面管的形状，然后将其从口内取出展开。将弓丝放到该蜡上，剪下合适长度的弓丝，用蜡笔将中点和位点标记到弓丝上。

热敏弓丝的发展为弓丝材料的发展提供了一个更为广阔的前景。

12.7.3 稳定镍钛丝和细不锈钢弓丝

除了对弓丝末端进行退火回弯外，还有一些方法可以防止弓丝顺着牙弓滑出。

● 用专用钳子（图 12.7a）在弓丝上制作浅凹或刻痕。

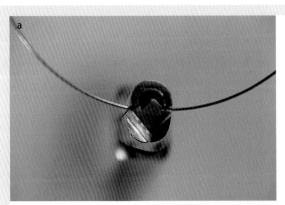
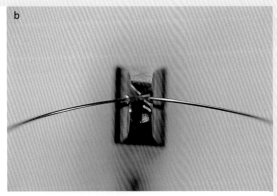
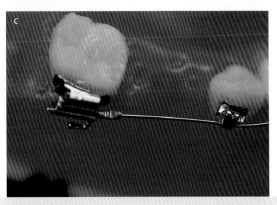

图 12.7 a.在镍钛弓丝上制作凹痕的钳子。b.在镍钛弓丝中线处固定不锈钢小管的钳子。c.在镍钛弓丝上第一磨牙近中位置钳夹固定不锈钢小管

• 使用切割圆盘预切一批长 1~3mm
（0.04~0.12 英寸）、直径为 0.635mm（0.025
英寸）的不锈钢小管备用。将小管套在弓丝
上，而后用钳子将其固定到弓丝上。

> **重要提示：** 这些辅助方法包括刻痕，
> 通常都是做在中点附近。但是，假如需要
> 移动中切牙，若牙齿之间的弓丝笔直且没
> 有刻痕，则牙齿排列起来会更有效率。

在下列情况中，可以将刻痕或金属管放
置到任何排列整齐的牙齿之间，至于哪颗牙
齿无关紧要，只要能有效阻止弓丝滑脱即可
（图 12.7b）。

• 可以在左右磨牙颊面管的近中给弓丝
固定一小段金属管，其可以阻止弓丝滑脱（图
12.7c）。

• 可以在双翼切牙托槽的两翼之间固定
一段长（1.25mm，0.05 英寸）直径（0.457mm，
0.018 英寸）的金属小管[26]。

12.7.4　保护唇黏膜

Glenn William Cooper

如果托槽脱落了、或牙齿过度扭转或拥
挤而无法粘接托槽、或弓丝压伤了唇部黏膜
尤其是下颌唇侧黏膜，此时可以在这段弓丝
上套一个塑料保护管。该塑料管应该比两托
槽间距略长 1~2mm（0.04~0.08 英寸），就
位时产生轻微压缩固定于托槽之间，这样不
仅可以保护唇黏膜，而且还可以充当一个推
簧的作用。

12.7.5　加固悬空的弓丝

Jonathan Sandler

在拔牙病例或未粘接前磨牙托槽的病例
中，弓丝常有一段很长且未做结扎固定。因
为镍钛丝或者细的不锈钢弓丝弹性较大，弓
丝容易变形移位，在咀嚼过程中弓丝远端部
分很容易从颊面管中滑脱，尤其在下颌牙齿
上更易发生。为增强弓丝的稳定和强度，可
以将从尖牙到磨牙之间那段弓丝部分套上一
段不锈钢金属管。金属管可以为这段悬空的
弓丝提供较好的强度和稳定性来防止弓丝从
颊面管中滑脱。可以将内径为 0.9mm（0.036
英寸）的不锈钢管预切为 6mm、8mm、10mm、
12mm、14mm（0.24 英寸、0.32 英寸、0.40 英寸、
0.48 英寸、0.56 英寸）备用（图 12.8）。

在牙列缺损的病例中，缺牙部位的对颌
牙可能过度萌出而撞击矫治弓丝，所以弓丝
的这一段应该略做微调，使其低于咬合平面
而位于缺隙处的颊侧，同时弓丝的这段水平
部分也应套上金属管以增强强度和稳定性。
但图中所示的弓丝设计，无法在镍钛丝上实
现（图 12.9）。

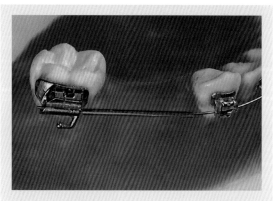

图 12.8 在镍钛丝的悬空段套上不锈钢金属管
可以增强其强度

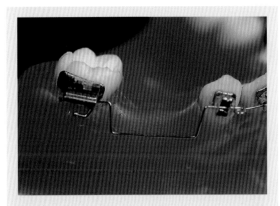

图 12.9 将不锈钢弓丝的悬空段弯折向下形成"台阶"以避免咬合干扰

12.7.6 弓丝的弓形尺寸

Glenn William Cooper

使用镍钛丝排齐牙列后在换用不锈钢丝之前，需要用弓形模板与患者的研究模型进行比对，选择与下颌研究模型最匹配的弓形模板作为以后选择弓丝的标准。笔者通常使用 Euroarch 模板（Precision Orthodontics，英国），并将对比测得的弓形尺寸记录在患者的病历中，以后更换的所有弓丝将会选择同样的弓形尺寸。

12.7.7 加固弹力线

在一些必须使用弹力线且操作不便（如阻生或扭转牙）的病例中，可以将 0.254mm（0.010 英寸）的结扎丝套上 0.635mm（0.025 英寸）的 E-Z 结扎管，这样可以增加弹力线的强度，而且可以弯制成牵引钩的形状，便

于悬挂附件。一旦弹力线就位之后，就可以从弹性管中牵出结扎丝按要求进行结扎。

12.7.8 锐器处理

应将所有剪切下的弓丝末端、更换下的旧弓丝、脱落的托槽及带环放到器械盘或托槽盒旁的专门盒子里（笔者使用一次性塑料杯来盛放）。在每个患者临床操作结束时应将该盒子中的前述锐器转移到"利器盒"里，以减少助手误伤的风险，尤其是治疗过程中在清理器械盘或维持操作台面整洁的时候更应如此。助手也应知道留在盘子中的所有的弓丝、托槽和带环都需要灭菌，不应随意丢弃。

12.7.9 结扎圈的颜色选择

Robert A Katz

如今在固定矫治中使用结扎圈十分普遍。五颜六色的结扎圈可以吸引很多小患者，同时也给了患者选择颜色的机会。为了帮助你掌握这一部分内容，我们设计了如下的图表：

选择你库存的结扎圈的全部颜色制作成表格并打印出来。我们总是每次只选择 10 种颜色。剪下一段结扎圈（6~8 个圈）将其粘到表格上颜色相对应的位置上，然后贴到硬卡纸上装在速封透明塑料袋中，但是要定期更换颜色。在患者候诊时将装有结扎圈的速封袋交于患者或将速封袋放在候诊区以便患者候诊时挑选颜色。这可以鼓励患者参与治疗，还能节省很多临床时间（图 12.10）。

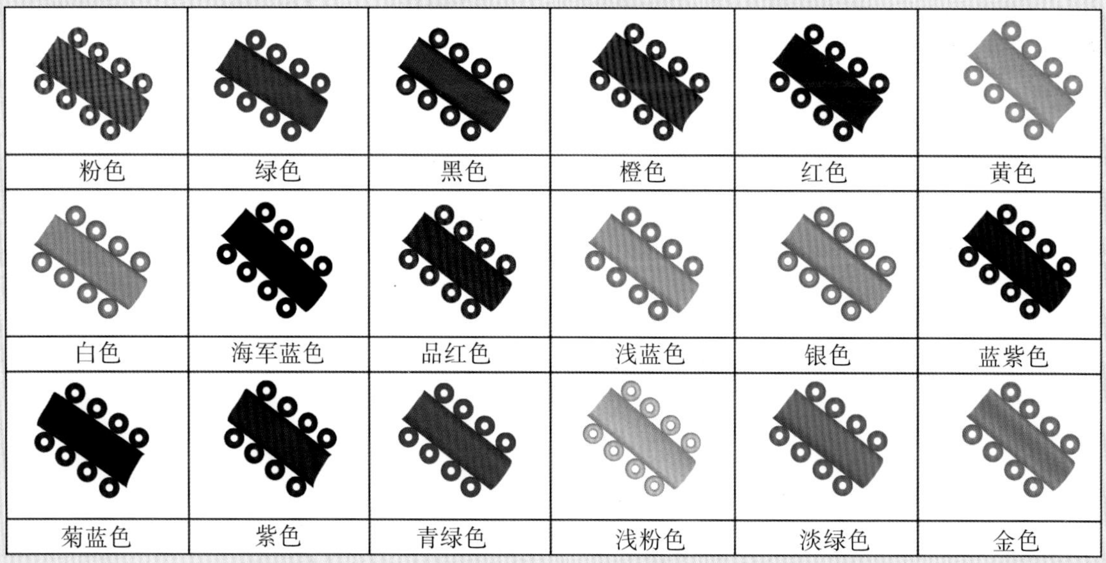

粉色	绿色	黑色	橙色	红色	黄色
白色	海军蓝色	品红色	浅蓝色	银色	蓝紫色
菊蓝色	紫色	青绿色	浅粉色	淡绿色	金色

图 12.10 彩色结扎圈可供患者选择

12.8 口内用橡皮圈

不管矫治哪种错殆畸形，使用口内橡皮圈都是一个非常重要的内容。你所应用的矫治器应该便于口内橡皮圈来施加任意方向的力。这些橡皮圈既可以在三维空间上移动整个牙弓，也可以用于个别牙齿的移动。

除了施力方向的多样化以外，还有加力的大小也需要仔细选择和监控。能够辨别并区分常规方丝弓矫治器或如 Tip-edge 矫治器或自锁托槽矫治器等细丝弓矫治系统所需要的力值大小是十分重要的。在方丝弓矫治器中，橡皮圈产生的力很大一部分被弓丝与托槽之间的摩擦力抵消掉了。而在细丝弓牙冠自由倾斜矫治技术中，橡皮圈产生的力绝大部分用于促进牙齿移动而非克服摩擦力。因此，在细丝弓矫治器中橡皮圈内收前 6 颗牙齿的力值（每侧 42~56g，1.5~2 盎司）较使用方丝弓矫治器时要小很多。

选用橡皮圈时，需要关注如何移动牙齿以及摩擦力在矫治系统中扮演的角色。

重要提示： 过大的牵引力会产生不可预测的负效果，比如会改变咬合面的倾斜度、增加牙齿的松动度和敏感性，可能会将个别牙齿推出牙弓之外并会导致一定程度的牙根吸收。

为了有效地移动牙齿，每天需要佩戴橡皮圈 24 小时，中断佩戴橡皮圈不利于牙齿持续平稳的移动。一旦达到某个目标比如减小了覆盖，就可以只在夜间佩戴橡皮圈来维持牙齿现状而不是继续移动牙齿。

橡皮圈的力值大小会因口腔环境而老化衰减，因此应每天或每两天更换一次橡皮圈以保持持续、合理的力值水平。

正确悬挂橡皮圈需要掌握一定的技巧，

而对于某些患者来说其很不容易做到，因此医生需要指导患者正确摘戴橡皮圈，在患者离开诊室前要教会其自己摘戴橡皮圈。如果患者某次复诊时没有悬挂橡皮圈，可以想象当他们取下橡皮圈时可能还会有很多其他事情发生。

患者复诊时口内悬挂有橡皮圈很重要，因为这是医生唯一能够了解患者是否独立摘戴橡皮圈的机会。总是有患者因为各种原因记不住医生指导的方法，所以指导患者摘戴橡皮圈时最好有家长或其他相关成年人在场。

> **重要提示：** 需要告知患者及其父母橡皮圈在整个矫治过程中的重要性。

12.8.1 悬挂橡皮圈

Matie Grobler

如果患者吃饭或刷牙时需要摘下橡皮圈，则应该将取下的橡皮圈套在手指上，以提醒患者饭后或刷牙后要直接戴回去。

12.8.2 橡皮圈磨损证明

Luc Dermaut

如果你发现患者没有悬挂颌内橡皮圈而患者又不承认时，可以在不告知患者的情况下在牙弓的一侧固定一个加力的橡皮结扎圈。如果下次复诊时发现该侧比另一侧明显有改善，此就可以有充分证据来说服患者应

积极配合。

12.9 无依从性矫治器

自从 Herbst 矫治器被 Pancherz 于 1979 年再度提及[27]，这种矫治器又得到了广泛的应用。迄今为止，无依从性矫治器有多种类型，主要用来纠正 Ⅱ 及 Ⅲ 类𬌗关系不调。关于这些矫治器的细节请参见第 14 章，这里不做详述。

近年来出现的种植体支抗也属于无依从性矫治器的范畴。不管是产生骨结合后作为永久修复的种植体还是几个月以后就可去除的微螺钉临时种植体，都可提供稳定的骨性支抗[28-31]。该方法的力学矫治理念已得到广泛认可，目前已成为传统成人错𬌗矫治中一个重要的附件（见第 17 章和第 18 章）。

12.10 邻面去釉

Robert A Katz

邻面去釉（Interproximal enamel reduction, IPR）是现代正畸治疗中一个重要的内容，在隐适美矫治（Invisalign）、舌侧矫治、不拔牙矫治和牙齿外形重塑过程中也是不可或缺的部分，尤其在消除牙齿之间黑三角方面有独到的功效。

笔者的个人经验是患者都希望IPR的操作快速有效，因此可以选用切割砂片和高速金刚砂车针而不太建议选用手工磨切（图12.11）。

笔者发现使用手工打磨条磨切牙釉质会花费较长的时间，更易引起患者不适，而且也更容易造成出血或是切割到嘴唇。但是当牙齿邻接点不齐时，还是建议先做手工磨切。

笔者对IPR的技术总结如下：

1.选用慢速机头装配金刚砂片切砂片（图12.12，图12.13）。

2.如果只磨切单颗牙齿则选用单面片切砂片。

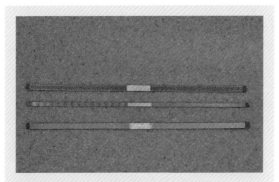

图12.11 手动金属砂条。有不同的宽度、粗糙度、带孔或实心的可供选择

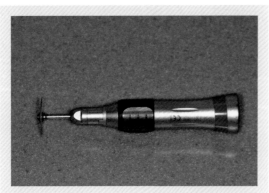

图12.12 低速直柄手机配合使用金刚砂片切砂片

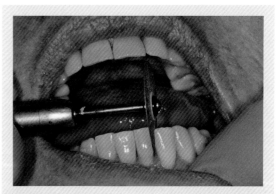

图12.13 在下颌左侧侧切牙和中切牙之间进行邻面去釉

3.笔者喜欢使用镂空的片切砂片，很少使用实心的片切砂片，因为镂空的片切砂片更灵活，噪音少，效率更高（图12.14）。建议你与当地牙科/正畸供货商、加工厂联系来选择最适合自己的片切砂片。在英国，笔者从一家加工厂购买片切砂片，因为这家工厂可以提供很大的选择范围，包括尺寸、弹性、金刚砂性质（粗糙、中等粒度、光滑）等（Bracon公司，High Street，Etchingham，East Sussex，TN19 7AL，网址是 www.bracon.co.uk.。其他的英国供货商包括 www.Orthocare.co.uk. 和 www.tocdental.co.uk.）。

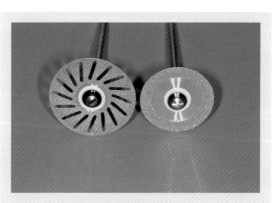

图12.14 左为镂空的金刚砂片切砂片，右为实心的金刚砂片切砂片

4.片切砂片一般有2~3个不同的厚度。

如果需要大量磨切，则应选择较厚的砂片。

5. 最薄的砂片厚度为 0.17mm（0.007 英寸），穿过邻牙接触点一次可磨切出 0.2mm（0.008 英寸）的间隙（图 12.15）。

6. 厚度中等的片切砂片为 0.22mm（0.009 英寸），磨切一个来回可以产生 0.3mm（0.012 英寸）间隙。

7. 厚度最大的实心片切砂片为 0.25mm（0.01 英寸），通过 3~4 次的磨切可以产生 0.4mm（0.016 英寸）的间隙。

8. 如果需要超过 0.4mm 的间隙，笔者会先用片切砂片做出 0.4mm（0.016 英寸）的间隙，然后用高速气动手机（air rotor stripping，ARS）配合不同粗糙程度的金刚砂车针来获得所需空间。

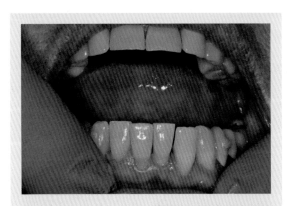

图 12.15　使用 0.17mm 厚的片切砂片创造间隙

9. 用片切砂片磨切牙釉质之后，邻面的切削面往往很锐利，与切角或咬合面成 90°直角（图 12.16）。

这时可以使用 A 状细砂车针来修整、抛光边缘（图 12.17）使磨切面变得圆润光滑，直到牙线可以轻松穿过。选用的车针可以从 Komet/Brassler 获得（Ref No 8833 314 031；网址为 www.Kometdental.co.uk）。

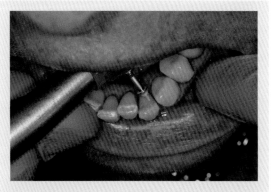

图 12.16　使用 "A" 状金刚砂车针对锐利的片切面及舌轴角进行抛光

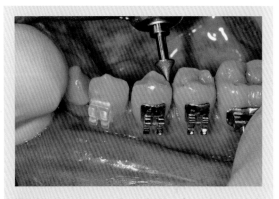

图 12.17　使用 "A" 状金刚砂车针对锐利的片切面及唇轴角进行抛光

12.11　固定矫治的一些实用技巧

Victor Lalieu

多次激活镍钛推簧为拥挤错位的牙齿开辟空间。

● 在放置弓丝之前先在弓丝上套上长短适宜（直径略大）可以滑动的金属小管（可

以钳夹固定）（图12.18）。

● 在拥挤区域弓丝上套上一只轻力镍钛推簧，使其长度大于一个托槽宽度来使其产力。

● 在拥挤牙齿处的推簧的近中或远中钳夹一个金属小管（stop），压缩推簧并关闭自锁托槽的滑盖，使推簧产力。

● 后续复诊时，不断增加金属小管，继续使推簧产力。

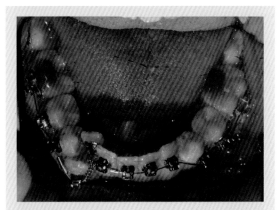

图12.18 在放置弓丝之前先在弓丝上套上可滑行的金属小管

12.11.1 关闭间隙时防止橡皮链脱落的悬挂方法

● 先将橡皮链穿过有焊接牵引钩（位置通常在侧切牙与尖牙之间）的弓丝的下方（上颌从龈向到𬌗向，下颌是从𬌗向到龈向）。

● 将橡皮链的远中端挂在磨牙颊面管的牵引钩上或挂在弓丝的远中端上。

● 将橡皮链牵拉至适宜的力度状态，穿过弓丝再挂到弓丝上的焊接牵引钩上（图12.19）。

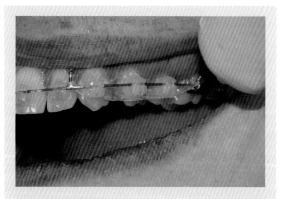

图12.19 将橡皮链拉至合适的力度状态，穿过尖牙托槽近中的弓丝下，然后将橡皮链挂在弓丝上的焊接钩上

● 上述操作技巧可以防止橡皮链从牵引钩上意外滑脱。

12.11.2 将弓丝纳入严重错位牙齿的自锁托槽中

● 将弓丝纳入距离严重错位牙齿最近的牙齿托槽内。

● 将牙线从弓丝下方穿过（图12.20）。

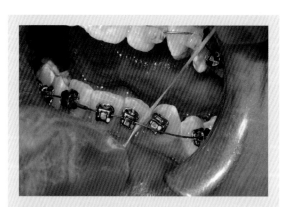

图12.20 将牙线从弓丝下方穿过

● 绕弓丝对折牙线。

● 用牙线牵拉超弹弓丝使其纳入托槽槽沟（图12.21）。

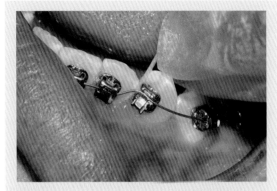

图 12.21 用牙线牵拉超弹弓丝使其入槽

- 关闭自锁托槽锁盖，弓丝开始发力（图 12.22）。

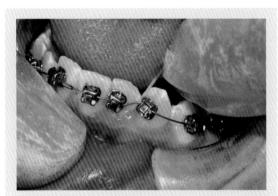

图 12.22 一旦弓丝完全入槽即可关闭自锁托槽锁盖，弓丝开始发力

12.11.3 Damon 自锁托槽系统使用的弓丝序列

标准序列与改良序列：

标准序列	
上颌	下颌
（1）0.014 铜镍钛丝	（1）0.014 铜镍钛丝
（2）0.014×0.025 铜镍钛丝	（2）0.014×0.025 铜镍钛丝
（3）0.018×0.025 铜镍钛丝	（3）0.018×0.025 铜镍钛丝
（4）0.019×0.025 不锈钢丝预焊牵引钩	（4）0.016×0.025 不锈钢丝
小计：上颌弓丝=4	下颌弓丝=4
总计：弓丝=8，单位：英寸	

因为上下颌使用了同样尺寸和弓形的铜镍钛弓丝，所以笔者提出的弓丝序列可以为每个患者都节省一部分弓丝。

改良序列	
上颌	下颌
（1）0.014 铜镍钛丝	（1）0.014 铜镍钛丝
（2）0.014×0.025 铜镍钛丝	（2）双弓丝（将上下颌的 0.014 铜镍钛丝合并使用）
（3）0.018×0.025 铜镍钛丝	（3）0.014×0.025 铜镍钛丝（用上一次的上颌弓丝）
（4）0.019×0.025 预制不锈钢丝	（4）0.018×0.025 铜镍钛丝（用上一次的上颌弓丝）
（5）0.016×0.025 不锈钢丝	
小计：上颌弓丝=4	下颌弓丝=2
总计：弓丝=6，单位：英寸	

- Ormco 公司供应的包装好的铜镍钛弓丝已经附有两个阻尼管（防止弓丝滑出）。上颌因为托槽间距较大，故在上颌弓丝上附有两个阻尼管；而下颌弓丝上只附有一个阻尼管。当将上一条的上颌弓丝放到下颌牙弓上使用时，需要去掉其中一个阻尼管即可。

● 上颌牙弓比下颌牙弓长，因此在下颌牙弓上使用上颌的弓丝时，弓丝长度肯定是足够的（当然指的是上下颌有同样数目的牙齿，如6-6或7-7）。

● 在对上颌不锈钢弓丝进行弓形调整时，可以用咬蜡法获取口内精确的牙弓形态和尺寸。根据上颌弓丝形态调整下颌弓丝形态，并将下颌弓丝保存到病历袋里，下次复诊时所需诊疗时间可以大大缩短。

● 只有在弯制上颌不锈钢弓丝弓形时才需要花费较长的复诊时间或者说需要预告"上学的时间"。

● 用过的弓丝应该保留好，也许还有机会给患者再次使用。比如患者的下颌托槽损坏了，需要选择小一号的弓丝尺寸，此时就有可能用到（当然上颌弓丝已经不适用了，因为为了适配下颌弓形已经将上颌弓丝剪短了）。

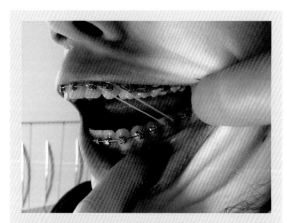

图 12.23 患者用移动电话记录悬挂Ⅱ类牵引橡皮圈的情况

2. 解决紧急情况。不知道你有否遇到，但我和我的员工经常会对患者打来的紧急电话所描述的情况一头雾水。我们想出了一个看上去高端的解决办法：要求患者发一张请朋友或家人用智能移动电话或平板计算机拍摄的照片。这样就可以轻松了解问题的性质，提出合理建议或预约时间就诊。

12.11.4 移动电话（手机）远程指导

Pieter van Heerden

移动电话对于正畸患者的管理能起到重要的作用，尤其是内置相机能给我提供如下两方面的帮助：

1. 监督患者佩戴橡皮圈。在你的诊疗过程中一定经历过对患者没有正确佩戴橡皮圈的失望。有了移动电话这个问题就很简单了，在就诊时让患者用移动电话拍一张如何佩戴橡皮圈的照片就可以解决问题。这避免了患者佩戴橡皮圈时所有可能的困惑，同时这张照片对患者和其父母来说也是一个正确使用橡皮圈的长期提醒（图 12.23）。

12.12 口腔卫生

保持良好的口腔卫生是贯穿整个正畸治疗过程的大问题。有的患者只需要指导一次就可以保持良好的口腔卫生：矫治器光洁，龈缘粉红、坚韧并且健康。但是也有一些患者无论你怎么频繁地指导和劝告，其矫治器总会附有牙菌斑，牙龈也总是发炎容易出血。幸运的是后者占比较少，大多数患者在医生的监督和提醒下都可以有符合标准的口腔卫生状况。

在沟通治疗方案时，在正畸治疗全程中保持良好的口腔卫生是最先需要强调的。医生和助手通常在装配带环的那次就会指导患者正确的口腔卫生维护方式，尔后在每次复诊时都要检查患者是否达到了标准（见第9章、第18章）。此外有很多关于口腔卫生不佳导致不良的矫治效果以及提升和维护口腔健康环境的技术和辅助手段的大量文献可供参阅。

装配带环时医生会给患者一个口腔健康包，通常包含常规牙刷、旅行牙刷、牙膏、正畸用的氟化物、牙菌斑显示药片、牙线、口镜、保护蜡和相关指南。医生会指导患者学习正确的刷牙方式和牙线的使用方法，并告知患者随身携带旅行牙刷。告诉患者如果在学校内或在户外时可以只用牙刷和清水刷牙，而不必随时携带牙膏。患者每次复诊都需要带上牙刷，以证明其随身携带了牙刷，在每次复诊调节开始之前应先刷牙。如果没有随身携带牙刷，患者则需要在导医台重新购买牙刷。这种做法不仅适用于儿童，也同样适用于成年人。对于成年人错殆畸形且有较大的牙缝时，使用牙间刷可以帮助其维持良好的口腔卫生。

> **重要提示：** 在正畸治疗的任何阶段，如果患者的口腔卫生状况不达标，一定要在病历中注明，并需告知患者及其父母。

刚开始时可以通过口头的方式告知患者，但是如果状况持续得不到改善，应该写信给患者的父母告知他们这种情况，并指出其中可能的风险，提醒他们要完全配合治疗。也有些正畸医生将信件转发给了患者的转诊牙医。

口腔卫生维护

Lee W Graber

患者对固定矫治器最主要的担忧之一就是牙菌斑对口腔软硬组织的影响。无论有无矫治器，患者都存在患龋的风险，在牙面上粘接附件只会让这种风险更大。笔者的诊所采取了如下的策略以应对软组织增生、牙面脱矿甚至于龋坏的风险，并取得了极好的效果，那些提供基础口腔治疗及预防工作的基层口腔同仁都认为笔者的患者是他们见过的口腔状况最好的正畸患者。

在矫治的最开始，笔者要求患者准备一面带灯的放大镜子。可以是女孩的"化妆镜"也可以是男孩的"剃须镜"。镜子叫什么名字不重要，重要的是镜周要发光，可为患者突出视野，可让患者可以看清切牙后方的牙齿，可以更仔细地清洁后牙和矫治器。实际上，我们是让患者用普通镜子辅助刷牙而用放大的镜子检查刷牙的效果，患者一定会选择用放大镜子来检查一天两次的刷牙效果的。

每个患者在睡前都要使用口腔氟化物喷雾来深层次保护牙齿。

每个患者至少每四个月要做一次彻底的口腔健康检查，以最大限度降低难以诊断的牙齿脱矿或龋坏等潜在风险。

事实上并不是每个患者都能严格遵照医方的要求进行口腔卫生维护的。笔者会在每次复诊时对患者的口腔卫生进行评估并为其打分，评估其口腔卫生是否达标，还会与患者、父母及他们的家庭医生交流这些关于口腔卫生的担忧。因此在笔者诊所很少会看到患者有严重的牙龈问题或者有牙齿脱矿及龋坏的问题。

参考文献 · Reference

［1］ Banks P, Macfarlane TV. Bonded versus banded frst molar attachments: A randomized controlled clinical trial. J Orthod, 2007, 34:128-135.

［2］ Swain BF. The Begg technic//Graber TM, Swain BF, Eds. Current Orthodontic Concepts and Techniques. 2nd ed. Philadephia: WB Saunders, 1975：665-991.

［3］ Mizrahi E. Glass ionomer cements in orthodontics. Am J Orthod Dentofacial Orthop, 1988, 93:505-507.

［4］ Fricker JP. A 12-month clinical study comparing four glass-ionomer cements for cementation of orthodontic molar bands.Aust J Orthod, 1989, 11:10-13.

［5］ Gillgrass TJ, Benington M, Millett DT, et al. Modified composite or conventional glass ionomer for band cementation? A comparative study. Am J Orthod Dentofacial Orthop, 2001, 120:49-53.

［6］ Gilmore JL. Removal of excess cement. J Clin Orthod, 1996, 30:450.

［7］ Binder RE. Addition of uprighting and rotating springs to standard edgewise or preadjusted brackets. J Clin Orthod, 2002, 36:279-280.

［8］ Buonocore MG. A simple method of increasing the adhesion of acrylic filling materials to enamel surfaces. J Dent Res, 1955, 34:849-853.

［9］ Bowen RL. Properties of a silica reinforced polymer for dental restorations. J Am Dent Assoc, 1963, 66:58-64.

［10］ Fricker JP. A 12-month clinical evaluation of a light-activated glass polyalkenoate （ionomer） cement for the direct bonding of orthodontic brackets. Am J Orthod Dentofacial Orthop, 1994, 105:502-505.

［11］ Schaneveldt S, Foley TF. Bond strength comparison of moisture-insensitive primers. Am J Orthod Dentofacial Orthop, 2002, 122（3）:267-273.

［12］ Hickham JH.Predictable indirect bonding. J Clin Orthod, 1993, 27:215-217.

［13］ Hickham JH. Single-operator sealant placement made easy. J Am Dent Assoc, 2000, 1312:1175-1176.

［14］ Mair AD, Harrison L. Direct bonding of maxillary central incisors. J Clin Orthod, 2000, 34:158.

［15］ Bowman SJ. Use of a fluoride varnish to reduce decalcifcation. J Clin Orthod, 2000, 34:377-379.

［16］ Al Maaitah EF, Abu Omar AA, Al-Khateeb SN. Effect of fxed orthodontic appliances bonded with different etching techniques on tooth color: A prospective clinical study. Am J Orthod Dentofacial Orthop, 2013, 144:43-49.

［17］ Andrews LF. The straight-wire appliance origin, controversy, commentary. J Clinn Orthod, 1976, 10:99-114.

［18］Sondhi A. Effcient and effective indirect bonding. Am J Orthod Dentofacial Orthop , 1999, 4:352-360.

［19］ Aguirre MJ, King GJ, Waldron JM. Assessment of bracket placement and bond strength when comparing direct bonding to indirect bonding techniques. Am J Orthod, 1982, 82:269-276.

［20］ Koo BC, Chung CH, Vanarsdall RL.Comparison of theaccuracy of bracket placement between direct and indirect bonding techniques. Am J Orthod Dentofacial Orthop, 1999, 3:346-351.

［21］ Linn BJ, Berzins DW, Dhuru VB, et al. A comparison of bond strength between direct- and indirect-bonding methods. Angle Orthod, 2006, 2:289-294.

［22］ Cuiffolo F, Epifania E, Duranti G, et al. Rapid prototyping: A new method of preparing trays for indirect bonding. Am J Orthod Dentofacial Orthop, 2006, 1:75-77.

［23］ Navarro MA, Epstein MB. Bending spooled nickel titanium wire. J Clin Orthod, 1997, 31:28-29.

［24］ Ribeiro L. Disposable archwire rulers. J Clin Orthod, 2001, 35:261-264.

［25］ Baccelli JJ. Indirect measurement of archwire circumference. J Clin Orthod, 2001, 35:702.

［26］ Baccelli JJ. The .018″ nickel titanium stop for prevention of archwire crawl. J Clin Orthod, 1999,

33:236-238.

[27] Pancherz H. Treatment of Class II malocclusions by jumping the bite with the Herbst appliance. Am J Orthod, 1979, 76:423-442.

[28] Park HS. Skeletal cortical anchorage using titanium microscrew implants. Korean J Orthod, 1999, 29:699-706.

[29] Park HS, Bae SM, Kyung HM, et al. Micro-implant anchorage for treatment of skeletal Class I bialveolar protrusion.J Clin Orthod, 2001, 35:417-422.

[30] Park HS, Kyung HM, Sung JH. A simple method of molar uprighting with microimplant anchorage. J Clin Orthod, 2002, 36:592-596.

[31] Manio BG, Bednar J, Pagin P, et al. The spider screw for skeletal anchorage. J Clin Orthod, 2003, 37.90-97.

（衣颖杰 译，姚 森 审）

第 13 章

如何让自锁托槽产生高效能的作用

Nigel WT Harradine

近十多年来，自锁托槽的应用在全球范围内增长迅速。在使用率增长迅速的同时，也应清楚其尚存在需进一步研究的地方。首先，这种特殊的、与常规托槽有差别的、有更好效果的托槽还没有非常具体的对照试验的支持。其次，这类托槽价格昂贵，最近研发出的托槽才真正消除了某些固有的缺陷（例如：不会因为牙结石的堆积而将锁盖卡住）。第三，有点令人惊讶的是对于如何最有效地利用这些托槽的固有特性大家仍不完全知晓，这些托槽的最佳应用方式尚需随机对照研究来支持。本章节重点介绍第三点，希望能给出一些实用性的建议，这将有助于临床医生更好的使用自锁托槽。

重要提示： 自锁托槽大大减少了完全不必要的潜在无益的摩擦成分。

上述研究和其他学者得出的研究结论是一致的，即在错𬌗畸形中无论采用哪种托槽系统，若赋予弓丝的总力值一样，阻力的增加必然伴有其他力的降低。事实上也正是减去摩擦力以后剩余的力才是产生牙齿有效移动的力。上述研究得出的数据还显示力值之差可产生明显的临床效果。例如，几个研究小组均发现排列严重错乱的牙齿，若使用传统的完全入槽的方式会使牙齿排齐的力降低甚至接近于零；假如使用自锁托槽，则大部分有效力值仍存在，可以很快地排齐牙齿。

13.1 有效利用潜在的生物力差

自锁托槽通常能提供更方便、更简洁、更快速的结扎。

重要提示： 除了上述优势之外，自锁托槽跟普通托槽最大的区别在于其创新性地将全弓丝控制与减少弓丝和托槽之间摩擦力有机地结合在了一起。

Robust 利用大量的研究数据充分证明了自锁托槽在所有的临床矫治中均可明显减少滑动阻力，而且不受滑动阻力的结扎因素影响。但是在许多传统矫治系统中结扎是必须的，因为只有通过结扎才能把弓丝上的力传递到牙齿上。

13.2 利用生物力学优势的技巧

上述差别自然会引出生物力学技术领域的两大循证变革。

13.2.1 特色 1: 完全入槽

对于诸如牙齿严重错位的情况若选用自锁托槽矫治系统，将弓丝全部纳入托槽是可行且高效的。若采用传统矫治系统进行结扎，将弓丝全部纳入托槽不仅会大大降低排齐错位牙齿所需力值，而且因为在矫治系统中附加的总的力值一样，必然会将力分配到其他牙齿上，这常会导致不希望的结果出现（图

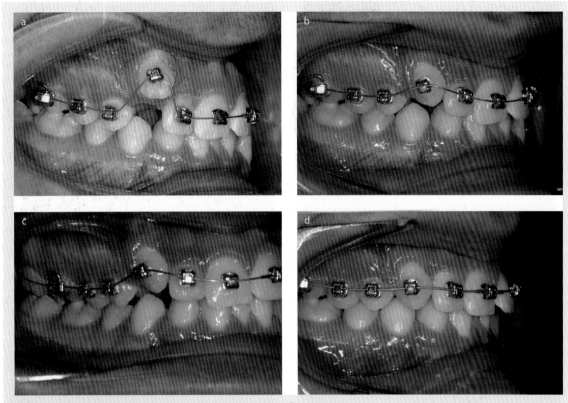

图13.1 利用自锁托槽矫治器矫治严重错位的尖牙。a. 将0.356mm（0.014英寸）的镍钛丝完全纳入13#牙的托槽。b. 第一次复诊时牙齿的排列情况。c. 第二次复诊时的情况：注意尖牙的扭正情况。d. 再接下来的复诊将0.356mm×0.635mm（0.014×0.025英寸）的镍钛方丝入槽。低摩擦力确保有足够的伸长力值将尖牙排齐，而反作用力并未引起切牙压低，过长的弓丝向远中滑出也不会导致切牙唇倾

13.1，图13.2）。

使用传统的结扎方法将弓丝纳入严重错位牙齿的托槽内会产生不利的效果。此时，明智的做法是不将弓丝入槽或对错位的牙齿只做部分入槽。传统的做法妨碍了牙齿的有效移动，而自锁托槽系统可将弓丝巧妙地完全纳入错位牙齿的托槽内，从而使牙齿产生最佳的移动方式和最大的移动幅度。如图13.1的病例若用传统的矫治器进行结扎，会降低弓丝沿着前磨牙向远中滑动的能力，伸长尖牙的力也会大大减小同时还会将切牙压低及唇倾。图13.2显示用传统矫治器会导致不希望的牙齿移动模式（该内容已征得David Birnie同意引用）。

利用低摩擦力及将弓丝完全纳入错位牙齿托槽产生有效作用的优势，可以增加弓丝的作用范围并在下次复诊调节之前提高排齐牙齿的速度，其能减少弓丝的更换频率，无须严格按照流程将弓丝部分及全部纳入托槽槽沟。图13.3也显示了其优点，在没有拔牙、没有用推簧开辟排齐间隙的情况下，仍能将严重错位的牙齿排齐。

重要提示： 使用自锁托槽，应尽可能将弓丝完全纳入多数牙齿的托槽，减少牙齿的不良移动，减少复诊的次数，以达到精准排齐牙齿的目的。

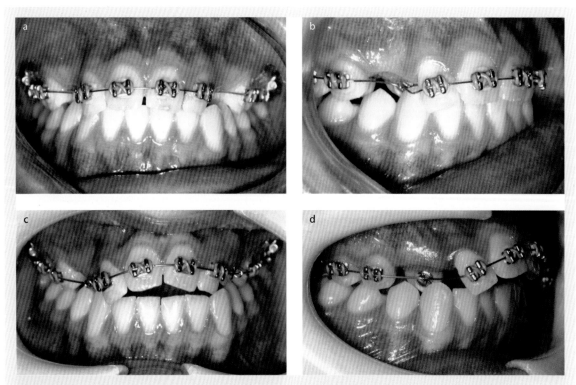

图13.2 a、b. 将0.356mm（0.014英寸）的镍钛丝纳入尖牙托槽时的情况。c、d. 第一次复诊时情况

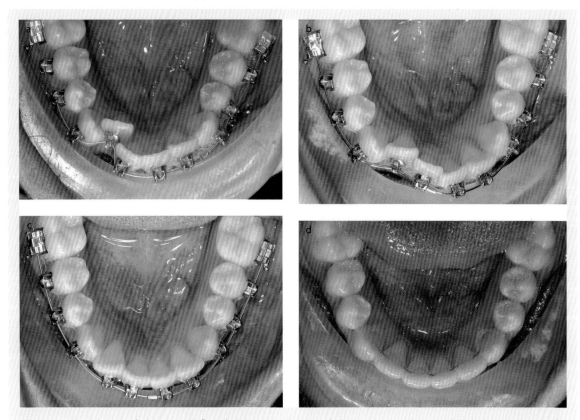

图13.3 使用自锁托槽系统，42牙齿上先粘贴了小圈附件，将直径0.356mm（0.014英寸）镍钛丝完全入槽。a. 将0.356mm（0.014英寸）的镍钛弓丝纳入槽沟当天。b. 第一次复诊，弓丝未做更换。c. 第三次复诊。取下小圈附件，粘上自锁托槽。d. 治疗结束

和其他矫治器一样，自锁托槽的这种独特优势也常会被过度利用。图13.4显示了一例严重异位萌出的尖牙使用自锁托槽系统并将弓丝完全纳入托槽的情况。虽然没有检测到不利的牙齿移动，但是在尖牙区由于存在影响弓丝滑动的阻力，以致在尖牙上缺少了排齐的力量，导致该尖牙无法移动。像这种重度排列不齐的牙齿，虽然采用的是自锁托槽系统，但强迫弓丝入槽也难于产生精准力值。应先灵活采用其他的生物力学系统直到牙齿有一定量的排齐。

重要提示: 自锁托槽与其他矫治系统一样，潜在的优势和随之而来的变革在临床实践中可能会被过度利用。使用自锁托槽后，生物力学方面的问题能被大大减小但不可能完全消除。

13.2.2 特色2: 早期弹性牵引

由于降低了滑行摩擦力；同时能很好控

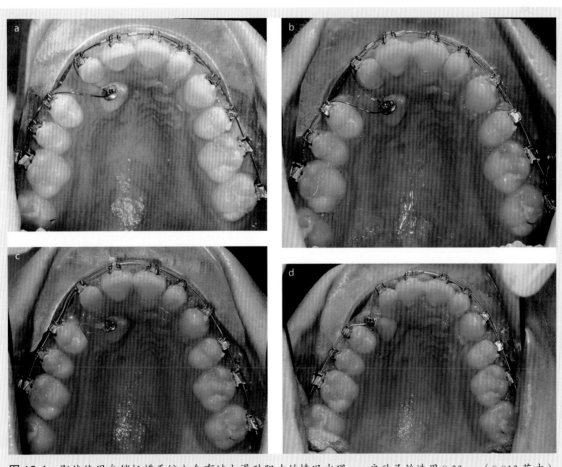

图13.4 即使使用自锁托槽系统也会有过大滑动阻力的情况出现。a.启动弓丝选用0.33mm（0.013英寸）的镍钛丝。b.8周后，该尖牙没有出现明显移动。c.本次复诊，改用不同的加力方式。d.8周后，尖牙有明显的排齐，此时弓丝能够比较容易地穿过小圈附件了

制弓丝，所以自锁托槽系统在生物力学技术方面有了第二个变革，这就使其在矫治的早期阶段就可使用各种形式的弹性牵引，而传统的矫治技术则是在矫治后期使用较硬的弓丝后才开始配合使用弹力牵引。采用自锁托槽系统之所以在早期就可以开始弹力牵引，原因是当不良的摩擦阻力被明显减小后，轻力会产生明显的效果。当所施加的弹力力值减小后，施加在细的、软的弓丝上的牵引力的潜在不良影响也随之减小。传统的正畸培训曾描述过将早期、细软的弓丝作为排齐弓丝，其也为后续的"工作弓丝"的循序使用创造了条件；只有当使用粗硬的弓丝时，才可以在弓丝上施加较大的附加力量，这些力量可以使单个牙齿沿着弓丝明显地移动或者进行咬合关系的调整。在摩擦力比较大的情况下、只有施加比较大的力值时，才可以实现相应的牙齿移动，这个时候上述法则是有道理的。但是当使用自锁托槽系统时这条法则就不完全适用了。

图13.5和13.6显示了在安氏Ⅱ类2分类错𬌗患者进行有效的早期轻力颌间牵引后没有出现不期望的牙齿移动。患者15、25、35牙先天缺失，46牙因为骨融合被拔除，导致右侧后牙呈现开𬌗。

重要提示： 使用自锁托槽，在矫治早期进行Ⅱ类颌间轻力牵引是可行、有效的。即使是用Begg托槽，仍具有很好的弓丝控制能力。

图13.6和图13.5是同一个病例，装上自锁托槽后用软丝启动，并配合使用轻力的颌内或颌间牵引，对前牙的扭转仍有良好的控制。

重要提示： 在托槽的垂直槽中加上插入式牵引钩是一个快速方便实施弹性牵引的好方法，而且也不会影响弓丝的控制及自锁托槽低摩擦力的特性。

13.3 结扎与牵引互不干扰的处理技巧

采用插入式牵引钩（见第12章）就可以体现自锁托槽的优势。在传统矫治系统中紧密结扎用以对牙齿进行控制，而松散结扎则希望牙齿能沿着弓丝进行滑行，在实际工作中医生们常常不得不取舍折中。如果想要在这些牙齿上增加颌间弹力牵引，你是否想使用Kobyashi结扎钩进行紧密结扎用以发挥弓丝的性能、还是想松散结扎作为牵引钩用于颌间牵引？这些相互矛盾的要求导致使用传统结扎方法沿着弓丝对单个牙齿进行内收移动时标准难于掌握。你在希望要移动的牙齿上使用结扎丝还是结扎圈加橡皮链，或是仅仅使用橡皮链来施加力量。

重要提示： 自锁系统消除了有利于牙齿的滑行和良好的牙齿控制之间的矛盾。

图13.7显示：使用自锁托槽关闭间隙的最好方式就是将橡皮链放在弓丝下方。将橡皮链放置在这个位置上，可以避免所有额外的摩擦力并避开自锁托槽的金属唇面，从而保证弓丝完全入槽并对牙齿进行有效控制。

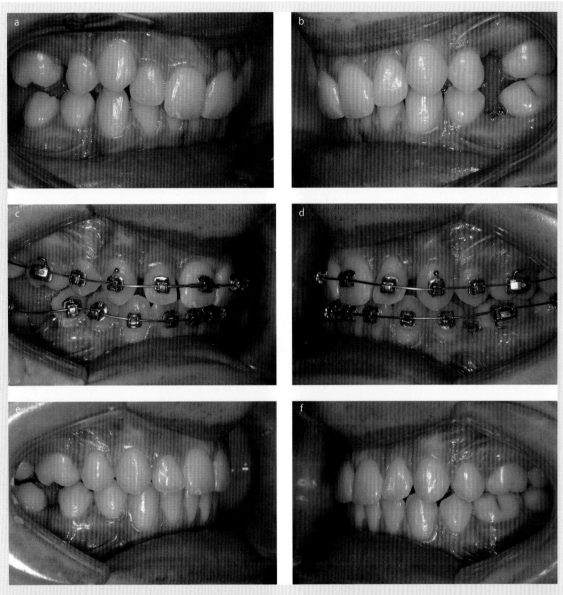

图 13.5　使用 0.356mm（0.014 英寸）作为启动弓丝，早期即可使用 50g（TP 绿色橡皮圈）的力进行轻力Ⅱ类牵引，其后更换成 0.356mm×0.635mm（0.014×0.025 英寸）的弓丝。a、b：装配托槽、11、21 牙齿的腭侧放置咬合板，施加Ⅱ类牵引。c、d：第三次就诊。尖牙为Ⅰ类关系，深覆𬌗已经纠正。注意插入尖牙托槽垂直槽的牵引钩用于悬挂Ⅱ类牵引的橡皮圈。Ⅱ类牵引在这次复诊后停止使用，牵引钩也被去除。e、d：14 个月后主动矫治结束。右下颌后牙区留有间隙，是为了确保与 17# 牙有更好的咬合。图 13.5 和 13.6 显示了安氏Ⅱ类 2 分类错𬌗进行早期轻力颌间牵引的有效性，并没有出现不期望的牙齿移动。患者 15、25、35 牙先天缺失，46 牙因为骨融合问题被拔除，导致右侧后牙呈现开𬌗。

尽管复诊时如果需要更换橡皮链必须取下弓丝，但这个步骤可以非常快捷地完成，因为自锁托槽的操作非常便捷，即使是老式的自锁系统或者盖子不易开闭的自锁托槽，也不存在太大的问题。

重要提示：如果需要关闭的间隙不是很小，建议将橡皮链放在自锁托槽的弓丝下方。

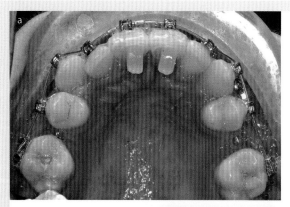
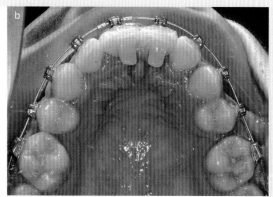
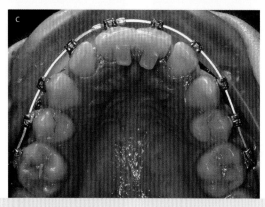

图 13.6 与图 13.5 是同一个病例。将橡皮圈挂到尖牙的插入式牵引钩上，可实现更好的牙齿移动并维持良好的旋转控制。a. 装配托槽的当天，用 0.356mm（0.014 英寸）镍钛丝启动，并配合轻力 II 类牵引。b.10 周后复诊，更换成 0.356mm×0.635mm（0.014 英寸×0.025 英寸）的弓丝。c. 再过 10 周后第三次复诊，去除牵引钩、停止 II 类牵引

13.4 将弓丝纳入自锁托槽槽沟的技巧

虽然可以把主弓丝结扎到错位牙齿的自锁托槽上，但自锁托槽系统提倡将弓丝全部入槽，而不建议使用传统托槽系统那样不完全结扎的方式。如果弓丝在颊舌方向上能顺利入槽，将锁盖关闭当然会比较容易了。对于轻微错位的牙齿只需轻微的协助即可实现弓丝完全入槽，此时只用手指就足够了，也可以用钳子将弓丝放在槽沟中用手指关闭托槽的滑盖。但是，如果在某个错位牙齿上将弓丝入槽和关闭槽盖很困难，就应掌握如下两个实用技巧。

● 冰叉。这个简单的工具有一对带凹槽的叉，可以跨越托槽在近远中对弓丝施加完全入槽的压力。自锁托槽系统有一个显著优势是可以使用唇舌"挤压技术"，使来自舌腭侧的力对上述的入槽力进行拮抗。当你用这个工具从唇侧按压弓丝的同时可用同一只手的拇指在牙齿舌侧或腭侧抵住牙齿，这样施加在牙齿上的净力值可以大大减少，弓丝也更容易就位，患者也会感觉更舒适。与此相反，若直接牵拉于"8"字形结扎的结扎圈上，由于该力未被拮抗，当需要就位力将

弓丝完全入槽时，患者会感觉很不舒适。临床治疗时在使用橡皮结扎圈的病例中弓丝常难于完全入槽（图 13.8）。

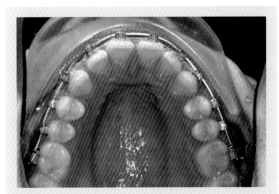

图 13.7　在弓丝下方放置橡皮链

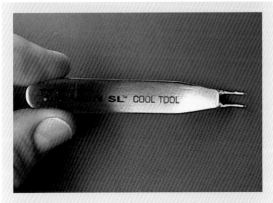

图 13.8　冰叉是一个有助于粗弓丝完全舒适入槽的有用工具

● 使用牙线。在托槽间距很小的情况下，使用牙线有助于将弹性弓丝完全入槽，而且不会妨碍锁盖的关闭，操作非常容易。将牙线绕过间距很小的两个托槽之间的弓丝上，施加一个向舌侧方向的牵拉力可使弓丝完全入槽（图 13.9）。

> **重要提示：** 粗弓丝的入槽可借助冰叉类的小工具，而软丝的入槽常借助牙线。

13.5 自锁托槽的锁盖无法关闭时的处理技巧

确保弓丝完全入槽。关闭锁盖就应该没有问题。

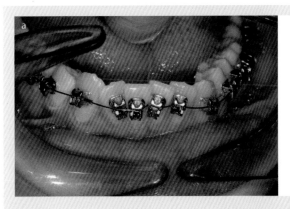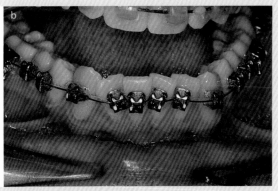

图 13.9　a.31、41 牙托槽间距很小，使用牙线协助 0.33mm（0.013 英寸）的弓丝完全入槽。b.31、41 牙处的弓丝已经完全入槽

13.6 自锁托槽锁盖无法打开时的处理技巧

最初的一些自锁托槽锁盖容易被牙结石黏住，无法打开。现在市场上几个品牌的自锁托槽已从根本上避免了这个原因及其他导致锁盖难于关闭的因素。这些托槽的设计大多倾向于将锁盖的滑动限于托槽槽沟的唇侧面。假如托槽的弹性锁盖末端需要垂直向通过托槽槽沟的后方，在粘接托槽时多余的黏结剂仍有可能阻止弹性锁盖的移动。如果你遇到托槽锁盖无法关闭的问题，建议考虑更换托槽品牌。

13.7 防止弓丝滑脱的技巧

低摩擦能提高弓丝的滑行性。低摩擦带来的不希望发生的弓丝滑脱问题，或许是实验研究中揭示的低摩擦特性在患者口内最有说服力、最直接的证据。即使是严重错位的牙齿，由于自锁托槽系统极低的摩擦力，排齐牙齿的弓丝也会从颊面管中滑出刺伤口腔黏膜。为了确保弓丝有足够的长度可以滑行而采取在弓丝末端留长一点的做法显然是个问题。

以前大家均曾尝试过用多种方法来预防弓丝滑脱这一问题的发生，但目前这些老方法均已不再使用了，因为现在有带阻挡管的矫治弓丝，根据需要可将阻挡管固定在弓丝适宜的位置上。如果你选用的弓丝不带有阻挡管，可买一包阻挡管并选择恰当的尺寸，将其套到弓丝上适当的位置进行固定。最好购买两个不同直径的阻挡管，在较细的弓丝上选用细的管。这样就能够方便、牢固地将阻挡管固定到所有型号的弓丝上。上颌牙弓托槽间距比较大，常需要选用两个阻挡管来牢靠地限制弓丝的滑脱；而在下颌弓丝上常只需要一个就够了（图13.10）。

在方丝上可焊接或钳夹上牵引钩，这些牵引钩同时也能起到阻挡管的作用，防止弓丝滑脱。

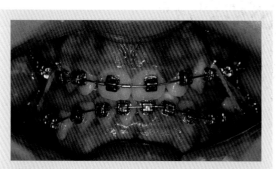

图13.10 在软丝上固定阻挡管以防止弓丝向远中滑出导致扎嘴。注意上颌要用两个阻挡管，而在下颌只用一个

重要提示：一般是在拥挤的前牙处放置阻挡管，这样可使弓丝自由地向远中滑动以排齐牙齿。应避免在托槽之间需要主动加力的弓丝位置上放置阻挡管，因为阻挡管会增加该位点弓丝的刚性。

这里要提醒一下：自锁托槽的临床应用技巧在本书的以前版本中（2004年）曾有讲述，但不同版本强调的内容会有差别。在2004年的版本中，很多内容涉及如何克服由自锁托槽的设计缺陷而导致的问题。此后托槽的设计和制造工艺有了大幅度的改进，讲述这方面临床技巧的内容相继减少。目前对临床医生来说需要对自锁托槽系统的生物力学不断的诠释及感悟，以便挖掘自锁托槽系统更多的优势。本章所讲临床技巧是依据现有的关于自锁托槽固有性能为依据而阐述的，希望临床医生在临床实践中、研究人员在临床研究中借鉴采用并且不断将其完善。

参考文献·Reference

［1］Baccetti T, Franchi L, Camporesi M, et al. Forces produced by different nonconventional bracket or ligature systems during alignment of apically displaced teeth.Angle Orthod,2009, 79:533-539.

［2］Fok K, Toogood RW, Badawi H, et al. Analysis of maxillary arch force/couple systems for a simulated high canine malocclusion Part 1.Angle Orthodontist,2011,81:960-965.

［3］Franchi L, Bacetti T, Camporesi M, et al. Forces released by nonconventional bracket or ligature systems during alignment of buccally displaced teeth. Am J Orthod Dentofacial Orthop,2009,136: 316 el-316 e6.

［4］Thorstenson BS, Kusy RP. Resistance to sliding of self-ligating brackets versus conventional stainless steel twin brackets with second-order angulation in the dry and wet（saliva）states.Am J Orthod Dentofacial Orthop,2001,120:361-370.

（张　悦　译，姚　森　审）

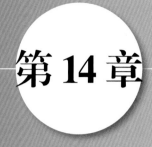

第 14 章

正畸附件

Eliakim Mizrahi, Demetri Patrikios, Luc Dermaut,Tom Weinberger,
Matie Grobler, Glenn Cooper, Hans Booij, Brett Kerr, Brian Nebbe,
Farah R Padhani, Victor Lalieu

14.1 将第一或第二磨牙向远 船的方法
中移动 14.4 磨牙横向扩弓
14.2 固定式功能性矫治器： 14.5 矫正错位的第二磨牙
ADVANSYNC 2 矫治器 14.6 未萌出的埋伏牙的处理
14.3 通过拔除上颌恒磨牙来 （见第 19 章）
矫治安氏 Ⅱ 类 1 分类错 14.7 上颌侧切牙错位

直丝弓矫治器的矫治力学机制主要是在托槽上预设倾斜角、转矩和旋转角，与矫治弓丝配合达到让牙齿理想移动的目的、临床操作力求简单，将弓丝弯制减少到最低程度。

> **重要提示：** 可惜患者的情况并不像矫治器那样一模一样，每一种错𬌗畸形也并不完全一致。因此，一个称职的正畸医师仍然需要知道如何弯制弓丝、调整弓形、并在弓丝上加上某些装置和矫正附件，这些都超出了标准直丝弓矫治器的范畴。

正如前面所提到的（见第12章），不论你是遵循何种矫治理论，通过使用带有垂直槽的托槽可以极大地增加矫治器的多功能性。本章描述的附件主要是与含有垂直槽的托槽配合使用，当然某些附件仍需要改进，以方便配合传统托槽。

14.1 将第一或第二磨牙向远中移动

磨牙可以向远中移动是毫无疑问的。然而，将磨牙向远中移动是否能够取得满意的效果是有争议的，这取决于每个临床医生的矫治理念。

许多矫治器是为磨牙的远中移动而设计的。本节谈论的附件设计可作为传统的固定矫治器的补充。

14.1.1 滑动杆

在单侧磨牙Ⅱ类尖对尖咬合关系的错𬌗畸形中，在上颌侧切牙与尖牙之间的牵引钩上悬挂橡皮圈进行颌间Ⅱ类牵引，对于纠正单侧尖牙和前磨牙的Ⅱ类关系或许会有少许效果，但对矫正磨牙关系不会起到什么效果。

> **重要提示：** 使用滑动杆配合颌间Ⅱ类牵引可直接对磨牙产生向远向移动的力。该力对磨牙远移甚为有效。滑动杆可以抵在第一磨牙上，也可抵在第二磨牙上。

滑动杆通常使用相对较硬的弓丝弯制，比如可选用直径 0.457mm × 0.635mm（0.018mm × 0.025 英寸）的方丝或直径 0.508mm（0.020 英寸）的圆丝弯制。形状可根据磨牙颊侧附件的不同做灵活调整。

14.1.1.1 选用带环或直接粘贴单管颊面管 / 方丝弓托槽

若在上颌第一和第二磨牙上粘贴颊面管，可选用直径 0.914mm（0.036 英寸）的粗管，以便减少摩擦力、便于磨牙的移动（图 14.1 a，b）。

14.1.1.1.1 制作方法

- 弯制一个 3mm（0.12 英寸）高的小圈曲。
- 垂直于圈曲平面弯制水平臂。
- 将圈曲紧紧顶在磨牙颊面管或托槽的近中，水平臂朝向近中。

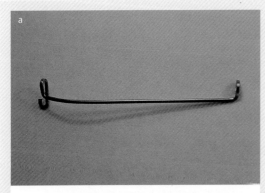
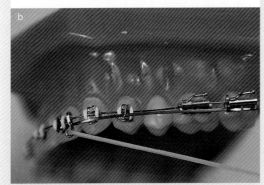

图14.1 a.带圈曲的滑动杆。b.将主弓丝穿过滑动杆的圈曲，远中移动力直接传递到第二磨牙的颊面管上

- 在尖牙近中至少3mm（0.12英寸）处或尽可能贴近侧切牙托槽远中给水平臂做标记，拿到口外继续弯制。

- 在标记点处，垂直于水平部弯制另一个圈曲，方向与前一个相同（朝向牙龈）并与其在同一平面。

- 在3mm（0.12英寸）高度处夹紧弓丝扭转180度（曲朝向牙弓而不是颊侧）形成一个"U"形曲，"U"形曲的平面与圈曲在同一个平面并朝向切牙方向。

- 在这个下垂臂约4mm（0.16英寸）处弯制朝向近中的牵引钩。

14.1.1.1.2 放置附件

- 主弓丝的末端应能伸出颊面管。
- 将主弓丝穿过滑动杆的圈曲。

- 将主弓丝插入颊面管。

- 使滑动杆前端的牵引钩从龈向越过弓丝朝向切端。有时可能需要暂时剪开侧切牙和尖牙托槽上的结扎丝。

- 一旦前方的牵引钩处于正确的位置，可使用Howe或Weingart钳子夹紧龈端的"U"形曲，其能防止主弓丝从牵引钩上滑出来。

- 患者现在可以将Ⅱ类牵引用的橡皮圈悬挂在朝向切端的前部挂钩上了。

- 检查牵引钩，使其不要刺激口颊黏膜或牙龈。

14.1.1.2 带环或粘接式双管和（或）三管颊面管

14.1.1.2.1 制作方法

- 首先在咬合面上弯制一个3mm高的补偿曲。

- 将滑动杆的远端插入其中的一个颊面管而不占用主弓丝的颊面管。

- 将滑动杆的弯曲顶在颊面管的近中。

- 如上所说，做标记并弯制近中的圈曲。（图14.2a）

14.1.1.2.2 放置方法

这种设计可以不用把主弓丝拆下来即可装配滑动杆。

将附簧的远中插入颊面管。

如上所述放置附簧的近中部分。

确保滑动杆足够长，以防止滑出颊面管（图14.2b）。

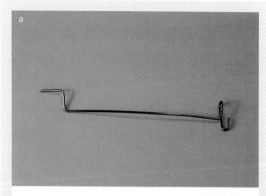

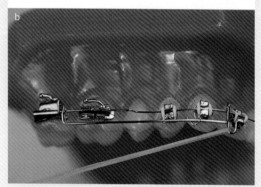

图 14.2 a. 带有垂直代偿曲的滑动杆。b. 带有垂直代偿曲的滑动杆的垂直代偿曲之水平臂插入颊面管中,力量直接向远中传送,作用在第二磨牙

14.1.1.3 带环或粘接式的单管圆形颊面管

颊面管的内径为 0.914mm(0.036 英寸)或更大。

使用单管颊面管时滑动杆钢丝的设计和装配与双管颊面管相同。但滑动杆钢丝的尺寸不得大于 0.508mm(0.020 英寸),主要是为了使颊面管能同时容纳 0.406mm(0.016 英寸)主弓丝和滑动杆。为了兼顾滑动杆的尺寸,主弓丝不能超过 0.914mm(0.036 英寸)。

14.1.1.4 带环或粘接式带垂直槽的颊面管

14.1.1.4.1 制作方法

- 滑动杆的弓丝尺寸必须与 0.457mm(0.018 英寸)垂直槽相匹配。
- 弯制 3mm(0.12 英寸)高的垂直柱。
- 将垂直柱插入垂直槽。
- 近中部分的标记和结构如前所述(图 14.3a)。

14.1.1.4.2 放置方法

- 如果带环或颊面管的龈缘难以防止牙龈炎症或牙龈增生,那么这个设计是不适合的。假如颊面管的龈缘与牙龈边缘之间有足够的空间,可以将滑动杆的垂直柱从𬌗向插入颊面管的垂直槽。
- 用"鸟嘴"钳夹紧伸出托槽的垂直柱末端,并将其横向弯曲。
- 如上所述将滑动杆前部置入适宜位置(图 14.3b)。

14.1.1.5 滑动杆的优点

- 很容易在牙椅旁弯制。
- 可以添加到目前所有的固定矫治器上且无须拆除或修改现有矫治器的任何组件。

14.1.1.6 滑动杆的缺点

- 需要配合使用 Ⅱ 类牵引。反过来说,这需要依赖患者的配合以及支抗的设计。

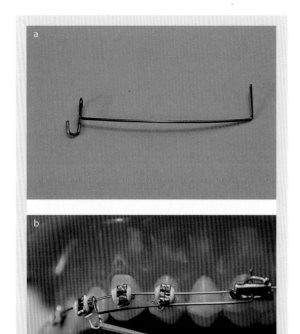

图14.3 a.带垂直柱的滑动杆。b.使用带垂直柱的滑动杆,将垂直柱插入颊面管的垂直槽或其他带垂直槽的颊侧附件（双翼托槽）中

14.1.2 可摘矫治器

上颌可摘矫治器可以与传统固定矫治器联合应用使一个或两个上颌磨牙向远中移动。即使有固定矫治器的主弓丝,仍可在前磨牙之间给可摘矫治器设计固位的球形邻间钩。设计前牙平导可以进一步增加固位力。在磨牙近中设计0.66mm或0.711mm（0.026英寸或0.028英寸）腭侧指簧,能有效地实现所需的磨牙远中移动。

这种可摘矫治器的缺点:

- 需要在现有的固定矫治器上制取印模。
- 对于牙齿接触很紧的情况,指簧应先

向牙龈方向加力,使其将紧密接触的牙齿分离开,然后才能行使远移磨牙的功效。在某些以球形邻间钩为固位主体的可摘矫治器中,固位效果难以支撑指簧的垂直向打开咬合的力。

- 需要在技工室里制作完成。
- 矫治器可能会导致患者的不适感。

14.1.3 口外牵引

在过去的60年中,口外弓－头帽作为固定矫治的辅助装置,是一种最常用的将上颌磨牙向远中移动的方法。最早提出头帽的先驱有Farrar、Goddard和Kingsley,1888年Angle提出了进一步的修改方案[1]。随着Kloehn所做的研究[2],1950年代又增加了颈带的使用。这一改进今天仍然被广泛使用。目前临床医生也在寻求其他的方式。

> **作者点评**
>
> 由于存在依从性的问题,对于是否为患者使用头帽在国际上有不同的观点（仅仅是简报,无科学数据）。然而,假如错𬌗畸形主要源于上颌骨,一些正畸医生仍然认为头帽是一个公认的、具有独特疗效的治疗方式。因此,笔者保留头帽矫治器的内容。

14.1.4 头帽（Rampton 头帽）

Demetri Patrikios

使用诸如头帽的口外矫治器的主要原因是医生试图找到一个区域（支抗来源），在该区域可以施加一个力来移动牙齿或防止其移动，而支抗区域本身不会有什么不利影响。然而在口腔里没有任何区域可以提供一个比较稳定的支抗来源。在某些情况下，种植体有可能解决这个问题，目前微种植支抗钉和黏膜下钛板的使用较为多见（见第 17 章）。

本节主要介绍的是 Rampton 头帽，笔者将在本章中描述一些具体的细节。本书中会提及 Rampton 头帽的优点，同时也会简单提到其他常用的头帽类型以及笔者很少使用其他类型头帽的原因。

14.1.4.1 低位牵引

低位牵引主要将后颈部区域作为一个稳定的支持。使用低位牵引可能会遇到的问题如下：

• 颈部是灵活的，因此并不如想象中那样稳定。通过各种方式扭曲脖子，患者可以改变所施加力量的大小。为了减少牵引的力量，孩子睡觉时通常会通过增加脊柱前凸而实现。这样也会导致脖子和肌肉疼痛。

• 面弓的外弓部分可能会导致危险，因为它很容易钩住衣服。同时，患者睡觉时觉得很难侧身平躺，更别提在睡觉时头部的运动，力量分布会发生改变。

• 颈带牵拉的方向会导致上颌第一磨牙牙冠向远中倾斜而牙根向近中移动。

> **重要提示：** 使用低位牵引远移磨牙，在矫治结束时这些牙齿的牙冠看起来与下颌磨牙呈Ⅰ类关系，但在保持期间，随着上颌磨牙的直立，仍会出现牙齿尖对尖的关系。

除了上述问题之外，使用低位牵引也会导致上颌第一磨牙伸长。大多数安氏Ⅱ类错𬌗并不需要增加下颌平面角的角度，否则会使下颌骨向下向后旋转继而增加面下 1/3 的高度。仅在某些情况下，如安氏Ⅱ类 2 分类的错𬌗，医生才希望上述情况发生，但其所占比例不大。

14.1.4.2 水平中位牵引

这种牵引与 Rampton 头帽相似。但笔者发现这种牵引装置使用的带子太窄、太软，以致力量的释放不精确也不持续。头帽的一部分缠绕在脖子的周围，使得患者感觉不舒服。此外，牵引装置的口外弓也过长。

14.1.4.3 高位牵引

通常有两种形式的高位牵引装置。

• 合并使用"J"形钩：这种头帽通常用于压低上颌前牙。弓丝的前段焊接有悬挂"J"形钩的牵引钩。当将弓丝与所有后牙结扎后，向上牵拉弓丝的前端在力学上似乎并不正确，牙根吸收的风险随之增加。当压低上颌前牙时，可以想象出有一个促使上颌后牙萌出的力量。

• 合并使用面弓：想法是好的，但使用面弓很难避免上颌第一磨牙牙冠向近中或远中倾斜。在高位牵引时，如果你仔细检查面弓的角度和运动方向，你很快就会分辨出施加在上颌磨牙上的力量属性及其影响。另外，笔者认为面弓过长。

14.1.4.4　Rampton 头帽

这种头帽是最有用的口外矫治装置，是笔者正畸职业生涯中一个常用的工具。事实上，它几乎成为笔者唯一依靠的可用以增加上颌支抗、远移上颌磨牙、远移上颌整个颊侧部分牙齿甚至远移整个上颌牙弓的口外矫治装置，是非常有用的工具。它可能不像别的装置（如 Kloehn 型低位牵引）那样知名，笔者只知道有一个公司在销售这种类型的牵引装置（Oscar，Inc.，USA）。

Rampton 头帽到底是个什么样子，与其他头帽矫治装置相比有什么优势？下文中列出它的优势：

● 枕骨和颅骨上方区域是其支抗来源。这些位置都是"固定"不动的，为矫治作用力提供了一个稳固的支抗。

● 用于制做"帽子"的材料，比常用的头帽所用材料要更宽、更坚韧，因此可以提供更加稳定的支抗。

● 口外弓的外弓部分比常规的口外弓要短，可以弯制使其与脸颊弧度匹配（但不会压迫接触脸颊）。这可明显减少一些东西挂在口外弓上的机会、减少对患者的损伤。患者在睡觉佩戴面弓时，可以舒服地仰面躺或侧身睡，不会妨碍面弓行使作用。外弓的末端挂钩应调整到刚好在磨牙颊面管近中点（在垂直平面上）。通过弹性牵引，这个挂钩会与磨牙颊面管的近中开口在同一水平上（图 14.4）。

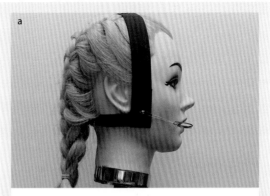
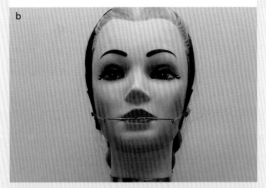

图 14.4　a.Rampton 头帽的口外弓焊接点自然地位于上下嘴唇之间。b. 外弓短，挂钩与脸颊面平行

重要提示： 外弓的挂钩弯制面与面颊部平行，而不是与其他面弓那样呈水平状，这样不会影响患者睡眠或钩到枕头。当患者白天佩戴进行其他活动时，挂钩也不太突出醒目，就像是衣服的一部分。

● 佩戴过低位牵引装置也佩戴过 Rampton 头帽的患者，更偏爱后者。佩戴舒适无疑会增加患者的依从性。在需要借助口外弓头帽装置进行矫治的病例中，这个优势无疑会成为正畸医生说服患者很好地佩戴头帽的最佳理由。与其他可摘的矫治器（如功能性矫治器）一样，医生常常放弃和指责患者不佩戴矫治装置。其实医生更应该反省自己，并改良技术来改善患者和医生之间的关系。这需要掌握青少年心理学知识并能够理解青少年寻找自我意识的社会环境和阶段。在使用这种装置的绝大多数病例中，富有亲和力及同理心的医生能够最终赢得患者的信任与积极合作。一旦患者能够合作，你就会惊讶地发现牙齿移动了！

重要提示： 施加的力的方向必须精准地控制。

精确控制力的方向是佩戴头帽取得成功的关键因素。大多数情况下，上颌第一恒磨牙需要向远中移动，同时保持一个直立的位置。因此，关键问题是施加的力的方向必须刚好通过磨牙的阻抗中心。不适当的力的方向将导致牙冠向近中或远中倾斜，并会导致磨牙牙根出现不希望的移动。

确定牙齿确切的阻抗中心的位置有难度。上颌第一恒磨牙的阻抗中心位于颊侧根的分叉处。当使用 Rampton 头帽时，口外弓的外弓挂钩及头帽上靴形挂钩的位置很方便调节（就如同订制版一样），能够使弹性牵引力的合力通过阻抗中心。如下是比较实用的操作步骤：

● 将头帽戴在患者的头上，此时还没有安置靴形牵引挂钩。

● 常规装配面弓，其外弓正好止于颊面管近中点。

● 将口外牵引橡皮圈（如美国 Ormco 公司的美洲豹图案橡皮圈）挂在面弓上。

● 站在患者身后，用食指钩住双侧橡皮圈、向远中牵拉，模拟佩戴头帽时的牵引方向。此时，外弓应与内弓处于同一个垂直面上。面弓前端的焊接部分应该自然地处于上

下唇之间，上下嘴唇不应被垂直向分离。

在用上文所述方法悬挂橡皮圈时，假如面弓前部出现如下情况：

弯曲向上——这表明牵拉的方向过高，将导致上颌磨牙牙冠向近中倾斜而牙根向远中倾斜。

弯曲向下——这表明牵拉的方向过低，将会导致磨牙牙冠向远中倾斜而牙根向近中倾斜。

请调整牵引方向，使面弓的前部既不向上也不向下，能自如位于上下唇之间（"中立"的位置），这就是正确的牵引方向，因此就可以确定橡皮圈在头帽上的挂钩的位置了。

● 在矫治期间，每一次复诊都必须检查牵引的方向。可以通过调节相应的外弓或内弓使牵引方向发生改变，应时刻注意使面弓前部始终处于如上所述的"中立"位置。有时候，也可以改变头帽上靴形挂钩的位置来改变附加力的方向。

● 在头帽的两侧各添加两个牵引挂钩，将橡皮圈挂在两个牵引钩及口外弓的外弓上形成一个三角形。如果力的方向通过磨牙的阻抗中心，这些牙齿可以同时完成向远中移动和压低，不出现倾斜并保持直立的位置。上述方式在治疗中度前牙骨性开𬌗畸形时是非常有用的。

● 最终选择的头帽应该非常贴合、舒适。每天佩戴 12h 就足以使上颌第一磨牙向远中移动。当然，佩戴时间的长短需要根据每个患者对作用力的反应进行调整。如果需要将侧方牙群（从尖牙到第二磨牙）整体向远中移动，必须佩戴 18~20h。所需的力值可以通过计算得出，基础力值为每个牙齿 71g（2.5盎司）。

重要提示：佩戴的时间是影响治疗结果最重要的因素，这一点比所加的力值更重要。

14.1.4.4.1 安全提示

目前，有一种倾向是将面弓和颈带之间可否脱开作为一种安全考量。要求有意或无意强行地向前牵拉时，这个松解设计就能够松开面弓。但是此类事件很少发生，能够松开面弓的特点也未必能防止任何事故的发生。而外弓的长度及其离脸颊的距离倒是个真正的问题，事实上几乎所有物品都可能意外地钩到外弓上。外弓末端的牵引钩大都是水平弯曲的（与垂直弯曲的 Rampton 面弓相反），因此一些物品会挂在面弓的外弓上，至于说患者睡觉时枕头钩住外弓的问题更是如此。

如果患者或家长反馈面弓在夜间闲置没有佩戴，这时需要确定患者是将面弓自行取下了还是松解模块起到了作用。

笔者更加乐意使用小的 Rampton 面弓，它更加适合患者并贴合患者的脸颊，可以在更稳定的头帽上悬挂力量强大的橡皮圈，同时外弓上的牵引钩平行于面部皮肤曲度，而不是与其成直角。整个矫治器能很好地满足各种要求，还很舒适，不大会发生移位。

对于那些认为必须使用松解机制的正畸医师而言，该模块可以很容易与头帽结合使用。头帽上可以设计松解机制匹配的圈曲，这已经成为商品在市场上销售（Oscar，Inc. USA.）。

另一个保护机制是塑料安全牵引带。这种牵引带可以简单地绕过颈部并挂到外弓的两侧。这样可以防止头帽意外移动。

遗憾的是，上述两种保护机制都需要外弓上的钩子呈水平弯曲，因此增加了意外挂住东西的机会。正畸医师认为全部问题就是安全问题。患者和家长必须明确他们的责任，确保患者能正确佩戴面弓并防止意外发生。

14.1.4.4.2 综合观点

笔者根据多年的经验，列出如下一些重点：

要确保父母尤其是母亲完全赞同医生的观点，意识到让患者佩戴头帽是非常重要的事情。有些母亲看到孩子戴着头帽会感到非常不安。如果遇到这样的情况，在开始矫治前你就已经失败了，因为母亲的担忧情绪会转嫁给患者（尽管母亲试图隐藏她的担忧；然而孩子们却擅长发现这些担忧），最终患者肯定不会依据医生的要求佩戴头帽。

重要提示：因此，在任何治疗之前首先要说服母亲（如果有必要的话可以私下进行）。事实上，我在他们第一次就诊时就告诉他们：治疗期间很可能需要佩戴头帽。

1. 当与患者及其家人讨论诊断和治疗计划时，医生就会提到所有需要使用的矫治器，包括头帽。这时往往就提出了一个问题；是否存在某种技术来避免头帽的使用。这也就意味着要使用 II 类牵引、Herbst 矫治器或选择拔牙矫治的方案。笔者不喜欢偏离已经选定的能给出最优结果的治疗程序，尤其是基于软组织侧貌和最终咬合关系而给出的治疗方案。此外，上述提及的替代选择方案有其固有的缺点，这些都是医生不愿意见到的。

2. 医生有责任提供最佳的结果给患者。

在这种情况下只要他们同意使用头帽，就可以获得一个更好的效果。这无疑是给自己的不才找个台阶下。对某些特殊病例如果不能选择使用我想要的矫治器，那么我宁愿将患者转介到其他机构。当然大部分患者还是表示同意并继续接受治疗的。

3. 无论患者年龄多小，在特殊的案例中，我总是花足够的时间解释为什么需要使用头帽。在解释时，主语是"我们"而不是"我"，我强调"我们"是为了让患者明白他们是和我站在一起的，我们是一个团队共同协作的。我提供矫治器和指导方法，他们做出努力和奉献，之后我们一起实现想要的结果。最终我得到酬劳，而他们的牙齿则在余生排列到最好的位置，并用它们来享受接下来的生活。你和患者之间应该建立起一个特殊的关系。他们必须把你当成平易近人的朋友，而不是发号施令的独裁者或者冷漠的医生（见第 11 章）。

4. 我积极尝试解释所涉及的力学原理，比如使牙齿进行有效移动需要稳定支抗的影响因素。我选择快速绘图或在笔记本上演示物体的移动来解释所涉及的问题，这样让患者觉得更有趣也乐意倾听我的解释。

5. 我仔细检查患者的佩戴时间，确保患者了解 24 小时中 12 小时的真正含义。我检查他们在学校的时间、放学后的时间、做作业的时间和看电视的时间，最后计算出如何以及何时可以实现他们的目标，刚开始只要两小时的佩戴时间然后逐渐达到理想的佩戴时间。给患者图表让他们记录佩戴时间。最合适的卡片是约半个 A4 页面大小的硬卡纸，可分类清楚地记录佩戴日期和佩戴时间。图表上还应该附加些简明扼要的激励人心的句子，提醒患者之前已经讨论的事情以及我们正在努力实现的目标。

6. 把头帽、橡皮圈和图表包装好一起交给患者。通常我会使用一个透明的软塑料文具盒，在佩戴头帽的完成阶段，它仍然可以用于放置其他零碎的物品。提醒患者在每次复诊时务必将头帽、橡皮圈、记录时间的图表一起带来。

7. 在每次复诊时，必须再次确认与患者之间的关系。检查头帽牵引的方向（如前所述），必要时做出调整。必要时查看时间图表和记录。向患者展示所取得的成就，表现你的快乐欣喜，不断强调坚持的意义并承诺佩戴头帽正在实现所期望的牙齿的移动。

如果读者希望进一步了解该矫治器及头帽制作的详细情况，可与我取得联系，我将很乐意提供相关信息（见编者列表上的地址）。

14.1.5 使用头帽－口外弓进行治疗时的外弓的臂长

Luc Dermaut

通过使用头帽－口外弓，将力量施加在第一磨牙根分叉部的阻抗中心，可使其产生平行移动。口外弓的外弓臂长决定了牙齿是整体平移还是倾斜移动。

为了找到阻抗中心的矢状位置（外弓的长度），可以采取如下方法。用两个手指从内外弓之间的连接处对外弓臂施加垂直向下的压力，口外弓的焊接部位将会发生如图 14.5 的变化。

向远中方向逐步移动手指，在某一点上，焊接部位在施力前后会保持在同一垂

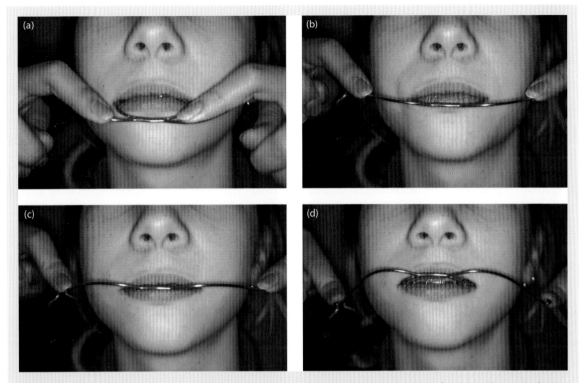

图14.5 确定外弓长度的技巧，以便使远中移动的力可以通过上颌磨牙的阻抗中心。a.使用两个手指，在焊接处附近下压外弓。b.逐步向远中移动手指，继续下压。c.当焊接部位处于上下嘴唇之间的自然中间位置时，手指在口外弓上的位置正好就是正确的外弓的长度。d.手指进一步向远中移动，焊接部位将会上翘抵及上唇

直位置。

这时在矢状方向上施力。向远中进一步移动手指，焊接部位将会向相反方向移动（向上）。

这个手法将帮助矫正医师科学调整外弓的臂长以便获得所需的磨牙的移动。

14.1.6 头帽安全性——一个简单的解决方案

Tom Weinberger

早在1975年，美国口腔正畸协会就口外弓矫治器（EOAs）的潜在危险已经发出过警告[3]。此后许多调查研究[4-7]和许多病例报告[5,8]也已经证实口外装置的使用导致了不容忽视的安全问题。患者的潜在损伤可分为两类。

1.第一类问题是口外弓的内弓会意外地从磨牙带环上的颊面管中脱出，或者当使用了可摘矫治器，焊接的颊面管从卡环上脱落了。这通常是由于人为施加外力或恶作剧将口外弓向前拉或者将外弓卷入衣服里造成的。颈带或口外弓上的橡皮圈以相当大的力量向后牵拉，内弓末端可能会导致口角、咽部穿透性伤。如果内弓从嘴里完全脱出，容易伤害到脸或眼睛。损伤位置是由牵引力的方向（向下拉的力或向上拉的力）和内弓脱出管的距离来决定的。

许多安全装置的设计主要用来防止此类事故的发生。最常见有效的是与颈带或头帽

相连接的 snap-away 模块。当施加力的大小超过一个预定极限，snap-away 模块就会断开，从而消除内弓产生向后的力量继而防止穿透性伤害。现如今使用这种模块已经被认为是标准化流程，特别是 EOAs 的使用以及一些失败例子的出现，即使没有受伤，如果不这样做也被视为专业疏忽。模块的分离力量极限必须足够高，以便允许有临床意义的力量应用到牙齿上；但又不是非常高，在内弓离开磨牙颊面管之前不能断开。

> **重要提示：** 正畸医生应询问患者晚上是否摘下口外装置（EOA），并应在患者的病历中做出标注，这点是至关重要的。

2. 口外装置导致的第二个危险是内弓从颊面管中脱出，或者患者在夜间将其拔出了。裸露的内弓末端可能插在枕头上或刮到患者的脸或刺伤眼睛。受口腔细菌污染的内弓接触眼睛后可能会引起严重的反应，但主要损伤还是机械性伤。这可能会不可避免地导致失明，若得不到及时救治，交叉感染的眼炎还会损害第二只眼。即使使用的是有能安全脱开功能的颈带或头帽，在晚上口外装置仍然可以意外脱开。

> **重要提示：** 插入磨牙颊面管的内弓的长度不应该太短，在模块断开之前，其不应从磨牙颊面管中脱出，这是很重要的。

为了减少此类事件发生，必须保证内弓与磨牙颊面管安全连接，即使颈带或头帽断开连接，在夜间内弓也不应容易从管中脱出。1996 年，Trayfoot 提到使用小型正畸橡皮圈，确保内弓与可摘矫治器头帽的连接[9]。1997 年，Samuels 建议使用一个闭锁装置来防止内弓的脱出[10]。将面弓末端回弯，也可以消除锋利的末端，利用无弹性的颈带，也可防止内弓的意外脱出，这些都经过精心的设计并能提供一些保障。闭锁装置、无弹力颈带、末端回弯面弓等都是有效的办法，但使用起来复杂且价格昂贵。

过去几年来笔者一直使用一种简单而非常有效的安全装置，无论是白天或晚上都能消除 EOA 从管中意外脱出的风险。笔者在内弓前部的两侧各焊一个 0.7mm（0.028 英寸）的不锈钢丝并将其弯曲向前形成挂钩（图 14.6，图 14.7）。

> **重要提示：** 在这个钩子和颊面管之间悬挂一个直径较小的 4.762mm（0.1875 英寸）矫正橡皮圈，可以确保内弓不会从磨牙颊面管中脱出，即使颈带或头帽滑脱，内弓也不大会脱出。

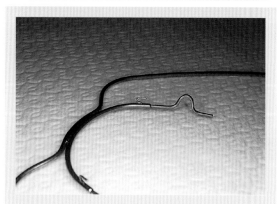

图 14.6　为了提高口外弓的安全性所做的改良。在内弓上焊接安全钩，并将其向近中方向弯曲

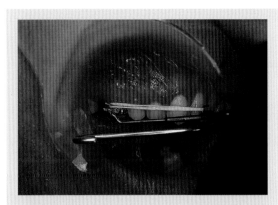

图14.7 使用橡皮圈将内弓安全固定在磨牙颊面管上

作为一种选择，可以购买附有朝向远中的尖牙牵引钩的面弓，轻轻地将牵引钩旋转180°，使其朝向前方。向患者及其父母解释（而不是吓唬他们）全天使用安全橡皮圈的重要性。自从使用这个简单的安全装置以后，夜间口外装置的脱出率已降至零。所有这些装置，只有患者根据说明使用它才会起效。当然，高度依赖患者的配合也是它的主要缺点。尽管英国正畸学会认为：佩戴附有安全橡皮圈的口外装置对患者来说是困难的[11]，但我的经验却恰恰相反。除了一小部分因手指灵活度有显著问题的患者在佩戴时出现问题外，坚持使用橡皮圈的想法是可以接受的。

正畸专业可能不得不接受这样的事实，即任何形式的口外矫治器的使用都会有风险，但随着口外和口内安全装置的正确使用，这种风险可以保持在一个可接受的低水平限度内。

我曾被要求为失去一只眼睛的一名原告准备一个专家意见。看到一名15岁的女孩遭受了这样的伤害，让我决心尽一切努力来倡导、练习和培训有助于减少此类事故发生的措施。

14.1.7　佩戴头帽的依从性

Matie Grobler

若不带颈部护垫进行垂直牵引，患者会抱怨弹性颈带伤害或刺激了颈部和周围的皮肤，因此他们拒绝佩戴这个装置。增加了脖子护垫，患者现在没有理由不佩戴它了。事实上只有不到5%的患者需要使用颈部护垫。

> **编者的观点**
>
> 目前有不少文献报道了头帽口外弓的替代方法。本书并不想罗列一个备选方案表，但Santiago de Lima等人的研究却堪称是一个很好的例子。其报道了将Jasper Jumper和肌激动器-头帽联合使用并配合后期的固定矫正来纠正安氏二类错殆的治疗方法[12]。下文将列出更多头帽替代使用方法。

14.2　固定式功能性矫治器：ADVANSYNC 2 矫治器

Glenn Cooper

功能性矫治器通常用于纠正安氏Ⅱ类错殆，可以是可摘功能性矫治器也可以是固定式功能性矫治器。许多年来，这两种类型的功能性矫治器我都使用过，发现固定式功能性矫治器的主要优势是其可固定在牙齿上从而提高了患者的依从性。

重要提示：依从性的改善有助于提高成功率，减少治疗的总体时间，固定矫治器以及功能性矫治器的同时使用可以免除双期矫治。

AdvanSync2 固定式功能性矫治器（Ormco 公司），最初是由 Terry 和 Bill Dischinger 医生研发并做改良，用以改善患者的舒适度并改善下颌的侧方运动（图 14.8）。

伸缩杆比传统的 Herbst 矫治器短 50%，减小了患者的不适感，避免了对脸颊的刺激。伸缩杆位于口腔的更后方，增加了美观性。与可摘式功能性矫治器相比，讲话不受任何影响。

AdvanSync2 工具包提供了适合上下左右第一磨牙的四种大小的预焊附件的带环，该带环用于安装伸缩杆。四个尺寸的带环适合 95% 的患者。工具包里含有左、右伸缩杆和内六角螺钉，必要时使用 1mm 和 2mm 间距推进扣，六角扳手可将螺丝拧紧以便将伸缩

杆固定在磨牙带环的预焊件上。工具包里还有扩展器，当磨牙比较直立时用于延伸磨牙带环的颊侧部件（但很少使用）（图 14.9）。

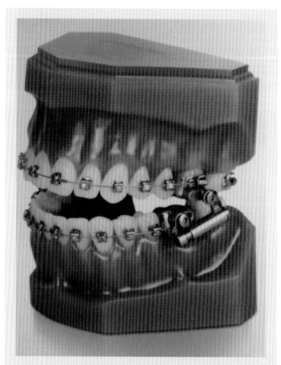

图 14.8 AdvanSync2 矫治器的左侧部件

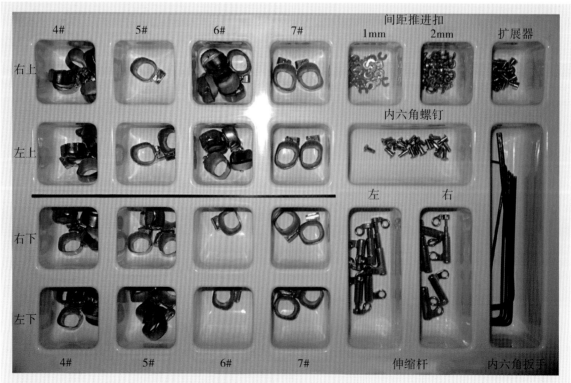

图 14.9 标准工具包提供预焊接附件和所有必要的组件

14.2.1 装配步骤

1. 在全部第一磨牙上放置分牙圈。

2. 一周后，上下颌从左侧第二前磨牙到第二前磨牙粘贴固定矫治器。由于带环上的颊面管位置靠近牙龈边缘，下颌前磨牙的托槽也应相应靠近龈缘。选择尺寸最适合的带环以保证其与牙齿外形紧密贴合。带环可以修整以便更加密合（见第12章）。如果发现牙龈组织过度发白，带环的边缘就需要磨改修整。

3. 把带环从口腔中取出，并在口外进行调改，将伸缩杆连接到上颌带环的远端孔上。将内六角螺钉蘸点 CBka Bond 牙科螺钉盒内的厌氧型医用胶，以确保内六角螺钉能旋入磨牙带环的附件里（Preat Corporation 100 S. 4th Street Grover Beach, CA 93433 USA）。

4. 在带环上的垂直槽和颊面管中涂抹牙膏，防止黏结剂堵塞槽沟和管道。

5. 使用双固化玻璃离子带环粘接材料粘接所有带环。

6. 使用结扎丝将上颌牙弓从第一磨牙到另一侧磨牙连扎在一起。这将获得最大的矫形效果并确保上颌磨牙不作为单独的单位向远中移动。

7. 把上下颌正畸启动弓丝纳入槽沟并将弓丝末端切断。

8. 在口内将伸缩杆连接到下颌带环的近中孔，用螺钉固定。

14.2.2 医　嘱

除了讲述常规固定矫治器的医嘱外，

还要告知患者需要一个星期时间来适应 AdvanSync2 矫治器。可能会出现一些不适，吃东西时也会有点困难，但是都能很好的适应。也会有螺丝松动的可能性，患者需要了解这些情况都可能会发生。假如发生了这些情况，患者需要尽快返回诊所重新旋紧螺钉。

> **重要提示：** 很重要的一点是从一开始就要压低下颌前牙以减小覆𬌗。当将患者下颌前调成安氏Ⅲ类咬合时，减少覆𬌗的目的主要是为了防止矫正过程中后牙出现开𬌗。

对于下颌前牙不整齐的病例，可以从左下到右下前磨牙放置一根直径 0.356mm（0.014 英寸）节段镍钛丝。为了使下颌骨在 AdvanSync2 的作用下向前调节，如果是深覆𬌗的情况，有必要减少覆𬌗以使下颌在 AdvanSync2 作用下向前移动不受影响。使用 0.406mm × 0.559mm（0.016 英寸 × 0.022 英寸）不锈钢方丝弯制主弓丝，在颊面管前方给弓丝弯制 30° 后倾曲，插入颊面管。将该主弓丝结扎到切牙上，以此减少覆𬌗。为防止前磨牙向舌侧倾斜，也可以在第一和第二前磨牙之间结扎主弓丝。在安氏Ⅱ类2分类错𬌗中减少覆𬌗尤为重要：上颌切牙需要唇倾，在放置伸缩杆前，下颌牙弓需要整平排齐。如果这些都没有做到，那么下颌骨就不能向前移动，同时功能性矫治器的垂直分力也会导致磨牙压低并增加下颌的 Spee 曲度。

14.2.3 预约安排

整平排齐阶段弓丝的更换与常规治疗一

样。此外，每三个月通过增加 1mm 和 2mm 间距推进扣可重新激活伸缩杆，直到形成反覆盖以及中线不齐的过校正为止。

> **重要提示：** 对于轻微不对称的安氏 II 类错殆，可以选择性、不对称地增加间距推进扣以获得良好的矫治效果。

用特殊钳子将间距推进扣固定在伸缩杆的最细部位，可以使用环形打孔钳来夹持间距推进扣（Ormco 公司）。

达到过矫正状态后，在拆除带环和功能性矫治器之前，需要将该矫治器维持在口内至少 3~4 个月。全面矫正应在 6 个月内实施。

14.2.4 矫治器的拆除

因为粘接带环的材料特别坚固且磨牙有一些松动，不可以使用常规的取带环钳拆除带环。明智的做法是使用高速金刚砂车针在带环的近远中颊轴角进行磨切，然后使用 Weingart 钳夹住带环的外壳而将带环去除。

清理所有多余的黏结剂，预约时间，一周后在第一和第二磨牙上粘接常规颊面管，继续接下来的矫正治疗。

像其他的矫正方法一样，临床医生有个学习的曲折过程；但是一旦掌握要领，不需要花费很长时间就可熟练掌握该矫治器的装配及调节，自然可获得非常令人满意的治疗效果。

14.3 通过拔除上颌恒磨牙来矫治安氏 II 类 1 分类错殆的方法

Hans Booij

矫治安氏 II 类错殆的方法有多种，比如有正颌外科的方法、功能性矫治方法、拔牙与非拔牙的矫治方法。如何选择这些方法取决于错殆类型、畸形的严重程度、医生的教育背景及操作技能。最近不少文献报道了微型种植体的植入和骨膜下微型钛板的使用（见第 17 章）。毫无疑问，循证医学研究将会继续探索针对单个患者的最佳治疗方案。

讨论安氏 II 类错殆的诊断和治疗计划不在本章节的范围。现假定某个病例需要纠正安氏 II 类错殆，拔除上颌第一磨牙也是一个选择。

选择这样的治疗方案是要通过牙齿的移动来达到治疗目的。该方案密切依赖于患者的配合并需要通过各种形式的口外装置或骨骼支持来增强支抗。选用低摩擦托槽和长的磨牙颊面管是该方案的先决条件。

> **重要提示：** 在这种方法中拔除上颌第一磨牙将促使牙列重新排列，上颌第二磨牙向近中移动和第二前磨牙向远中移动的自然趋势被巧妙利用。

较轻的矫治力就足以完成矫正。"纯天然"的方式能有效帮助正畸医师，当然患者也会从中获益。作为先决条件，必须掌握第二磨牙的解剖学特点，同时"隐藏的磨牙"——上颌智齿必须存在。正如Livas[13]报道的那样，在青少年中，拔除上颌第一磨牙后，第三磨牙会更早萌出。

> **重要提示：** 由于将上颌智齿纳入牙弓形成咬合，完成的病例看起来就像没拔牙的病例一样，有8个前磨牙的微笑妩媚动人，这通常比拔除前磨牙的病例更有吸引力。

由于要在第二磨牙上装配带环，治疗开始时其必须已经萌出。

治疗方案

拔除上颌第一磨牙来纠正安氏Ⅱ类错𬌗被称为"低依从性治疗"。在大多数情况下，男孩或女孩仅需要每周更换一次水平牵引橡皮圈。一段时间后患者就会发现拔牙间隙减小了，覆𬌗、覆盖也减小了，这将鼓舞、激励患者并优化治疗的进程（图14.10~图14.12）。

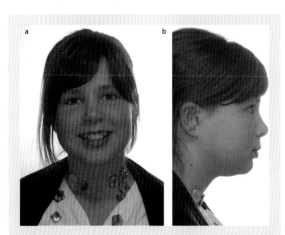

图14.10 治疗前照片a.治疗前的正面照；b.治疗前的侧面照

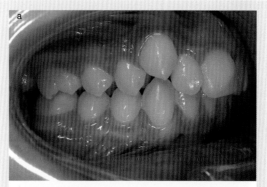
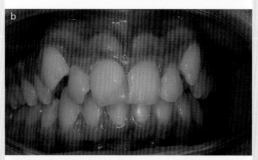
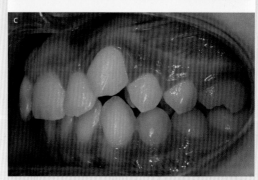

图14.11 治疗前的咬合情况a.右侧；b.正中；c.左侧

对于深覆𬌗的病例，治疗开始时需要在上颌安装平导并在下颌粘接托槽。必要时可在下颌牙弓的尖牙和第一前磨牙之间进行中等量邻面去釉。

起动弓丝为是0.36mm（0.014英寸）的较细的Accuform Medium Sentalloy下颌弓丝（Dentsply）。大约两个月后更换第二条和最后一条弓丝，这是一支定制的0.46mm（0.018英寸）加强型澳丝（G&H Wire Company，Franklin，IN，USA），可在弓丝上弯制小的水平或垂直向补偿曲以进行必要的调节。参照最初的石膏模型，尽可能维持原始弓形和尺寸。在第一磨牙近中的支抗曲、前磨牙之间的"V"形曲、尖牙和第一前磨牙之间的"V"形曲有助于打开咬合。联合使用上颌的平导和下颌固定矫治器将压低下颌切牙并使侧方牙齿升高。上颌前牙的垂直向位置保持不变，这常常是医生所希望的。

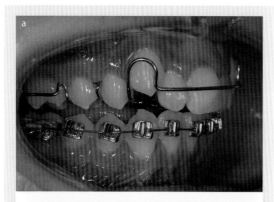

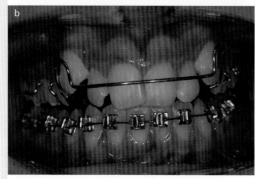

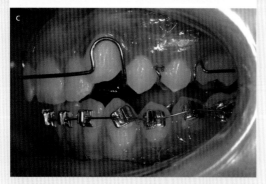

图14.12 开始治疗前，下颌使用固定矫治器，在上颌使用活动平导。a.右侧视图；b.正面视图；c.左侧视图

在大多数情况下，拔除上颌第一磨牙可在矫治开始后5个月进行。拔牙后2~3周，

可去除上颌平导，在上颌第二磨牙上装配带环并在上颌前牙上粘接托槽（图14.13）。

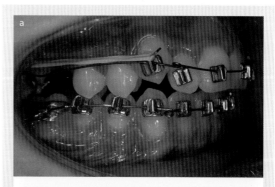

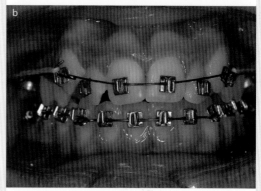

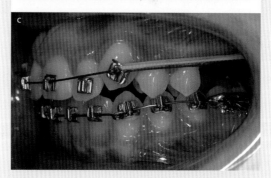

图14.13 在拔除上颌第一磨牙后，上颌除前磨牙外其他牙齿均粘贴固定矫治器。从上颌磨牙挂到尖牙上的橡皮圈。a.右侧观；b.正中视图；c.左侧观

在Ⅱ类关系纠正阶段，为了减少粘接操作，先不在前磨牙上粘贴托槽。直到前磨牙变成Ⅰ类咬合后，再粘接上颌前磨牙的托槽。为了使治疗过程更加清晰，可将其分为三个阶段：即前文已经提到的Ⅱ类咬合调整阶段、关闭缝隙和控根阶段、微调整和完成阶段[14]。

使用上颌腭弓和在磨牙颊面管近中约5mm

处弯制支抗曲都可增强对第二磨牙的控制。

上颌总共需要两根弓丝，第一个是定制的0.41mm（0.016英寸）优质桶装澳丝（premium plus，G&H Wire公司）。在尖牙托槽近中处给弓丝弯制圈曲防止弓丝来回滑动。将高帽状插入式牵引钩（TP Orthodontics，Inc.）插入上颌尖牙托槽，并将其伸向龈端的部分弯向近中，在此钩与上颌第二磨牙颊钩之间悬挂直径8mm（5/16英寸）的橡皮圈。要求患者和家长每周更换一次橡皮圈。重要的是指导患者不要将橡皮圈挂在主弓丝的圈曲上，只有当尖牙确需沿着弓丝移动/滑行时才使用这种牵引。当切牙排列不齐时，在尖牙至尖牙之间可使用直径0.41mm（0.016英寸）的片段式Co-Ax弓丝（图14.14a）。用结扎丝将切牙结扎在弓丝上。通过这种办法，在前牙缓慢排齐、橡皮圈在尖牙上发挥功能的时候，主弓丝上的支抗曲可以保持良好的垂直向控制（图14.14）。

为了加速纠正Ⅱ类咬合关系，可以考虑使用直径8mm（5/16英寸）的橡皮圈进行Ⅱ类牵引。此时，嘱咐患者每天更换橡皮圈。这种Ⅱ类牵引橡皮圈一端挂在下颌磨牙颊面管上、另一端挂在上颌尖牙的插入式牵引钩上。对于左右不对称的病例，单边悬挂Ⅱ类牵引橡皮圈也是较好的解决方案。复诊间隔时间是7~8周。

定期复诊时，必须对上颌弓丝的末端进行调整，同时正畸医师必须精确地分析治疗进展情况。例如，部分调磨下颌前磨牙的托槽以避免咬合干扰并促进上颌前磨牙向远中移动。医生很乐意见到在上颌前磨牙之间自然地产生间隙，这些牙齿确实能自主向远中方向移动。

一般在5个月后，就可以建立前磨牙的Ⅰ类咬合关系。这时候就可以在上颌前磨牙上粘接托槽并调整上颌弓丝。增加"V"形

曲和支抗曲可以阻止咬合的进一步加深。一定要注意研读最初的情况，判断通过正畸治疗牙齿作出了什么样的反应。不同病例之间会有差别，需要进行一些调整。在某些病例中，上颌前牙之间的散在间隙可能需要在这个时候进行关闭，可通过在尖牙托槽与主弓丝上的小圈曲之间悬挂直径较小的橡皮圈来关闭缝隙。Ⅱ类牵引仅限于晚上使用，甚至停止使用。

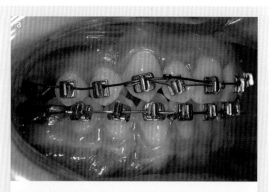
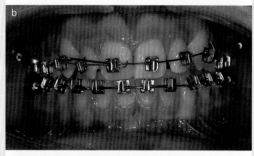
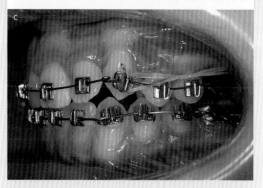

图14.14 上颌前磨牙上已经粘接托槽。尖牙和前磨牙已经形成Ⅰ类咬合关系，覆𬌗已经减少。使用Co-Ax节段丝排齐上颌右侧侧切牙。a.右侧观；b.正中观；c.左侧观

接下来的复诊可以在四个星期以后。观察上颌前牙之间的缝隙是否关闭。假如缝隙已经关闭了，即可进入第二阶段，关闭缝隙和转矩控根阶段（图14.15）。第二阶段使用第二根弓丝，即弯制的0.46mm（0.018英寸）加强型澳丝，配合0.36mm（0.014英寸）常规澳丝弯制的双刺突状转矩附簧并在颊侧段使用橡皮链关闭剩余的拔牙间隙。需要使用平直弓丝吗？不是，根据需要可能要在第二根和最后一根主弓丝上弯制小的水平和垂直阶梯曲。在此阶段，正畸医生必须集中精力关注所有的细节。在尖牙上可以插入竖直弹簧（TP Orthodontics，Inc.）。根据正畸医生对支抗的评估情况，为促进第二磨牙向近中移动，可以去除上颌腭弓。同时，正畸医生还要再次评估是否需要进行Ⅱ类牵引。

7~8周后复诊，此时需要重新更换橡皮链，如果拔牙间隙已经完全关闭，在第二磨牙颊面管末端应将弓丝严格回弯。这个阶段的美妙之处在于转矩与侧方间隙关闭之间的力量的平衡，当然也不排除有比较大的个体差异。在最后阶段，即完成阶段，需要在弓丝上做细微调整，如果需要也可以调节上颌腭弓以便调整磨牙的牙根转矩。检查前牙牙根的转矩度的最好办法是要求患者站起来，露出牙齿，笔者建议使用Zachrisson描述的前牙美学检查程序和标准（图14.16）[15]。

笔者选择的保持方法是在上下颌尖牙至尖牙之间粘贴弯制的舌侧保持丝。为了防止下颌第二磨牙过度萌出，需要检查上颌第二磨牙的远中边缘嵴与下颌第二磨牙的近中边缘嵴之间的接触关系；如果二者之间没有接触，则需在下颌第一和第二磨牙颊侧粘接保持丝。保持丝一直戴到上颌智齿萌出后方可拆除（图14.17）。

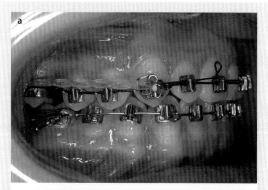
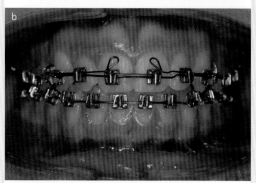
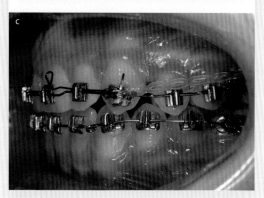

图14.15 0.46mm（0.018英寸）加强型澳丝配合0.36mm（0.014英寸）常规澳丝弯制的双刺突状转矩附簧，在颊侧使用橡皮链关闭剩余的拔牙间隙。a.右侧观；b.正中视图；c.左侧观

重要提示： 这种治疗理念所需的材料比较简单。上、下颌只需要两套弓丝，托槽简单而廉价，关于辅助工具只需要在牙齿上粘接一些带环和腭杆。这种治疗方案可以有助于矫正技术的传播，特别是在那些顾及材料成本问题的地方。临床医生的专业的矫正知识和手工技能才是最重要的。

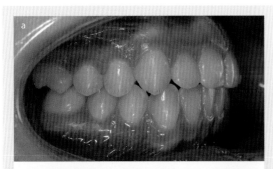

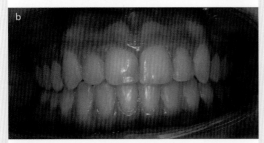

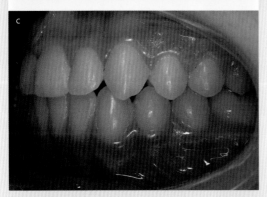

图14.16 最终的咬合，注意上颌第二磨牙与下颌第一磨牙呈现 I 类咬合关系，覆𬌗减少。a. 右侧观；b. 正中观；c. 左侧观

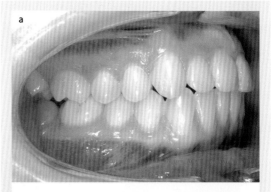

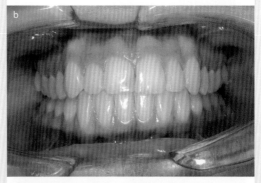

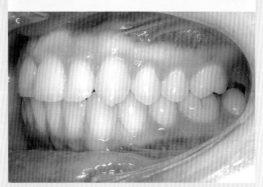

图14.17 治疗结束后两年。注意上颌第三磨牙已经萌出并与下颌第二磨牙呈现出咬合关系，提高了牙列的稳定性，减少了覆𬌗关系。a. 右侧观；b. 正中观；c. 左侧观

笔者了解到有很多矫治系统（通常都比较贵）旨在简化临床治疗，但在这种情况下拔除上颌第一磨牙也是一个选择。笔者所描述的系统是能够提供令人满意的结果的。如果临床医生希望将这个概念移植到其他托槽矫治系统中，他们需要确保上颌尖牙使用摩擦力最小的托槽。笔者建议使用Begg托槽（TP

Orthodontics，Inc.，256-Begg 托槽，前磨牙），Begg 托槽在产生最佳滑动效果的同时可以防止垂直方向上产生并发症。在第二阶段的末期，直立尖牙后，可以根据个人情况更换成另一种托槽。

1979 年 Williams[16] 首次提出这种矫治模式，其后做过改良[14]。Stalpers 等人[17]

通过对 100 位安氏 II 类 1 分类患者进行等级指数同行评估研究，发现治疗成功率高达 90%，从而也证明这种方法有效可行。

关于如图 14.18 和 14.19 [18-19] 拔除第一磨牙病例的头影测量和临床结果评价已有很多研究报道。

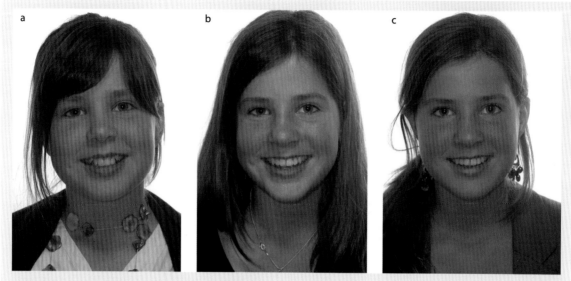

图 14.18　患者正面观，注意其拥有自然的微笑。a. 开始治疗（2009/06/16）；b. 治疗结束（2011/08/30）；c. 治疗结束一年后（2012/09/2）

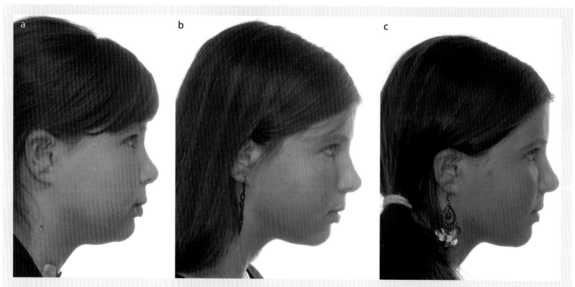

图 14.19　侧面观，注意矫治和患者成长带来的明显改变。a. 开始治疗时（2009/06/16）；b. 治疗结束时（2011/08/30）；c. 治疗结束一年后（2012/09/12）

14.4 磨牙横向扩弓

磨牙横向扩弓能否实现、最终结果是否稳定依赖于临床医生正确的诊断、科学的治疗方案和矫治器的选择。文献报道中曾提到许多经典固定式或活动式的扩弓器，有些扩弓器会使牙齿倾斜移动，有些扩弓器会使牙齿整体移动，有些扩弓器会使骨骼基部发生有限的扩张。本节将讲述一些行之有效的扩弓方法（图14.20）。

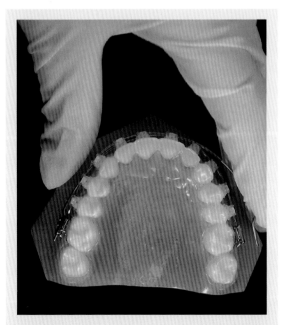

图14.20 背驮弓扩弓辅弓。首先将扩弓辅弓放入一侧颊面管，然后将另一端用力插入另一侧的颊面管

14.4.1 扩弓附弓

扩弓附弓或"背驮弓"是很有用的扩弓附件。这种附件需要在上颌磨牙上粘接双管颊面管或在带环上焊接双管颊面管。扩弓辅弓是用0.914mm（0.036英寸）不锈钢丝弯制而成的。参照患者的上颌模型，辅弓的弯曲应该与牙弓的弓形相匹配，可轻微接触到切牙唇面托槽。辅弓插入到颊面管插口外弓的粗管中，在管的近中开口处做标记。从口中取出辅弓，弯制舌向补偿曲，将远端过长的弓丝切去，避免辅弓伸出颊面管过长。这是比较粗的弓丝，不容易弯制，必须使用技工钳和粗丝切断钳。利用这种装置可以使弓形拓宽，在磨牙区单侧可以扩宽约13mm（0.5英寸）。应该用力将扩弓辅弓插入上颌磨牙的口外弓粗管中，插入到位后为了防止其脱出，需要将其与托槽及主弓丝的颊侧段和前段进行结扎。

这种扩弓辅弓也可以使用在下颌牙弓，同样在下颌磨牙上也需要使用双管带环。

这个装置非常有效，但是需要定期检查，防止磨牙过度扩大。

这种扩弓装置的优点如下：
- 易于制作。
- 设计简单。
- 方便安装和拆除，不受任何现有矫治器干扰。
- 有效。
- 不依赖于患者的合作。
- 与交互牵引相比，没有导致磨牙伸长的垂直分力。

与上颌可摘扩弓器或交互牵引式扩弓相比，上述扩弓方式会引起磨牙颊向倾斜。根据病例的不同，这种倾斜移动可能是需要的也可能是不希望出现的，如果不希望出现磨牙颊向倾斜，在主弓丝上弯制根的颊向转矩就能抵消这个不利因素。

14.4.2 上颌快速扩弓器

Brett Kerr

关于扩弓器的概念、使用的基本原理、设计、制作以及装配上颌快速扩弓器的流程已经有很多报道。扩弓完成后需要维持 3 个月，之后可以使用常规的取带环钳拆下扩弓器。拆除扩弓器可能是一个不舒服的过程，尤其对于年轻、敏感的患者来说更为明显。为了让拆除这个过程更为舒适，在粘接快速扩弓器之前笔者常会先削弱带环的固位力（图14.21）。

> **重要提示：** 使用片切砂片或金刚砂车针在每个带环的近中颊侧面做垂直切口。切口不超过带环高度的一半。

如果你想使用带环切断钳或裂钻切割，应该从带环近中颊侧面开始，因为这个位置更方便进行切割。在矫治过程中，笔者从未遇到矫治器松脱的问题。拆掉这个固位力变弱的矫治器对患者来说是比较舒适的。

编辑评论

当考虑安装上颌快速扩弓器时，除了希望实现咬合的变化以外，也不能忘记鼻腔体积、鼻咽体积的明显增加以及面部高度、上腭及下颌平面的改变[20-22]。

14.4.3 取模过程中稳定磨牙带环的位置

Brian Nebbe

制作某些矫治器（如舌弓或上颌快速扩弓器）时，需要在磨牙和（或）前磨牙上试戴带环后再取印模。在灌模前需要将这些带环重新放置在托盘的印模材料上。如果灌模时不够认真仔细，这些带环有可能在灌模过程中发生移位。为了保证带环在灌模过程中稳定地保持在其位置上，可在带环的颊侧面滴一滴强力胶（氰基丙烯酸盐黏结剂）使其与印膜材紧密相连。这种胶水在接触到水分

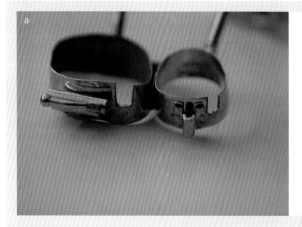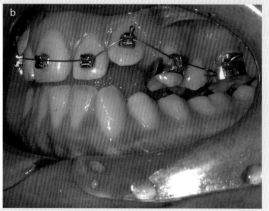

图 14.21 a. 通过在磨牙和前磨牙带环近中颊侧区切割凹槽，削弱上颌快速扩弓器带环的粘接强度，提高拆除的效率。b. 上颌快速扩弓器在口内的情况，前磨牙和磨牙龈端显示有切割的凹槽

后会迅速粘接。Lisenby 和 Bowman 也曾报道过这个技巧[23]。

司销售的分牙簧（图 14.22）。

14.5 矫正错位的第二磨牙

在萌出过程中，上、下颌第二磨牙向颊舌向错位或扭转萌出的情况并不少见。通常情况下，主弓丝较难插入这些错位牙齿的颊面管中进行调整排齐。在这种情况下，使用局部附件进行调整是一个有用的方法。

错位的磨牙理应装配带颊面管和舌侧扣的带环，或直接粘接颊面管。但在多数情况下，牙齿的颊侧、舌侧或咬合面上仅有很小片牙釉质可以利用，不可能粘接常规的带环或颊面管，此时仅可以粘接一个小的单管磨牙管或水平向粘接一个 Begg 细丝弓托槽（不是常规垂直向粘接），这个 Begg 托槽充当着小颊面管的功能。根据附件的种类或牙齿移动要求的不同，槽沟可以朝向近中或远中。选用何种附件及第二磨牙上附件的位置要求主要依据第二磨牙的位置及其与第一磨牙的关系而定。

14.5.1 竖直第二磨牙

14.5.1.1 分牙簧和分牙圈

如果第二个磨牙只是轻度向近中倾斜并顶在第一磨牙远中颈部，用 0.711mm（0.028英寸）的弓丝弯制一个分牙簧并将其卡在接触点上下。分牙簧的设计类似于美国 TP 公

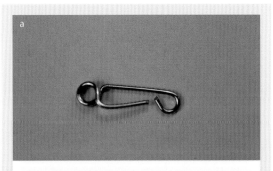

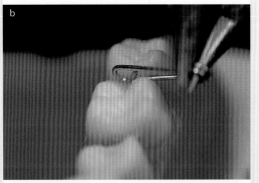

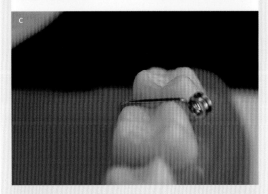

图 14.22 a. 用 0.7mm（0.028 英寸）的不锈钢丝弯制分牙簧以消除第二磨牙轻度的近中阻生。b. 将分牙簧打开，一端放置在接触点之上，另一端插入接触点以下的位置。c. 分牙簧就位

将分牙簧的龈向臂通过接触点龈方，这个过程有时有点困难，刚开始患者会感觉不舒服。分牙簧应该放置在原位约 3 周，然后取出，局部冲洗；如有必要再次放置分牙簧重复前述过程直到第二磨牙离开第一磨牙的远中面。

Cerny 描述过通过使用大型分牙簧来解决牙齿轻度阻生问题。他并不是使用传统的

弹性分牙圈，而是利用商用的黑色"O"形环[直径6mm（0.24英寸）、厚度2mm（0.08英寸）][24]。这种分牙圈可以用传统方式进行消毒，用热水软化，然后使用持针器轻轻拉伸使其通过接触点。在使用传统的分牙圈之后，再使用巨型分牙圈可以使牙齿移动2mm（0.08英寸）的距离。

14.5.1.2 节段弓丝和装配架

当第二磨牙向近中倾斜但仍有可能粘接传统的磨牙颊面管时，那么借助最简单的附件——一段0.356mm（0.014英寸）镍钛丝即可解决问题。将该镍钛丝通过第一磨牙颊面管或将其与第一磨牙的托槽结扎，镍钛丝延伸向后至第二磨牙颊面管。节段丝的近中应回弯90°，留下4mm（0.16英寸）的垂直段，然后切去多余部分。将节段丝与尖牙或前磨牙的托槽结扎在一起（覆盖在主弓丝上）。若托槽上有一个垂直槽，这个过程会更加简单（见第12章）。将镍钛丝的垂直段从牙龈方向插入托槽的垂直槽，用钳子夹住其伸向向的那段并朝托槽处回弯。应确保节段丝不会滑动或向近中或远中方向脱出。随着牙齿不断直立，节段丝可以更换成0.406mm（0.016英寸）镍钛丝或不锈钢丝，不断增加弓丝的型号或增强弓丝的硬度，直到牙齿明显排齐、能够允许主弓丝进入第二磨牙颊面管为止。

14.5.1.3 部分萌出

如果第二磨牙部分萌出，只暴露出很有限的颊侧牙釉质，但又需要向远中移动，在这种情况下，通常在牙齿上水平向粘接Begg托槽，槽沟朝向近中。附件是用一截0.406mm（0.016

英寸）不锈钢直丝弯制而成的（图14.23）。

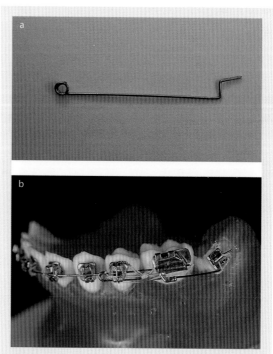

图14.23　a.用于纠正近中阻生的第二磨牙的附件，配合使用弹力牵引使其向远中移动。b.近中阻生的第二磨牙在附件的作用下向远中移动。推磨牙向远中的力量来自悬挂于附件的圈曲和第一磨牙的牵引钩上的橡皮链

在附件的远中端弯制一个3mm（0.12英寸）高的垂直代偿曲，远中端的水平部分不应长于3mm（0.12英寸），将其插入水平向的Begg托槽垂直管中，垂直臂应该卡在Begg托槽的槽沟内。附件的前部向近中延伸，在尖牙区域用铅笔做标记，从嘴里取出该弓丝，在弓丝近中末端部分弯制一个圈曲或一个牵引钩。将该节段弓丝置入口内，用结扎丝将其与第一磨牙和尖牙结扎在一起（覆盖在主弓丝上方）。为了使施加在第二磨牙托槽近中的远移力值更有效，可以用橡皮链、弹性线或者镍钛拉簧等加力附件，并将附件挂在第一磨牙颊面沟与片段弓近中端的牵引钩或圈曲上。注意第二磨牙颊面管的远中弓丝末端不可留太长，否则会刺伤软组织并导

致软组织发炎和肿胀,该处若口腔卫生不好、牙龈肿胀,将会妨碍弓丝插入第二磨牙的颊面管中。一定要检查第二磨牙的移动以确保它不会向远中移动的过多而陷入软组织和下颌骨升支的骨骼中。临床医生应该评估和研究未萌出的第三磨牙是否存在和位置。一旦第二磨牙向远中移动的位置足够了,就可以减少向远中的推力而将力改为垂直向以刺激牙齿垂直向萌出。

为使牙齿垂直向萌出,需要将 Begg 托槽的水平向高帽锁销(TP Orthodontics, Inc., USA)插入托槽槽沟,将末端向牙龈方向回弯,在下颌的第二磨牙与上颌的第一或第二磨牙之间进行垂直向颌间牵引。

Santoro 等人报道了利用舌侧装置解决下颌第二磨牙阻生问题的方法[25]。在下颌第一磨牙的舌侧粘贴成品腭管,剪去成品腭弓的一端,然后弯制调节,使其能插入前述的腭侧管,远中部分沿牙槽嵴舌侧轮廓弯制,一直延伸到第二磨牙的远中。弓丝末端形成一个圈,在部分萌出的第二磨牙咬合面粘接舌侧扣,将橡皮圈或橡皮链挂在圈曲与舌侧扣上给第二磨牙加力。

针对部分萌出的第二磨牙,Park 建议在部分暴露的第二磨牙𬌗面粘接舌侧扣,并在第一磨牙上粘接带环[26]。他使用直径0.356mm(0.014英寸)的高强度不锈钢丝来弯制一支竖直簧。将弹簧的一端弯制成一个与第二磨牙咬合面上的舌侧扣相匹配的小钩,而在位于第一磨牙颊面管远中开口处弹簧的另一端弯制一个阻挡曲。将该弹簧的近中端从第一磨牙颊面管的远中开口处插入颊面管、而将弹簧上的远中端小钩用力卡在第二磨牙咬合面的舌侧扣上。向远中方向加力的力值取决于阻挡曲的位置,可以根据需要做适当的调整。将伸出第一磨牙颊面管近中开口的钢丝向龈端弯曲,防止该弹簧从颊面管中滑出。

14.5.1.4 纠正阻生的下颌第二磨牙

Farah R Padhani

在第二磨牙暴露的颊侧面上水平向粘接 Begg 托槽并在第一磨牙上粘接双管颊面管。用 0.406mm(0.016英寸)的不锈钢丝制作附件。在钢丝的一端,弯制水平停止曲并插入 Begg 托槽的水平槽沟。在弓丝近中部分,第一和第二前磨牙之间的地方做标记并在此处弯制一个完整的螺旋曲,其末端可自由地向远中延伸。圈曲近中段钢丝插入第一磨牙的辅管并向远中伸出,用持针器夹住钢丝伸出第一磨牙颊面管的远中部分、向远中拉紧然后回弯,不让其从第一磨牙颊面管中脱出(图 14.24)。该附件凸向牙龈的那部分将会给第二磨牙施加一个向远中的力量。

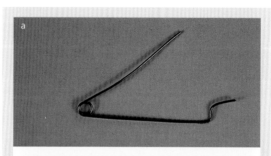
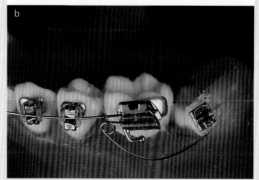

图 14.24 a.一个用于使近中阻生的第二磨牙向远中移动的附件,附件上弯制有眼圈曲。b.使近中阻生的第二磨牙向远中移动的附件。眼圈曲的一端插入第一磨牙颊面管,将伸出第一磨牙远中的部分拉紧并回弯,其可产生向远中的力量引导第二磨牙萌出

14.5.2 水平向错位的第二磨牙

再一次强调：在异位的牙齿上必须装配带环或粘接颊面管或托槽。附件的设计取决于错位牙齿的位置及牙齿错位的严重程度。假设第一个磨牙位置正常，则只需要使用主弓丝将该牙齿维持在这个位置上即可。附簧应移动错位牙齿而不是让第一磨牙远离正确的位置。

对于轻度错位的牙齿，最简单的附件可选用0.356mm（0.014英寸）的镍钛直丝，将其与第一磨牙颊面管或与第一磨牙上的托槽进行结扎，将镍钛丝的远中端插入第二磨牙的颊面管。该片段丝的近中末端应弯曲90°，并与尖牙或前磨牙的托槽进行结扎（覆盖在主弓丝上）。正如之前提及的，需确保附件安全，防止弓丝近远中滑移。

14.5.2.1 颊侧错位的牙齿

在矫治末期若第二磨牙颊向错位萌出，Kirshon报道了一种技术[27]。他将一段0.547mm×0.635mm（0.018英寸×0.025英寸）的不锈钢丝穿过第一磨牙的辅弓管，远中伸出部分向下弯45°并向远中推、压在第二磨牙颊侧。

假如第二磨牙过度颊向错位，此时不大可能将附簧穿过第一磨牙的颊面管，此时第一磨牙颊面管的开口可能会被第二磨牙近中面阻挡（图14.25）。

此时，可以使用0.356mm（0.014英寸）

的不锈钢丝弯制辅弓，插入第二磨牙颊面管，辅弓前部绕过第一磨牙到尖牙的位置，用结扎丝将不锈钢辅弓结扎在第一磨牙的颊面管或托槽上。随着第二个磨牙位置的改善，就需要更换成更硬的不锈钢丝，直到新的弓丝能完全进入第一和第二磨牙颊面管为止。

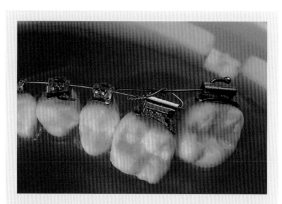

图14.25 应用不锈钢片段丝促使上颌颊侧移位的第二磨牙向腭侧移动

14.5.2.2 腭侧错位的牙齿

对于第二磨牙过度腭向或舌向错位的病例，片段弓从第一磨牙颊面管穿出后，很难同时插入第二磨牙颊面管（图14.26）。

此时，片段弓的末端应由后向前弯曲180°，从第二磨牙的颊面管远中口插入。然后将片段弓的近中部分绕过第一磨牙的颊面管并固定在前磨牙或尖牙处。如上所述，片段弓必须牢牢地结扎在前磨牙上，防止弓丝的任何滑移。一旦牙齿位置改善，弓丝可以从颊面管的近中插入时，此时就需要更换附件了。

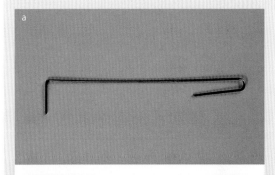

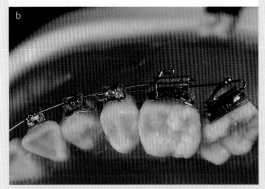

图 14.26 a. 用于将腭侧错位的第二磨牙向颊侧移动的带回弯曲的不锈钢片段弓。b. 将不锈钢片段弓反向回弯,从腭向错位的第二磨牙颊面管的远中口插入该颊面管,使第二磨牙向颊侧移动

14.6 未萌出的埋伏牙的处理(见第19章)

这个问题大而复杂。需要通过仔细的诊断、手术暴露、正畸矫治,最终将埋伏牙引导至功能性咬合状态,同时要符合美学上的要求。Becker的正畸教科书已做过详述[28]。

简单看一下文献,你就会发现有许多不同的矫治附件和弹簧,正畸医生使用这些附件可以引导埋伏牙齿的萌出和移动。但附件的设计要靠临床医生的想象力和创造力。在

很多案例中对下颌第二磨牙辅以手术的方法进行竖直能大大简化正畸医师的工作[29]。

Reed Holdaway 多年前曾给我介绍过一项技术,但我在文献中没有看见过。这涉及一个临时塑料冠的使用,特别适合腭向埋伏很深的尖牙。要求口腔外科医生在埋伏阻生牙冠上粘接一个超人的临时塑料冠(用于修复牙齿缺损所使用的那种塑料冠)。它不需要准确就位、操作区域也不需要干燥,临时牙内装满玻璃离子水门汀并牢固地粘在阻生牙的牙冠位置然后静置。这种技术的优点是:

● 塑料临时冠人为地延长了埋伏阻生牙的牙冠。

● 防止伤口闭合,使得正畸医生不必匆忙在牙齿上粘接托槽。

● 扮演刺激物来促使埋伏牙的萌出。

● 便于在塑料人工冠表面粘接托槽,方便施加牵引力。

一旦假冠移动到所需的位置,就可以去除塑料冠和残余粘接材料。此时周围的黏膜远离牙釉质表面,可在埋伏牙的牙冠上粘接常规托槽。继续牵引直到埋伏牙到达最终位置。这种技术也有如下问题:

● 需要说服做导萌手术的医生接受并选择临时塑料冠。

● 有时,埋伏牙的牙冠可能与邻牙的牙根紧密接触,那么在埋伏牙的牙冠上放置一个塑料冠是不大可能的。

在下颌磨牙未萌出的情况下,牙弓最末端的牙齿就是前磨牙,将传统固定矫治器的无支撑的弓丝越过未萌的第一和第二磨牙向远中延伸是不可行。为了解决这个问题,Resch曾报道过利用焊接在第一和第二前磨牙带环上的固定舌弓的办法,将舌弓末端延伸到未萌出的第一、第二磨牙的远中舌侧[30]。

使用丙烯酸塑料将直径0.508mm（0.020英寸）的指簧固定在舌弓上。舌弓的另一端延伸到已经萌出的磨牙的带环上。常规手术暴露阻生牙并粘接金色导萌链。将该链与指簧结扎在一起，即可产生一个殆向的萌出力。

14.7 上颌侧切牙错位

上颌侧切牙腭侧错位经常伴发不同程度的牙列拥挤。遵循正畸基本原理进行操作基本都能取得良好效果。

重要提示： 将牙齿移入牙弓中之前首先需要创造间隙。

过程并不难也有很多开辟间隙的方法。然而，当上颌侧切牙与下颌切牙呈反殆时，可能会出现一个问题：在唇侧粘贴托槽要么会与下颌切牙形成创伤性咬合（特别是在使用陶瓷托槽时更是如此），要么在咀嚼时托槽会反复脱落。

14.7.1 侧切牙腭向错位

victor Lalieu

当上颌侧切牙腭向错位时，唇侧粘接托槽会干扰咬合，托槽也可能因此破裂。笔者通常会在牙齿腭侧面粘接Begg托槽，并与"猪背"镍钛丝结扎进行调整。一旦牙齿反殆解除后，再在牙齿的唇侧面倒贴直丝弓托槽以

提供必要的根唇向转矩。

Smith等人曾描述过该技术的改良方法[31]。

14.7.2 侧切牙腭向错位另一种矫治技巧

Farah R Padhani

诸如侧切牙这样的牙齿若腭向错位，笔者习惯于水平向粘贴Begg托槽。它可以作为小型唇面管使用便于片段"背驮"镍钛丝通过。

侧切牙缺失

在大多数情况下应该为侧切牙以后的修复余留空间，在矫正过程中为了满足美学要求，可选择大小、形状、颜色均合适的塑料牙齿，将其调改被动地固定于该间隙处充当间隙维持器。但在该假牙上直接粘接托槽不太容易，将该牙齿稳固住并将托槽粘接到精确高度的位置上有难度。笔者喜欢在缺牙区域先将方丝弓托槽结扎在方丝弓上，在托槽底面放置光固化树脂，然后将塑料牙从舌侧移动到它正确的位置后进行光照固化将其固定。

在切牙跨过反殆向唇侧移动之前，可在第一或第二磨牙的咬合面放置玻璃离子水门汀来暂时抬高后牙咬合、减小前牙的覆殆。为了确保咬合稳定，在咬合面增加水门汀后应保证左右磨牙均匀接触，这一点是十分必要的。抬高咬合以后患者会不舒适，还会妨碍咀嚼。所以在前牙解除反殆以后，应该逐步降低或磨除玻璃离子水门汀。

Guray曾提出使用附件来临时打开咬合

的方法[32]。他使用 1.02mm（0.040 英寸）不锈钢丝弯制成一个长方形的抬高咬合的附件，将弯制好后的附件钢丝的两个终端插入上颌磨牙颊面管附管的近远中口内。长方形附件与磨牙咬合面形态匹配，附件的腭侧面有凹口可与磨牙带环上的腭管或牵引钩结扎在一起。当咬合抬高的附件不再需要时，可以很容易地将其拆除。

参考文献·Reference

［1］Angle EH. Treatment of malocclusions of the teeth. Angle's System. 7 th edn. Philadelphia:The SS White Dental Manufacturing Company, 1907:191.

［2］Kloehn SJ. Analysis and treatment in mixed dentitions; a new approach. Am J Orthod, 1953,39:161-186.

［3］American Association of Orthodontists Issues. Special bulletin on extra-oral appliance care. Am J Orthod,1975,68:457 ［Editorial］.

［4］Holland GN, Wallace DA,Mordino BJ, et al. Severe ocular injuries from orthodontic headgear. J Clin Orthod ,1985,19:819-825.

［5］Booth-Mason S,Birnie D. Penetrating eye injury from orthodontic headgear—A case report. Eur J Orthod, 1988,10:111-114.

［6］Samuels RHA, Jones ML. Orthodontic facebow injuries and safety equipment.Eur J Orthod, 1994,16:385-394.

［7］Samuels RHA,Willner F, Knox J, et al. A national survey of orthodontic facebow injuries in the UK and Eire. Br J Orthod ,1996,23:11-20.

［8］Chaushu G, Chaushu S, Weinberger TW. Infraorbital abscess from orthodontic headgear. Am J Orthod and Dentofacial Orthop ,1997,112:364-366.

［9］Trayfoot JM. Headgear safety. Brit Dent J ,1996,181:265-266.

［10］Samuels RHA. A new locking facebow.J Clin Orthod, 1997,31:24-27.

［11］British Orthodontic Society News. （1996/7）Winter: 18.

［12］Santiago de Lima KJR, Henriques JFC, Janson G, et al. Dentoskeletal changes induced by the Jasper jumper and the activator-headgear combination appliances followed by fixed orthodontic treatment. Am J Orthod Dentofacial Orthop, 2013,143:684-694.

［13］Livas C, Halazonetis DJ, Booij JW, et al. Extraction of maxillary first molars improves second and third molar inclinations in Class II Division 1 malocclusion. Am J Orthod Dentofacial Orthop, 2011,140: 377-382.

［14］Booij JW, Kuijpers-Jagtman AM, Katsaros C. A treatment method for Class II division 1 patients with extraction of permanent maxillary first molars. World J Orthod, 2009,10:41-48.

［15］Zachrisson BU. Master clinician. J Clin Orthod ,2012,46:531-557.

［16］Williams R. Single arch extraction—Upper first molars or what to do when nonextraction treatment fails. Am J Orthod, 1979, 76:376-393.

［17］Stalpers MJ, Booij JW, Bronkhorst EM, et al. Extraction of maxillary first permanent molars in patients with Class II Division 1 malocclusion. Am J Orthod Dentofacial Orthop ,2007,132:316-323.

［18］Booij JW, Goeke J, Bronkhorst EM, et al. Overjet correction and space closure mechanisms for Class II treatment by extracting the maxillary first molars. J Orofac Orthop ,2011,72:196-203.

［19］Booij JW, Goeke J, Bronkhorst E, et al. A comparison between Class II treatment effects in Herbst therapy and upper first molar extractions. J Orofac Orthop, 2013,74:52-63.

［20］Smith T,Ghoneima A, Stewart K, et al. Three dimensional computed tomography analysis of airway volume changes after rapid maxillary expansion. Am J Orthod Dentofacial Orthop, 2012,141:618-626.

［21］Chang Y, Koenig LJ,Pruszynshi JE, et al. Dimensional changes of upper airway after rapid maxillary expansion: A prospective conebeam computed tomography study. Am J Orthod Dentofacial Orthop ,2013,143: 462-470.

［22］Habeeb M, Boucher N, Chung CH. Effects of rapid palatal expansion on the sagittal and vertical dimensions of the maxilla: A study on cephalograms derived from cone-beam computed tomography.Am J Orthod Dentofacial Orthop ,2013,1 44:398-403.

［23］Lisenby WC, Bowman SJ. Accurate band positioning in impressions. J Clin Orthod ,2002,36:500.

［24］Cerny R. Jumbo Separators for partial molar impactions. J Clin Orthod, 2003,37: 33-35.

［25］Santoro M, Kim ES,Teredesal M, et al. Modified removable transpalatal bar for rapid uprighting of impacted second molars. J Clin Orthod ,2002,36:496-499.

［26］Park DK. Australian uprighting spring for partially impacted second molars. J Clin Orthod, 1999,33:404-405.

［27］Kirshon MJ. A simple method of aligning maxillary second molars toward the end of treatment. J Clin Orthod 2001;35:113.

［28］Becker A.Orthodontic Treatment of Impacted Teeth. 3rd ed. Oxford: Wiley-Black well Publishers, 2012.

［29］Owen AH. Early surgical management of mandibular second molars. J Clin Orthod, 1998,32:446-450.

［30］Resch D. Clinical management of unilaterally impacted mandibular first and second molars. J Clin Orthod, 2003,37:162-164.

［31］Smith PL, Dyer F, Sandler PJ. Alignment of blocked out maxillary lateral incisors. J Clin Orthod, 2000,34:434–436.

［32］Guray E. Temporary bite raiser. J Clin Orthod, 1999,33:206–228.

（张　悦　译，姚　森　审）

第 15 章

用于牙冠和牙根移动的辅簧

Eliakim Mizrahi, Ronald G Melville,
Farah R Padhani, André O Hugo

15.1 纠正近、远中倾斜

正轴辅簧

当代正畸所用托槽均设有一定的倾斜角，目的是在最终咬合建立时便于牙齿拥有正确的倾斜角度。矫治结束时牙齿最终的倾斜角度主要取决于与牙长轴相关的托槽位置是否正确。托槽制作工艺、使用要求、冠根角度以及粘接托槽时位置的差异，均可导致牙齿最终的倾斜度出现偏差。正确的牙根角度对于拔牙后牙根之间达到相互平行以及前牙的美观排列至关重要。即使使用定制托槽，很多情况下也需要使用辅簧来完成牙齿角度的精准修正。

虽然 Begg 细丝弓矫治技术已经逐渐被 Tip-Edge 矫治技术所取代，但 Begg 矫治技术中的许多经典原理和附件对于当代正畸治疗依然有效。Tip-Edge 矫治技术在一些国家中还在广泛应用。

正轴簧和蛇形簧在 Tip-Edge 矫治技术中应用的十分广泛（图 15.1）。

这些弹簧在近远中或矢状面上是行之有效的小型辅助装置，但是它们只能与带有垂直槽的托槽配合使用。虽然这些弹簧可以与任何带有垂直槽的方丝弓托槽配合使用，但配合细丝弓或 Tip-Edge 托槽更可以发挥最大的功效（见第 12 章）。

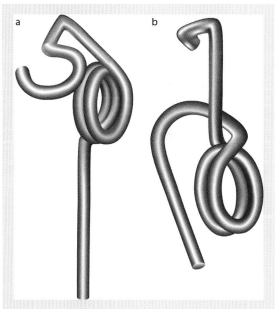

图 15.1 a.正轴簧可以与 Tip-Edge 托槽或任何有垂直槽的托槽配合使用。b.蛇形簧可以与 Tip-Edge 托槽配合使用。可以对该簧的原始设计进行改良，将悬挂臂紧紧结扎到主弓丝上使其较为隐蔽（图片引自 TP Orthodontics, Inc., USA.）

为了使附簧在标准方丝弓托槽中行使有效的作用，主弓丝的尺寸不能太大，应保证在槽沟内留有空隙以利于牙齿的正轴，或主弓丝上的第二序列弯曲应与正轴簧方向一致。正轴簧和蛇形簧可以从厂家购买（TP Orthodontics 有限公司，美国），但在一些特殊情况中有时难免也需要弯制个性化的正轴簧。弯制该辅簧所用弓丝直径从 0.305mm（0.012 英寸）（迷你辅簧）到 0.356mm（0.014 英寸）（通用辅簧）不等，弹簧的钩臂长短也不完全一致。可以用"鸟嘴"钳手工弯制该附簧，也可以用带有 3 个垂直金属杆的夹具来弯制。

当使用辅簧时，强调要用结扎丝将附加辅簧的牙齿与主弓丝结扎在一起以防止牙齿出现不希望的移动。之外还要保证结扎不得影响正轴簧的功效。选择合适的辅簧来完成所需的牙齿移动极为重要。顺时针或逆时针的正轴簧通常由龈方插入，牙冠将会向辅簧钩臂的反方向移动。在某些情况下由殆方插入辅簧（如蛇形辅簧）更为适合，此时牙冠的移动方向与辅簧钩臂的方向一致。

用0.406mm（0.016英寸）弓丝弯制且带有加长钩臂的正轴簧同样可用于磨牙的正轴，前提是磨牙颊面管要带有垂直槽（TP Orthodontics有限公司）。再次强调：主弓丝上必须加弯与正轴簧工作方向一致的第二序列弯曲。

15.2 纠正扭转

15.2.1 扭正簧

与正轴簧不同的是，扭正簧的工作平面是垂直面。顺时针或逆时针扭正簧分别会产生近中唇向或近中舌向的扭转力（图15.2和15.3）。

再次强调：扭正簧必须与带有垂直槽的托槽配合使用（见第12章）。在Begg、Tip-Edge（TP Orthodontics有限公司）、方丝弓托槽（例如Ormco公司的Damon自锁托槽）、"蝴蝶"（Butterfly）系统托槽和隐形托槽（American Orthodontics）中，这些辅簧所起的功能和效果大致相同。在某些不带垂直槽的双翼方丝弓托槽中，可以将扭正簧的垂直臂插到近远中翼结扎位点之间主弓丝

的舌侧。

扭正簧可以从厂家购得（TP Orthodontics公司），如有需要也可以用直径0.356mm或0.406mm（0.014或0.016英寸）的不锈钢丝弯制。临床上无论选择哪种矫治技术，当需要将某颗牙齿多扭正一点点时，扭正簧就可以派上用场，而且增添一个扭正簧就可以达到预期要求，而不必拆下整根弓丝。扭正簧既可以用在牙面比较平坦的切牙，也可以用在弧形牙面的尖牙或前磨牙上。

> **重要提示：** 可以在牙面上粘贴一个舌侧扣并结扎一根弹力线来辅助牙齿的顺时针或逆时针扭正，这样可以增强扭正簧的扭正效果。

15.2.2 弹性扭正楔子

虽然弹性扭正楔子在平坦唇面的牙齿上较弧度唇面的牙齿（如尖牙和前磨牙）上更有效，但是其扭正速度较扭正簧要慢。所以弹性扭正楔子主要用于保持扭正效果或仅做轻微的过扭正。

15.2.3 托槽补偿

在粘接托槽之前，可以对不锈钢金属托槽做一些形态补偿以便纠正牙齿扭转或维持轻微的过矫治状态。方法是将直径0.356mm或0.406mm（0.014或0.016英寸）

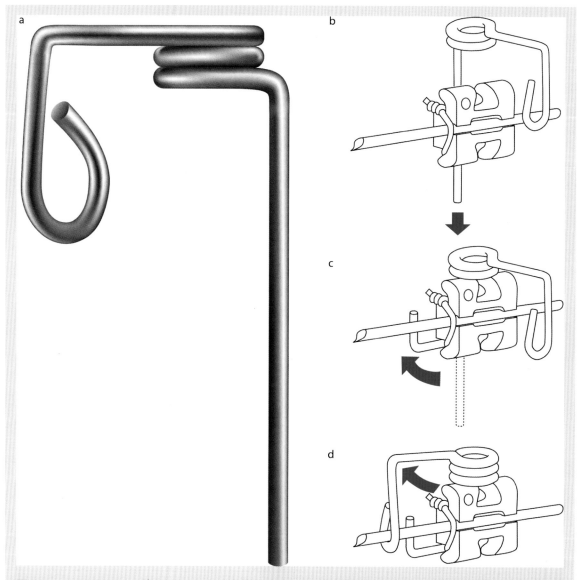

图15.2 a.递时针扭正簧。b.从牙龈方向将扭正簧的垂直臂插入托槽的垂直槽中。c.使扭正簧的钩臂垂直于牙面,将垂直臂的伸出段弯曲90°使其平行于牙面。d.将扭正簧的钩臂固定在主弓丝上为扭正簧加力

的不锈钢丝点焊到托槽的网格基底的近中或远中缘上。

　　使用美学陶瓷托槽时,Schneeweisis 介绍了一种可以在托槽槽沟内完成补偿的技术[1]。将托槽槽沟的一端用光固化复合树脂封住,只结扎托槽的另一对翼,弓丝的压力最终会使扭转的牙齿得以纠正。这种方法也同样适用于标准不锈钢方丝弓托槽。在合并使用直径 0.356mm 或 0.406mm(0.014 或 0.016 英寸)的镍钛弓丝时,这个方法更加有效(图15.4a~c)。

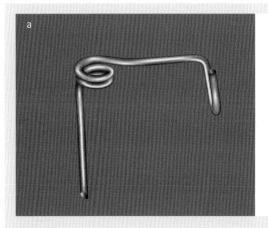
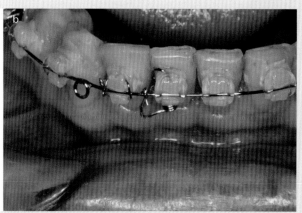

图 15.3　a. 扭正簧。b. 放置扭正簧纠正右下颌 1 的近中舌向（或远中唇向）扭转

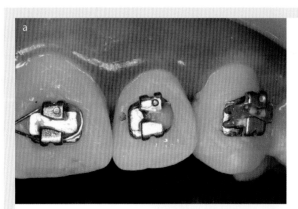
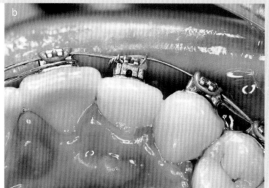
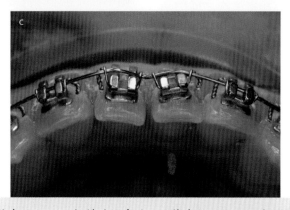

图 15.4　a. 将流体树脂放在 Tip-Edge 托槽的远中端。b. 将直径 0.356mm（0.014 英寸）的镍钛丝与左上颌 2 托槽的近中翼结扎，使该牙齿产生远中腭向旋转。c. 在左下颌 1 和右下颌 1 的方丝弓托槽上放置流体树脂，配合使用直径 0.356mm（0.014 英寸）的镍钛丝将它们扭正

15.3 转矩附件

当今正畸技术采用了带有预制转矩的托槽，使得绝大多数病例最终咬合关系中的牙齿正确转矩的表达得以简化和规范。然而，不同厂家对于转矩的设计不同，不同的上下颌骨关系对转矩也有不同的要求，不同的牙冠形态和不同的冠根角度也会影响到预转矩的表达，常规预转矩托槽难于完全满足前述需求。这就要求正畸医生在临床治疗中能够在已选用的矫治器中再加入不同的正转矩或负转矩。

每个牙齿上转矩的要求不尽相同，可通过如下不同的方式加到矫治器中：

1. 可以将两把钳子（Tweed 方丝钳）紧贴在一起紧紧夹住方弓丝，做扭动为方弓丝的某段加上转矩。当然需要将方弓丝按正确的方向做扭动直至产生了必要的转矩，在已加转矩的方弓丝段的另一端需要中和掉这部分转矩。

2. 不同尺寸的弓丝与托槽槽沟之间的余隙不同。为了最大限度发挥预制转矩托槽的功效，弓丝的尺寸必须与托槽槽沟的尺寸相一致，而且弓丝必须完全纳入托槽的槽沟内。相反，如果想减小或不完全表达预转矩的功效，则必须选择尺寸小的弓丝。

3. 转矩附件的辅助使用。转矩附件有很多类型，有些可以从厂家直接购得（TP Orthodontics 公司），而有些则需要医生单独制作以适合特定需求。在口腔正畸的发展过程中，这些附件曾与 Begg 细丝弓矫治技术广泛配合使用，如今这些附件也被用来与所有的方丝弓矫治技术和托槽配合使用。当配合方丝弓托槽使用时，建议主弓丝选配圆丝。如果使用方弓丝，主弓丝上表达的转矩方向应与转矩附件的方向一致。无论是用圆丝还是方丝，弓丝都需要有足够的强度以对抗附件带来的负效应比如磨牙外展问题。

15.3.1 转矩附件的设计

15.3.1.1 双指突转矩簧

该转矩簧多年前已经成为 Begg 细丝弓矫治器的标准附件之一了。若在方丝弓矫治器中应用，需要先将该转矩簧纳入托槽的槽沟内，将主弓丝紧密覆盖在该附簧上并做结扎。可以将两个指突置于托槽的近中或远中为其加力。为了防止转矩簧压迫到方丝弓托槽的结扎翼，可对该附簧进行调整。如果指突点放在托槽的近中，那么需要将两个中切牙结扎固定在一起以防止两个牙齿之间出现缝隙。而如果指突点放在中切牙托槽的远中，则不需要担心牙间缝隙的产生（图 15.5）。

15.3.1.2 乳腺状转矩簧

这种附簧看上去似乎很吓人、很复杂，但实际上却是非常简单而有效的装置。这种附簧可以从厂家买到（TP Orthodontics 公司）也可以自己弯制备用。在上颌中切牙、上侧切牙上指突的尺寸根据情况会有差异，但在下颌四个切牙上指突的尺寸没有差别。其主要的优点在于加上和摘除附簧时不需要取下或调整主弓丝，在上下颌牙弓上都可以使用。

同样的附件从龈方插入可用于牙根舌向转矩（牙冠唇向转矩），从切端插入可用于牙根唇向转矩（牙冠舌向转矩）（图15.6）

> **重要提示：** 这种附件可用在双颌前突病例的早期矫治。插入该附件可在弓丝上产生牙冠舌腭向转矩，伴随主弓丝向远中自由滑行，可以在不消耗支抗的前提下减少突度。

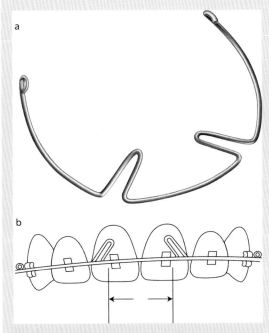

图15.5 a.双指突转矩簧。b.模式图显示了附加上转矩簧的情况。该簧可以与任何一种方丝弓托槽配合使用，为避免转矩指突接触到托槽，需对该附簧进行调节。（图片引自TP Orthodontics, Inc., USA）

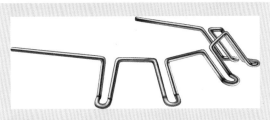

图15.6 乳腺状转矩簧（图片引自TP Orthodontics, Inc., USA）

如果有支抗可利用，配合颌内牵引可以增强内收效果。

当给上颌切牙施加牙根腭向转矩簧时，一定要确定矫治结束时上颌切牙切缘应处的位置。牙根腭向转矩必然会导致牙冠的唇向移动。如果你不希望上颌切牙的牙冠向前移动，那有必要将上颌主弓丝与磨牙进行结扎，也可以使用Ⅱ类颌间牵引以对抗牙冠的唇向移动。

15.3.1.3 转矩棒

在上颌中切牙和侧切牙上可选择有深沟槽的Tip-Edge托槽，该沟槽允许在主弓丝的腭侧（深部）先放置一根直径0.457~0.559mm（0.018~0.022英寸）的镍钛转矩棒（图15.7）。

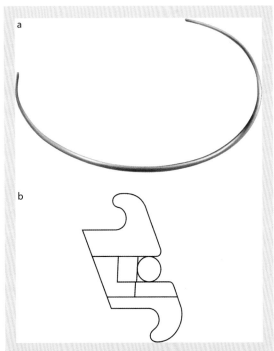

图15.7 a.预成镍钛腭向转矩棒。b.镍钛转矩棒已经置入Tip-Edge托槽的深沟槽中主弓丝下方（图片引自TP Orthodontics, Inc., USA）

15.3.1.4 牙根双向转矩附簧

将腭侧错位的侧切牙的牙冠与牙列中的其他牙齿排齐并不是一件很难的事情。然而大多数病例在矫治结束时，该牙齿的根尖部较牙冠部仍会相对偏向腭侧。为了使这类病例达到较圆满的结果，需要为侧切牙施加足够的牙根唇向转矩。

有很多种方式可以完成上述要求。

● 在确保不影响倾斜角的前提下，可以将预制有牙根腭向转矩的托槽上下颠倒（倒置）粘贴。将适宜的方形弓丝纳入托槽的槽沟就可以产生牙根唇向转矩。

● 可以通过给方形弓丝加弯转矩来对侧切牙施加牙根唇向转矩。

● 如果托槽带有垂直槽（见第 12 章），则可以在垂直槽中插入预制的单牙转矩附簧（TP Orthodontics 公司）来产生牙根唇向或腭向转矩。

● 可以在椅旁方便地弯制出一支简单有效且就位容易的牙根转矩附簧，将其插入带有垂直槽的托槽中。首先将一根直径 0.356mm（0.014 英寸）拉伸性能良好的不锈钢丝（Wilcock，澳大利亚或 TP Orthodontics 公司）的一端回弯 180°（图 15.8）。

将弓丝短的一端剪至 8mm（0.32 英寸）长，并将此端从第一磨牙颊面粗附管（插口外弓的管）的远中口插入，弓丝末端刚刚从粗附管的近中口伸出即可。将弓丝的长端向近中方向牵出并拉紧，在弓丝上侧切牙托槽的位置做标记，取出弓丝在标记处将弓丝弯曲 90° 制成垂直柱。在弯曲处后方余留 6mm（0.24 英寸），减去过长弓丝。重新将该附簧以原先的方式插入磨牙粗颊面附管内，使直角弯曲部（垂直柱）对着侧切牙。若要使

上颌左侧侧切牙的牙根产生唇向转矩，可用 Howe 钳夹住垂直杆逆时针弯曲 180°，将其插入侧切牙托槽的垂直槽内。用小"鹰嘴"钳将该丝穿过托槽，将龈方的突出部分向近中或远中弯曲以防止其脱位。将附簧的颊侧部分松弛结扎于尖牙或前磨牙上，以使其颊侧部分稳固。要注意，如果附簧的加力端顺时针弯曲了 180°，就会产生牙根腭向转矩。对于上颌右侧侧切牙，将附簧逆时针弯曲会产生牙根腭向转矩，而顺时针弯曲会产生牙根唇向转矩。该附簧从磨牙上获得支抗，侧切牙牙根唇向转矩会导致磨牙牙根腭向转矩。但是，因为磨牙的牙根表面积远远大于侧切牙，在磨牙开始不利的移动之前，侧切牙已经完成希望的移动了。

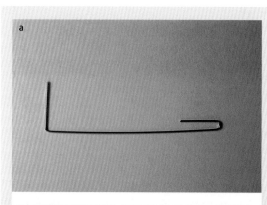

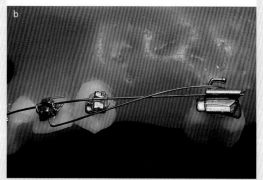

图 15.8　a. 单个牙转矩附簧。b. 单个牙转矩附簧的使用：将其远中段回弯 180° 并从颊面管的远中口插入。依据转矩要求的不同，可顺时针或逆时针弯制出近中的垂直杆，将其插入需转矩调节的牙齿的托槽的垂直槽中

● 若需要双侧侧切牙牙根唇向转矩，牙根相向转矩附件（TP Orthodontics 公司）是非常有效的选择，其可以在中切牙上产生牙根腭向转矩，而在侧切牙上产生牙根唇向转矩。

Reyenders 和 Massaro 曾介绍过在主弓丝上焊接牙根腭向和颊向转矩附件的方法[2]。

15.3.1.5 磨牙牙根转矩附簧

对某些病例来说去增加或减小磨牙牙根颊向或腭向转矩是很有必要的。如果用圆形主弓丝配合双侧磨牙颊面管，可以在不拆除主弓丝的情况下放置此类转矩附件。如果是使用方形弓丝的情况下，应保证主弓丝上转矩弯曲的作用方向与转矩附件的作用方向一致。此类附件使用直径 0.406mm（0.016 英寸）高延展性的不锈钢丝弯制而成（图 15.9）。

15.3.1.5.1 附簧的制作

● 将钢丝弯制成与主弓丝弧形一致的形态。在上颌模型上进行比试或直接将附簧在口内比试，在相关磨牙颊面管的远中给附簧做标记。

● 将钢丝一端回弯 180°，在弯曲的一端留下 6mm（0.24 英寸），剪掉多余的部分。弯曲端两侧弓丝应与附簧的其余部分处于同一水平面上。

15.3.1.5.2 附簧安装

举例来说，如果需要上颌左侧磨牙牙根进行颊向转矩，首先将附簧回弯端的短头插入左侧上颌磨牙附簧颊面管或口外弓颊面管的远中口，然后将转矩附件的长端弓丝顺时针弯转 360°，将附簧长的游离端插入右侧上颌磨牙的第二个颊面管内。此时附簧将会

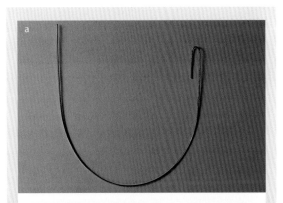
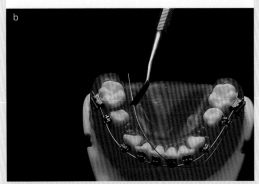

图 15.9 a. 将磨牙牙根转矩附簧弯曲成形与牙弓弧形一致。b. 将附簧的远中回弯 180°，依据转矩要求的不同，将弧形转矩附簧顺时针或逆时针弯曲，将其自由端结扎或插入对侧磨牙颊面管内

覆盖于整个主弓丝上，用结扎丝将附簧在颊面管内的和覆盖前牙部分的丝与主弓丝紧密结扎在一起。主弓丝应有足够强度以防发生形变。虽然咬合平面几乎不可能在 3 个月左右的时间发生变化，但是为了保险起见应定期监测咬合平面的情况。如果希望产生牙根腭向转矩，则需要将附簧逆时针弯转。该附簧也可以用于下颌，使用的方式一样。

如果颊面管带有垂直槽，可以不弯制对折弯曲，只需要将钢丝一端在同一平面上弯制 90° 形成一个垂直杆，将垂直杆从冠方或龈方插入垂直槽即可。然后再将附簧顺时针或逆时针弯转并结扎到主弓丝上，以激活附簧产生相应转矩扭力。

15.4 螺旋弹簧

螺旋弹簧也是一类非常有用的附件，其中的推簧可以用来开辟空间，拉簧则可以用来关闭间隙。在过去弹簧的材料大多选用不锈钢金属丝，随着正畸学和材料学的发展，镍钛金属丝也可以用来制作弹簧了。螺旋弹簧有不同的长度和粗细尺寸型号，既可成卷也可是两端带预制孔的单独的弹簧，可以根据需要定购。与传统不锈钢金属弹簧相比，镍钛合金弹簧的弹性更为稳定。

在临床上可先测量好弹簧的长度，剪下合适的长度将其穿到主弓丝上，然后再装入口内。Binder介绍了一种有助于弹簧就位的方法：取一段结扎丝纵向穿过弹簧，压紧弹簧，将结扎丝两端扭紧成"猪尾巴"状[3]。待主弓丝和弹簧在口内顺利就位后，剪断绑住弹簧的结扎丝，使弹簧恢复弹性处于激活状态。在矫治过程中，有很多种方法可以给弹簧加力。比如可以用两支有豁口的弓丝就位器卡在一段弹簧上，将弹簧的某一段拉伸以给整个弹簧加力。也可将细丝钳的钳喙插入弹簧的螺纹之间拉长弹簧，从而给弹簧加力[4]。

15.4.1 给弹簧加力

Ronald G Melville

用于开辟两牙之间间隙的推簧随着牙齿移动、间隙的扩大会逐渐失去力值。在主弓

丝上加上直径0.762mm（0.030英寸）的不锈钢管，可以压缩弹簧重新激活其弹性。金属小管的长度取决于需要激活的弹性的大小，通常选用的长度为2~3mm（通常为0.04~0.08英寸）。可使用片切砂片沿长轴将长条管切到需要的长度，但建议留一点不要完全切断。为了给弹簧加力，可使用带豁口的扁平成型器将弹簧压缩，将不锈钢管未切断的连接部分作为把手将特定长度的金属小管从豁口处卡到主弓丝上，其后弯折连接处将小管与主体管分离（图15.10）。

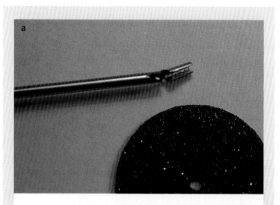

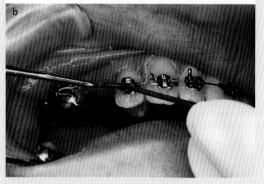

图15.10　a.用于给螺旋弹簧加力的金属小管。将金属小管纵向剖开。按照所需长度将其几乎要磨切下来，仅连一点点。b.用一支有豁口的弓丝就位器将弹簧压缩，手持金属管长端，将纵向剖开的金属小管套在主弓丝上，将长管折断下来，然后将纵向剖开的金属短管固定在主弓丝上

15.4.2　给弹簧加力

Farah R Padhani

为了给相邻牙齿之间的弹簧加力，在放置弹簧时可以在主弓丝上邻牙之间多预置几个压紧的弹簧束。当相邻牙齿之间的间隙扩大后，弹簧不再有力，若需要激活主弹簧时，可以将之前压紧的弹簧束拉出来，与主弹簧对抗，可以使邻牙重新受到弹簧的推力。这种由 Binder 介绍的技术同样可以起到延长主弹簧、增强弹力的作用[3]。

15.5　塑料管

在矫治主弓丝上套上塑料管或弹性橡胶管可提高患者的舒适度，对于主弓丝压迫颊黏膜的病例尤为有效，这种方法也可用在舌侧矫治技术中降低对舌体的刺激。将塑料管按一定尺寸裁剪，将弓丝穿入其中，随后戴入口内。有些病例也可以在口内弓丝上直接覆盖套管。Cureton 介绍了一种在弓丝上覆盖套管的方式：将结扎丝穿过套管，用结扎丝割开管壁[5]，将割开的套管覆盖住弓丝相应的部分，再用加热过的器械尖端烫融套管缝。

在需要轻微开辟间隙的病例中，叮以使用略长的塑料管压迫两侧邻牙，充当扩大间隙的附件。

15.6　正畸用附件

André O Hugo

无论唇侧或腭侧矫治器、带或不带垂直槽（V-Slots）的矫治器都有无数的附件可以配合使用[6]。有的附件可以帮助开辟间隙，有的附件可以促进牙根移动，也有的附件兼有前述两种功能。相当一部分附件只能配合唇侧矫治器使用，一小部分附件只能配合舌侧矫治器使用，也有一部分附件两者皆可配合。笔者自己的大多数舌侧矫治患者在下颌大都选用了唇侧矫治器，在此笔者计划将唇侧和舌侧矫治器的附件都进行讨论，并将这些附件分为两个类别：

1. 与带有垂直槽的唇舌侧矫治器配合的附件。

2. 与未带有垂直槽的唇舌侧矫治器配合的附件。

> **重要提示：** 为了达到和保持足够的力值，所有未特别要求的附件都是使用澳大利亚 Wilcock 或是美国 TP Orthodontics 公司的高延展性不锈钢金属丝制作的。

15.6.1　与带有垂直槽的唇舌侧矫治器配合的附件

此类附件可做如下分类：

- Hugo 角度、转矩、扭转和间隙附件（TTRS）
- Hugo 舌侧交互转矩附件
- Hugo 订书钉样附件
- 超小型殆向正轴弹簧
- Hugo 扭转／正轴弹簧

15.6.1.1 Hugo 角度、转矩、扭转和间隙附件

T–角度：为了纠正和保持近远中向角度（如果不带有垂直槽，则控制力度有限）。

T–转矩：为了纠正基牙的唇腭向对应的转矩（如果不带有垂直槽，则控制力度有限）。

R–扭转：为了纠正牙长轴的扭转（若带有垂直槽，效果会更佳）。

S–间隙：在牙弓近远中方向上开辟间隙。

该部分附件可以与唇侧或腭侧矫治器配合使用，在开辟颌内间隙的同时可以对支抗牙产生特定的倾斜力、扭转力和转矩力，因此被称为 TTRS（图 15.11）。

15.6.1.1.1 附件制作

这类附件可以在口内比试直接制作，也可以在患者的研究模型上间接制作。取一段 0.356mm 或 0.406mm（0.014 英寸或 0.016 英寸）的高延展性不锈钢金属丝，弯制两个垂直臂以便对两个相应的基牙产生倾斜、扭正、转矩和推开的力。选择的基牙可以是相邻的牙齿，也可以是间隔任意数目的牙齿。制作的垂直曲可以是一个或多个，这些曲也可以促进牙齿排齐。垂直曲所加力的大小取决于需要克服的拥挤程度，以及基牙牙周膜的表面积。根据垂直臂的角度不同，这类附件可以对基牙同时施加倾斜、转矩和扭正力。

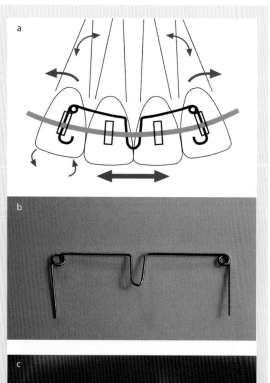

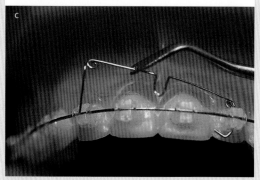

图 15.11 a.Hugo TTRS 附件（角度、转矩、扭正、间隙控制）的模式图。垂直臂可对侧切牙的角度和转矩进行控制。在侧切牙上的水平臂能够纠正其扭转。中切牙之间的垂直曲能够开辟间隙或关闭间隙。b.用高延展性的不锈钢丝弯制的一支 TTRS 附件。c.图中附件用于产生 22# 牙齿近中舌向扭转及 12# 牙齿牙根唇向转矩

15.6.1.1.2 附件装配

当将全部牙齿结扎在主弓丝上以后，将上述附件的垂直臂插入支抗牙托槽的垂直槽内，将垂直曲（loop）顺势插到主弓丝后方。直径 0.356mm（0.014 英寸）的 TTRS 附件可以产生 2~3mm（0.08~0.12 英寸）的位移或

者说能产生 140~170g（5~6 盎司）的力。当垂直臂完全插入槽沟之后，需将垂直臂伸出的部分掰弯固定，以防止附件移位。

在开辟上颌尖牙的萌出空间时，上颌中切牙和上颌侧切牙的牙根表面积（50mm^2 及 40mm^2）与上颌第一前磨牙的牙根表面积（75mm^2）相对抗。由 TTRS 附件产生的 140g~170g（5~7 盎司）的典型临床矫治力作用于牙根表面刚好接近 1g/mm^2 的理想力值水平，可以产生 2~3mm（0.08~0.12 英寸）空间（如果牙齿仅沿着近远中方向移动的情况下）。

用这种方式开辟间隙的优势如下（没有考虑同时可以施加倾斜、转矩和扭转力的情况下）：

- 与螺旋弹簧相比，更利于口腔卫生的维护。

- 制作方便。

- 就位和拆卸附件时不必拆除或调整主弓丝。

- 性价比高。

- 可以提前局部预制。

15.6.1.2 Hugo 舌侧交互转矩附件

有时上颌侧切牙需要牙根唇向转矩、而中切牙需要牙根腭向转矩。将此附件的垂直臂加力后插入侧切牙的垂直槽内，就可以对侧切牙同时施加竖直和负转矩力（图 15.12）。

15.6.1.2.1 附件制作

这种舌侧交互转矩附件使用高延展性的 0.356mm（0.014 英寸）不锈钢丝弯制而成。垂直曲之间的水平臂作用于牙齿的舌面或唇面，与插入支抗牙（侧切牙）垂直槽的垂直臂配合产生作用，但产生的力方向正相反。与前面的一些附件同理，调节该附件末端垂直臂的角度可使其对支抗牙施加一定的倾斜力。

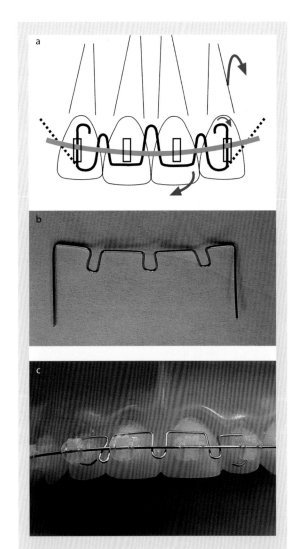

图 15.12 a. 舌侧 / 唇侧交互转矩附件。在中切牙上的水平臂可产生牙冠舌向转矩（牙根唇向转矩），而在侧切牙上的垂直臂可产生牙冠唇向转矩（牙根舌向转矩）；或者正相反。也可能会影响到侧切牙的角度。主弓丝后方的垂直曲能够产生开辟或关闭间隙的作用。b. 用高延展性的不锈钢丝弯制的附件。c. 图中附件可产生中切牙牙冠唇向转矩同时产生侧切牙牙冠舌向转矩

15.6.1.2.2 附件装配

将全部牙齿结扎于主弓丝上，将附件的垂直臂插入支抗牙的垂直槽内，垂直曲位于主弓丝后方。如果使用的主弓丝是圆丝，则需要不断监控牙根移动的过程防止过度矫治，因为这种附件会持续加力直至力值全部耗尽。而如果使用的主弓丝是方丝，则需要减小弓丝的尺寸以使相关的牙齿能沿着正确的方向移动，也可以在方弓丝上加弯出合适的转矩与附件的转矩功能匹配。

15.6.1.3 Hugo 订书钉样附件

订书钉样附件对于矫治两相邻牙齿不同的转矩十分有效。以侧切牙为例，临床上常见侧切牙牙根偏腭侧，而相邻的尖牙牙根则常突出在颊侧（图 15.13）。

15.6.1.3.1 附件制作

这种附件使用直径 0.356mm 或 0.406mm（0.014 或 0.016 英寸）的高延展性不锈钢丝弯制。两端均弯折出一个垂直臂，然后在水平面上将两个垂直臂向反方向弯折以便对侧切牙和尖牙产生方向相反的牙根转矩。

15.6.1.3.2 附件装配

这种附件可以用在任何带有垂直槽的托槽中。常从龈方将附件插入垂直槽内，伸出托槽的部分应弯折固定防止附件意外脱出。如果将附件的垂直臂过度调节，转矩矫治效果很可能会过度。垂直臂应该与邻牙的长轴平行。

这种附件很小巧，而且便于清洁，在上颌或下颌牙齿上均可使用，而且拆装不会影响到主弓丝。

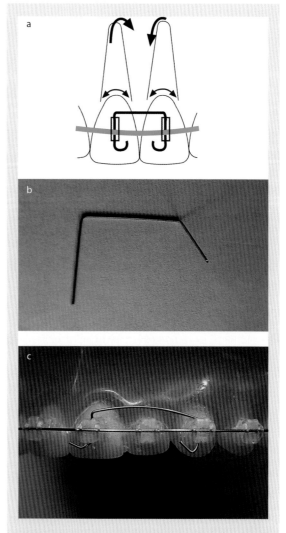

图 15.13 a.Hugo 订书钉样附件模式图。调节垂直臂以使相邻牙齿的转矩达到一致。调节垂直臂也可以使相邻牙齿的倾斜角度一致或改变其角度。b.图中的订书钉样附件用于产生上颌尖牙牙根腭向转矩、上颌中切牙牙根唇向转矩。c.附件已经装配在模型上

15.6.1.4 超小型殆向正轴弹簧

设计这种弹簧的目的是为了克服 Begg 传统正轴弹簧引起的一些问题。传统正轴弹簧往往从龈方就位，这有一些不可避免的劣势：

- 正轴弹簧的圈曲与托槽的龈方部分接

触会导致牙齿伸长。

• 对已正轴的牙齿有扭转的趋势。

• 主弓丝与弹簧水平钩臂之间的空隙容易嵌塞食物。

• 因为会产生咬合干扰，难于从殆向插入就位。

正轴弹簧从殆方就位是一大优势，因为可以不必抢占主弓丝的空间，也不会因为牙龈组织影响就位和清洁。

Hugo 和 Weber 改良版超小型殆向正轴弹簧有如下的优势（图 15.14）：

• 可以从殆向插入就位而不影响咬合。

• 弹簧的圈曲位于托槽旁，不会压低牙齿，也不会导致牙齿伸长。

• 弹簧水平钩臂更靠近主弓丝，不容易导致食物嵌塞。

但是如果将超小型殆向正轴弹簧从龈方插入，咬合时可能会碰到弹簧圈曲，导致附件脱位。

所有带垂直槽的托槽均可与此种弹簧配合使用。对于使用细丝弓托槽的舌侧矫治器来说尤其有效。

15.6.1.4.1 附件制作

这种小型正轴弹簧使用直径 0.35mm（0.012 英寸）高延展性不锈钢丝由临床医生和助手预制而成，包括一个高 3mm（0.12 英寸）的垂直杆和从垂直槽中穿出的 1mm（0.04 英寸）的水平补偿曲。在靠近托槽的位置弯制出一个直径 1mm（0.04 英寸）的圈曲，该圈曲不能偏殆方或龈方。在水平钩臂约 3mm（0.12 英寸）处弯有一个浅 "V" 曲，当牙齿逐渐被纠正或是矫治力逐渐减弱时，水平臂将逐渐靠近主弓丝而不是远离。

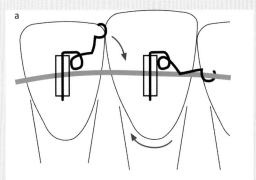

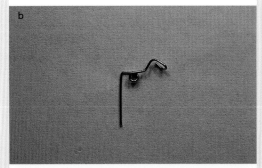

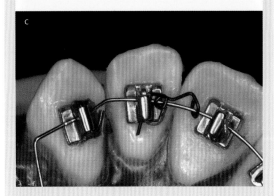

图 15.14　a.Hugo 、Weber 改良超小型殆向正轴弹簧从殆向插入的模式图。b.弹簧实体照片。c.超小型殆向正轴簧在模型上就位（舌侧矫治器）

"鸟嘴" 钳尖端不够小巧，不能弯制这种精致的正轴弹簧，因此需要用砂轮或高速手机（No.105G, Dentronix 公司，美国）配合金刚砂车针修整 "鸟嘴" 钳的喙部使其变得更小巧才可。

15.6.1.4.2 附件就位

首先将主弓丝与所有牙齿结扎在一起。然后使用小型 "鸟嘴" 钳夹住弹簧，将主干从殆向插入垂直槽内，用带豁口的弓丝就位器将弹簧钩挂到主弓丝上,激活弹簧产生力值。

15.6.1.5 Hugo 扭转 / 正轴弹簧

此类弹簧作为 Begg 传统扭转弹簧的备用方案,与唇侧和舌侧矫治器都可配合使用

(图 15.15)。

其优点如下:

● 常规扭转弹簧应用于下颌舌侧矫治器时,其垂直杆的伸出端难于弯折。而 Hugo 扭转 / 正轴弹簧因有自我固位功能,装配在下颌舌侧矫治器上特别方便。

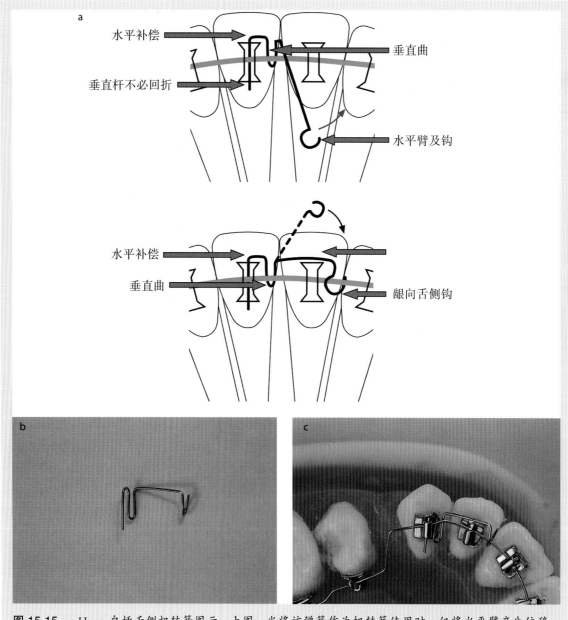

图 15.15 a.Hugo 自插舌侧扭转簧图示。上图:当将该弹簧作为扭转簧使用时,仅将水平臂产生位移,仅在水平向上激活弹簧。下图:当将该弹簧作为正轴簧使用时,仅将弹簧臂在垂直方向上产生位移,仅在垂直向上激活弹簧。若使弹簧臂在水平和垂直方向上都产生位移,则可产生扭正和正轴复合效能。b.用细丝弯制的样品。c.模型所示附簧用于使上颌尖牙近中唇向扭转

- 因其可以从𬌗方就位（对于舌侧矫治十分重要），所以不会产生咬合干扰。

- 在舌侧细丝弓矫治器（Begg）中，这是唯一一种对上颌尖牙可同时施加远中舌／腭向扭转和牙根远中倾斜力的弹簧。当其仅用于施加扭转力时，只能将水平臂在水平面上产生位移而不可在垂直方向上产生位移。而当作为正轴弹簧使用时，才可使水平臂在垂直方向上产生位移。若使弹簧的水平臂在水平方向和垂直方向都产生位移，则可同时施加正轴和扭转牙齿的作用。

15.6.1.5.1 弹簧的弯制

弹簧用直径 0.356mm（0.014 英寸）的高延展性不锈钢丝弯制而成，大多数都带有 90° 的垂直杆，可以插入托槽上的垂直槽里。在靠近该垂直杆处弯制一个垂直曲，也正是这个垂直曲可以在弹簧激活时产生扭转力。在水平臂的末端弯制与垂直曲成一定角度的钩，钩与垂直曲之间的角度决定了所产生的力的大小，也决定了对目标牙施加的力是单纯扭转力还是扭转力加倾斜力。钩臂可以跨越单个牙或多个牙，长度取决于主弓丝所能提供的空间。

15.6.1.5.2 装 配

通过主弓丝将所有牙齿相连在一起。将弹簧的垂直杆插入牙齿上的垂直槽，应确保垂直曲位于主弓丝之后且与颊侧或舌侧的牙面相接触。仅施加扭转力时，钩臂需要在水平方向上远离主弓丝，将钩臂勾住主弓丝即可激活弹簧。如果需要施加一定的正轴力，钩臂在勾住主弓丝之前要与主弓丝形成一定的水平和垂直向的角度。

即使搭配使用其他附件，此扭转弹簧也可以在不影响主弓丝的情况下方便装拆。

15.6.2 与不带有垂直槽的唇侧或舌侧矫治器配合的附件

- Hugo 间隙开辟杆
- 扩弓附弓
- Hugo 舌向转矩附件
- Hugo 反转矩杆

前两种本质上属于牙冠移动附件，后两种属于牙根移动附件。

15.6.2.1 Hugo 间隙开辟杆

这是一种可以与任何唇侧或舌侧矫治器配合、用于开辟间隙的附件，对托槽种类没有要求。此附件比 Hugo TTRS 局部附件制作简单，但是无法为牙齿提供正轴力、转矩力和扭转力。主要的力值来自悬挂的橡皮圈或弹力线，而不是直接来自钢丝（图 15.16）。

15.6.2.1.1 弯 制

此附件用直径 0.406mm 或 0.457mm（0.016 英寸或 0.018 英寸）的高延展性不锈钢丝弯制而成，短垂直臂长 2mm（0.08 英寸），垂直臂的末端弯成小圈或钩状。此附件的总长度应比需要推移的牙齿近远中间距长 2~3mm（0.09~0.12 英寸）。

15.6.2.1.2 装 配

将该附件从切端方向插入，两垂直端插入主弓丝与牙面之间，放置于需要推移的牙齿的远中端。用弹力线或橡皮圈将托槽（如Ormco舌侧矫治器的舌侧钩、Begg矫治器的高帽栓或某些方丝弓托槽的垂直桩）与间隙开辟杆的圈或钩结扎在一起并拉紧。弹力会将相关的牙齿拉向该附件的钩，从而产生间隙。该附件的主体应与主弓丝的外形一致，并需要与主弓丝绑在一起以防移位脱落。

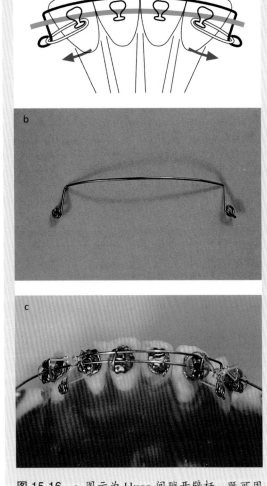

图15.16　a.图示为Hugo间隙开辟杆，既可用在唇侧矫治器也可用于舌侧矫治器，用于开辟间隙。杆的中间部分需要结扎到主弓丝上。b.用钢丝弯制的间隙开辟杆实例。c.用间隙开辟杆为下颌切牙开辟间隙。下颌侧切牙与间隙开辟杆的圈曲之间用弹力线进行结扎

即使搭配有其他附件，这种扩张型附件也可以在不影响主弓丝的情况下方便装拆。

15.6.2.2　扩弓附弓

某些病例需要在矫治过程中进行一定的颊向扩弓，常规的操作是需将主弓丝拆下来，更换上直径较粗、弓形较宽的扩弓弓丝。而这种扩弓附弓则可以在不影响主弓丝的情况下实现颊向扩弓。该扩弓附弓使用的弓丝尺寸比矫治初期排齐牙齿时使用的细弓丝的尺寸要大，因此可以在主弓丝排齐牙齿的同时将狭窄的牙弓扩大（图15.17）。

15.6.2.2.1　制　作

该扩弓附弓用直径0.406mm、0.457mm或0.508mm（0.016、0.018或0.020英寸）的高延展性不锈钢弓丝弯制而成，外形需要与唇、舌侧主弓丝相一致。其远端止点可以有如下不同：

- 直线型，可以轻松插入磨牙插口外弓的颊面管内。
- 钩型，可以在前磨牙或磨牙区域挂到主弓丝上。
- 直角型，在需要产生牙根颊向转矩时使用，将其插入磨牙颊面管上的垂直槽内。

根据选用的钢丝尺寸的不同，初始状态需要将该附件在磨牙区域向颊侧扩张1~2cm（0.4~0.8英寸）。

15.6.2.2.2　装　配

如果使用的是唇侧矫治器，该附件两个远中末端需要微微向内弯曲，以便插入磨牙口外弓的颊面管或结扎在磨牙托槽上。当使用在舌侧矫治器上时，需要将该附件略向内

压，以勾住腭侧第二前磨牙和第一磨牙之间的弓丝。在所有的病例中，该附件都应与前牙区和侧方牙齿结扎在一起，防止附件可能的脱落（图 15.17）。

非常有效，需要与上下颌唇侧矫治器相配合使用（图 15.18）。

15.6.2.3 Hugo 反转矩杆

这种附件对纠正过度倾斜的上下颌切牙

15.6.2.3.1 弯 制

使用一截直径 0.406mm（0.016 英寸）高延展性不锈钢丝弯制，末端要弯制小钩。需要精准测定附件的长度，以保证附件的小钩位于尖牙与第一前磨牙之间。

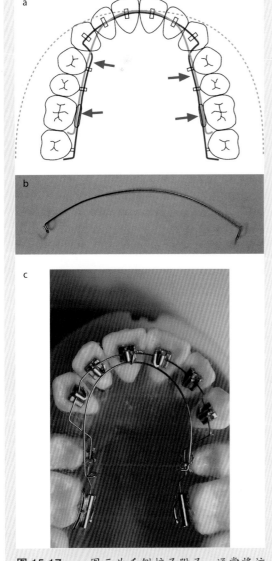

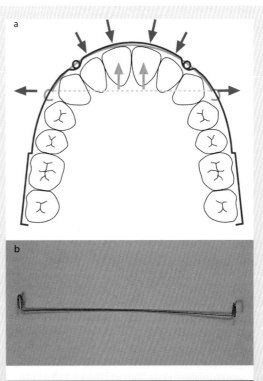

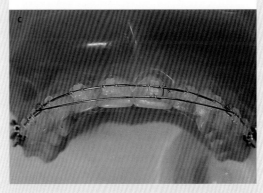

图 15.17 a.图示为舌侧扩弓附弓，通常将该附件锁在或结扎到中切牙或前磨牙上。b.用钢丝弯制的扩弓附弓实例。c.模型所示将该附件用于舌侧矫治器的扩弓

图 15.18 a.图示 Hugo 反转矩杆。在下颌唇侧段能够有效地纠正下颌切牙的唇向倾斜。b.用弓丝弯制的反转矩杆的实例。c.模型展示的反转矩杆用于产生上颌切牙牙冠舌向转矩

15.6.2.3.2 装 配

将该附件在前倾的切牙的切端卡在托槽上，两端的小钩应挂在两侧尖牙和第一前磨牙之间的主弓丝上。由于直弓丝被弯曲成前牙牙弓的形态，因此可以对切牙区的牙冠施加舌向矫治力，从而改变牙冠的舌向转矩。显然，在后牙的颊侧区域可能会产生一定的扩弓作用。如果不需要这种额外的扩弓效果，可以将该区域的主弓丝缩窄或选择强度更大的主弓丝来抵消这一效果。

参考文献·Reference

［1］Schneeweiss DM. Correcting rotations with esthetic appliances. J Clin Orthod, 1997, 31:740.

［2］Reyenders RM, Massaro S. Palatal and buccal root torquing springs. J Clin Orthod, 2002, 36:348-353.

［3］Binder RE. Two methods of reactivating open-coil springs. J Clin Orthod, 2000, 34:103.

［4］Binder RE. Easy placement of open-coil springs. J Clin Orthod, 2002, 36:626.

［5］Cureton SL. Adding plastic tubing to arch wires. J Clin Orthod, 1997, 31:799-800

［6］Hugo A, Weber Z, Reyneke J. Lingual Orthodontic Manual. 2002.

（衣颖杰 译，姚 森 审）

第 16 章

口腔正畸学中的数字化技术的特点和优势

Rohit CL Sachdeva，Nikita Sachdeva

数字化技术极大地影响了而且还在持续影响着科学、艺术和人类的生活方式。毫无疑问这项技术在 21 世纪将推动着人类文明进程。在正畸临床领域，数字化技术的影响已经涉及口腔摄影、放射诊断，近年来甚至已经涉及临床治疗领域。

本书无意去商业推荐或褒奖文中涉及的任何产品或技术。然而，很多器材和工艺流程都与商业产品及其技术有关。因此，在将最新的数字化技术介绍给读者的过程中，不可避免会涉及一些商业产品，希望读者甄别选用。

16.1 概　述

SureSmile 技术是一个综合性数字化正畸患者诊疗系统[1]。利用 SureSmile 的最新系统，正畸医生可以为患者提供个性化的诊疗，可以辅助制订决策并提供支持，同时可设计软件驱动机器人弯制个性化弓丝。

重要提示：SureSmile 技术绝不能取代临床医生的基本操作和医生的角色。临床医生的知识和指令决定 SureSmile 系统输出的结果。

本文的目的是介绍这个系统，包括它的功能组件、应用程序，并研究其有效性和效率。

16.2 SureSmile 技术

该技术基于一个综合性云平台，其整合了四个功能模块：①口内扫描仪；② SureSmile 计算机辅助设计（CAD）软件；③ SureSmile 机器制造系统和④患者管理系统（图 16.1）

16.2.1 口内扫描仪

口内扫描仪是一个用于捕捉 3D 图像的专用扫描仪。SureSmile 也兼容其他 3D 成像系统，包括 iTero 扫描仪、锐珂 cs 3500 及 Trios，但请注意 SureSmile 只兼容以下 CBCT：所有的 i.cat CBCT、锐珂 9300 和 9500 CBCT。可以用 CBCT 来捕捉牙冠、牙根以及骨骼的 3D 图像（图 16.2）。

临床医生可以根据患者的需求来决定使用哪个扫描技术（图 16.1）。

数字化工作室可以将二维的头影测量片和照片与 3D 口腔扫描仪截取的图像叠合。作为一个额外的服务，数字化工作室还可以将口内扫描仪获取的牙龈组织图像与 CBCT 获取的图像重合在一起，重建出患者整个颅面部结构的复合图像（图 16.3）。

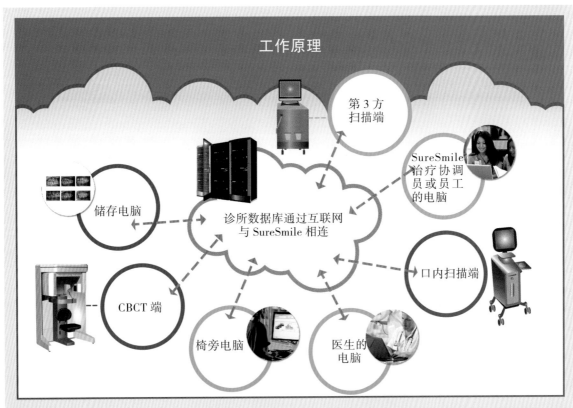

图 16.1 展示了 suresmile 技术工作原理图以及临床医生、suresmile 和任何第三方的数据支持者之间的内在关系

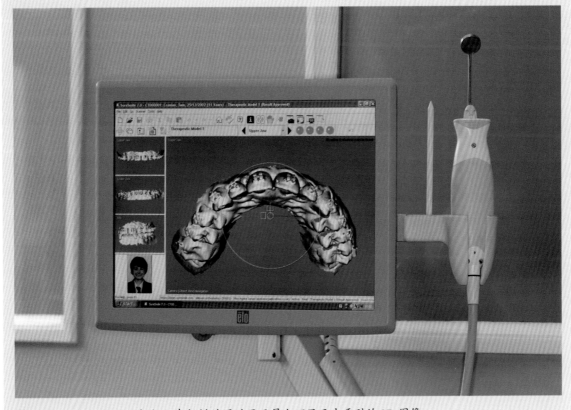

图 16.2 OraScanner 口扫仪，在扫描的同时显示屏上可显示出牙列的 3D 图像

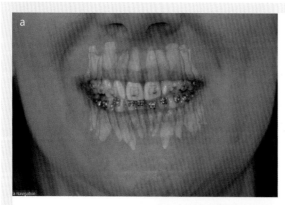
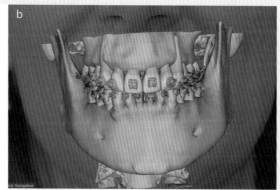
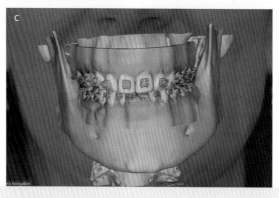

图 16.3　a.将牙列和牙根的 CBCT 三维扫描图像与二维的面部图像叠合后的图像。b.口内牙列的扫描图像与面部骨骼的三维图像叠合后的图像。c.叠加了牙龈组织图像之后的复合图像

16.2.2　SureSmile CAD 软件

　　该软件兼容上述所有三维成像系统拍摄的图像。3D 图像输出可用于临床不同的目的：

　　1. 诊断模型

　　矫治前通过 3D 扫描获得，其可用于诊断、支持决策、沟通（图 16.4）

　　（1）在三维方向上对颅颌面各种结构进行诊断是这个软件的功能特点之一。

　　重要提示：该软件为临床医生在诊所内计算机屏幕上观察口外硬软组织与口内牙列完美叠合的 3D 虚拟图像提供了便利。

　　（2）决策支持是这样一个过程：临床医生可以通过数字化模拟、使用可视化界面来验证自己所需的治疗方案。该软件允许临床医生模拟多个治疗方案，并且根据患者的要求选择最佳的治疗方案。决策支持模拟也可以在 CBCT 扫描过程中完成。另外，该软件还支持临床医生为患者制订修复或手术方案（图 16.5）。

　　决策支持为患者正畸方案的制订提供了一个积极的前瞻性的途径。

　　（3）该软件可让临床医生在可视环境中和患者、医疗团队及同行进行沟通并优化治疗计划。这个途径可以通过交互方式来设计方案和管理患者。另外，这个软件可生成一个诊断报告，不但可以方便在诊所内进行

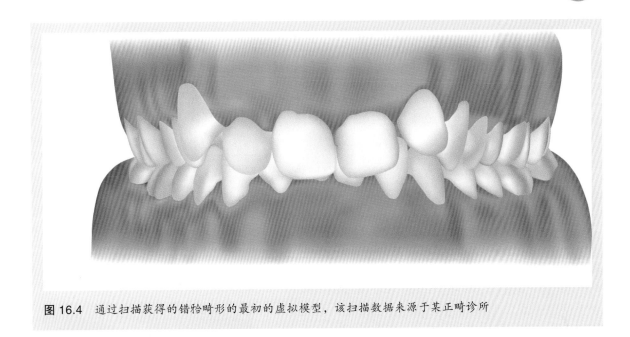

图 16.4 通过扫描获得的错𬌗畸形的最初的虚拟模型，该扫描数据来源于某正畸诊所

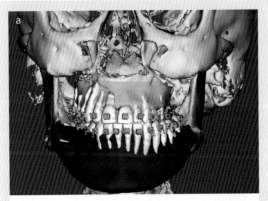

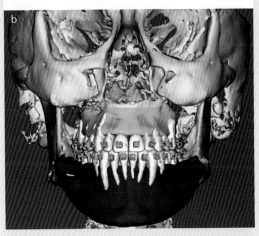

图 16.5 a.融合了牙列和颌面部骨骼组织的颌面复合体的叠合扫描图像。注意其上颌右偏斜且后牙区反𬌗。b.为一个虚拟的正畸正颌手术规划影像

面对面沟通，还可以通过互联网进行远程沟通及演示。

2.治疗模型

治疗模型是在治疗过程中任何阶段通过扫描获得的一个三维模型（图 16.6）。该模型可用于进行牙齿模拟排列，便于个性化矫治器的设计和制作。

（1）第一阶段：设计。

当设计个性化弓丝时，需要在戴有托槽的情况下进行扫描（图 16.7a 和 b）。

SureSmile 软件有庞大的电子托槽数据库，可以满足不同的需求，这极大方便了理想的个性化弓丝的设计。治疗中的模型可以和研究模型做对比来评估治疗的进展情况。

（2）第二阶段：个性化要求。

临床医生可以通过互联网发送模拟或有注解的申请单到美国得克萨斯州的 Richardson 数字化工作室。临床医生的申请单就是工作室技术人员进行牙齿数字化排列的指令。

（3）第三阶段：数字化排牙评估。

表 16.1　图像系统

	口内扫描仪Ⅱ [a]	iTero 扫描仪 [b]	CBCT [c]
扫描技术	基于光扫描 非侵入性的	基于光扫描 非侵入性的	基于 X 线扫描 侵入性的
3D 图像输出	仅有牙冠、牙龈等组织	仅有牙冠、牙龈等组织	牙冠、牙根以及骨骼
便携式	是	不是	不是

a. 口内扫描仪Ⅱ是 OraMetrix, Inc. 公司的一个产品；

b. iTero 扫描仪是 CADENT 的一个产品；

c. 这些是被认可的 CBCT：锐珂 9300，9500 和 i-CAT 系统

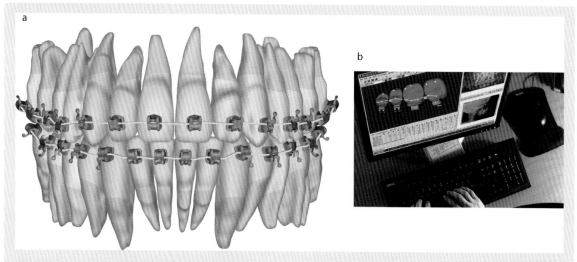

图 16.6　a.3D 扫描可以在矫治的任何阶段进行。b.SureSmile 技师根据矫治的设计来完成牙齿的模拟移动

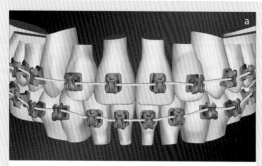

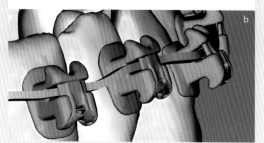

图 16.7　a.带托槽扫描。b.从数据库里选择出来的 Damon 电子托槽

数字化工作室里的技术人员根据临床医生的申请设计，为临床医生提供了一个模拟正畸排牙结果。临床医生在自己诊所的计算机上可以使用一个基于上述软件的指导检查表，用其评估、完善该排牙结果。临床医生也可以使用自动工具包来评估排牙的质量。

（4）第四阶段：个性化矫治装置的设计。

a. 个性化的弓丝设计。临床医生有权决定个性化弓丝的材质及截面尺寸（不管是唇侧、还是舌侧正畸均适用）。此外，临床医生也可以通过数字化修改增加或者减少弓丝上的个性化弯曲继而改变个性化弓丝不同部位的形状（图 16.2，图 16.3）。

重要提示： 软件像是一把虚拟的钳子。随着矫治的进展，临床医生可以修改申请单并根据临床的需要来修改个性化的弓丝。

b. 其他个性化装置的设计。目前，临床医生可以通过使用 SureSmile 软件来设计局部的矫治附件。在不远的将来，临床医生可以利用诊断模型来设计间接粘接的支架或托盘。

3. 矫治结束时

矫治结束时可以通过 3D 扫描生成一个最终模型来评价矫治结果。这个模型可以与诊断模型及矫治中的模型叠合，以便定量、定性的评价矫治结果。

16.2.3 SureSmile 机器人系统

在美国得克萨斯的 Richardson 和德国的柏林设有 SureSmile 机器人系统。

重要提示： 机器人系统可以弯制订制的弓丝，精确度可以达到空间三个方向上 0.1mm 的水平误差和 1° 的角度误差。在不久的将来，机器人系统也可以在个性化弓丝上弯制个性化弯曲（图16.8）

表 16.2 和 16.3 罗列了多种可设计的弓丝的特征。临床医生可以选择表中所列的各种材料和截面尺寸的弓丝，也可以订制其他多种所需要的弓丝（图 16.9）。

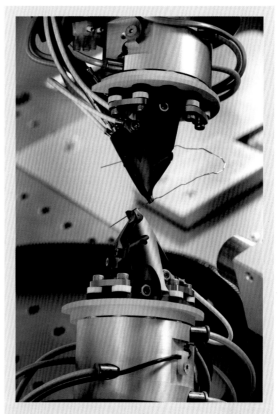

图 16.8 弯制弓丝的机器人系统

表 16.2 SureSmile 特色弓丝遴选表

材料	横截面
超弹镍钛丝	0.406 mm （0.016 英寸）圆丝
TB 钛丝	0.406mm × 0.406 mm （0.016 × 0.16 英寸）方丝
Elgiloy 超弹合金丝	0.432mm × 0.635 mm （0.017 × 0.025 英寸）方丝
Azurloy 丝	0.483 mm × 0.635 mm （0.019 × 0.025 英寸）方丝

表格 16.3 列出了一系列设计改良的弓丝，其可归纳到基础弓丝范畴（来源于模型排牙）。

表 16.3　SureSmile 弓丝的设计、改良
以及矫治器汇总表

标准订制的主动型弓丝

·简　　介：该弓丝的设计是基于目标牙位
的设置，没有改良

·适用范围：可用于治疗的任何阶段

被动型弓丝

·简　　介：可以用于全牙列弓形或者特定
的片段弓

·适用范围：外科正畸的弓丝，牙周炎牙齿
的加固弓丝，加固牙弓对抗反
作用力（例如：当使用 Forsus
矫治器时），制作舌侧固定保
持器

混合型弓丝

·简　　介：包含了主动和被动弯曲

·适用范围：当使用分解力系统时，为了控
制反作用力的那一段

节段型弓丝

·简　　介：对于每个牙齿、片段，或者整个
牙弓的表达量可以从 0~100%

·适用范围：可以有选择性的影响牙齿的移
动量

过矫正弓丝（转矩或者任何其他曲）

·简　　介：内置于弓丝内

·适用范围：对托槽槽沟尺寸的代偿

滑动弓丝

·简　　介：弓丝上的任何片段可以优先被
拉直以利于滑行。

·适用范围：在关闭间隙阶段，利于使用滑
动机制来关闭间隙

特殊形状弓丝

·带反 spee 曲度或 spee 曲度

·适用范围：使咬合更紧密或者打开咬合

·扩弓

·缩弓

舌侧固定矫治器（弓丝）

压膜式隐形矫治器

间接粘接的装配架或托盘

如前所述，OraMetrix 目前自己不生产隐形矫治器；但该软件可以设计阶段性的隐形矫治器，能给临床医生提供各个阶段可导出的隐形矫治器的立体光塑（STL）文件。临床医生输入 STL 文件后、利用 3D 光塑立体打印机可以自己打印硬模型。隐形矫治器是利用众所周知的在硬模型上热成型加工技术来制作的。临床医生还可以把 STL 模型外包给其他厂商制作。在不久的将来，OraMetrix 还准备制造用于间接粘接的托盘。

16.2.4　SureSmile 患者管理系统

这套软件整合了 Dolphin 和 Ortho 2 等正畸诊所管理软件，便于患者资料的传输记录。该软件提供的一套应用程序确保每个 SureSmile 患者在整个诊疗周期得到及时的诊疗管理；此外还提供了一种基于数据库的查询系统，允许医生对患者或特定人群信息进行检索。

16.3　SureSmile 的有关研究

大量的研究显示 SureSmile 能提供更为高效的正畸诊疗手段（按月平均治疗时间计算）。通过模型 -X 线片评估体系（CRE）及 ABO 目标分级系统（ABO-OGS）评分标准进行评估，结果显示 SureSmile 治疗效果更为有效。

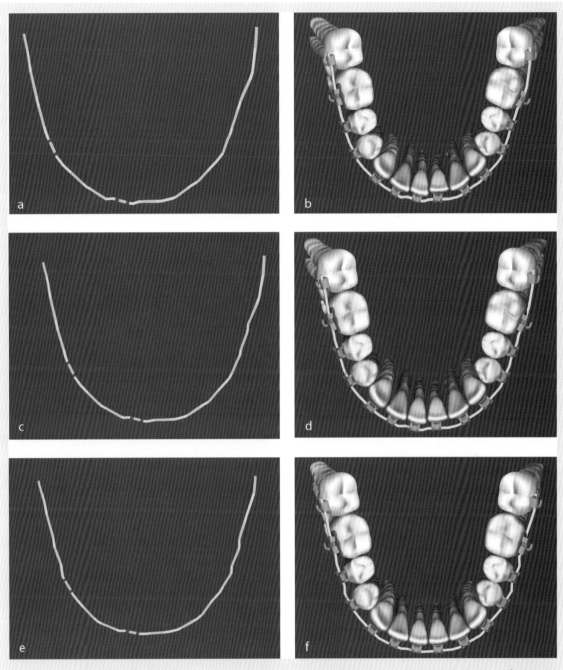

图 16.9　弓丝阶段性增量表达设计　a. 初始弓丝设计。b. 数字模型显示了 25% 的牙齿移动。c. 表达后续 75% 增量的弓丝。d. 数字模型显示了 75% 的牙齿移动。e. 终末弓丝。f. 数字模型显示 100% 的弓丝表达后的最终目标

　　总体来说，用 SureSmile 矫治的患者所用的时间比用常规正畸方法进行矫治缩短了 25%~40%。使用这种矫治方法进行矫治的效果等效于甚至优于常规矫治方法的 10%~18%。

　　表 16.4 ~ 表 16.6 为 SureSmile 矫治效率和效益的主要研究结果。

　　在最近的一项关于牙科测量精确性的研究中，使用不同的技术进行电子模型测量，SureSmile 在准确性、可重复性及时效性方面都排在最佳的行列。

表 16.4　SureSmile 研究中的样本特征

研究	人口样本的大小，差异指数			
	SureSmile		常规	
Sachdeva 等[2]	n=9350	DI=N/A	n=2945	DI=N/A
Alford 等[3]	n=69	DI=13.2	n=63	DI=15.8
Saxe 等[4]	n=38	DI=9.2	n=24	DI=11.0
Rangwala[5]	n=33	DI=18.7	n=33	DI=19.3
Groth[6]	n=89	DI=7.7	n=89	DI=7.8

DI= 差异指数

表 16.5　SureSmile 矫治效率研究

研究	平均治疗时间（月）	
	SureSmile	常规
Sachdeva 等[2]	16	24
Alford 等[3]	22.7	32
Saxe 等[4]	14.7	20
Rangwala[5]	18.1	29.6
Groth[6]	13.4	22.4

表 16.6　SureSmile 有效性研究

研究	CRE 和 ABO-OGS 分数	
	SureSmile	常规
Sachdeva 等[2]	N/A	N/A
Alford 等[3]	18.1（CRE）	20.8（CRE）
Saxe 等[4]	26.3（ABO-OGS）	30.7（ABO-OGS）
Rangwala[5]	17（CRE）	21.6（CRE）
Groth[6]	24.1（CRE）	23.4（CRE）

16.4　小　结

SureSmile 技术以患者为中心，是当代正畸学发展的推手。从临床诊断到个性化制作的全过程中，正畸医师都能够完全把控。作为一个综合性平台，它为临床医生提供了一站式的设计和制造。

正畸医生在数字时代面临的最大挑战是能否接受下列新的理念：

1. 抛弃被动式正畸治疗模式。

2. 推行主动式正畸治疗模式。

3. 通过权威组织的培训及终身学习等理念来提高患者的安全性。

4. 通过临床和计算机双重手段来综合管理患者。

5. 参与到相互协作、志趣相投、联系密切的环境中。

6. 透过个人绩效统计，本着权威和透明的精神，建立负责任的正畸诊疗规范。

随着新技术的发展，每个人必定都会有一个曲折的学习过程。为了达到上述目标，正畸医生必须主动地、有能力地、随时准备好迎接挫折。

重要提示： 心灵取代手巧是数字时代对临床医生的基本要求。口腔正畸中数字技术的应用使"高接触、高科技"的诊疗成为可能。然而，临床医生必须要担当起自己与患者"高接触"的重要责任，倡导患者第一的哲学理念。

苹果公司的幕后人 Jonathan Ives 2014 年 3 月 16 日在接受《英国星期日泰晤士报》采访时曾说过："当你在思考技术以及迄今为止技术能使我们做什么时，它是如此如此的新颖，我们甚至还没有遇到任何的局限性。"

参考文献·Reference

［1］Sachdeva R. Integrating digital and robotic technologies//Graber LW, Vanarsdall Jr RL, Vig KWL. Orthodontics: Current Principles and Techniques. 5th ed.Mosby, Inc,2012, 691-726.

［2］Sachdeva R, Aranha S, Egan ME, et al. Treatment time: SureSmile vs conventional orthodontics. Orthodontics,2012,13（1）:72-85.

［3］Alford TJ, Roberts WE, Hartsfeld Jr JK, et al. Clinical outcomes for patients fnished with the SureSmileTM method compared with conventional fixed orthodontic therapy. Angle Orthod,2011,81（3）:383-388.

［4］Saxe AK, Louie LJ, Mah J. Effciency and effectiveness of SureSmile. World J Orthod,2010,11（1）:16-22.

［5］Rangwala T. Treatment outcome assessment of SureSmile compared to conventional orthodontic treatment using the American Board of Orthodontics Grading System. ［Thesis］ Albert Einstein College of Medicine, New York: Department of Dentistry-Orthodontics Bronx, 2012.

［6］Groth C. Compare the quality of occlusal fnish between SureSmile and conventional ［Thesis］. University of Michigan,2012.

［7］Grünheid T, Patel N, De Filippe NL, et al. Accuracy,reproducibility, and time effciency of dental measurements using different technologies. Am J Orthod Dentofacial Orthop,2014,145:157-164.

［8］Hayashi K, Sachdeva AUC, Saitoh S, et al. Assessment of the accuracy and reliability of new 3-dimensional scanning devices. Am J Orthod Dentofacial Orthop,2013,144:619-625

（徐巍娜 译，姚 森 审）

第 17 章

暂时性支抗装置

Eliakim Mizrahi , Antony GH McCollum

临床上，可以根据具体情况选择使用微种植支抗钉或者钛板种植体。大多数情况下医生可以在两种方法中很快做出选择，但有些患者则两种方法都可选用。关于微种植支抗钉和钛板种植体，学者们对其意见不一，Baumgaertel 和 Sugawara 也提出了针锋相对的观点，读者可借此对其获得全面的认识，进而做出合理的选择[1]。

17.1 微种植支抗钉在正畸临床中的应用

Eliakim Mizrahi

17.1.1 概 述

暂时性支抗装置（TAD）是一组能提供骨源性支抗的装置，包括微种植支抗钉和钛板种植体，目前在正畸临床中应用广泛，其扩大了正畸临床治疗的范围。

本章的目的并非对微种植支抗钉进行深入探讨，但是由于临床对于这种方式的广泛认可，有必要对其重点之处进行阐述。

通过对微种植支抗钉的文献回顾，可以充分显示其发展历程。1945 年 Gainsforth 和

Higley 首次提出微种植支抗钉[2]，然而直到 38 年以后，Creekmore 和 Eklund 才在 1983 年再次提出微种植支抗钉[3]。14 年后，1997 年 Kanomi 的文章中首次将微种植支抗钉作为标题[4]。在此之后，微种植支抗钉的发展日新月异。1999 年韩国的正畸医生小组发表了关于微种植支抗钉钻头的研究[5]；斯堪的纳维亚的研究小组在 2000 年开发了 Aarhus 支抗系统[6]。2003 年意大利的研究小组开发了 Spider screw 支抗系统[2]，这也是笔者在临床中依然在使用的支抗系统（Orthocare UK）。

在此之后，涌现了大量关于微种植支抗钉的文献、书籍、课程，几乎每次口腔正畸大会和研讨会议都有关于微种植支抗钉的发言或讲座，市场上也充斥着各种各样的微种植支抗钉，同时生产商也会向正畸医生介绍自家生产的微种植支抗钉的优势。

早期的文献主要是一些病例报道，缺乏实验数据与科学证据，然而在过去的几年里侧重点已经发生了改变，目前许多发表的文章都是基于许多领域的相关的研究，包括技术、稳定性、骨和软组织的反应，以及如何高效地使用微种植体等方面。

重要提示： 尽管有了长足的进步，对于微种植支抗钉的基本使用原理还是没有发生太大变化，它被当作骨组织的支撑结构，可以是单独支抗的提供来源也可以是辅助增强支抗的装置。

传统的骨结合种植体作为骨性支抗已被广泛应用于成人正畸治疗中，但一般来说它的应用范围比较有限。

17.1.2 微种植支抗钉的特点

1. 这些微种植支抗钉被放置在骨中，特别能为正畸治疗提供直接的骨性支抗。

2. 用于 12~13 岁的年轻患者时需格外注意。

3. 它们的有效性并不完全取决于患者的依从性。

4. 放置相对容易。

5. 可以根据不同的错𬌗畸形，放置在口内不同的位置。

6. 相对于传统种植体来说，微种植支抗钉并不需要很大的植入间隙。

7. 微种植支抗钉可以即刻加力，并不需要延期加力[6]。

8. 微种植支抗钉很容易拆卸。

9. 成本并不是主要问题。

结构特点

大多数微种植支抗钉的材质是钛合金，另外也有不锈钢材质的。不同厂家的微种植支抗钉的特性各有不同。

长度：微种植支抗钉的螺纹部分长度一般为 5~12mm，种植体长度的选择受到解剖因素的限制。一般可以按照平均 8mm 的长度进行储备[8]。

直径：直径为 1.2~2.0mm，直径也受解剖因素的限制。位于牙根之间的种植体很少选择直径超过 2mm 的。小于 1.2mm 的种植体很脆弱，容易折断。一般库存应多储备直径为 1.5mm 的种植体。有研究显示种植体的直径与植入部骨组织的损伤无明显关联[9]。

头部：微种植支抗钉头部的尺寸和设计

有不同的类型，但是本质上种植体头部的设计应只能匹配制造商提供的驱动头，可以是马达驱动也可以是手动驱动。头部的设计应具有便于使用弹力线或结扎丝的孔、用于结扎的肩领，同时种植体颈部的设计也应该根据黏膜的厚度而有相应的变化。如种植体头部可以带桩或平的以便于必要时可以放置弓丝。根据种植体放置的位置，其头部设计若能更圆钝些，患者会更加舒适。

17.1.3 位点的选择

影响位点选择的三大因素：

1. 按照错𬌗畸形的治疗方式进行选择。换句话说就是为了让某些牙齿产生必要的移动决定了微种植支抗钉放置的位置和尺寸。

2. 放置区应有适宜的骨质和骨量[10]。

（1）上颌。颊侧骨板：第一、第二磨牙之间的颊侧骨板最厚。

牙槽间隔：第二前磨牙与第一磨牙腭侧的牙根之间的宽度最宽。

（2）下颌。颊侧骨板：第一、第二磨牙之间颊侧骨板最厚。

牙槽间隔：第一和第二前磨牙牙根之间宽度最宽。

> **重要提示：** 1~2mm 厚度的皮质骨是保证微种植支抗钉稳定的基础[11]。

3. 相邻牙根的位置也是影响微种植支抗钉稳定的因素。

17.1.4　微种植支抗钉的植入技术

关于微种植支抗钉的植入技术不打算作为本章的主要内容，因为很多临床医生可以在很多课程和培训课程中学到关于微种植支抗钉操作的技巧。但是下文中列出关于植入手术的一些注意事项，请大家铭记在心。

重要提示： 因为微种植支抗钉不属于被大部分患者广泛能接受的传统矫正技术，因此在操作前应向患者详细解释操作流程并签署相关的知情同意书（见附录）。

• 保证程序简单。

• 可以使用自攻型种植体或者助攻型种植体，在使用助攻型种植体时要预打孔，尤其是下颌体宽大的患者骨质致密，直接放置种植体会很困难。

• 在使用手机植入时注意应低速、轻柔的操作。当放置种植体时，无论选择手用工具还是减速马达（一种电动的可以精确控制速度的马达）都一定要慢慢地进入，注意种植体植入的力量，当微种植体植入时，在骨质表面会发生挤压形成微裂痕。

重要提示： 种植体植入的太快或者加力过度会大量产热，这又会导致骨坏死和失败。

• 一旦种植体已经稳定，不要过度旋转。

• 种植体的头部应突出于膜龈联合处而不是游离龈。

• 如果种植体位于游离龈，那周围的黏膜会受到刺激而发炎，同时黏膜会包裹住种植体的头部。

• 如果临床需要将种植体植入颊牙槽嵴，需要使用平头的种植体或是特别定制的微型钛板作为支抗体。需要特别指出的是若在此阶段选择微型钛板作为支抗体无论放置在上颌、颧骨或是下颌骨体部都能提供比微种植支抗钉更稳定的支抗（见17.2）。微型钛板的使用在临床上取得了很大的成功，特别是Ⅲ类患者效果更佳[13-15]。

17.1.5　根据错𬌗畸形的种类确定植入位置

17.1.5.1　牙齿的远中移动

当在上颌颊侧植入种植体时，应使种植体与牙体长轴保持40°~45°，远中倾斜10°~20°，置于邻接点远中0.5~2.7mm处，尽量避免与牙根接触。

在植入过程中可以适当改变角度，以保证种植体周围骨质的压力均匀分布[17]。

在临床上，远移磨牙可以通过不同的矫治器来实现。最近的一项meta分析显示无论是传统的支抗系统还是骨支抗系统都同样有效，但是使用骨支抗系统不会发生支抗丧失[18]。

颊侧植入位置： 最好在第一磨牙和第二前磨牙之间。

腭侧植入位置： 最好放置在第一和第二磨牙之间。

磨牙后区植入位置： 如果条件允许，微种植体可以放置在磨牙后区最后一颗牙的远端。但上颌此区域的密质骨相对薄弱。

采用直接支抗，可以通过橡皮链、弹力

线或者推簧连接微种植支抗钉和弓丝上的牵引钩，从而内收前牙（图17.1）。

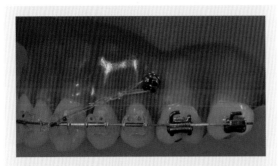

图17.1　种植体直接通过橡皮链牵引尖牙

间接支抗：对于牙齿远端的微种植支抗钉，可以通过结扎丝连接弓丝或者尖牙，从而增强前牙支抗来向远中移动磨牙。对于磨牙，可利用扩弓簧或扩弓圈曲实现磨牙远移。临床上在第一和第二磨牙之间使用推簧是比较困难的（图17.2）。

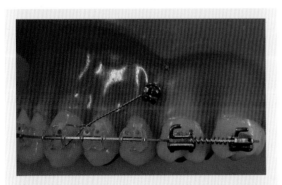

图17.2　增强前牙区的支抗通过推簧远移第二磨牙

无论是远移第一或者第二磨牙，支抗钉都是位于牙齿的近中作为间接支抗使用，通过辅弓或者其他装置实现磨牙远移。这些辅助装置的优点是使用方便，同时主弓丝不需要有大的调整。

重要提示：如果第二磨牙已萌出，建议先移动第二磨牙至合适位置，然后再移动第一磨牙使其与第二磨牙建立良好的邻接关系。

可以使用0.457mm×0.635mm（0.018英寸×0.025英寸）的不锈钢方丝或者0.508mm（0.020英寸）的圆丝按照类似于弯制滑动杆的方法进行弯制（图17.3a）（见第14章）。

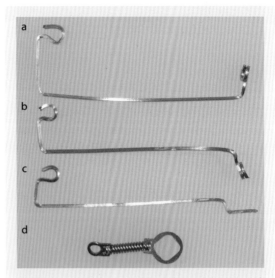

图17.3　用于第二磨牙远移的附件。a.对于单管颊面管，附件固定于前磨牙托槽的𬌗方。b.对于单管颊面管，附件固定于前磨牙托槽的龈方。c.对于双管颊面管，附件固定于前磨牙托槽的龈方。d.固定于种植体上的镍钛位簧

将弓丝放置在第二磨牙颊面管之前，应先穿过附件的小圈孔。附件可以放置在托槽的龈方或者𬌗方（图17.4，图17.5）。

如果使用双管颊面管，可将带有远移装置的附件末端插入龈方或𬌗方的颊面管中，这样操作相对简单些（图17.6）。

将附件绕过第一恒磨牙，轻轻结扎在第一和第二前磨牙托槽上。支抗钉的头部连接弹力线、橡皮链或者拉簧并挂在附件的牵引钩上产生牵引力。一旦第二磨牙移动到位，则通过种植体固定住第二磨牙，再通过第二磨牙牵引第一磨牙（图17.7）。

在保持磨牙位置的同时，前磨牙可以利用同样的力学原理向远中移动。在前磨牙远

移的时候要确定种植体不能阻挡牙根，如果有必要可以更换种植体的位置。

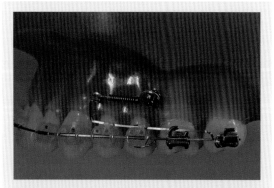

图17.4 应用于单管颊面管上的第二磨牙的附件，将其固定于前磨牙的龈方

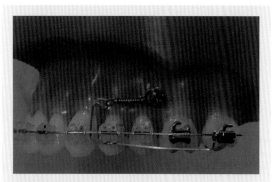

图17.5 用于单管颊面管的第二磨牙的附件，将其固定于前磨牙的殆方

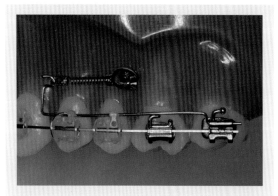

图17.6 图示为将远移附件应用于双管颊面管，可将其插入第二磨牙龈方颊面管并固定于前磨牙托槽龈方

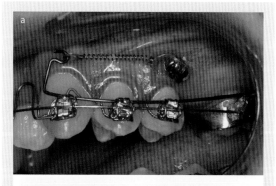

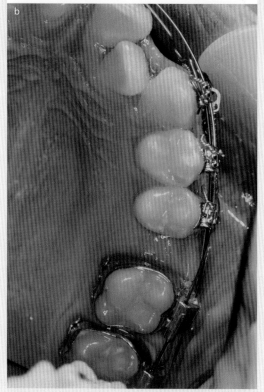

图17.7 a.侧切牙拥挤，通过种植体、镍钛拉簧及附件远中移动第二磨牙创造间隙。将第一磨牙通过橡皮链连接远中的第二磨牙而向远中移动。b.从殆面可观察到第一磨牙与第二前磨牙之间创造的间隙

重要提示： 在使用滑动法进行牙齿移动时，方丝弓和方丝弓托槽／颊面管之间的摩擦力会阻碍牙齿移动。为了减小摩擦力，可以使用0.406mm或0.457mm（0.016英寸或0.018英寸）的不锈钢圆丝。以弓丝放入托槽／颊面管内可以自由滑动为标准。

正常情况下，种植体的头部一般位于弓丝的上方或下方，在内收前牙时种植体与弓丝成一定角度，这在某些牙齿移动的过程中是不可取的。如果需要水平牵引，此时就需要一个动力臂。在 Prabhat 等人的文章中对椅旁制作多功能动力臂的方法进行过详尽的描述[19]。图 17.8 展示了将动力臂安装在下颌颊面管的垂直槽中，也可插入双管颊面管的副管中（图 17.9）。

如果动力臂固位不稳，可以通过复合树脂将其固定（图 17.10）。

腭侧种植体一般在双侧第一磨牙和第二前磨牙牙根之间放置，通过弹力牵引内收前牙，弹力线连接支抗钉头部，通过侧切牙和尖牙邻接点固定在主弓丝的唇侧。此方法对于后牙支抗缺失的案例非常有意义。同时适用于舌侧矫正和传统唇侧矫正（图 17.11）。

17.1.5.2　后牙近中移动

磨牙和前磨牙的近中移动，可以通过种植体进行直接牵引。

纠正Ⅲ类错殆时，可通过同样的方式，将种植体植入下颌第一磨牙和第二前磨牙之间，作为直接支抗内收下颌切牙。

微种植支抗钉也可以在口内直接进行Ⅱ类和Ⅲ类牵引。

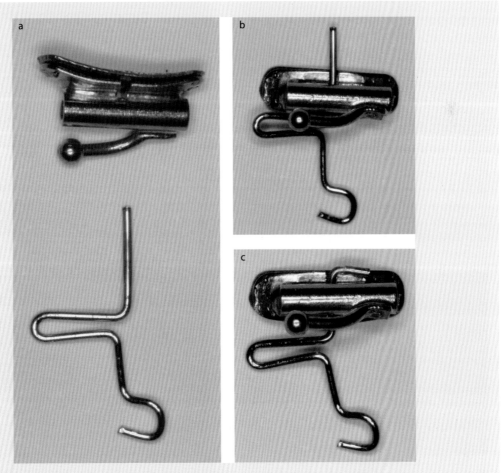

图 17.8　a. 带垂直槽的颊面管。将 0.508mm（0.020 英寸）动力臂末端的垂直杆退火。b. 动力臂从龈方插入颊面管的垂直槽。c. 将退过火的垂直杆末端弯曲

重要提示：种植体应放置在尖牙牙根的远中而不是近中处。如果种植体放置在尖牙的近中处，在对磨牙或者前磨牙进行牵引时，弹力线会压迫尖牙隆起，导致黏膜发炎。

17.1.5.3 压入

传统矫治技术对后牙区牙齿进行压低是很困难的。然而通过使用腭侧或者颊侧种植体，可以明显简化这个工作。使用弹力线来压低的方法非常简便，但是压低的过程非常缓慢（图 17.12a~c）。

如果单靠使用种植体进行牙齿的压低，一定要使用横腭杆以防止磨牙颊腭侧倾斜[20]。

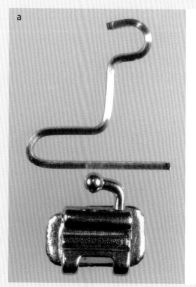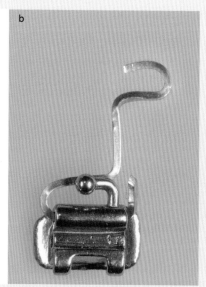

图 17.9 a. 0.457mm×0.635mm（0.018 英寸 ×0.025 英寸）的动力臂用于双管颊面管。b. 动力臂插入龈方的颊面管，将游离端回弯

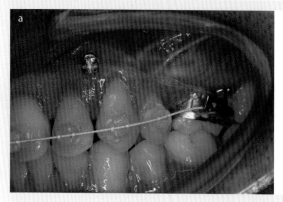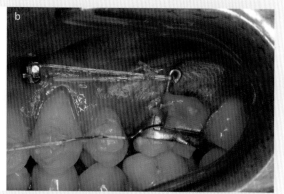

图 17.10 a. 直接从种植体向近中牵引上颌第一磨牙会出现医生不愿看到的成角牵引。b. 将动力臂插入龈方的颊面管并用流动树脂固定。此时的牵引所成的角度更有利于牙齿的移动

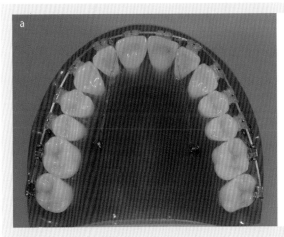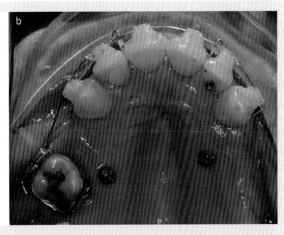

图 17.11　a.双侧的腭侧种植体用于内收前牙。b.双侧的腭侧种植体用于内收前牙。右侧磨牙牙周条件尚可，左侧磨牙已被拔除

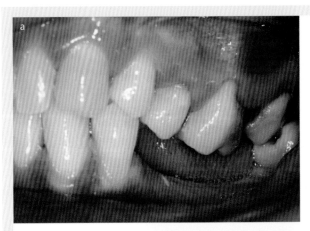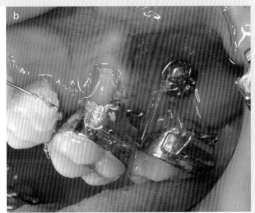

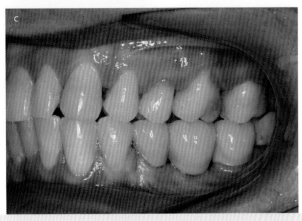

图 17.12　a.左侧上颌后牙伸长。b.通过颊侧种植体及橡皮链压低磨牙。腭侧放置种植体用于平衡磨牙压低的力量防止发生颊倾。c.侧方咬合状况，为缺失的下颌后牙提供了种植修复的空间

在前牙部唇侧植入种植体可用于压低前牙。通常在上颌侧切牙和尖牙牙根之间植入种植体。如果在下颌，种植体同样可植入在侧切牙和尖牙牙根之间，但是可能会由于根间距离和附着龈高度而受到限制。有时在中切牙之间植入一颗种植体则可以满足压低下颌前牙的需要。

> **重要提示**：当压低前牙时，弓丝必须做适当调整以便与橡皮链产生的压低作用力相互协调。压低的作用力必须是轻力，否则会加大牙根吸收的可能。这一过程必须在没有任何牙龈、牙周疾病的情况下进行。

在过去进行修复前使用传统矫治器将伸长的牙齿压低是非常困难的。如今，随着种植体的使用，这个问题变得简单有效。倾斜磨牙的直立也变得更有效率（见第18章）。Nienkemper等人的文章中有进一步的说明[21]。

通过上颌后部的压低可以改变咬合平面，同时也可以改变正颌手术拟实施的角度和位置[20]。

17.1.5.4 在腭中缝植入种植体

腭中缝附近的骨质密度较大，为种植体的植入提供了非常好的环境。1995年Block提出了"Onplant"的概念，将种植体放在腭部黏膜下方[22]，而Wehrbein等人则是在腭中缝植入大直径种植体[23]。但是这两种方法都没有被广泛接受。

> **重要提示**：在腭中缝区域设计种植体，无法直接作用于主弓丝，必须设计特殊装置为牙齿提供必要的力量。这一设计相对复杂，通常需要技工室的专业技师提供协助。

Ludwig医生和他的同事们将精力集中在腭侧种植体及其延伸装置的开发上，进而开发了多种利用两个腭侧种植体的支抗装置，并在正畸临床治疗领域做了大量的应用[24-29]，他们手术的成功率在97.9%以上，令人震撼[30]。

17.1.6 稳定性

有研究表明，种植体可以在植入后即刻加力[6, 31]。近期有研究表明，即刻加力会增强种植体周围骨组织的强度[11]。

Schätzle等对于文献进行系统回顾显示，微种植支抗钉有16.4%的失败率而钛板的失败率则为7.3%[32]。

17.1.6.1 何时及何因种植体会失败

Lee等的研究显示，失败率最高的时候是种植体刚刚植入后，大约100周后失败率降至零。这表明种植体正逐渐发生骨结合。他们还表明年龄是与失败相关的唯一变量，对于年轻患者建议慎重使用。研究显示20岁以下的患者失败率在17.6%，但超过20岁的患者失败率为6.2%[33]。

Al Maaitah等人的研究显示，20岁以下的男性明显比女性的骨密度高，同时也证实了在种植体植入3个月后，种植体周围骨密度会增加[34]。

重要提示： 15岁以下女性患者植入种植体的失败率较高[35]。

17.1.6.2 皮质骨薄弱

种植体的固位仅仅依靠其螺纹部分（5~6mm）在皮质骨内的机械固位力。

过载的种植体：当对种植体进行加力时，医生需要锻炼出一种感知来判断是否过载。临床上通常在种植体头部加载施力装置，而施力装置的作用力线与种植体一般成直角（图17.13）。这将在密质骨表面形成支点力矩。随着支点远离骨表面，力矩将增加。如果一颗300g负载的种植体头部距离骨面2mm，则支点力矩为600mmg；然而当种植体头部距离骨面3mm时，300g的力产生的支点力矩为900g mm。一旦加载过大力量，将会导致失败。Buchter等人[36]通过动物实验表明种植体的极限载荷为900cNmm，相当于

917g mm。

重要提示： 确保种植体在黏膜厚度允许的情况下尽可能接近骨质表面。颊侧黏膜厚度约为1mm，腭侧黏膜厚度为2~5mm[37]。

使用橡皮链需要小心。橡皮链属于降解橡胶材质，临床医生经常过度拉抻橡皮链。常规关闭间隙时，负载多分布在多颗牙齿上，这种情况下问题不大。然而当过大的力量施加在种植体上时，会引起种植体松动从而导致失败。镍钛拉簧可以施加更稳定更可控的力量，不失为一个更好的选择。

17.1.6.3 未能获得良好的初期稳定性

重要提示： 如果植入种植体没有达到良好的初期稳定性，则种植体容易松动。在植入种植体的过程中，切勿加大扭力。

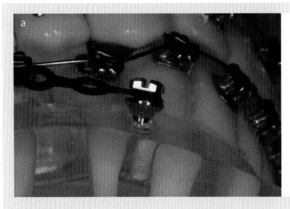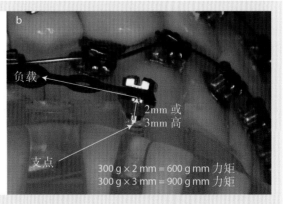

图17.13 a.牵引种植体，产生一个瞬时力。b.若一颗300g负载的种植体头部距离骨面2mm，则支点力矩为600g mm，然而在种植体头部距离骨面3mm时，对于相同载荷300g产生的支点力矩则为900g mm

Inaba 的研究表明，斜行植入种植体有助于增加种植体的初期稳定性[38]。

17.1.6.4 触碰牙根

如果种植体触碰到牙根，在患者的咀嚼过程中牙齿持续运动会首先产生疼痛，其次种植体会松动[39]。所以术前术后高质量的影像学检查是必不可少的，以便确定种植体的植入空间，并评估植入后触碰牙根的可能性。不幸的是，由于传统二维影像的局限，牙根与植体的相互关系并不能清晰的显现。CBCT 可以提供不同的视角，Shinohara 在 147 例种植体中发现有 20% 都与牙根有接触[40]。在过去当在临床上植入种植体时，若患者感觉疼痛，医生总是认为患者对疼痛比较敏感。而若发现种植体触碰到牙根，又比较慌张，上述 CBCT 的研究给医生提供了优于临床经验的提示。

17.1.6.5 牙根损伤

显而易见，临床医生必须关注种植体触碰牙根所造成的影响。早期对颌面部微种植支抗钉的研究显示：发生牙根明显损伤的概率是非常低的[41-43]。

在植入种植体的时候发生牙根损伤主要与植入位点的选择、植入的路径、牙根解剖形态变异以及后续的牙齿移动有关。所以，在植入种植体之前，尽可能使用较小剂量的麻醉剂，可以保留牙周韧带的敏感度，当种植体接近牙周韧带时使患者能够保持对痛苦的敏感度。目前的研究显示，发生牙根损伤后，及时去除微种植支抗钉，在 3 个月后，牙根损伤处会形成牙骨质[44-46]。

17.1.6.6 口腔卫生不佳

种植体头部堆积食物残渣，会造成种植体周围黏膜炎症，这反过来会影响到种植体周围皮质骨，继而导致种植体松动和失败。不断轻柔地刷牙，可以保持种植体头部的清洁，避免食物残渣的堆积。

17.1.7 小 结

像很多新的临床技术一样，每个临床医生都会经历一个曲折的学习过程，有时这个过程可能是短暂的，很快会掌握并应用于临床，而有时候这个过程则会很长，需要很长时间才能掌握并应用于临床。

总的来说，每个临床医生首先应该认可这些方法，认为它们是安全有效的，可以提高临床工作效率。一旦具备这些认识，学习并掌握这一技术只是个时间问题。

17.2 颧骨微钛板在内收上颌颊侧牙齿中的应用

Antony GH McCollum

正畸医生每天都要面对前牙内收、解除牙列拥挤、纠正 II 类咬合关系或者治疗牙弓不对称等问题。很多口外装置如头帽对于非生长发育期的患者并不能起到太大作用。很多临时装置也在与时俱进的进行调整简化，以努力适应依从性差的患者，使之成为有效的矫治手段。

微钛板是临时支抗装置，属于正畸骨性支抗[47]。微钛板系统包括微型钛板和固定螺钉。这些有多种不同的类型包括迷你植体、微小植体、微螺旋植体和迷你螺旋体。Jenne 等人[48]在 1985 年第一次使用颌面部固定钛板作为正畸支抗。在 1999 年 Umemori 等人[49]采用下颌骨的"L"形微钛板来压低磨牙治疗前牙开𬌗，从此引入了骨性支抗系统的概念（SAS）。Sherwood 等人[50]成功利用骨性支抗系统压低上颌磨牙，减轻前牙开𬌗情况。微钛板被设计成不同的形态以适应不同的解剖结构和力学要求（图 17.14）（www.Jeilmed.co.kr; www.biometmicrofxation.com; www.klsmartin.com; www.synthes.com/lit; www.dentsplysankin.com）。

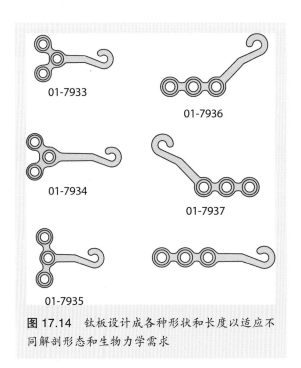

图 17.14 钛板设计成各种形状和长度以适应不同解剖形态和生物力学需求

DeClerck 等在 2002 年第一次提出了

Bollard 微钛板系统，这是对小型钛板的一种改良（图 17.15）[51]。在该系统中从钛板延伸出一个圆形杆，圆形杆再连接一个圆柱。圆柱在垂直面上设有一个长方形孔，孔的尺寸为 0.813mm×0.813mm（0.032 英寸 × 0.032 英寸），可以连接牵引钩、拉簧或者其他可用的装置等。在孔的开口端有一个螺纹锁扣用来确保这些附件（www.surgitek.eu）不会脱落。微钛板由 2~3 个自攻型迷你骨钉固定在颧骨上，表面未做喷砂或蚀刻处理。

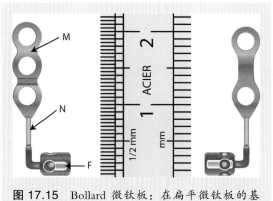

图 17.15 Bollard 微钛板：在扁平微钛板的基础上改良而来

Cornelis 和 De Clerck 等人就颧骨微钛板支抗用于Ⅱ类错𬌗畸形的拔牙和非拔牙病例治疗的生物力学研究已经做了详尽的解释[52-53]。例如，使用 Bollard 钛板作为支抗，通过拉簧等附件对上颌尖牙、切牙和颊侧段牙齿进行控制。当然，患者的合作是使用任何必要的弹力牵引的前提。在内收切牙之前，应将下颌尖牙向远中移动达到尖牙Ⅰ类关系，此时允许拥挤还存在。通过横隔纤维反应可逐步减小覆盖。这能明显减少后期内收切牙时对支抗装置的过载。

Sugawara 等[54]测量了种植体支抗远移上颌磨牙的有效性。牙冠平均远中移动 3.78mm，根尖部可移动 3.2mm，这样实现了最小的牙冠远中倾斜。这与实现平均移动的 3.6mm 的目标是显著相关的。这无年龄的差别，也与拔除第二还是第三磨牙无关。Cornelis 和 De Klerck[55] 系列研究发现通过 7 个月的治疗，磨牙远中移动的平均值为（3.3 ± 1.8）mm。

Kaya 等比较了通过摆式矫治器借助颧骨微钛板和腭侧支抗钉两个系统远中移动磨牙。虽然他们的报告指出这两个支抗系统均可以替代头帽牵引，但是软组织和骨骼的改建以及磨牙远移的效果还是通过颧骨微钛板的支抗系统效果更好。

Choiet 等人[57] 也报道过微钛板松动失败案例，但仅在下颌出现过。

重要提示：Cornelis 等人[58] 认为微钛板的成功率为 92.5%，失败主要发生在生长发育期的患者。很多参与这项研究的正畸医生证明患者对微钛板的耐受性良好，医生的操作更加简便，他们愿意再一次使用。

17.2.1 临床操作程序

17.2.1.1 正畸准备

本文是基于 0.457mm × 0.635mm（0.018 英寸 ×0.025 英寸）的迷你 Lang 单翼托槽系统进行方法阐述的，但是微型钛板的生物力学原理适用于任何尺寸的托槽系统。

磨牙粘接带环，其余牙齿粘接托槽。为了在远中移动磨牙过程中保持磨牙的稳定并防止轴倾，必须要在上颌第二磨牙上粘接带环或粘接颊面管。先用镍钛丝排齐整平牙列。在上颌选用 0.406mm（0.016 英寸）的澳丝在中线处弯制停止曲。将上颌中切牙迷你 Lang 托槽近中翼向唇侧弯制，使其接触到弓丝，连同停止曲一起防止弓丝滑出。弓丝末端不做回弯，以使磨牙可以向远中移动。

患者现在已经准备好接受微钛板植入术了。

17.2.1.2 微钛板的手术植入

重要提示：一旦颊侧牙列排齐整平了，理论上，微钛板就可以植入了。此时植入可使微钛板与磨牙间的位置关系更精准。

一般局部麻醉就能满足手术要求，若结合静脉镇静效果则更佳。如果患者非常紧张或脸颊部组织僵硬不能放松而妨碍在手术区进行植入操作时，则有必要进行全身麻醉。

颧牙槽嵴是临时支抗钉放置的良好位置，颧牙槽嵴处具有良好的支抗钉保留率，Misch 认为此区域骨质为 D3 类骨质[59]，且为多孔骨皮质，厚度至少为 1mm。De Clerck 和 Cornelis[53] 证实此处骨质厚度为 2~5mm，完全可以胜任任何临时支抗加载。他们的研究也显示植入种植体并未造成上颌窦穿通或上颌窦感染。

由于微钛板的植入过程通常是由口腔外科医生操作，手术细节超出了本出版物的范围，在此不做详尽描述。手术结束后，微钛板的垂直向牵引钩朝向远中。Bollard 微钛板的圆柱形牵引装置与上牙槽骨应呈直角并朝向近中（图 17-16）。

使用可吸收缝合线关闭创口，术后脸颊部加压冷敷可以控制术区水肿。如果有必要的话可以使用对乙酰氨基酚类处方药，但是大多数情况下患者痛苦很小，并不太需要止痛药。抗生素可以由颌面外科医生酌情提供。植入后即刻进行加力是可以的，但是必须谨慎，最佳加力时机是植入后 3 周待肿胀完全消除、患者习惯了口内植入物以后。

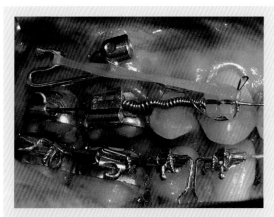

图 17.16　Bollard 微钛板的圆柱形牵引装置与上牙槽骨呈直角，且圆柱形装置朝向近中

当正畸治疗完成后或不再需要微钛板时，可以在局部麻醉下手术暴露予以去除。固定 Bollard 微钛板的螺丝刀为五边形有孔型螺丝刀。偶尔也有记录显示微钛板会被增生的骨质覆盖，这会增加去除微钛板的复杂性[52]。

17.2.1.3　口腔卫生和感染控制

手术后立即对患者进行口腔卫生指导。建议使用棉棒蘸 2% 的氯己定轻轻擦拭微钛板术区周围的牙龈组织，频率为每天 1 次。

这是真正有效防止植入物周围黏膜感染的方法，而漱口水只是加强口腔卫生的辅助手段。这些口腔卫生控制方法对于口腔正畸治疗至关重要。

17.2.1.4　术后正畸

术后 3 周，去除上颌第二前磨牙上的托槽（图 17.17a）。

托槽的去除增加了螺旋推簧的放置空间，有利于推簧力量的释放。将上颌第一前磨牙与颧骨微钛板之间进行结扎，形成强有力的支抗，进行磨牙远中移动。

取下 0.406mm（0.016 英寸）主弓丝，将 0.254mm×1.016mm（0.010×0.040 英寸）的镍钛推簧切断成两支 18mm 长的大小并穿在 0.406mm 的主弓丝上。将这根主弓丝重新装配使推簧分别放置在双侧上颌第一磨牙颊面管和上颌第一前磨牙托槽之间并处于激活状态，产生大约 300g 力。Cornelis 和 De Clerck[55] 使用约 150g 力。Janssen 等人报道在微钛板上加载 100~400g 力不会使微钛板发生松动。

患者的合作是很重要的。在大多数情况下，磨牙的移动速率为每月 1mm。一般来说，年轻患者的磨牙在 4~6 个月时间远移 3~5mm，但是在成年患者及宽面型患者中可能需要 9 个月甚至更长时间，因为他们的肌肉力量很大（图 17.17b）。

一旦磨牙远中移动到位，应将磨牙"8"字结扎并与微钛板牵引钩结扎固定在一起。在上颌第二前磨牙上粘贴新的托槽并与 0.41mm（0.016 英寸）的弓丝结扎进行排齐整平。然后将橡皮链挂在第二前磨牙与作为支抗的磨牙之间或将轻力镍钛拉簧挂在微钛板上；也可像内收磨牙一样，将第一前磨牙与迷你钛板结扎固定在一起激活镍钛推簧，将第二前磨牙向第一磨牙推移。

时将磨牙和前磨牙仍然连扎于上颌颧牙槽嵴微钛板。当然患者也可以自行进行口内牵引，将橡皮圈挂在上颌尖牙与颧骨微钛板上。

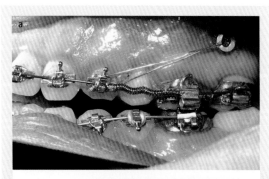

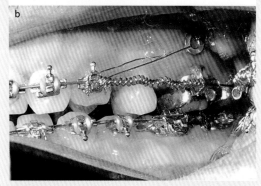

图17.17　a. 术后3周，去除上颌第二前磨牙托槽，提供推簧激活空间。将上颌第一前磨牙与微钛板牵引钩结扎在一起。b. 注意：上颌第一、第二磨牙远中移动，在第二前磨牙近远中产生了间隙

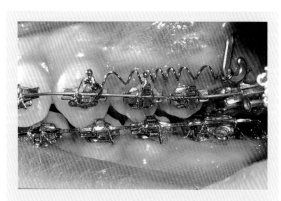

图17.18　将0.254mm×1.016mm（0.010×0.040英寸）拉簧挂在微钛板和上颌第一前磨牙或尖牙的托槽的牵引钩上

当上颌尖牙及颊侧牙齿远移后，由于横隔纤维的牵拉，上颌切牙常会有部分内收甚至出现间隙。由于尖牙与钛板结扎在一起提供了强大支抗，因而通过弓丝关闭曲可以解决覆盖并减少剩余间隙的问题。

随后，将上颌第二前磨牙"8"字连扎到磨牙上或将其固定在微钛板上。接下来按照同样的方法移动第一前磨牙至第二前磨牙。还可以将0.254mm×1.016mm（0.010×0.040英寸）牵引螺簧挂在微钛板和上颌第一前磨牙或尖牙托槽的牵引钩上（图17.18）。

在宽面型及年长的患者中由于存在摩擦力或者发达的肌肉，这种组牙移动效果并不是可靠的。

通过橡皮链或者轻力镍钛拉簧将上颌尖牙移动到与下颌尖牙呈Ⅰ类关系的位置，同

17.2.2　结　论

笔者所做的使用微钛板的85例患者中，只有3例失败。这其中2个病例是因为感染，另外一个是因为外科医生在进行植入手术时，制备的钉道过大而导致的失败。

植入手术虽是侵入性治疗，但是患者极少感到不适，并且已经将其视为必要的治疗手段。微种植支抗钉也是良好的临时支抗装置，侵入性小，但是如果在颊侧位置植入时有损伤牙根的可能。

重要提示： 颧牙槽嵴处植入的微钛板提供了良好的支抗，且安全无害，舒适度高。不少正畸医生认为此处的微钛板是良好且有效的临时支抗装置，特别是对于依从性不好及非生长发育期的患者更为适用。

图 17.19 展示了一个依从性不佳的患者达到良好矫治效果的案例。该患者使用了微钛板种植体，6 个月后后牙达到了 I 类咬合关系。此病例历时 13 个月的时间完成主动矫治，又进行了 3 年的保持。这个病例说明了微钛板种植体具有巨大应用潜力。

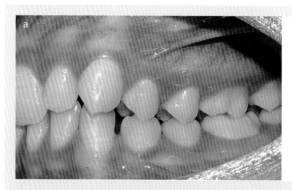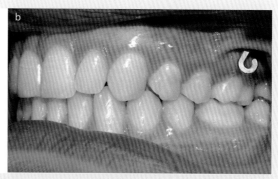

图 17.19 a. 依从性差的患者在治疗前咬合关系是安氏 II 类。b. 通过使用颧牙槽嵴处微钛板种植体最终取得了良好的矫治结果

参考文献·Reference

［1］Baumgaertel S, Sugawara J. Point/counterpoint, Temporary skeletal anchorage devices: The case for miniscrews/miniplates. Am J Orthod Dentofacial Orthop, 2014,145:558-565.

［2］Gainsforth BL, Higley LB. A study of orthodontic anchorage possibilities in basalbone. Am J Orthod,1945,31:406-417.

［3］Creekmore TD, Eklund MK. The possibility of skeletal anchorage.J Clin Orthod, 1983, 17:266-269.

［4］Kanomi R. Mini implant for orthodontic anchorage. J Clin Orthod, 1997,31:763-767.

［5］Park HS. The skeletal cortical anchorage using titanium microscrew implant. Korean J Orthod, 1999, 29:699-706.

［6］Melsen B, Costa A. Immediate loading of implants used for orthodontic anchorage.Clin Orthod Res, 2000, 3:23-28.

［7］Maino BG, Bednar J, Pagin P, et al. The spider screw for skeletal anchorage. J Clin Orthod, 2003, 37:90-97.

［8］Suzuki M, Deguchi T, Watanabe H, et al. Evaluation of optimal length and insertion torque for miniscrews. Am J Orthod Dentofacial Orthop, 2013, 144:251-259.

［9］Liu SSY, Marroquin EC, Sun J, et al. Orthodontic mini-implant diameter does not affect in-situ linear microcrack generation in the mandible or the maxilla. Am J Orthod Dentofacial Orthop, 2012, 142:768-773.

［10］ Poggio PM, Incorvati C, Velo S, et al. 'Safe zones': A guide for miniscrew positioning in the maxillary and mandibular arch. Angle Orthod, 2006, 76:191-197.

［11］ Lijima M, Takano M, Yasuda Y, et al. Effect of immediate loading on the biomechanical properties of bone surrounding the miniscrew implants. Euro J Orthod, 2013, 35:583-589.

［12］ Yadav S, Upadhyay M, Liu S, et al. Microdamage of the cortical bone during mini-implant insertion with self-drilling and self-tapping techniques: A randomized controlled trial. Am J Orthod Dentofacial Orthop,2012, 141:538-546.

［13］ Heymann GC, Cevidanes L, De Clerck HJ, et al. Three-dimensional analysis of maxillary protraction with intermaxillary elastics to miniplates. Am J Orthod Dentofacial Orthop, 2010, 137:274-284.

［14］ De Clerck H, Cevidanes L, Baccetti T. Dento facial effects of bone-anchored maxillary protraction: A controlled study of consecutively treated Class III patients. Am J Orthod Dentofacial Orthop, 2010, 138:577-581.

［15］ Nguyen T, Cevidanes L, Cornells MA, et al. Three-dimensional assessment with bone anchored maxillary protraction. Am J Orthod Dentofacial Orthop, 2011, 140:790-798.

［16］ Park HS, HwangBo ES, Kwon TG. Proper mesiodistal angles for microimplant placement assessed with 3-dimensional computed tomography images. Am J Orthod Dentofacial Orthop, 2010, 137:200-206.

［17］ Cehreli S, Özcirpici AA, Yilmaz A. Tilted orthodontic micro implants: A photoelastic stress analysis. Euro J Orthod, 2013, 35:563-567.

［18］ da Costa Grec RH, Janson G, et al.Intra oral distalizer effects with conventional and skeletal anchorage: A meta-analysis. Am J Orthod Dentofacial Orthop,2013, 143:602-615.

［19］ Prabhat KC, Maheshwari S, Verma SK, et al. Chairside fabrication of a multipurpose power arm. J Clin Orthod, 2013, 47:558.

［20］ Park HS, Kim JY, Kwon TG. Occlusal plane change after intrusion of maxillary posterior teeth by microimplants to avoid maxillary surgery with skeletal Class III orthognathic surgery. Am J Orthod Dentofacial Orhtop, 2010, 138:631-640.

［21］ Nienkemper M, Pauls A, Ludwig B, et al. Preprosthetic molar uprighting using skeletal anchorage. J Clin Orthod, 2013, 47:433-437.

［22］ Block MS, Hoffman DR. A new device for absolute anchorage for orthodontics. Am J Orthod, 1995,107:251-258.

［23］ Wehrbein H, Glatzmaier J, Mundwiller U, et al. The Orthosystem—A new implant system for orthodontic anchorage in the palate. J Orofac Orthop,1996, 57:142-153.

［24］ Ludwig B, Glasl B, Lietz T, et al. Miniscrews—A landmark in dental practice. Part 1: The basis and history of anchorage, the selection of screws. KN Compendium,2008,1:6-9.

［25］ Ludwig B, Glasl B, Lietz T, et al. Miniscrews—A landmark in dental practice. Part 2: Basic information on the insertion of miniscrews. KN Compendium, 2008, 1:10-13.

［26］ Ludwig B, Glasl B, Lietz T, et al. Miniscrews—A landmark in dental practice. Part 3: Clinical examples（1）. KN Compendium, 2008, 1:14-17.

［27］ Ludwig B, Glasl B, Lietz TT, et al. Miniscrews—A landmark in dental practice. Part 4: Clinical examples（2）. KN Compendium, 2008, 1:18-20.

［28］ Ludwig B, Glasl B, Lietz T, et al. Miniscrews—A landmark in dental practice. Part 5: Therapeutic auxiliary elements. KN Compendium, 2008, 1:21-25.

［29］ Ludwig B, Glasl B, Lietz T, et al. Miniscrews—A landmark in dental practice. Part 6: Complications and risks. KN Compendium, 2008, 1:26-32.

［30］ Karagkiolidou A, Ludwig B, Pazera P, et al. Survival of palatal miniscrews used for orthodontic appliance anchorage: A retrospective cohort study. Am J Orthod Dentofacial Orthop, 2013, 143:767-772.

［31］Berens A, Wiechmann D, Dempf R. Mini- and micro-screws for temporary skeletal anchorage in orthodontic therapy. J Orofac Orthop, 2006, 67:450-458.

［32］Schätzle M, Männchen R, Zwahlen M, et al. Survival and failure rates of orthodontic temporary anchorage devices: A systematic review. Clinical Oral Implants Research, 2009, 20:1351-1359.

［33］Lee SJ, Ahn SJ, Lee JW, et al. Survival analysis of orthodontic mini-implants. Am J Orthod Dentofacial Orthop, 2010, 137:194-199.

［34］Al Maaitah EF, Saf AAM, Abdelhafez RS. Alveolar bone density changes around miniscrews: A prospective clinical study. Am J Orthod Dentofacial Orthop, 2012, 142:758-767.

［35］Lee JS, Kim JK, Park YC, et al. Applications of Orthodontic Mini-Implants.Chicago: Quintessence Publishing; 2007, 47.

［36］Buchter A, Wiechmann D, Gaertner C, et al. Load-related bone modelling at the interface of orthodontic micro-implants. Clin Oral Implant Res, 2006, 17:714-722.

［37］Kim HJ, Yun HS, Park HD, et al. Soft-tissue and cortical-bone thickness at orthodontic implant sites. Am J Orthod Dentofacial Orthop, 2008, 30:177-182.

［38］Inaba M. Evaluation of primary stability of inclined orthodontic mini-implants. J Oral Sci, 2009, 51:347-353.

［39］Chen YH, Chang HH, Chen YJ, et al. Root contact during insertion of miniscrews for orthodontic anchorage increases the failure rate: An animal study. Clin Oral Implants Res, 2008, 19:99-106.

［40］Shinohara A, Motoyoshi M, Uchida Y, et al. Root proximity and inclination of orthodontic mini-implants after placement: Cone-beam computed tomography evaluation. Am J Orthod Dentofacial Orthop, 2013, 144:50-56.

［41］Fabbroni G, Aabed S, Mizen K, et al. Transalveolar screws and the incidence of dental damage: A prospective study. Int J Oral Maxillofac Surg, 2004, 33:442-446.

［42］Borah GL, Ashmead D. The fate of teeth transfxed by osteosynthesis screws. Plast Reconstr Surg. 1996 Apr;97（4）:726-729. Comment in: Plast Reconstr Surg, 1997, Jun,99(7):2117-2118.

［43］Roberts WE, Helm FR, Marshall KJ, et al. Rigid endosseous implants for orthodontic and orthopedic anchorage.Angle Orthod, 1989, 59:247-256.

［44］Ahmed VKS, Rooban T, Krishnaswamy NR, et al. Root damage and repair in patients with temporary skeletal anchorage devices. Am J Orthod Dentofacial Orthop, 2012, 141:547-555.

［45］Asscherickx K, Vannet BV, Wehrbein H, et al. Root repair after injury from mini-screw. Clin Oral Implants Res, 2005, 16:575-578.

［46］Alves M Jr, Baratieri C, Mattos CT, et al. Root repair after contact with mini-implants: Systemic review of the literature. Euro J Orthod, 2013, 35:491-499.

［47］Prabhu J, Couisley RRJ. Bone anchorage devices in orthodontics. J Orthodontics, 2006, 33:288-307.

［48］Jenner JD, Fitzpatrik BN. Skeletal anchorage using bone plates. Aust Orthod J, 1985, 9:201-209.

［49］Umemori M, Sugawara J, Mitani H, et al. Skeletal anchorage system for open-bite correction. Am J Orthod Dentofacial Orthop, 1999, 115:166-174.

［50］Sherwood KH, Burch JG, Thompson WJ. Closing anterior open bites by intruding molars with titanium miniplate anchorage. Am J Orthod Dentofacial Orthop, 2002, 122:593-600.

［51］De Clerck H, Geerinckx V, Siciliano S. The zygoma anchorage system. J Clin Ortho, 2002, 34:455-459.

［52］Cornelis MA, De Clerck HJ. Biomechanics of skeletal anchorage Part 1 Class Ⅱ extraction treatment. J Clin Ortho, 2006, 37:261-269.

［53］De Clerck HJ, Cornelis MA. Biomechanics of skeletal anchorage Part 2 Class Ⅱ nonextraction treatment. J Clin Ortho, 2006, 37:291-298.

［54］Sugawara J, Reiko K, Ichiro T, et al. Distal movement of maxillary molars in nongrowing patients with the skeletal anchorage system. Am J Orthod Dentofacial Orthop, 2006, 129:723-733.

［55］Cornelis MA, De Clerck HJ. Maxillary molar distalization with miniplates assessed on digital models: A prospective clinical trial. Am J Orthod Dentofacial Orthop, 2007, 132:373-377.

［56］Kaya B, Sar Ç, Arman-Özçirpici A, et al. Palatal implant versus zygoma plate anchorage for distalizaton of maxillary posterior teeth. Eur J Orthod, 2013, 35:507-514.

［57］Choi B, Zhu S, Kim Y. A Clinical evaluation of titanium miniplates as anchors for orthodontic treatment. Am J Orthod Dentofacial Orthop, 2005, 128:382-384.

［58］Cornelis MA, Scheffler NR, NyssenBehets C, et al. Patients and orthodontists perceptions of miniplates used for temporary skeletal anchorage. Am J Orthod Dentofacial Orthop, 2008, 133:18-24.

［59］Misch CE. Contemporary implant dentistry. 2nd ed. St Louis: Mosby,1998.

［60］Janssen KI, Raqhoebar GH, Vissink A, et al. Skeletal anchorage in orthodontics—A review of various systems in animals and human studies. Int J Oral Maxillfac Implants,2008, 23:75-88.

（马　帝　译，姚　森　审）

第 18 章

跨学科治疗

Eliakim Mizrahi, W Aubrey Soskolne,
Ayala Stabholz, Antony GH McCollum

18.1 正畸－修复联合治疗

Eliakim Mizrahi

18.1.1 概　述

美丽的笑容、洁白的牙齿、美容牙科、牙齿种植、数字化流程、跨学科治疗——这些术语和内容推动着口腔医学进入了21世纪。这对于正畸医生来说并不新鲜，从20世纪20年代早期的 Edward Angle 年代，我们就在一直关注面部美观问题[1]。

正畸医生需要记住一些基本的原则，但他们有时候似乎不知道或者会忘记了这些原则。因此，笔者在一开始而不是在最后提出这些内容，就是为了让读者在迷失于本章的细节之前记住它们。

> **重要提示：** 大部分成年患者并不喜欢佩戴正畸矫治器。

● 不管是活动的、压膜的、固定的、金属的、陶瓷的还是舌侧的矫治器，一旦将它们贴到牙面上，很快患者就会问："什么时候能把它们取下来？"随着时间的推移，这种持续的请求会给医生造成压力。

● 牙医团队通常由修复医生主导。通常需要牙齿移动的量很小，将1~2颗牙移动几毫米就可以了。然而，有时修复医生需要额外的牙齿移动，这个时候请记住"不要逞强"。面对普通的青少年患者，将牙齿移动一个前磨牙的距离是正畸医生每天都在做的事情。但成年患者那可是包括年轻的成人、中年人及老年人这样的年龄跨度，要小心！

> **重要提示：** 我们应该记住一些基本的生理知识：患者的年龄越大，骨骼里的血管就越少，牙周膜就越薄，牙齿移动会越缓慢，牙根及牙槽骨吸收的可能性越大。

与修复医生一起处理跨学科病例时，正畸医生通常会遇到有牙龈或牙周问题的复杂病例。在这种情况下，修复医生拥有良好的牙周知识或在多学科治疗小组中有牙周医生是非常重要的（见18.2）。

尽管会有上述的不利因素，但这类病例富有挑战性很值得去治疗。

在跨学科治疗领域，修复－正畸联合治疗可能是最常见的。联合治疗可能是和修复专家或者全科医生合作，这种互惠互利的合作涉及广泛的临床病例，从简单的单颗牙或多颗牙的微创美学粘接修复病例到多方面、牙齿残缺不全的复杂病例都有。

Frank Spear（修复医生）、Vincent Kokich（正畸医生，遗憾的是他最近去世了）和 David Mathews（牙周医生）就组成了一个知名的有经验的跨学科团队。多年来，他们就这些问题在西雅图进行了广泛的培训、论文发表和演讲。你可以登录 www.kokichorthodontics.com 这个网站获得该领域丰富的最新信息。

很显然，本章并不是要对这些问题进行深入的研究。笔者的本意是去强调一些重要且相关的问题。

18.1.2 前牙美观

对于任何一个病例来说,采集并评估一套完整的正畸资料是先解决条件。

想要提升前牙美学效果就应对以下问题进行评估:

- 上颌切牙的暴露量。
- 中线不调的程度。
- 切牙倾斜度。
- 上颌切牙切缘与咬合平面的关系。
- 评定正确的龈缘水平。
- 牙齿的排列、弧形、颜色。
- 专为下颌牙齿制定方案。
- 保持方案。

18.1.2.1 上颌切牙的暴露量

上颌切牙的暴露量是在息止颌位时对上颌切牙相对于上唇所做的评估。应该测量并记录下来,然后作出判断,即当前的位置是否可以接受。除了考虑影响这个评估的局部因素以外,患者的年龄也应该考虑在内。

如果切牙暴露量不足或过度,则应该通过修复、正畸牙齿移动、正颌外科或三者联合的方法来延长或减少上颌切牙的牙冠长度。团队做出的决定将受到以下因素的影响:即患者现有的与覆𬌗、覆盖相关的前牙咬合,与面部长度和宽度相关的面部比例。

对于上颌垂直向发育过度的病例,单纯的修复治疗或正畸治疗都不是首选,应该进行手术干预(图 18.1)。

患者微笑时上颌切牙如果能暴露出来,那么牙龈的轮廓及高度也应该纳入评估的范畴。

下面的一个病例显示的是另一种极端情况,尽管患者上唇已经很短,但上颌切牙暴露还是不足。这类病例可以通过正畸联合修复的方法来延长切牙牙冠从而得到显著的美学改善(图 18.2)。

过量的切牙磨损也会影响切牙的暴露量,通过修复方式就可以解决。但是,如果伴随不正确的切牙位置,如切对切咬合,最好先用正畸的方法纠正切牙咬合关系,创造正常的覆盖,随后再修复磨损的切端(图 18.3)。

对于深覆𬌗病例,修复治疗通常局限于在后牙制作高嵌体。遗憾的是,这个方法虽然能够减小覆𬌗,但它却改变了切牙之间的关系,可能会使切导消失。在正畸治疗的协助下,也许可以创造一个更有利的咬合环境来进行修复治疗。接下来用一个病例来进行说明。此病例上、下颌切牙均过度萌出、前牙深覆𬌗,并且下颌切牙唇侧牙釉质遭到破坏,显然仅做修复治疗不能达到满意的效果,正畸治疗却可以纠正错𬌗,创建适宜的切牙间关系和切导,将切牙移动在一个新位置上使其更便于修复下颌切牙的釉质缺损(图 18.4)。

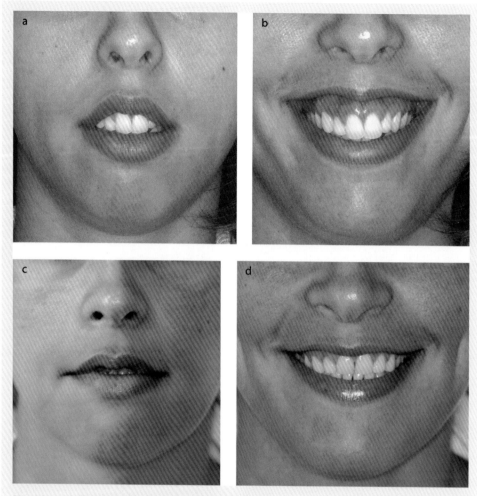

图 18.1　a. 嘴唇处于放松状态时上颌切牙的暴露量。b. 微笑时上颌切牙的暴露量；c. 手术后嘴唇处于休息位时上颌切牙的暴露量。d. 手术后微笑时上颌切牙的暴露量

18.1.2.2　上颌中线

如果上颌/下颌中线不调在3~4mm以内，假如切牙长轴和面部长轴平行，普通人不太可能看出有什么不美观[3-4]。如果切牙向左或向右倾斜2mm，正常人就能看出这种不美观[5]。倾斜的上颌切牙可以通过正畸、修复或两者联合治疗来纠正。然而，如果牙列中线偏离面部中线，根据偏离的程度，有可能是骨骼结构异常造成的，这可能就需要手术纠正。

重要提示： 如果修复医生请求正畸医生纠正中线，要明白可能需要整体移动切牙，但这需要时间，也需要进行间隙管理并且可能要考虑支抗问题。

下面的一个病例是患者右侧上颌侧切牙缺失且两个中切牙之间有很大的缝隙。修复医生要求近中移动右侧上颌中切牙为缺失的侧切牙植入种植体做间隙准备。患者和修复医生必须意识到整体移动中切牙并为种植牙开辟足够的间隙是需要花费时间的（图18.5）。

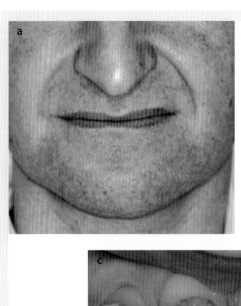
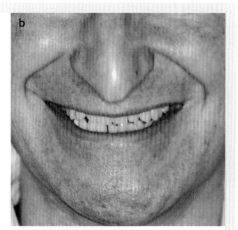
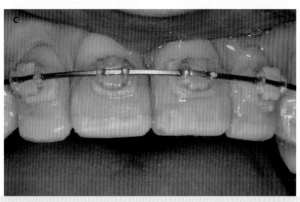

图18.2 a.患者面下高度较小，上唇较短，嘴唇处于放松状态时切牙没有显露。b.面下高度较小，上唇较短，努力微笑时，切牙暴露量仍很小。c.纠正切牙的位置：在正畸治疗过程中用流动树脂暂时延长切牙牙冠

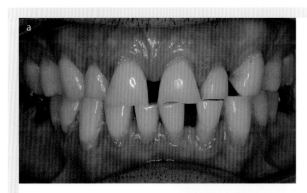
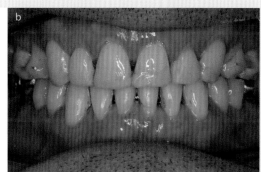
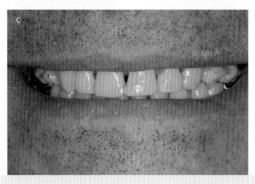

图18.3 a.切对切咬合伴随过度的切牙磨损以及牙间散隙。b.正畸治疗后，覆盖恢复正常，再用流动树脂暂时延长切牙牙冠，恢复长度。c.正畸治疗后的微笑像照片，建议患者到修复医生那里做永久的修复治疗

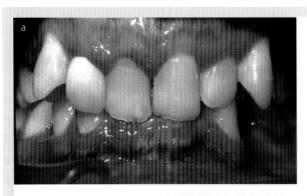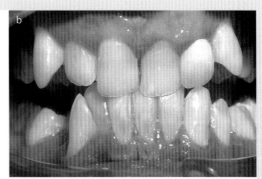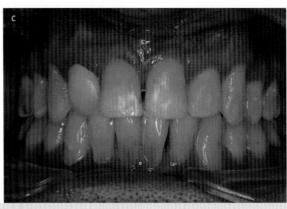

图18.4　a.上颌和下颌切牙过度萌出导致严重的深覆𬌗。b.下颌切牙唇侧釉质过度磨损。c.正畸治疗后，覆𬌗减小并且纠正了切牙的位置。之后建议患者进行美学修复治疗

18.1.2.3　上颌切牙倾斜度

在确定好最理想的切牙长度和中线关系后，下一步就是评估上颌切牙唇舌向倾斜度。除了头影测量，临床上要求上颌切牙唇面和

上颌后牙咬合面应形成90°的角度。这为光线反射提供了最理想的角度。

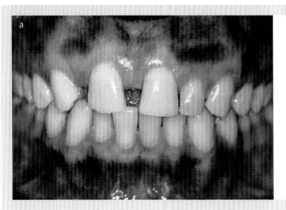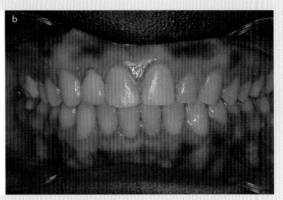

图18.5　a.两个中切牙之间有很大的间隙并且右侧上颌侧切牙缺失。b.将右侧中切牙向近中移动，缺失的侧切牙采用种植体和瓷冠进行修复。中线达到了协调

重要提示： 为了进行这一评估，临床医生需要准备一支手持反光镜手柄或用一个木制压舌板压在上颌后牙上。以伸至前方的部分为基准就可以对切牙唇面进行评估了。

切牙倾斜度是通过正畸还是修复来纠正，这取决于治疗的其他方面。不幸的是，通过修复方法来纠正前突或内倾切牙的能力是有限的。对于内倾的切牙，过度的唇侧修复会导致切牙厚度太厚而影响美观。同样，通过修复方法纠正前突的切牙可能会暴露牙髓并需行根管治疗。正畸纠正切牙的角度不是一个复杂的过程，并且可以帮助修复医生将这些牙齿置于一个理想的位置。

18.1.2.4 上颌切牙边缘与咬合平面之间的关系

第四个需要考虑的因素是上颌切牙边缘与后牙咬合平面之间的关系，理想状态是它们应该处于同一平面上。一旦建立了上颌切缘的正确位置，正确的后牙咬合平面的建立可以通过正畸、修复或正颌外科手术来完成。

过去，通过固定矫治器来实现后牙压低是很困难的。但是由于暂时性种植体装置的引入，这个过程通过使用微种植支抗钉和迷你钛板而变得容易了（见第17章）。下文中的牙列缺损的病例是通过正畸修复联合治疗完成的，首先用微种植支抗钉整平右侧的咬合平面并后移左侧侧方牙齿（图18.6~图18.8）。

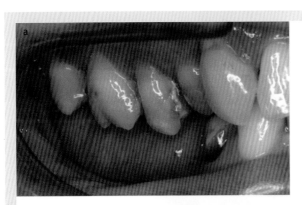
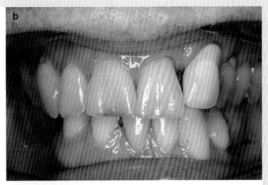
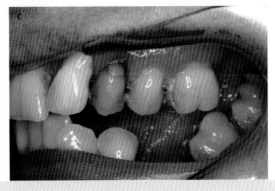

图18.6 a.右侧下颌磨牙和前磨牙缺失，右侧上颌后牙过度萌出。b.前牙咬合状况：深覆𬌗，左侧上颌侧切牙缺失，部分萌出的左侧上颌尖牙有不良冠修复。c.左侧上颌后牙近中移位。左侧下颌第二前磨牙和第一磨牙缺失，邻牙向缺牙间隙倾斜，咬合平面错乱

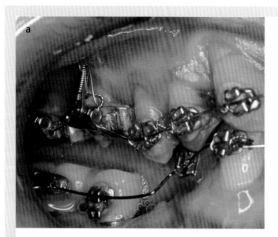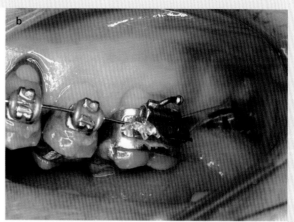
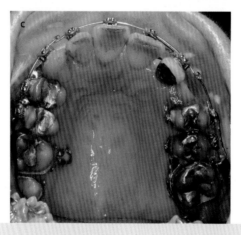

图18.7　a.颊侧和腭侧支抗钉用于压低上颌第一磨牙。上颌0.016镍钛弓丝用于整平上颌咬合平面。下颌后牙区植入种植体戴用临时冠。b.左侧上颌磨牙后方的支抗钉配合挂在左侧上颌第一磨牙颊腭侧附件上的橡皮链来远移磨牙。c.咬合面照片显示后移左侧上颌后牙段。开辟出的间隙足够用来远移左侧上颌尖牙，为种植左侧上颌侧切牙做准备。左侧上颌第一磨牙与磨牙后支抗钉之间的间隙被占用。右侧上颌第二磨牙和第二前磨牙之间腭侧的微型支抗钉用来压低右侧上颌后牙

后牙咬合平面的改变将会受到牙齿缺失个数、患者垂直比例和牙槽骨位置的影响。一旦上颌切牙的位置和后牙咬合平面确立后，侧切牙的切缘、尖牙和前磨牙的牙尖就可以被确定下来。一般来说，如果实现了最好的美学效果，那么在微笑时，这些牙齿会与下唇的轮廓相协调（图18.9）[6]。

Machado等人的研究认为，临床建立上颌切牙的对称性是前牙美学治疗的首要目标[7]。

18.1.2.5　确定正确的牙龈边缘高度

重要提示：只有在正确预测出切牙切缘位置后方能正确确定龈缘高度及牙齿的大小，这一点非常重要。

在此阶段必须要考虑上颌前牙正确的长宽比（宽度占长度的75%~80%）[8]，同时也必须考理想的牙龈暴露量以及牙弓左右侧的对称性。可以通过牙龈手术、骨手术或

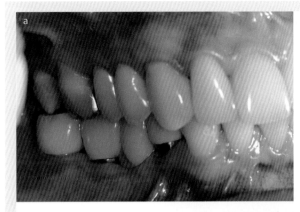
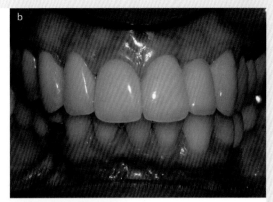
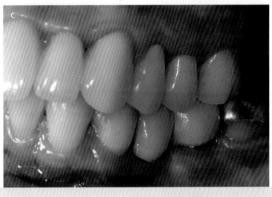

图18.8　a.右侧后牙拥有良好的排列及正确的咬合平面，下颌后牙采用种植牙修复。b.前牙采用了冠修复，左侧侧切牙使用冠桥修复。c.左侧后牙采用了种植体及冠的方式修复（治疗后的照片是由修复医生B Mizrahi 拍摄的）

正畸实现牙齿有限的压低或伸长，再结合冠修复以调整牙龈边缘高度。这是一个综合医疗团队的计划，需要同时考虑龈沟的深度、与骨平面相关的釉牙骨质界的位置、牙齿的数量、冠根比以及牙根的形态。

　　牙龈乳头的位置也应适当考虑，需要铭记牙齿接触点的位置。通常，牙周医生可在一定限度内改变这些参数，正畸医生也可以通过轻微改变切牙近远中向的角度来改变这些参数。

18.1.2.6　牙齿的排列、弧形和颜色

　　在此阶段，需要考虑牙齿的排列、轮廓以及最终修复体的颜色。这又将是一个需要

团队来共同讨论和决定的时刻。做这个计划和讨论的前提是通过石膏模型或数字模型建

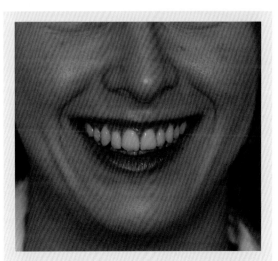

图18.9　满足美学的甜美微笑，上颌牙齿与下唇轮廓相协调

立一个牙列诊断[16]（见第16章）。你会经常听到或读到这样一句话——正畸是一门科学与艺术结合的学科。那么，艺术家尤其是雕塑家，在开始最终创作前一般会先雕出一个可视化的初始研究模型（小模型）来检测它的形态和想法。所以对医生来说，诊断模型的建立让我们能够看到最终的牙齿排列，能够观察不同治疗方法的效果，观察牙齿的形态、大小甚至颜色。这是非常重要并且非常有用的工具（图18.10）。

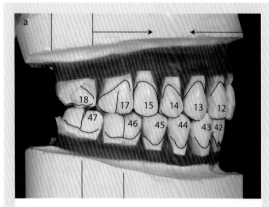
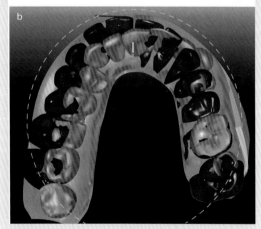

图18.10 a.手工制作的诊断模型。b.计算机生成的数字模型，能够在任意平面上模拟牙齿的移动

同时还必须考虑到每个患者的愿望以及他们的特殊要求。在评估治疗方案时，平衡患者的期望及临床实际能达到的效果是一个重要的考虑因素。

重要提示： Kokich曾警告过我们："一个患者的参数改变得越多，其需要治疗的牙齿数目就越多，治疗计划所涉及的内容就越多[9]。"

口腔修复医生常提出的要求是解除前牙的拥挤，这并不是一个难于解决的问题，但有一个特殊的问题需要医生和患者共同关注。当切牙拥挤、牙齿重叠在一起时，重叠在一起的牙齿之间通常会有牙龈乳头的萎缩。因此，解除拥挤并排齐这些牙齿后就会显露出来牙龈乳头萎缩的问题，会在牙龈乳头和牙齿接触点之间形成一个空隙，也就是我们常提到的"黑三角"。高唇线或者露龈笑的患者非常不希望出现这个情况。

通过小心地邻面去釉，可以把邻面的点接触改变为面接触，这有助于减小"黑三角"的大小。通过对相邻牙齿近远中接触区域进行美学修复也可以减小这个空隙。但要完全消除"黑三角"还是很困难的（图18.11）。

18.1.3 下颌牙列

一旦上颌牙列的位置确立后，就应该开始评估与上颌牙列相对的下颌切牙和后牙的位置。就像分析上颌牙齿一样需对下颌牙齿进行分析。但团队要理解并认识到由于牙槽骨、牙周牙龈条件、骨骼关系以及周围软组织的环境等条件的限制，去改变下颌牙列是很有限的，认识到这一点是十分关键的。这意味着要达到最佳的下颌牙列的位置通常需要正畸、修复或这两者结合的方式才能完成。对于某些病例，也需要考虑正颌外科的方法。

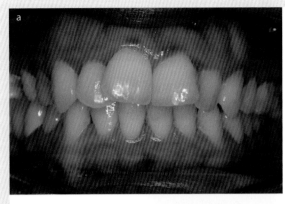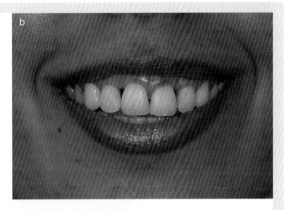

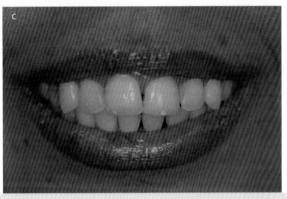

图 18.11　a.患者上颌切牙拥挤。b.正畸排齐牙齿后在右侧侧切牙和中切牙之间产生"黑三角"。c.修复医生通过树脂修复减小了这个牙间间隙

18.1.4　为牙齿种植做准备

在为种植体开辟间隙时要记得将相邻牙齿的牙根远离种植区域。当对上颌侧切牙准备进行种植修复时，这个尤其重要。

重要提示：修复医生有时会要求将牙齿移入缺牙区为邻近缺牙区种植体的植入进行位置准备。但应注意牙槽突宽度不尽相同，对于较窄的牙槽突，这可能是个很缓慢的过程。Lindskog-Stokland 的研究虽然显示缺牙区可能有尺寸的变化，但侧切牙牙根的吸收已是常见的并发症[10]。

18.1.5　保持方案（见第24章）

向修复医生和患者强调保持的意义是非常重要的。无论青少年还是成年正畸治疗的患者，无论牙齿的移动是通过固定矫治器还是通过透明压膜矫治器，都应牢记传统正畸治疗的保持原则。因为被移动的牙齿在矫治器去除后很容易回弹到原来的位置。

应与修复医生讨论：

• 最终的修复是否有助于正畸的保持，如固定桥修复方式。

• 种植修复是否有利于保持。

• 如果对一颗已经移动的牙齿进行冠修复，选用牙弓夹板还是需要固定保持。

• 最终建立的覆𬌗、覆盖是否有空间允

许设计固定保持装置。

- 是选择金属烤瓷冠还是全瓷冠。粘接式的金属烤瓷冠远期效果不好。
- 在正畸治疗结束后，需与修复医生一起制订修复方案并决定后期保持器是选择固定式还是活动式的。

18.1.6 病例讨论

在与患者就治疗方案进行了良好的沟通后，医生团队需要开会确定最终的治疗计划和相关治疗方法的选择。治疗的主要流程由修复医生把控，正畸医生应确保施行的正畸治疗的每个方面均与患者仔细讨论、沟通，一定要取得书面同意。

18.1.7 治疗程序

18.1.7.1 正畸治疗前

1.应首先完成必要的暂时修复。因为粘接固定矫治器的需要，对将来需要进行全冠修复的牙齿应该先用树脂或自凝塑料类材料做临时冠修复。应选用质量高的水门汀类材料确保粘接牢靠，如应选用聚羧酸锌水门汀而不应选择暂时黏结剂，这样才能保证在正畸过程中牙冠不至于脱落。

2.如果需要植入种植体，那么这些植体可以成为有用的且重要的支抗源。根据预期的牙齿移动以决定种植体植入的位置和时机。Ward Smalley 曾详细描述过这方面的操作[11]。再强调一遍：种植体上部的牙冠此

时只做临时修复。

3.如果需要配合牙周治疗，应该在正畸治疗开始前进行。整个正畸治疗过程中需要进行很好的牙周维护（见 18.2）。

4.如果按照治疗计划需要恢复切牙牙冠的长度，应该在正畸治疗之前进行。用异常的牙冠长度来建立正确的覆𬌗、覆盖并不是一个很好的选择。

5.如果需要减小或增大牙冠宽度，也应该在正畸治疗之前进行。

18.1.7.2 正畸治疗

1.在整个治疗过程中，正畸医生都应该不断查看初始的模型和照片，要测量为修复缺牙计划预留的间隙，并定期咨询修复医生。

2.如果有种植的计划，应确保相邻牙齿上托槽粘接的位置能有利于使相邻牙齿的牙根远离种植区域。像侧切牙缺失这样的病例，在修复空间非常有限时，这一点是特别重要的。

3.正畸治疗一结束就建议患者去修复医生那里完成最终的修复治疗。与修复医生保持沟通是十分重要的，要确定保持器装配的时机和顺序。

18.1.8 正畸矫治器的选择

目前有很多类型的矫治器可供患者选择。有关矫治器选择的内容已经超出了本节的内容。鉴于美观方面的考虑，日益普及的舌侧矫治器（见第 20 章）和隐形矫治器应是成人患者问题列表里不可缺少的内容。当然，每个临床医生都会选择他们熟悉且胜任

的矫治器。

虽然隐形矫治很美观且对牙齿排齐也很有效，但是它们对于牙齿垂直向移动和整体移动控制不佳。患者需要明白这些可摘矫治器需要他们的合作才能起作用。同时也要告知他们用这种美观的矫治器矫正牙齿也需要保持。

18.1.9 目 标

多学科联合治疗的目标是建立适合患者个体的最佳面部美学效果和功能咬合的治疗方法。然而，应该牢记成年患者生长改型是不大可能的，而正颌外科又不是一种常规选择。在某些情况下，接受符合患者实际情况的现实结果而不是理想化的结果可能是最好的选择。当然这需要有足够的理由向修复医生和患者解释。

18.2 正畸和牙周：一种跨学科的治疗方法

W Aubrey Soskolne, Ayala Stabholz

在目前的临床实践中，多学科联合治疗

的概念已被广泛认可和接受。显而易见，正畸治疗和牙周疾病之间有重要的联系，这对于两个专业都非常重要。无论哪个医生，在开始治疗前，需要知道并考虑这两者之间的联系，因为这可能会影响他们治疗方法的选择。正畸医生常需要考虑的牙周问题主要有以下3个方面：

- 菌斑性牙龈炎。
- 牙周炎。
- 牙龈退缩。

18.2.1 菌斑性牙龈炎

菌斑性牙龈炎是指在牙齿牙龈边缘因为牙菌斑/生物膜堆积而引起的牙龈边缘的无痛性炎症，特点是牙龈发红、肿胀和出血（图18.12）。

牙龈炎很常见，大部分人都会受到不同程度的影响。

对于正畸医生来说，在固定正畸治疗期间，维护有效的口腔卫生很困难，因为深入牙龈边缘清除牙菌斑受到了矫治器的限制。粘接托槽的黏结剂在牙龈边缘形成的悬突以及牙龈边缘的托槽翼和弓丝会妨碍相邻牙齿之间区域的清洁。牙龈发红并且肿胀使得正畸医生操作更加困难，也会使患者感到痛苦，美学上也不能让人满意（图18.13）。

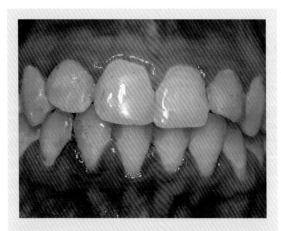

图 18.12 菌斑性龈炎

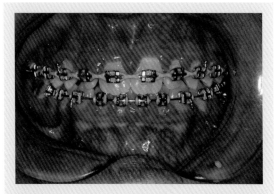

图 18.13 一位 14 岁正在接受正畸治疗的青少年患者存在菌斑性龈炎

与正畸医生有关的问题是，在菌斑堆积的区域增加了釉质脱矿的风险（见第 12 章）。有牙周病倾向的成年人，牙龈炎增加了发生原发性和继发性牙周炎的风险（图 18.14）。

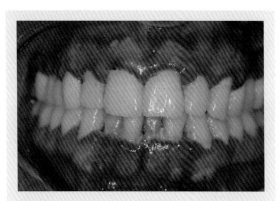

图 18.14 成年人牙周炎表现出口腔卫生很糟糕，菌斑和牙结石堆积，合并有牙龈红肿及牙龈退缩等问题

因此，当务之急是正畸医生应该与口腔卫生士密切合作，这位卫生士应该在卫生宣教和口腔卫生评估方面非常有经验。对没有接受过充分的口腔卫生宣教的患者进行训斥既不公平也不起任何作用。

> **重要提示：** 技术方面应该特别注意避免矫治器对牙龈边缘的刺激。

让孩子们遵守口腔卫生维护的要求不是一件容易的事。但有几个简单的技巧非常有帮助，如果运用得好，则可以提高患者的依从性、明显改善口腔卫生和牙龈健康状况。牙龈健康的改善可以减少水肿和牙龈增生的发生。最好的建议是教会患者用 Bass 和 Charter 相结合的刷牙方法。Bass 刷牙法是将牙刷的刷毛朝向牙根方向进入龈沟内以及托槽和弓丝的切端 / 咬合面部位，而 Charter 技术是让刷毛朝向牙冠方向进入托槽和弓丝的根方 / 龈方以及接触点区域。也可以运用 Bass 技术再配合一把只有一缕刷毛的特殊牙刷来刷牙。但是，如果使用两把牙刷，则会降低患者的依从性。

18.2.2 牙周炎

牙周炎是由菌斑引起的，会导致牙周支持组织丧失。如果没有及时接受治疗，会导致牙齿脱落。牙周炎患者的正畸治疗通常会增加牙槽骨吸收的速度，原因有以下两个：

1. 矫治器的存在使得有效口腔卫生的维护变得更加困难，牙周组织暴露在更加难以清除的菌斑环境中。

2.正畸治疗过程中牙齿的移动促进了菌斑诱导的牙周炎的发展,其类似于咬合创伤时发生的情况。

重要提示: 对正畸治疗之前是否存在牙周炎和正畸治疗过程中牙周炎是否发展进行辨识是很重要的。

在成年人中牙周病的发病率很高。然而,侵袭性牙周炎在13岁以前就会发生。这种疾病虽然在白种人中比较少见(0.1%~0.3%)[12-13],但在其他人种中却比较常见(>5%)[14-15]。临床医生需要注意的是,由于目前世界各地人口流动很频繁,所以就不能再凭借单纯的假设认为现在的人口种族分布跟过去一样来做出决断。在过去,白种人侵袭性牙周炎发病率较低,但因为人口迁移而造成的种族变化,很有可能会使该种病的发病率增加。

虽然正畸医生主要治疗的对象是青少年,但成年人正畸日渐成为正畸治疗的重要部分。

重要提示: 正畸医生的当务之急是在正畸治疗之前或在正畸治疗之中给患者做一个全面的牙周检查(包括最后一次复诊)。

正畸医生进行的牙周检查应包括:

1.牙周软组织的检查:包括牙龈颜色、肿胀、龈乳头丧失、牙齿松动度等的评估。

2.测量并记录整个牙列的牙周袋深度。青少年患者只需检查第一磨牙和切牙。这意味着正畸医生在诊所应该有一支牙周探针并且知道如何使用牙周探针,还需要解释检查

的结果(图18.15)。

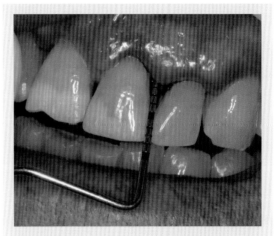

图18.15 成年人牙周炎,牙周袋深度5mm

牙周探诊检查会不舒服,尤其是年轻的患者更有如此感觉。因此,有时候正畸医生会很犹豫是否要开展这个检查。4张一组的咬翼片可以作为一种替代方法。当然,选择这种替代方案也需要考虑风险及效益。

3.记录正畸治疗开始之前牙齿的松动度。由正畸牙齿移动造成的牙齿松动通常没有牙周袋的形成,在影像学上无牙周膜间隙增宽。这种牙齿松动通常都会发生在正畸牙齿移动过程中,应该与牙周炎造成的牙齿松动区分开,同时后者还伴随有牙周袋以及骨支持组织的丧失。

4.除了传统的全景片及侧位片,还应采用平行投照技术拍摄一组全口牙齿根尖片。对于青少年,有切牙的根尖片及磨牙的垂直咬翼片就够了。仅有全景片对于明确由牙周病造成的骨丧失的诊断是不够的。如果初始检查时已决定建议患者去牙周科就诊,那么所有的放射记录应该都提供给牙周医生。

由于牙周炎(慢性和侵袭性)存在家族性问题[16-17],有必要对有牙周炎家族史的患者进行彻底的牙周检查。

在有任何牙周炎迹象的情况下，都应建议患者到牙周医生那里进行咨询。转诊的指征应至少包含以下一项：探诊深度 ≥ 5mm；影像显示从釉牙骨质界开始有超过 2~3mm 的骨丧失；在正畸治疗开始前有牙齿松动表现。

> **重要提示：** 有牙周病的患者，其牙周治疗应早于移动牙齿的正畸治疗。

经过最初的抗感染治疗后，若还有剩余牙周袋，则应该接受翻瓣刮治术，以确保在开始任何牙齿移动前沉积在牙根表面的所有细菌被完全清除。这类患者还须请牙周医生对其进行定期的牙周维护。

18.2.3 牙龈退缩

牙龈退缩是龈缘向釉牙骨质界的方向的移位并伴随牙根暴露。为了诊断"牙龈退缩"，需要在临床上确定釉牙骨质界。通常，当某个牙齿被错误地诊断为牙龈退缩，即使龈缘就在釉牙骨质界上，究其原因是附着在相邻牙齿上的龈缘还未完成被动萌出，相对于完全萌出的牙齿，这个龈缘还处于冠方。牙龈退缩会增加牙本质敏感的概率、影响美观以及增加发生龋齿和牙龈炎的风险。

> **重要提示：** 牙龈炎又伴发菌斑堆积，可能会导致牙龈退缩的进一步发展。

导致牙龈退缩的主要原因有：刷牙导致的牙齿创伤、牙周炎以及正畸牙齿移动。主要的诱发因素是：颊侧骨板很薄或者缺失，正在接受正畸治疗的患者就有较高的发病率（10%）[18]。大多数正畸后的牙龈退缩发生在下颌前牙。进行正畸治疗的临床医生应认清这个事实，应去评估开始牙齿移动之前是否存在骨开裂或者治疗计划是否可能会导致骨开裂。种种迹象表明，骨开裂可能存在于以下情况中：薄的生物型（菲薄的牙龈）合并明显的牙根突出型的牙龈(搓板效应)(图18.16）。

在过去的几年里，正畸界有一种趋势是减少拔牙概率而倾向于扩弓矫治。但正畸医生必须意识到：将牙齿移到骨皮质以外，无论是牙齿倾斜移动还是整体移动都会增加骨

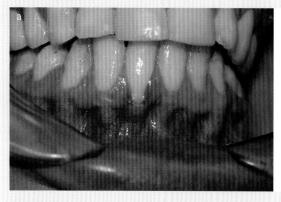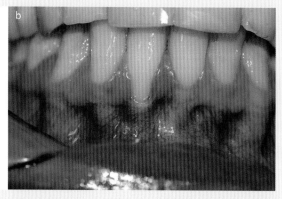

图 18.16 a. 20 岁女性患者发生局部牙龈退缩，她在青少年时进行过正畸。b.经过口腔卫生宣教、清除菌斑和牙结石，临床症状改善

开裂和牙龈退缩的风险。在正畸治疗前用自体或异体结缔组织移植来增厚牙龈是减少这种风险的一种办法。但对于这个难题的理想解决办法是在开始正畸治疗前增加唇颊侧骨板的厚度。通过牙周手术加速正畸治疗进程[19]的方法是希望将脱骨钙加到牙根颊侧表面想来解决这个问题，但用这个方法增厚唇颊侧骨板厚度和减少牙龈退缩的有效性的证据尚未得到证实。

如果在正畸治疗过程中或矫治结束后发生牙龈退缩，首先应考虑发生牙龈退缩的牙齿的牙根是否与相邻的牙齿的牙根平行。如果牙龈萎缩的牙齿的牙根唇向倾斜很明显，在进行任何牙周治疗之前应将牙根进行控制并移进牙槽骨内才是关键。一旦牙根回

到它正确的位置，大多数情况下这样的处理就够了，不需要进行牙周手术。如果牙龈退缩仍然存在，应该考虑行牙根覆盖手术（图18.17）。

不论患者是否接受牙周治疗，所有的成年患者在主动矫治结束后都应该由正畸医生对其牙周进行评估，并告知患者当前的牙周状态。对于未来有可能发展成牙周病的患者，应该让他们知道正畸治疗结束时并没有牙周病。

笔者希望这个报告能够帮助理解：在多学科控制的基础上，牙周病患者本身并不是正畸治疗的禁忌证。令人欣慰的是，在正确的控制下，牙列缺损合并牙周病的患者的正畸治疗效果均很成功。

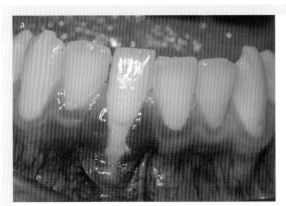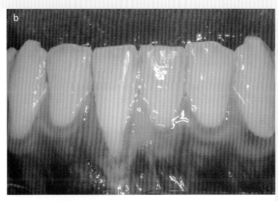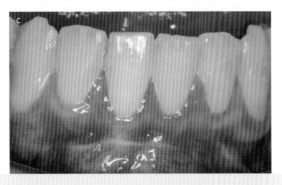

图18.17　a.局部牙龈退缩（骨开裂）合并41#牙有明显的牙龈红肿。牙根处于唇向位并在骨皮质外。可在龈缘处看到大量的菌斑聚集。b.牙周刮治、口腔卫生指导以及用正畸方法将牙根控回牙槽骨内后，牙龈问题有明显的改善。c.牙根覆盖术后3个月，该牙齿可见有充分的牙龈覆盖

该亲自把他们带到诊疗室。这会立即给患者传达一个关切的信息。

> **重要提示：** 观察患者的身体姿势、行走方式、头位、语言以及嘴唇的动作，这些内容对评估患者的心理健康状况很重要。

对陪同者也要欢迎，让他们舒适地坐在医生的对面、患者的旁边。

18.3 正畸－正颌外科联合治疗：相关的临床注意事项

Antony GH McCollum

目前，在牙颌面畸形的多学科治疗方法中正颌外科所占的分量越来越重。虽然，大多数正畸医生的日常工作不包括这种治疗形式，但还是有不少正畸医生对正颌外科有浓厚的兴趣，并准备在他们工作中采用这种多学科联合治疗的方法。

这部分内容的目的是从正畸的角度来强调正颌外科应注意的一些重要事项，希望能对正畸医生治疗牙颌面畸形患者有益。

18.3.1 欢迎患者来到诊所

笔者赞同前面章节所写的接待新患者的内容以及它的重要性。如果你和你的诊所因这种正颌外科病例而知名，许多患者就会慕名而来或者由别人推荐过来专门寻求这种治疗方法。在这种情况下面对这么多患者时医生需要特别注意，正畸医生从一开始就要评估患者潜在的心理因素。

正畸医生来到诊室，介绍自己并欢迎新患者的到来，这是一个很好的举动。医生应

18.3.2 外部动机和内部动机的重要性

> **重要提示：** 当务之急是对患者前来治疗的外部动机和内部动机进行甄别。

外部动机可以通过主诉来鉴别，例如，患者可能会说："是我的女朋友或男朋友把我带到这里的，他们说我的牙齿前突或者我的下巴太小了。"这类患者对自己的外观或功能是非常满意的。对于主诉是外部动机的患者进行治疗是禁忌的。如果他们的主诉改变了，应该随时请他们回到诊所并给其讲解临床诊断。

如果治疗动机是内部因素，这是我们最希望看到的情况。例如，患者可能会说："我知道我的下巴后缩，我不能正常地闭嘴"。这类患者对治疗更有激情且依从性很好，并且对治疗结果非常感激。

18.3.3 请患者站立进行检查

> **重要提示：** 请患者站起来并处于自然头位时进行检查至关重要。此时其面部软组织因为重力的作用会自然下垂。

通过这种方式可获得患者最可靠的面部比例和相互关系数据。若患者躺在牙椅上，其测量值可能会有很大的差异。例如，上下唇的距离以及上唇自然状态下上颌前牙的暴露量等诊断重点，在站立和平躺时两种状态下结果会有显著的差异。

18.3.4 嘴唇放松状态下的 X 线头影测量

应该在嘴唇完全放松的状态下摄取头颅侧位片。一般来讲，在拍摄头颅侧位片前，正畸医生应该确认一下嘴唇的状态。

> **重要提示：** 嘴唇放松状态下的 X 线头影测量能够显示颏部软组织的真实形态、上唇的长度、上下唇之间的距离以及上唇放松状态下上颌切牙的暴露量。

放松状态下的软组织形态是正确诊断和治疗计划的基础。在某些情况下需要加拍一张嘴唇闭合时的侧位片来测量嘴唇改变的程度。

18.3.5 相对的和绝对的后牙反殆

相对的后牙反殆是指：临床检查显示某些牙齿与对颌牙呈反咬合状态，但是当将研究模型尽可能咬成 I 类关系时，这些后牙不再是反咬合关系。

绝对的后牙反殆是指：临床检查显示后牙在正中关系时有正常的颊舌向关系，但是当用研究模型模拟手术所需的下颌移动时，后牙表现为反咬合。

> **重要提示：** 如果后牙反咬合大于 3mm，可能需要手术干预。通常上颌后牙每侧允许扩大 1.5mm，否则稳定性会受到影响。

18.3.6 切牙的代偿

在很多错殆畸形病例中，切牙会因为颌骨关系的异常而发生代偿。在某些情况下，为了获得牙齿在牙槽骨中的最佳位置，正畸医生的任务是去除牙齿的代偿，同时获得理想的术前覆盖或反覆盖关系。这为正颌手术前移上颌或后退下颌创造了空间，反过来也会得到一个全新的侧貌、嘴唇位置以及牙齿和颌骨关系的改变。

> **重要提示：** 在制订治疗计划阶段，牙齿去代偿的量是由软组织侧貌需要改变的量决定的[20-22]。

18.3.7　安氏Ⅱ类1分类病例

正畸医生遇到的最常见的错殆畸形是安氏Ⅱ类、下颌骨前后向关系不调的病例。应为外科医生创建理想的术前覆盖关系、以便能够充分的前移下颌。这可能涉及几种情况。

> **重要提示：** 大多数情况下上颌切牙处于牙槽骨中理想的位置，应将下颌切牙内收去代偿，以便创造一个最佳的术前覆盖。

如果牙齿存在拥挤，临床上一般需要拔除上颌第二前磨牙和下颌第一前磨牙。在建立理想的覆盖之前，偶尔也需要内收前突的上颌切牙以便减小上唇的突度。有些病例甚至还需要减小覆盖以便减小下颌过度的前移。在许多情况下，Spees曲线不用完全整平，手术向下向前移动下颌骨可以纠正深覆殆，进而将隐蔽的下唇凸显出来。

18.3.7.1　手术进行下颌前移，软组织相应的改变

> **重要提示：** 下唇中点处的下嘴唇与下颌切牙切缘之间的改变并不是1:1的比例，而是0.75:1左右。颏部软组织的改变量与颏部骨组织的移动量接近1:1。

基于上述基础，正畸医生需要明确在术后建立的覆盖是否能获得期望的下唇和颏部形态的改变。需要记住的一点是，这个比例只是建立在平均值基础上的，对于具体的某

个患者，使用多元回归方程将能够更准确地预测下唇的变化[23]。

18.3.7.2　下颌前移的稳定极限值

一般情况下，下颌前移不应该超过6~8mm，否则稳定性会受到影响。

> **重要提示：** 术前去代偿所获得的覆盖应在这个范围内。

18.3.8　安氏Ⅱ类2分类病例

在这些病例中，内倾的上颌切牙在术前应进行去代偿，通常需要进行一些唇倾，以获得最后理想的覆盖关系。

> **重要提示：** 这对上唇位置的影响很小，因为上唇唇红附近一般会有很多剩余的唇部组织。

通过手术前移下颌来矫正深覆殆的病例治疗效果是很有限的，主要应通过下颌向下旋转来改善覆殆关系。下颌前移会对唇部软组织产生影响，长度也会增加，但颏部前移对嘴唇的影响很小。

18.3.9　安氏Ⅲ类病例

上颌前后向发育不足比下颌前后向发育过度更常见，但大部分病例或多或少都同时

伴有这两种骨骼异常。术前正畸去代偿应内收上颌前牙并唇倾下颌前牙以获得最佳的术前反覆盖关系。许多病例去代偿的程度受到了牙槽骨的形态和厚度等因素的限制。上颌骨的牙槽突狭窄且前突，下颌骨的齿骨联合薄且直立，因此限制了切牙的移动。在大部分病例中，若采用前移上颌的方法而不是后退下颌的方法能增加疗效的长期稳定性，产生更有利的软组织变化。

> **重要提示：** 当将过突的下颌向后移动而不前移上颌时，原本很小的下巴会进一步变小，这会导致美观性更差。如果反覆盖超过8mm，应优先选择前移上颌同期后退下颌的方案。

18.3.10 上颌骨前移之后上唇相应的改变

上颌前移量与鼻尖改变量之间的比例是1：0.25，与鼻底改变量之间的比例是1：0.5，在上唇凸点处上唇较薄，与上颌切牙切缘移动的比例是0.6：1。

> **重要提示：** 厚度小于14mm的薄嘴唇（上唇到上颌切牙唇面之间的距离），其移动量可达厚嘴唇的2.8倍[28]。

18.3.11 上颌前移之后的稳定性

若要纠正比上述更严重的骨骼不调，可

能需要额外的下颌后缩术。

> **重要提示：** 上颌手术前移量在8mm以内一般都比较稳定。

18.3.12 下颌后移之后对下唇的影响

下唇的变化与下颌切牙移动量的比例是1：0.8。颏部软组织的变化与颏部骨骼移动量的比例是1：1[24]。

18.3.13 下颌后移之后的稳定性

> **重要提示：** 在正颌手术中，下颌后移之后是最不稳定的。

通常，下颌后移应限制在6mm以内或更少。从长远来看，除了下颌骨位置本身容易复发之外，下颌切牙也会由于舌头空间不够而出现散在缝隙。

18.3.14 开　𬌗

上颌垂直向发育过度且前牙开𬌗的病例通常在前牙段和后牙段之间会有一个自然的台阶。对于这种病例，正畸医生不可以使用连续的弓丝来整平牙列，因为这会引起术后开殆的复发。

> **重要提示：**相反的，牙齿应该分段独立进行整平，从上颌尖牙到第二磨牙通常可以是一段，左右两侧当然为二段；从左侧上颌侧切牙到右侧上颌侧切牙为一段。正颌手术前，正畸医生应该使开殆改变得更严重一些。

术前，侧切牙的牙根应向近中移动以避免外科医生在切断上颌骨并把后牙段压低以及需要增宽牙弓时对它造成损伤。术后6周，上颌侧切牙按正常角度重新粘接托槽并使用连续的弓丝重新整平牙弓。

18.3.15　检测弓形的协调性

> **重要提示：**大多数情况中，正畸医生应该在术前正畸的后期阶段印取研究模型，直接在手上比对上下颌模型，以便评估在模拟外科手术位置上弓形是否协调。

协调的弓形可以帮助外科医生精确地确定下颌的位置。随着口内扫描技术的发展，用数字模型将这个过程呈现在屏幕上将成为可能。

18.3.16　稳定弓丝

> **重要提示：**手术前应该使用近全尺寸的弓丝，弓丝末端也应该严格回弯以便稳定牙弓、以防手术中发生不希望的牙齿移动。

牙齿的漂移将会影响手术的精确性及稳定性。

18.3.17　术后正畸

术后3周，正畸医生应该提醒颌面外科医生指导患者悬挂轻力橡皮圈进行牵引。术后6周，当肿胀和疼痛基本消退时，正畸医生应该开始完成阶段的咬合调整。

> **重要提示：**通常需要取下稳定弓丝（近全尺寸的弓丝），换成细的不锈钢丝或软弓丝，使用适当的II类或III类垂直牵引来调整咬合。

可以纠正3mm以内（也就是每个牙弓1.5mm以内）的中线不调。利用理想完成弓丝及精细调节步骤结束全部主动矫治。

18.3.18　保持方案

大多数情况下，理想的保持器选择

方案是上颌采用可摘保持器（优先选择 Goshgarian 式），下颌采用尖牙之间的固定保持器。可摘保持器在矫正结束后的头 3 个月要全天戴用，此后一直到第二年，每天戴用 10~12h（图 18.18）。

重要提示：上颌可摘保持器允许牙齿做自然的调整，而 Essex 压膜型保持器由于覆盖所有牙齿，则不具备这种调整功能。

隐形透明保持器只有在牙齿调整结束后才推荐使用，也就是在结束治疗 6 个月以后再使用。开𬌗病例可选择包绕式且没有钢丝跨过咬合面的可摘保持器，这有助于开𬌗矫正后的稳定。

这部分内容并不是针对正颌外科方面进行的深入研究，但这方面的内容对正畸医生来说非常重要。

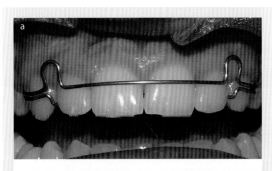
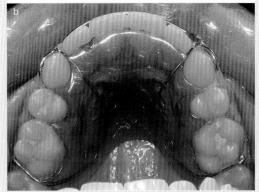

图18.18　Goshgarian 式可摘保持器。a. 正面观，b. 腭面观

参考文献 · Reference

［1］Angle EH. Treatment of malocclusions of the teeth. Angle's System. 7th edn. Philadelphia: The SS White Dental Manufacturing Company,1907: 60.

［2］Spear FM, Kokich VG, Mathews DP. Interdisciplinary management of anterior esthetics. J Am Dental Asso, 2006,137:160-169.

［3］Beyer JW, Lindauer SJ. Evaluation of dental midline position. Semin Orthod,1998,4(3):146-152.

［4］Kokich VO, Kiyak HA, Shapiro PA. Comparing the perception of dentists and lay people to altered dental esthetics. J Esthet Dent,1999,11:311-324.

［5］Thomas JL, Hayes C, Zawaideh S. The effect of axial midline angulation on dental esthetics. Angle Orthod,2003,73:359-364.

［6］Sarver DM. The importance of incisor positioning in the esthetic smile: The smile arc. Am J Orthod Dentofacial Orthop,2001,120:98-111.

［7］Machado AW, Moon W, Gandini LG. Influence of maxillary incisor edge asymmetries on the perception of smile esthetics among orthodontists and laypersons. Am J Orthod Dentofacial Orthop, 2013,143:658-664

［8］Ciche GJ, Pinault AP. Aesthetics of Anterior Fixed Prosthodontics. Chicago: Quintessence Publishing Co,1994: 62.

［9］ Kokich VG. Create the vision. Editorial. Am J Orthod Dentofacial Orthop,2011,140:751.

［10］ Lindskog-Stokland B, HansenA, Ekestubbe A, et al. Orthodontic tooth movement into edentulous ridge areas—A case series. Euro J Orthod,2013, 35:277-285.

［11］ Smalley WD. Clinical and laboratory procedures for implant anchorage in partially edentulous dentition//KW Higushi. Orthodontic Applications of Osseointegrated Implants. Chicago: Quintessence Publishing Co,2000:33-69.

［12］ Saxen L. Prevalence of juvenile periodontitis in Finland. J Clin Periodontol,1980,7:177-186.

［13］ Cogen RB, Wright JT, Tate AL. Destructive periodontal disease in healthy children. J Periodontol, 1992,63:761-765.

［14］ Levin L, Baev V, Lev R, et al. Aggressive periodontitis among young Israeli army personnel. J Periodontol, 2006,77:1392-1396.

［15］ Loe H, Brown LJ. Early onset periodontitis in the United States of America. J Periodontol, 1991,62:608-616.

［16］ Petit MD, van Steenbergen TJ, Timmerman MF, et al. Prevalence of periodontitis and suspected periodontal pathogens in families of adult periodontitis patients. J Clin Periodontol,1994,21:76-85.

［17］ Stabholz A, Mann J, Agmon S, et al. The description of a unique population with a very high prevalence of localized juvenile periodontitis. J Clin Periodontol,1998,25:872-878.

［18］ Vasconcelos G, Kjellsen K, Preus H, et al. Prevalence and severity of vestibular recession in mandibular incisors after orthodontic treatment. Angle Orthod,2012,82:42-47.

［19］ Wilcko MT, Wilcko WM, Pulver JJ, et al. Accelerated osteogenic orthodontics technique: A 1-stage surgically facilitated rapid orthodontic technique with alveolar augmentation. J Oral Maxil Surg,2009,67:2149-2159.

［20］ McCollum AGH. Tomac: An orthognathic treatment planning system Part 1 soft tissue analysis. J Clin Orthod,2001,35:356-364.

［21］ McCollum AGH. Tomac: An orthognathic treatment planning system Part 2 VTO construction in the horizontal dimension. J Clin Orthod,2001,35:434-443.

［22］ McCollum AGH. Tomac: An orthognathic treatment planning system Part 3 VTO construction in the vertical dimension. J Clin Orthod,2001,35:478-490.

［23］ McCollum AGH, Gardner GJM, Evans WG, et al. Soft tissue changes related to mandibular advancement surgery. Sem Orthod,2009,15（3）:161-171.

［24］ McCollum AGH, Dancaster JT, Evans WG, et al. Sagittal soft-tissue changes related to the surgical correction of maxillary defcient class Ⅲ malocclusions. Sem Orthod,2009,15（3）:172-184.

［25］ Ferretti F. Long term maxillary stability following surgical advancement. A research report submitted to the faculty of Health Sciences, University of the Witwatersrand, Johannesburg, in partial fulflment of the requirements for the degree of Master of Dentistry in the branch of Orthodontics, 2001.

［26］ Profft WR, Turvey TA, Phillips C. Orthographic surgery: A hierarchy of stability. Int J Adult Orthod Orthognath Surg,1996,1:191-204.

（谢柳萍 译，姚 森 审）

第 19 章

尖牙阻生

Adrian Becker, Stella Chaushu

19.1 尖牙阻生的诊断

19.1.1 临床检查

初诊时应对患者进行详细的临床检查，多种临床症状都可能与尖牙阻生有关，因此当出现以下情况时应该引起重视：

- 恒牙缺失。
- 侧切牙畸形。
- 过小牙：过小牙常伴有牙列散在间隙。相反，当切牙过大时，萌出空间不足，也会导致尖牙阻生。
- 恒牙迟萌。
- 一侧尖牙已完全萌出，而另一侧尖牙迟萌。
- 下沉乳磨牙也发现与上颌尖牙阻生有关。

以上每一项表现都可能是重要的指征，在对年轻患者进行临床检查时应详细甄别以上症状。

关于乳尖牙滞留对于恒尖牙的正常萌出是否存在影响，一直都存在争议。有一种观点认为乳尖牙滞留是恒尖牙阻生的病因，另一种观点则认为乳尖牙牙根未吸收导致恒牙萌出路径异常。

19.1.2 影像学检查

影像学检查是更有效的检查方法，大多数正畸医生会给初次就诊的患者拍全颌曲面断层片，以全面了解牙齿的情况，发现与阻生尖牙相关的病因或病理学因素。多生牙在尖牙区是罕见的，但也存在少数此类情况（如牙瘤）。下颌第二前磨牙远中倾斜、未萌也常常与尖牙异位萌出有关。特别需要注意的是乳尖牙是否出现龋坏或者牙髓症状，因为乳尖牙牙根如果出现囊肿或者肉芽肿，也会影响尖牙的萌出路径。罕见的实体囊肿（如含牙囊肿、根尖周囊肿、牙根外吸收等）也会严重影响牙齿的萌出，同样需要影像学检查进行鉴别诊断。

19.2 尖牙阻生的病因

重要提示： 问问自己为什么牙齿不能萌出，如果无法找出牙齿阻生的原因，那么就要考虑病理性因素了。

牙齿自然萌出是正常现象。对于未萌出的牙齿，必须找到病因才能进行治疗，因此正确诊断是成功治疗的前提。治疗失败的原因有很多[1]，大多数是因为在看了第一张全颌曲面断层 X 线片后便草率做决定。附加一张高质量的根尖片可以提供牙齿局部清晰的图像，比如根尖周组织情况，此外根尖片是检查局部病理情况的重要手段。如果找不到不能正常萌出的原因，就无法预测结果。

准确定位

已经萌出的牙齿的正畸治疗计划相对容易制订，因为医生可以看到牙齿。而对于阻生牙，医生只能通过 3D 影像重建获得它清晰的位置。如果没有 3D 影像，医生就没有信心制订正确的矫治计划，事实上这也是治疗失败的主要原因之一[1]。因此正畸医生应该以全颌曲面断层 X 线片作为指导，以确定是否存在阻生尖牙。同时需要触诊目标区域牙槽骨，包括侧切牙牙根区唇侧和腭侧的牙槽骨，以确定是否能在唇腭侧触及阻生牙的凸起。当牙槽骨无法容纳多颗并列的牙齿时，必然会在某一侧产生凸起。

重要提示： 在进行 CBCT 检查之前先试着通过现有的临床检查和影像学检查在心理构建三维图像。

进一步检查是指拍摄 CBCT 吗（见第 5 章）？大多数正畸医生会给患者常规拍摄头颅侧位定位片，其与全颌曲面断层片、根尖片共同显示了尖牙与邻牙的颊舌向位置关系。如果单纯看这三种影像中的两种，会因为观察角度不同而出现微小的视差。因此这些放射学影像应该组合在一起进行观察来提供高质量的信息。因此，在进行 CBCT 检查之前，应先仔细研究手上的这三类影像学图片，观察它们是否能提供一个综合的尖牙位置信息。

CBCT 在阻生尖牙的诊断方面极具价值，其可以在颊舌方向观察阻生尖牙的情况，这是平面影像检查不能实现的[2]。CBCT 提供的三维影像定位几乎可以保证万无一失，因此每当有疑问时，可以拍摄 CBCT 进行定位。当然，确保放射技师为正畸医师提供的影像清晰、完整也非常重要。CBCT 可在水平向和垂直向每隔 1~1.5mm 做一个剖面，不但能获得良好的三维视图，如果可能的话也可获得牙齿及外表牙槽骨的三维视频图像。利用这些综合信息，邻牙牙根吸收和其他病理现象（如根骨粘连及根颈部外吸收）可以得到确诊（图 19.1）。

重要提示： 当需要进行 CBCT 诊断时，应提示技师尽量提供 X 线设备所能达到的最清晰、最完整的三维信息。

对 CBCT 的原始数据进行充分判读，并且关注细节，就可以对病例做出最全面的分析，避免遗漏可能会出现的问题，同时也可以避免因为数据遗漏或者诊断不全面而造成治疗失败。

CBCT 可获得 360° 全方位的视角，从而可评估尖牙的空间位置、萌出方向与患者其右侧牙齿的相互位置关系。

19.3 阻生尖牙萌出前的间隙控制

> **重要提示:** 尖牙萌出前必须为其开辟间隙,使其有足够的萌出空间,原因如下。

1. 随着间隙不断开辟,尖牙获得足够的位置,就会不断加强自然萌出的潜力,并

开始向正确的方向移动,虽然时间会比较长,但如果情况良好则可能避免手术(图 19.2)。

尖牙的萌出通常比较缓慢,当尖牙偏离萌出路径时,自然萌出的时间会相当长,有时会延长到一年或更久,这意味着在很长一段时间内,矫治器会留在原位保持空间并完成后续的调整,其中可能包括对尖牙进行旋转、直立和转矩的调整。这样一来,传统的矫治器需要具备多重功能,治疗的费用也很高,在这种情况下,采用手术方案开窗暴露并主动牵引尖牙可能是更为明智的做法,这可以减少治疗时间和避免可能出现的风险,

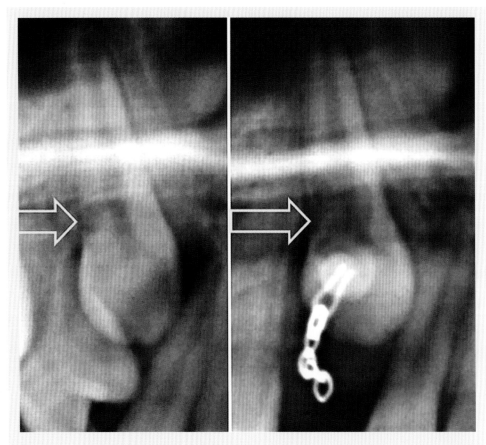

图 19.1 右侧上颌尖牙的两张 X 线片,一张是两年前未做牵引之前的 X 线片,另一张是牵引两年治疗失败的 X 线片。箭头指示处显示,在治疗前尖牙已经存在根颈部的外吸收,在治疗过程中根颈部吸收逐渐加重

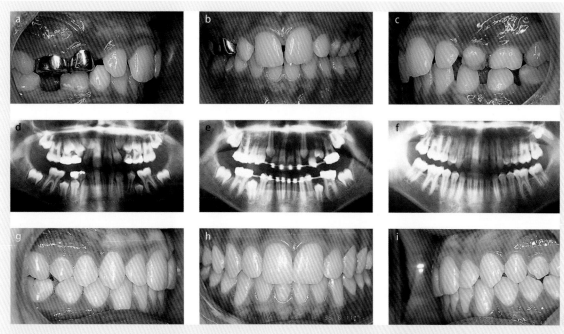

图19.2 右上颌尖牙被诊断为腭侧阻生。此外，下颌第二前磨牙因乳磨牙早失而导致萌出空间不足。上下颌通过采用矫治器拓展萌出空间后，使牙齿最终自然萌出，而没有进行手术干预。a~c. 患者为安氏Ⅱ类2分类，上颌牙弓拥挤，下颌牙弓早期拔除乳磨牙造成萌出空间严重不足。d. 全景片显示右上颌尖牙腭侧错位。e. 全景片显示将4颗第一磨牙远中移动后，重新建立萌出空间。应该注意牙齿位置的调整，以及对所有未萌牙方向的预判，尤其是尖牙。f~i. 最终排列整齐、咬合正常的牙列，右上颌尖牙自行萌出（引自 Becker A. The Orthodontic Treatment of Impacted Teeth. 3rd ed. Oxford：Wiley-VCH Verlag GmbH & Co. KGaA，2012 再版已得到作者授权）

如脱矿、龋病和牙周病[3]。

2. 即使尖牙没有自行萌出，在开辟萌出空间后，牙齿在牙槽骨内的方向会得到改善，从而简化了手术暴露的难度，减少了治疗时间，提高了治疗效果。

3. 通过开辟萌出空间，为尖牙自然萌出提供了附着龈区域，牙齿可以自行萌出。如果没有萌出空间，尖牙可能会在颊侧非角化黏膜区萌出，从而导致牙周问题。

4. 侧切牙的牙根和前磨牙的腭根通常是偏腭侧的，常常会干扰尖牙的萌出（图19.3）。

5. 在开辟萌出空间时，应将侧切牙的牙根向近中调整，将前磨牙的牙根向远中调整，同时将其腭根向远中旋转，以促进尖牙的萌出。

6. 开辟萌出空间和整平牙列为粗硬弓丝的顺利入槽创造条件，在牵引阻生尖牙时，粗硬弓丝可提供强支抗。

重要提示：在某些情况下，萌出空间的开辟应该延迟，待手术暴露阻生牙以后再进行，有时甚至等待其他准备工作做好后再进行。

延迟开辟萌出空间的适应证：

1. 当侧切牙或者中切牙的牙根与尖牙十分接近并出现吸收时，萌出空间的开辟应该延迟。

开辟空间和排齐牙列需要时间，但是牙根吸收的进展速度很快。所以一旦出现牙根

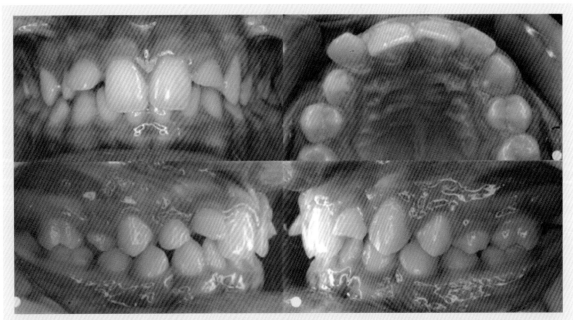

图 19.3　在治疗前右上颌尖牙阻生的患者的口内照（引自 Becker A: The Orthodontic Treatment of Impacted Teeth. 3rd ed. Oxford： Copyright Wiley-VCH Verlag GmbH & Co. KGaA, 2012. 再版已得到作者授权）

吸收，因开辟空间导致时间延误是不可接受的。为了避免出现牙根吸收，应该尽快手术暴露尖牙。应采用积极的治疗方法主动牵引移动牙冠，使尖牙远离切牙的牙根。可以使用定制弹簧或者弹力线或在腭弓上焊接牵引钩进行牵引，直到尖牙远离切牙牙根。当牙根吸收慢慢停止时再着手进行间隙拓展。

2. 当尖牙位于牙弓的弧线上并贴近侧切牙根尖远中部时，用 Clerk 球管偏移法（平行投照）拍片，未发现明显重叠。此时尖牙的方向是近中倾斜而侧切牙牙根是朝远中倾斜（图 19.4）。

这时比较符合逻辑的做法似乎是将侧切牙向近中倾斜，为尖牙提供萌出空间，但这样做的结果却会导致侧切牙的根尖偏向远中、朝向尖牙，进入一个危险的区域，很可能造成医源性的切牙牙根吸收（图 19.5，图 19.6）。

因此，明智的做法是侧切牙暂时不粘托

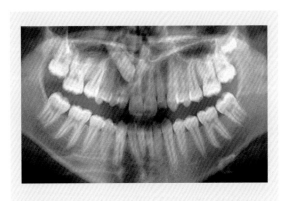

图 19.4　全景片显示位于牙弓弧线上的阻生右上颌尖牙，迫使侧切牙牙根朝向近中

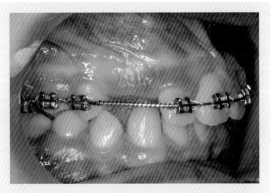

图 19.5　在外科手术暴露之前，通过粘接矫治器先为尖牙的萌出开辟空间

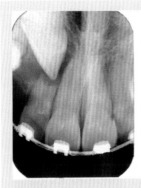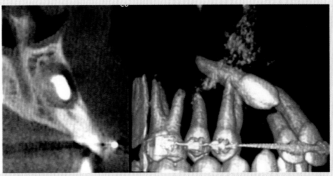

图 19.6 图 19.4 和 19.5 所示患者的根尖片和 CBCT 显示未发育完全的侧切牙由于受到来自尖牙牙冠的压力而引起严重的牙根吸收。同时也显示进行了怎样的萌出空间的开辟。由于开辟间隙造成前磨牙的倾斜和旋转，使其腭根与尖牙的釉牙骨质界相接触，进一步阻断了尖牙的萌出路径（引自 Becker A: The Orthodontic Treatment of Impacted Teeth. 3rd ed. Oxford： Copyright Wiley-VCH Verlag GmbH & Co. KGaA, 2012. 再版已得到作者授权）

槽，而是等到尖牙与旁边的切牙根尖位置关系清晰明了后再行处置。

3. 在成年患者中，尖牙常会因为根骨粘连、牙颈部或者牙根吸收而无法移动[5]。在这样的病例中，治疗计划常包括拔除尖牙或手术暴露尖牙后重新定位。为了确定牙齿是否出现根骨粘连，可以在全口矫治前在合适的位置植入微种植支抗钉，同时进行外科手术暴露尖牙。在尖牙上粘接托槽后，在种植体和托槽之间行弹性牵引。通过这种方法可以很快确定是否存在根骨粘连，从而避免做额外的无用功（图 19.7）。

> **重要提示**：当怀疑牙齿出现根骨粘连时，则在患者开始全口固定矫治之前，可通过临时支抗装置牵引检查牙齿移动是否可能。

4. 牙囊壁不完整的患者或者牙齿根颈部发生侵袭性吸收（ICRR）的患者，在其未萌

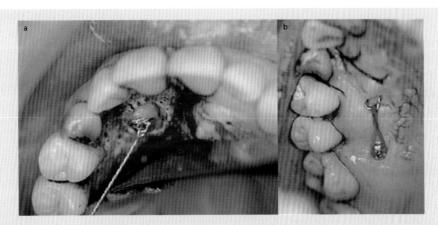

图 19.7 a. 成年患者腭侧阻生的尖牙已完全暴露并粘接了腭侧拉环。将不锈钢结扎丝拧成一股固定于拉环上、穿过黏膜形成牵引钩，在该牵引钩与临时支抗装置之间挂橡皮链为阻生尖牙加力（资料源自网络 http://www.dr-adrianbecker.com/page.php?pageId=281&nlid=21）

牙的牙根周围始终有一个塌陷的或不完整的牙囊，另外侵袭性的牙根吸收让正畸医生怀疑其对正畸力没有反应。相反，牙囊增大并不是禁忌证。

综上所述，阻生尖牙的影像学诊断至关重要，其中包括两个方面：①质量好的根尖片能够清晰地显现局部的病理学问题、各种形式的 ICRR、邻牙的牙根吸收、牙囊壁缺乏完整性、囊壁增大以及其他一些异常的局部表现；②关于阻生尖牙在上颌骨内的三维定位及其与邻牙和周围组织的关系。有些情况下一张高质量的根尖片足以提供这些信息，但是更多的情况下 CBCT 则是很关键的辅助工具。

19.4 尖牙的手术暴露及托槽粘接

能够接触到阻生尖牙的第一机会就是在外科手术暴露之时。阻生尖牙一旦暴露，只要需要，正畸医生就应有能力进行牵引助萌。正畸医生在牙齿上粘接矫治附件后，用某种形式的连接装置，包括合金链或者结扎丝，保持与外部的相通，然后关闭术区，缝合黏膜，这叫作"闭合手术"。另一种是牙齿必须保持暴露状态，防止软组织生长包裹牙冠，这是"开放手术"。

重要提示：乍一看以为粘贴一个普通托槽是太简单不过的事情，但是由于各种原因，实际情况并不是这样。

1. 常规情况下，托槽最准确的位置是要放置在尖牙的临床冠中心，但在开窗手术中这是难以实现的。

2. 在这种情况下，复杂的托槽与简单的腭侧拉环相比不占优势。相反，如果放置的位置错误的话还会有不利影响。

3. 托槽的底部是刚性的而且与大部分牙齿唇侧临床冠中心的形状吻合，但其与牙齿表面的其他位置不一定吻合，这从而增加了脱落的风险[7]。

4. 托槽的设计主要用于精确的、小范围移动牙齿或小角度地直立牙齿及控制转矩，但并不适合牙齿导萌等大范围移动。

5. 将弓丝固定在严重错位牙齿的托槽上是比较困难的事情。

6. 即使在开窗暴露的牙齿上能粘接托槽，由于托槽的形态和体积也会使周围软组织受到刺激，进而产生炎症，造成肿胀、疼痛或者出血等。

7. 一旦牙齿萌出后，托槽就需被重新定位在临床冠理想的位置上。

8. 直到牙齿基本萌出到位后，弓丝才能够入槽，进而才能充分发挥托槽的作用。

9. 牙齿萌出后与主弓丝相连，此时各种单方向的力才可以变成复合力，才开始对牙齿进行升高、正轴、扭正等三维方向的控制。

10. 当牙齿接近主弓丝时，尤其是腭侧萌出的牙齿，其牙齿前方的软组织隆起，当受到托槽的刺激后，会导致组织发炎、肿胀使患者感到不适甚至牙周炎，进而的牙周再附着都可能出现问题。

重要提示：相反，早期手术暴露阻生尖牙后，可以粘接一个简单的拉环[3]，它的通用性和多功能性更强（图 19.8），具体特点如下。

腭侧拉环的优势：

1.基板较小，形状更适应牙齿表面不同部位，可以粘接在近中轴角处或远中轴角处，可以粘接在牙尖部，还可以粘接在凹凸不平的腭侧，这样的粘接更加可靠。

2.因为附件足够小巧，可以放置在有限的区域内。

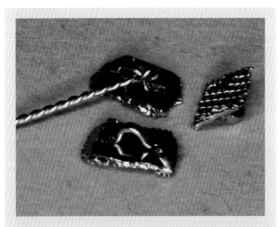

图 19.8 手工焊接的拉环外形圆钝，基板柔韧有网底。可以将 0.305mm 或 0.356mm（0.012 英寸或 0.014 英寸）的不锈钢结扎丝旋拧固定在拉环上，弯制成牵引钩用以牵引，其强度足够承受牵引力

3.因为拉环体积小，对牙龈的刺激小，可以穿出附着龈。

4.结扎比较简单，可以安全快速地进行结扎固定，比较安全可靠。

5.一旦尖牙萌出至上腭，拉环可以重新在唇侧定位，使其方向平行于牙齿长轴。此时使用一根细的镍钛辅弓对严重错位牙齿进行快速伸长及扭正（图 19.9a 和 b）。

6.精确粘接托槽可等到牙齿需要直立及控制转矩时再进行（图 19.9c 和 d）。

虽然厂家生产的大多数正畸附件的基板都具有网眼结构，但是其底板仍然很坚硬。医生可以让助手或技工将一小段柔软的金属环点焊到一小片附有网底的带环片上来制成

一只拉环。事实证明这是一种价廉、牢固、易弯曲、方便操作的正畸附件。当外科开窗暴露阻生磨牙时，由于磨牙牙冠较大，你可以粘接两个拉环，从而增加粘接面积，防止粘接失败。

术前可以将很柔软的 0.305mm 或 0.356mm（0.012 英寸或者 0.014 英寸）不锈钢结扎丝编织成股，顺滑地穿过拉环并可从任何方向穿出已缝合的黏膜瓣边缘。最后切断、弯曲结扎丝形成一个曲或者圈用来挂拉簧、镍钛辅弓、橡皮链。

> **重要提示：**手术时应将拉环而不是复杂的托槽粘贴在与尖牙长轴一致的牙面上。一直应用到尖牙移至牙弓内、弓丝可以穿过为止。

 19.5 与多生牙相关的阻生切牙的治疗

提前拔除多生牙就可以消除因多生牙而造成的切牙阻生问题。这样能确保牙齿可以在较短时间内自行萌出。

但是在过去半个世纪，有很多研究得出令人非常失望的结果，甚至在相对成功的案例中，萌出时间也会很长。有的孩子的切牙几个月甚至在几年内都没有萌出，在这段时间里孩子是没有上颌前牙的。最近有研究表明 64% 的阻生切牙难以自行萌出；9% 的切牙可以部分萌出；17% 的切牙可以萌出，但

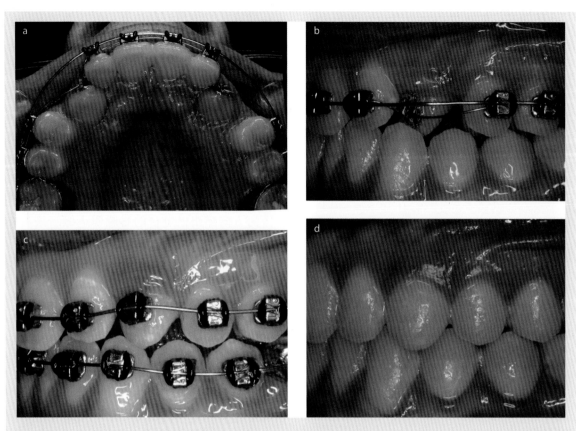

图 19.9　a. 从船面看阻生的尖牙已暴露于腭部。一条镍钛辅弓穿过了纵向粘贴的拉环,同时用粗硬弓丝维持着整个弓形。b. 左侧观。c. 4 周以后同样的角度显示:牙齿进行了快速移动,此时粘贴了托槽。d. 治疗结束,同一视角所示

是会异位萌出,这是不可接受的。只有 10% 的牙齿可以完全萌出且位置基本正常。研究结果是 90% 的阻生切牙需要在混合牙列早期进行 I 期矫正包括切牙的牵引与排齐。

因此,在拔除多生牙以后,剩下的难题就是:

1. 切牙可能不会自行萌出到位。

2. 如果切牙能自行萌出,可能会出现异位。

3. 关于牙齿自行萌出的时间是一个不确定因素。

因此,对于此类问题可以通过如下正畸与外科联合方案进行治疗:

1. 粘接固定矫治装置,排齐整平已经萌出的切牙并开辟萌出空间。

2. 手术:在牙槽嵴顶开窗翻瓣助萌。

3. 拔除多生牙,开窗暴露阻生牙,粘接附件,连接成股结扎丝或合金链进行牵引。

4. 将黏膜复位,闭合创口,缝合对位。将结扎丝或链子留在创口内。

5. 将主弓丝与阻生牙上的结扎丝或合金链相连(进行主动牵引)。

6. 将牙齿从附着龈牵引出来移向主弓丝。

7. 重新定位托槽,直立牙齿并调整转矩。

8. 拆除托槽,戴用简单的可摘保持器并随访。

9. 定期复查评估以考虑后续常规正畸的必要性。

重要提示： 一旦消除了阻挡性因素，就应立即开始主动正畸治疗以牵引阻生的切牙。

Ⅰ期矫治要求所有牙齿都要粘接托槽，对于年轻患者来说意味着单侧各有三颗乳牙需要粘接托槽。然而这会增加托槽的脱落率，同时不利于整个矫治过程的稳定性。如果患者口内的牙齿数量不足，是不足以保证矫治器的稳定性的。也可以采用 2×4 矫治技术，通过磨牙带环、腭弓、焊接的 0.914mm（0.036英寸）的颊面管在恒磨牙和侧切牙之间用大跨度的细的高弹性弓丝进行矫治[3, 9-10]。

大部分的治疗可以在 18 个月内结束。

19.6 背驮弓（Piggyback archwire）配合圈曲牵引阻生尖牙

由于腭穹隆处的解剖结构特殊同时侧切牙牙根向腭侧稍有倾斜，常会影响阻生尖牙的正常移动[11-12]。

1. 在手术时，只能在腭侧暴露尖牙牙冠的一个面，附件只能粘接在这个暴露的牙面上，因此只能采用开放手术或是闭合手术暴露术区，并配合金属牵引链或者结扎丝进行牵引[1, 3]。

2. 由于侧切牙牙根的阻挡，尖牙无法顺利牵引就位，需要找一个替代方法[1, 3]。

3. 有必要设计一种普遍有效的方法，可

以在上颌腭侧产生合适的力量，将尖牙从腭侧牵引至正常位置。因为正畸医生一般都只会在唇侧放置托槽和弓丝，有时需要跳出固有的思维方式，想一些不一样的方法。

如前所述，常规的操作将排齐、整平牙弓并拓展萌出空间。为了实现这些操作，应采用一定尺寸的硬丝作为稳定弓丝。在一些简单的阻生病例中，牙齿与拓展出的间隙位置相反，利用弹性结扎或是背驮弓，可以将尖牙牵引至正常位置。但是，如果侧切牙牙根影响了尖牙的萌出路径，就需要通过其他途径来解决。

重要提示： 治疗时必须先将尖牙移动到与目标位置在一条直线的位置上，从而避开侧切牙的牙根[3]。

可以通过两种不同的方式牵引尖牙。在水平面上，将尖牙与同侧或对侧磨牙带环的腭侧拉环做弹力结孔，方向不同主要是因为需要避开侧切牙的牙根。完成这个初始移动后，尖牙会高出腭穹隆，这会在主弓丝和尖牙之间产生一个高度差。如果直接将尖牙结扎在主弓丝上，尖牙将会被重新埋入黏膜下覆盖在牙槽嵴内侧，这样有时会引起侧切牙急性牙周脓肿。

由于这个原因，尖牙应该向着舌侧牵出，从根本上避让侧切牙牙根的干扰。尖牙萌出到𬌗平面后，再将尖牙移动至主弓丝的位置会变得相对简单。

有几种方法可以解决腭侧阻生尖牙的垂直向移动问题，而其中最行之有效且最友好的方法当属唇侧辅弓技术[13]（图 19.10）。

这种技术不需要任何特殊准备，没有附加附件及腭弓，也没有焊接或者其他技工室操作。辅弓制作相对简单，使用预弯的0.406mm（0.016英寸）硬质不锈钢圆丝，结扎入槽（对于唇侧阻生尖牙，将辅弓置于主弓丝上方，对于腭侧阻生尖牙则将其放置在主弓丝下方）。虽然背驮弓在唇侧，但是其垂直环将跨过牙弓中给尖牙预留的萌出间隙，其末端与尖牙某特定位点通过结扎丝相连。

从这一点来看，牵引力将会把尖牙向下牵引，尖牙会在腭侧萌出。一旦尖牙萌出，应对尖牙施加连续的力量，尖牙将会不断向主弓丝方向移动。

在这个阶段，必要时应将附件粘接位置从尖牙的腭侧调整至尖牙的唇侧（图19.11，图19.12）。

辅助唇弓对于尖牙的唇向移动以及避开侧切牙牙根有着至关重要的作用（图19.13，图19.14）。

注意侧切牙自然的角度变化。

19.7 牵引阻生尖牙时对侧切牙牙根吸收的控制

切牙牙根吸收与相邻阻生尖牙之间的因果关系是众所周知的。第一份文献发表于1987年，Kurol和他的同事对瑞典学龄儿童进行口腔普查，他们拍摄X线平片，发现尖

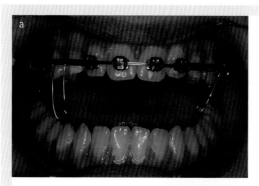
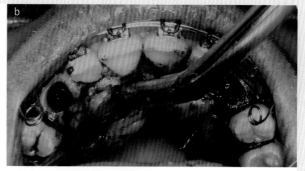
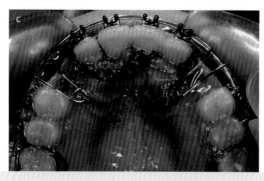

图19.10 a.在施行开窗手术前，先期将辅弓结扎入槽，注意不加力时垂直环的位置。b.手术过程中的𬌗面观。拔除乳牙，右侧尖牙已经暴露。外科医生用强吸控制保证术区术野清晰，保证正畸医生可以准确粘接附件。左侧尖牙也已经暴露，附件已经粘接，在游离龈瓣处中部可以看到麻花状不锈钢结扎丝的存在。c.外科手术完成后，将黏膜复位。将辅弓的垂直环向腭侧旋转，并结扎至尖牙附件上，开始施加牵引力于尖牙上

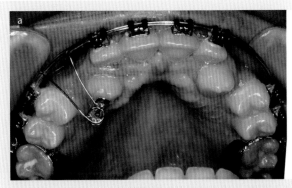
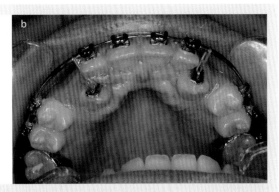

图 19.11　a.右侧尖牙刚刚萌出，左侧尖牙已萌出 1 个月且已将连接于其上的辅弓去除。b.在唇侧顺着牙齿的长轴粘接拉环，将镍钛辅弓穿过拉环可以很快纠正尖牙的扭转。而其他牙齿则正常粘接托槽，在接下来的治疗中完成全部牙列的矫治

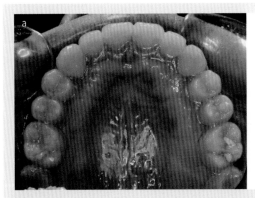
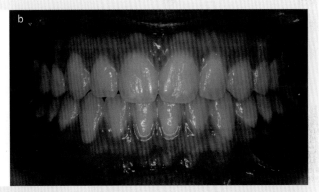

图 19.12　a.完成治疗后的𬌗面观。b.完成治疗后的正面观

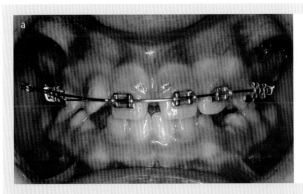
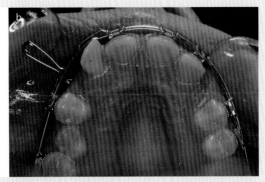

图 19.13　a.未加力状态的辅弓的正面观，行开窗手术之前将其结扎固定。注意侧切牙上没有粘接托槽，这是由于侧切牙牙根和尖牙的关系使其存在牙根吸收的风险。b.𬌗面观

291

牙阻生的患者中大约 12% 发生切牙牙根吸收。使用医院的螺旋 CT 拍摄后可从颊舌向进行观察，发现尖牙阻生患者近一半有切牙牙根吸收[15]。

James Mah 团队在美国南加州进一步使用锥形束 CT 进行检查，发现切牙牙根吸收的发生率接近 2/3[16]。

那么，什么是恰当的治疗？医生能否提供可靠的治疗使牙根吸收停下来，使受到影响的切牙移动到它的位置，即使治疗需要花费很长时间通过治疗也可将尖牙移动至牙弓内。

一般来说，碰撞过程（collision course）的发生是因为尖牙的萌出路径错误和侧切牙牙根长轴的方向重叠了。损伤的程度主要取决于尖牙的萌出轨迹以及尖牙与侧切牙牙根的接触位置，损伤部位可能是轻微的"侧扫（side swipe）"；严重的情况则是牙根遭到破坏，有可能会导致切牙脱落。

尽管曾有病例报告方面的研究支持不进行治疗的观点，但是这个观点是有风险的，应该仔细考量。临床医生可通过 CBCT 检查，充分了解尖牙的萌出位置和萌出路径。

鉴于此方面的原因，笔者在 2005 年曾发表过关于上颌切牙严重吸收的临床研究[17]。

重要提示：研究结果表明，当尖牙远离该区域时，牙根吸收会停止。

研究显示，经过治疗以后受累牙齿的预后显著改善，且在治疗中牙齿无一例脱落。通过多年的跟踪随访发现，尽管患者牙根

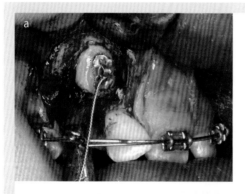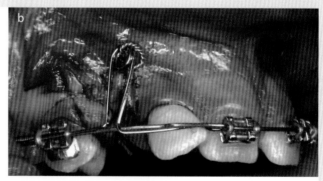

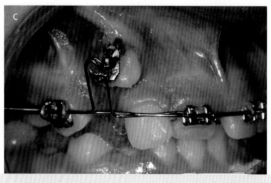

图 19.14 a.将附着龈全厚瓣翻起，微创暴露尖牙，粘接上附有成股结扎丝的拉环。b.将全厚瓣复位缝合，将连于拉环的成骨结扎丝穿出黏膜瓣，将结扎丝与辅弓上的垂直圈曲相连，对尖牙旋以向唇侧的力，避免其伤及侧切牙。c.尖牙已经从口腔黏膜中萌出，注意侧切牙角度的相应改变

很短且也曾经接受整体治疗计划中必要的正畸牙齿移动，但是没有发生脱落的情况。

尖牙阻生的患者常表现为安氏Ⅰ类且不拥挤或者仅伴少量拥挤，一般采用非拔牙矫治。在这种情况下，假如拔除了尖牙，结果要么需要镶义齿；要么会呈现安氏Ⅱ类咬合关系，中线可能发生偏移。由于这些原因，构建尖牙和切牙理想的排列对远期预后有着重要的意义。

19.7.1 病例报告

患者为女性，10岁9个月，介绍其来的正畸医生发现患者侧切牙由于阻生尖牙的原因而致牙根发生吸收，应该拔除。而患者父母提出能否采用不同的治疗方案。

19.7.1.1 临床检查

重要问题罗列：

● 轻度骨性Ⅲ类侧貌伴轻度面部不对称；

● 上颌牙弓中线与面部中线一致，下颌牙弓中线左偏2~3mm；

● 包括下颌第二磨牙的全部牙齿已完全萌出；

● 上颌左侧侧切牙与乳尖牙反𬌗；

● 左侧磨牙及前磨牙为Ⅰ类关系，右侧为Ⅲ类关系几乎达到半个单位；

● 上颌侧切牙呈圆锥状，左侧侧切牙有明显的松动（图19.15）。

19.7.1.2 影像学检查

全景片及根尖片显示左侧上颌尖牙阻生，顶到相邻侧切牙牙根，使其牙根发生严重吸收，剩余不到1/2，而乳尖牙牙根已完全吸收。影像学检查虽然显示了尖牙牙尖其

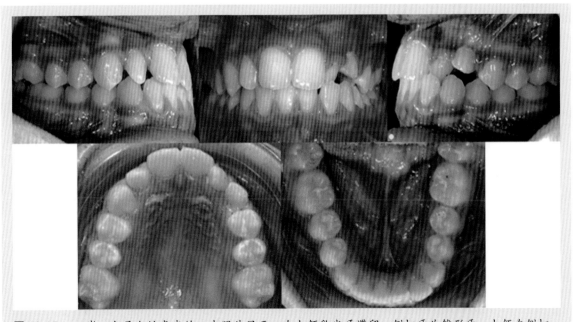

图19.15 10岁9个月女性患者的口内照片显示，左上颌乳尖牙滞留，侧切牙为锥形牙，上颌左侧切牙反𬌗

前方与发生牙根吸收的侧切牙牙根之间的关系，但未显示出显著的重叠（图 19.16）。

球管平移投照的根尖片显示尖牙恰好与侧切牙在一条线上，或贴近其牙根的唇面或腭侧面。为了确定是从颊侧还是从腭侧开窗暴露以及确定加力牵引的方向，进行 CBCT 检查是必要的（图 19.17a 和 b，图 19.18）。

三维视图（图 19.18）显示，尖牙嵌在发生凹坑状吸收的牙根中，这个吸收坑呈颊舌向且腭侧边长于唇侧。因此应该在唇侧做开窗手术暴露尖牙并进行牵引。

19.7.1.3　生物力学 1

鉴于切牙牙根的吸收程度，手术暴露尖

牙并进行牵引是非常迫切的事，因为牙根吸收还在不断进行。此案例可在手术之前先粘接托槽、排齐整平上颌牙列，再行手术暴露牙冠。

2012 年 1 月粘接 Tip-Edge Plus 矫治器，发生阻生的侧切牙和乳尖牙暂时不粘接托槽以防牙根吸收进一步恶化。8 周后，主弓丝更换为 0.508mm（0.020 英寸）不锈钢圆丝，此时进行手术开窗暴露尖牙（图 19.19）。

术前用 0.406mm（0.016 英寸）不锈钢圆丝弯制背驮弓，包括顶端带圈曲的垂直曲，术后将该圈曲与阻生尖牙进行结扎，激活该辅弓使尖牙开始缓慢向唇侧移动，远离侧切牙牙根。

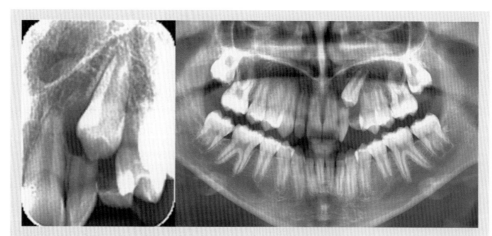

图 19.16　根尖片和全景片显示，尖牙阻生伴侧切牙牙根严重吸收，同时注意到其他牙齿的牙根正在发育中，根尖呈喇叭状态，没有观察到第三磨牙

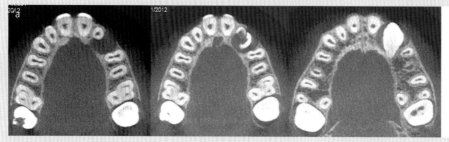
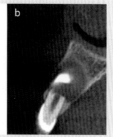

图 19.17　a. 三个不同层面的 CBCT 横切面图显示侧切牙根部吸收及周围大范围区域骨质被破坏。b. 矢状面图显示切牙牙根吸收的程度以及其上方的尖牙的牙尖。牙根吸收处周边的骨质破坏面积是非常明显的

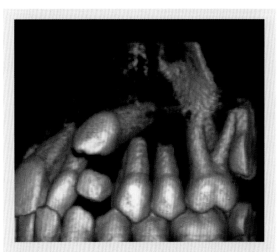

图 19.18　CBCT 的三维重建影像截图

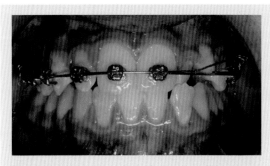

图 19.19　2012 年 1 月粘接 Tip-Edge Plus 矫治器，受累侧切牙和滞留乳牙暂不粘接托槽。手术前整平排齐牙列后，放置 0.508mm（0.020 英寸）不锈钢主弓丝并在其上结扎 0.406 mm（0.016 英寸）不锈钢背驮辅弓。辅弓在未激活状态下有一个长的垂直曲水平突向外侧，垂直曲的顶端弯制有圈曲

19.7.1.4　手术 1

局麻下外科医生在唇侧行膜龈联合翻瓣暴露尖牙的唇侧和远中，注意不要暴露尖牙的牙尖，因为尖牙的牙尖位于发生吸收的切牙前方而且两者非常接近（图 19.20）。

在尖牙牙冠唇侧粘接拉环，将唇侧黏膜对位缝合（图 19.21）。

将结扎丝穿过拉环编织成股，水平穿出黏膜瓣并弯制成一个钩，贴近黏膜。

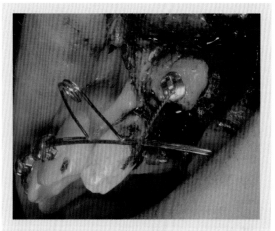

图 19.20　2012 年 3 月，在尖牙牙冠唇侧中分进行暴露，注意不要接近尖牙牙尖，因为尖牙牙尖靠近左侧侧切牙牙根根尖防止其受到骚扰（手术由 Raff Zeltser 教授完成）。手术暴露后，在尖牙上粘接拉环，附件越接近牙尖越好，用软结扎丝编织成股制作牵引钩

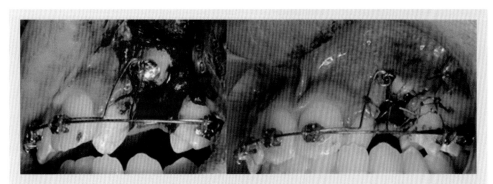

图 19.21　用手指轻轻将辅助上的长的带圈垂直曲向上推，并与尖牙上的结扎丝钩连在一起。在垂直曲的下方将全厚瓣复位缝合，覆盖刚刚暴露的尖牙及切牙的远中，只露出尖牙上的结扎丝钩

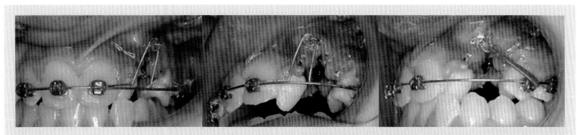

图 19.22 上图显示了早期（术后 12d）牙齿的快速移动，这主要归因于尖牙牙冠周围牙槽骨空虚。一旦尖牙远离了切牙牙根，便要改变牵引方向，使其向远中移动

将辅弓的带圈垂直曲向上推至穹隆部，与结扎丝形成的牵引钩相连，立即产生唇向力。

19.7.1.5　生物力学 2

7d 后拆线，12d 后尖牙颊向移动，即将突破口腔黏膜（图 19.22）。

拆除辅弓，使用弹力线将尖牙拉环连接到第一前磨牙上，从而使尖牙可以移动到更有利的位置，但此时尖牙仍位于黏膜下（图 19.23）。

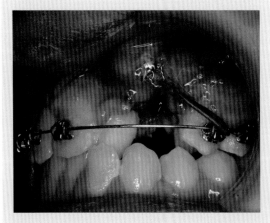

图 19.23　在尖牙和前磨牙之间连接弹力线，牵引尖牙向远中移动

19.7.1.6　手术 2

治疗计划最初设计是要施行二次手术的，即当尖牙达到颊侧原本的预定位置但仍在高位时，要进行附着龈的根向复位。但由于在向远中牵引过程中，尖牙已穿出口腔黏膜，因此失去了进行第二次手术的机会。

19.7.1.7　生物力学 3

当尖牙在垂直向上到达预期位置后，粘接侧切牙和尖牙托槽。将 0.305 mm（0.012 英寸）镍钛丝纳入侧切牙的托槽并从第二前磨牙到第二前磨牙纳入 Tip-Edge 托槽的水平深槽内。同时将 0.356mm（0.014 英寸）镍钛丝结扎入托槽的常规槽沟内为尖牙加力。这样以上颌全牙列作为支抗就形成两个独立又平行的力学系统（图 19.24）。

由于下颌矫正所需的时间相对较短，因此可在后期再粘接下颌托槽。

2012 年 9 月主动矫治完成，矫治器在不加力情况下再放置 3 周。为了尽量减少牙齿的移动，并没有试图纠正右侧轻度的Ⅲ类关系。

2012 年 10 月拆除矫治器，并密切关注侧切牙（图 19.25）。

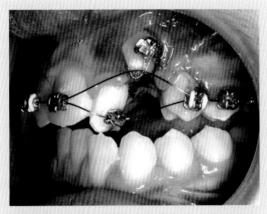

图19.24 经过5周的尖牙远中牵引,去除拉环,同时在尖牙和侧切牙上粘接托槽,注意使用两种不同的镍钛丝。0.356mm(0.014英寸)镍钛主弓丝结扎在托槽槽沟内对尖牙施加萌出的力量,而0.305mm(0.012英寸)镍钛辅助弓丝结扎在Tip-Edge Plus托槽的深槽中,用以对侧切牙施力

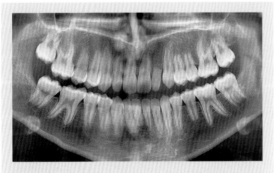

图19.25 拆除托槽后即刻拍摄的全景片

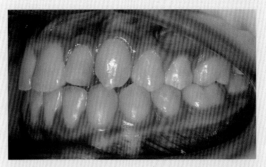

图19.26 治疗结束后15个月,咬合关系出现轻度不调。即使咬合关系并非理想,但是基于侧切牙的情况,目前的咬合情况已是最佳咬合状态,此时应该避免不必要的加力,以免加速侧切牙牙根的吸收。注意尖牙牙冠高度与邻牙基本协调,牙周情况也较好,侧切牙松动度明显减小,仅略大于其他的切牙

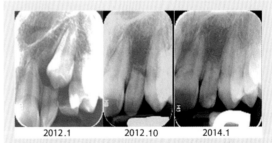

图19.27 治疗前、拆除矫治器后、治疗结束后15个月时的根尖片显示,骨吸收区出现骨小梁,牙根吸收完全停止,在整个治疗过程牙根长度没有变化

佩戴保持器1个月后,仅夜间佩戴保持器。

此时侧切牙变得更加坚固,松动度与其他牙齿相似。目前暂时使用复合树脂恢复侧切牙的形态,虽然侧切牙牙根很短,但以后还是要用贴面完成最终修复(图19.26)。

术后15个月的随访观察,影像学检查发现牙槽骨出现良好的骨生长,形成了清晰的骨小梁(图19.27)。

固定夹板从牙周角度考虑并不是必需的,但是从矫治长期的稳定性来看应予以考虑。

重要提示: 来自2005年的研究报告或许是最重要的一篇文献[22]。文中指出,当切牙牙根因为发育异常的尖牙而导致严重吸收时,立即将阻生牙远离受累牙根尖区域可以有效终止牙根吸收。

9年的追踪报道已于2005年发表[17],文献中显示侧切牙仍然在位且牢固,并没有

发现牙根的进一步吸收。提出这个案例并不是作为一个成功的个案来报道，而是作为一个建议，遇到类似病例时可以选择另一种的治疗手段和方法。

另一个值得注意的是，几乎一半的腭侧阻生的尖牙常伴发侧切牙异常，包括缺失、锥形牙、过小牙等。然而有研究报道：与尖牙阻生相关的侧切牙牙根吸收现象更多见于大小正常的侧切牙，而非过小的侧切牙。

开方式手术在这类情况中是禁忌的，对于那些需要暴露位置接近末端已发生吸收的切牙牙根的患者来说。闭合式手术是唯一解决这类问题的手段[19-21]。

在目前的情况下，对于这些牙根吸收的牙齿的正畸移动，要格外注意。尽管研究发现当尖牙远离吸收区域时，牙根发生进一步吸收的可能性很低，这些牙齿随后可以进行矫正治疗，但要尽量减少其移动。正畸医生应切记，不要进行大范围的正畸移动，应该适当妥协。应该记住，接受"良好"的反义词可能就是你所追求的"完美"。

参考文献 · Reference

[1] Becker A, Chaushu G, Chaushu A. An analysis of failure in the treatment of impacted maxillary canines. Am J Orthod Dentofacial Orthop, 2010, 137:743-754.

[2] Becker A, Chaushu S, Casap-Caspi N. CBCT and the Orthosurgical Management of Impacted Teeth. J Am Dent Assoc, 2010, 141(10 suppl):14S-18S.

[3] Becker A. The Orthodontic Treatment of Impacted Teeth. 3rd ed. Oxford: Wiley Blackwell Publishers, 2012.

[4] Becker A, Chaushu S. Long-term followup of severely resorbed maxillary incisors following resolution of etiologically-associated canine impaction. Am J Orthod Dentofacial Orthop, 2005, 127:650-654.

[5] Becker A, Chaushu S. Success rate and duration of orthodontic treatment for adult patients with palatally impacted maxillary canines. Am J Orthod Dentofacial Orthop, 2003, 124:509-514.

[6] Chaushu S, Chaushu G, Becker A. The role of digital volume tomography in the imaging of impacted teeth. World J Orthod, 2004, 5:120-132.

[7] Becker A, Shpack N, Shteyer A. Attachment bonding to impacted teeth at the time of surgical exposure. Eur J Orthod, 1996, 18:457-463.

[8] Ashkenazi M, Greenberg BP, Chodik G,et al. Postoperative prognosis of unerupted teeth after removal of supernumerary teeth or odontomas. Am J Orthod Dentofac Orthop, 2007, 131:614-619.

[9] McKeown HF, Sandler J. The two by four appliance: A versatile appliance. Dental Update, 2001, 28:496-500.

[10] Becker A. Obstructive impaction of a central incisor. Website Bulletin #23, [2013-06] http://www.dr- adrianbecker.com/page.php?pageId=281&nlid=58

[11] Kokich VG. Surgical and orthodontic management of impacted maxillary canines. Am J Orthod Dentofacial Orthop, 2004, 126:278-283.

[12] Woloshyn H, Årtun J, Kennedy DB, et al. Pulpal and periodontal reactions to orthodontic alignment of palatally impacted canines. Angle Orthod, 1994, 64:257-264.

[13] Kornhauser S, Abed Y, Harari D, et al. The resolution of palatally impacted canines using palatal-

occlusal force from a buccal auxiliary. Am J Orthod Dentofacial Orthop, 1996, 110:528-534.

［14］Ericson S, Kurol J. Incisor resorption caused by maxillary cuspids. A radiographic study.Angle Orthod, 1987, 57:332-345.

［15］Ericson S, Kurol J. Resorption of incisors after ectopic eruption of maxillary canines: A CT study. Angle Orthod, 2000, 70:415-423.

［16］Walker L, Enciso R, Mah J. Threedimensional localization of maxillary canines with cone-beam computed tomography. Am J Orthod Dentofacial Orthop, 2005, 128:418-423.

［17］Becker A, Chaushu S. Long-term followup of severely resorbed maxillary incisors following resolution of etiologically-associated canine impaction. Am J Orthod Dentofacial Orthop, 2005, 127:650-654.

［18］Brin I, Becker A, Zilberman Y. Resorbed lateral incisors adjacent to impacted canines have normal crown size. Am J Orthod, 1993, 104:60-66.

［19］Chaushu S, Dykstein N, Ben-Bassat Y, et al. Periodontal status of impacted maxillary incisors uncovered by two different surgical techniques. J Oral Maxillofac Surg, 2009, 67:120-124.

［20］Chaushu S, Brin I, Ben-Bassat Y, et al. Periodontal status following surgical-orthodontic alignment of impacted central incisors by an openeruption technique. Eur J Orthod, 2003, 25:579-584.

［21］Becker A, Brin I, Ben-Bassat Y, et al. Closed-eruption surgical technique for impacted maxillary incisors: A post-orthodontic periodontal evaluation. Am J Orthod Dentofacial Orthop, 2002, 122:9-14.

（刘小兰 译，姚 森 审）

第 20 章

当代正畸临床中的舌侧矫治技术

Alan Rumbak

20.1 概 述

许多正畸医生认为在所有的正畸技术中舌侧矫治是最具有技术难度的。相对于唇颊侧矫治器而言,临床医生对托槽的舌侧定位以及牙齿对于舌侧矫治力系统不同的生物学反应的评估很有限,这会带来许多不希望的副作用。

20世纪70年代,Craven Kurz是美国第一个使用舌侧矫治技术的临床医生[1]。那时他是将唇颊侧托槽粘在牙齿的舌侧面上。随后,在20世纪80年代,Ormco公司建立了一支由杰出的正畸医生组成的舌侧正畸团队,他们设计了一款更加人性化的、高效的舌侧矫治器[2]。与此同时,日本的Fujita医生开创了用蘑菇弓形做舌侧矫治的先例[3]。

隐形正畸治疗的概念在美国杂志上率先发表。相关课程非常受欢迎,并且有很多正畸医生参加。早期由Ormco公司设计的托槽虽经多次改进,但托槽的体积仍然较大、使用起来不方便,患者感觉不舒适,弓丝弯制比较困难并且结果不可预测。因而许多正畸病例虽然在开始的时候使用了舌侧矫治器进行治疗,但在最后却改为用唇颊侧矫治器来结束。很快,这个技术在美国就不怎么流行了[4]。然而从2000年年中开始舌侧矫治技术在欧洲和远东地区国家又重新兴起,并且一直持续到今天。

全面讨论舌侧矫治技术的发展超出了本章内容范围,它涉及一些欧洲、日本和韩国临床医生对该项技术的改进、发展和持续的推动作用。

数字技术、计算机辅助设计软件和计算机辅助制造(CAD/CAM)、口内及模型扫描技术的进步均推动了一些复杂的舌侧矫治系统的发展,本书将对最新的技术进行简短的介绍。

目前,所有的舌侧矫治技术都需要精准的牙列硅橡胶(PVS)印模。笔者推荐两步法印取印模:首先用重体硅橡胶加一张分离膜印取初印模,然后再加上轻体硅橡胶印取终印模。近年来,随着口内扫描设备的发展,使获取口腔3D图像成为可能。不同于传统印模,这些立体成型(STL)三维图像文件可以直接传送到加工中心用于3D图像、3D打印模型的生成及矫治器的生产(Lythos-Ormco)。

> **重要提示:** 在制取印模或口内扫描前,牙齿舌侧表面不能有多余的沉积物(牙结石)。

以下将简短的介绍该项技术的持续发展以及一些临床医生对新的舌侧矫治器发展的推动作用。

20.2 Orapix®(Eurapix)舌侧矫治系统

该技术是由欧洲舌侧矫治技术的先驱Fillion医生开发的[5]。他到处演讲、出版了很多书籍并且开设了很多临床课程。Orapix(Eurapix)矫治器采用完全个性化舌侧定位、

CAD/CAM 制造并且使用平直弓丝而非蘑菇形弓形。弓丝在尖牙与前磨牙之间以及前磨牙与磨牙之间没有外展弯。

这个技术有 4 个主要的步骤[5]：

1. 扫描原始错𬌗畸形研究模型，在计算机上进行牙齿移动排列（setup）。

2. 在计算机上进行托槽模拟定位。

3. 定制托槽转移架（jig）。

4. 每个病例均使用标准直丝弓。弓丝的弓形和尺寸根据模型排牙后（setup）的咬合图来选择。

该系统提供两种标准的水平槽沟的托槽：Scuzzo Takemoto 托槽（STB）和 Kurz 第七代托槽（Ormco）。

> **重要提示：**托槽底板包含较厚的树脂基板以补偿不同牙齿之间的厚度，因此可以便于平直弓丝的使用，没有采用蘑菇形弓形。

20.2.1 Orapix® 系统的优点

- 简化了技工室的制作步骤。
- 使用没有任何弯曲的平直弓丝，即使在某些特殊病例中也只有很少的弯曲。
- 在矫治过程中，根据最开始的设计，牙齿逐渐移向理想的咬合位置。

20.2.2 Orapix 系统的缺点

- 为了补偿牙齿厚度上的差异，某些牙齿的托槽底板需要加厚。由于托槽底板厚度的存在，使得牙齿受力点远离牙齿阻抗中心，这可能造成牙齿移动效率降低。

- 如果在矫治过程中发生托槽脱落，这类托槽的精确再定位会比较困难。

这种技术成功的关键是制定精准的方案，它可以使大部分错𬌗畸形有一个很好的矫治结果。

20.3 Incognito® 舌侧矫治技术（i braces）

Dirk Wiechmann 医生在 Bad Essen 的基础上研制出了 Incognito 技术[6]。

他也被认为是舌侧正畸领域中的领导者、托槽设计者、临床医生和教师（图 20.1）。

该技术的特点将会在本章节中详述[7]。

20.3.1 个性化矫治目标

将初始的错𬌗畸形研究模型进行分牙，根据正畸医生的设计、技师的技能，并以 Andrew 的正常𬌗六项标准为指导，尽可能将牙齿排成理想[7]。

20.3.2 扫描排牙后的研究模型和牙齿表面

用高分辨率 3D 扫描仪扫描排牙后的模型，生成一个精确的数字化 3D 虚拟模型。

20.3.3 个性化托槽底板

Incognito 技术根据研究模型的 3D 扫描图像，制作并使用薄型定制托槽。每个托槽底板都是个性化的，能够准确地与牙齿舌侧面的解剖结构贴合。这个特点使得粘接托槽时只需要很薄的黏结剂就能获得很强的粘接力。由于托槽底板与牙齿舌侧面完美的贴合关系使得托槽粘接失败后精确的再粘接变得相对容易。

20.3.4 托槽的生产

薄型托槽是由计算机设计、使用金合金

个性化铸造而成。带 0.457mm（0.018 英寸）垂直槽的托槽能够很好的控制前牙的转矩[7]。

> **重要提示：** 使用舌侧矫治器时必须知道：由于舌侧托槽与牙齿阻抗中心相互位置关系与唇颊侧矫治器不同，所以任何转矩表达的失误都会表现为垂直向的不调。

20.3.5 弓丝制作

根据 3D 研究模型，CAD/CAM 计算机程序可计算出不锈钢丝和钛钼合金丝（TMA）的几何形状，然后将信息传递给弓丝弯制机器人系统生产出所需的弓丝。镍钛丝的设计及弯制与不锈钢丝和 TMA 丝相同，但需进行特殊的热处理。同一副矫治器的所有弓丝都具有相同的形状，这使得牙齿能够缓慢地移动到其最终的位置。

原来的 Incognito 公司已被 3M Unitek 公

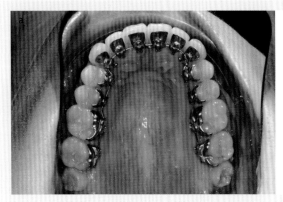
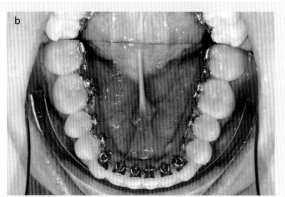

图 20.1　Incognito 矫治器。a. 上颌矫治器。b. 下颌矫治器

司收购。3M 公司引进了计算机辅助模型排牙系统，不需要像原来那样在技工室进行手工的模型排牙。两种方法哪个更好，目前尚存在争议。

20.3.6 Incognito 矫治器的优点

• 拥有很好的实操课程及在线学习平台和出色的临床指导资源。

• 强大的技工后援及技术和生物力学方面的建议使其适用于所有的病例。

• 只要遵循特定的矫治流程，对于正畸医生而言是很容易操作的。

• 技工室提供给临床医生的矫治器平面截图可以帮助进行托槽再定位（图 20.2）。

• 由于托槽底板和牙齿表面非常贴合，只要托槽没有丢失，脱落的托槽容易被清洁、可以被重新定位在正确的位置上。参考屏幕截图能够帮助医生更精确的定位。如果发现牙齿高度存在差异，检查舌侧托槽也许就会发现托槽定位出现了错误。这时可以通过重新粘接托槽或调整弓丝来纠正（图 20.3，图 20.4）。

> **重要提示：**屏幕截图非常好用，可作为检查托槽定位是否准确的参考。

• 在前牙区，由机器人系统弯制的弓丝和垂直槽很吻合，在使用全尺寸钢丝时转矩的控制和表达均很好。此外，由于托槽槽沟与牙齿表面和牙齿阻抗中心之间的距离很短，因此由弓丝所产生的力量的传递更有效。良好的转矩控制提高了结果的准确性。

• 对于拔牙病例，能实现更多的牙齿整体移动和较少的舌向倾斜移动。此外，可以增加额外的转矩以弥补内收前牙时可能出现的舌向倾斜移动。

• 对于临床牙冠比较短的牙齿，托槽的铸造基底可以扩展到咬合面，既可以使咬合分离、还可以增加粘接面积。

• 托槽的近远中距离比较小，从而使得托槽之间的距离增大了。这有利于口内的调整并减少牙齿之间特别是下颌前牙之间的力量（图 20.5）。

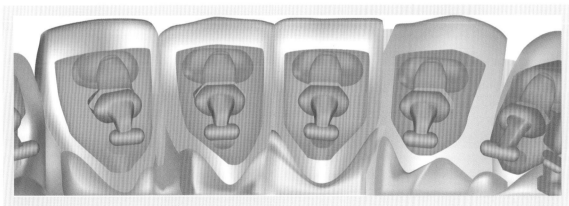

图 20.2 屏幕截图显示下颌四个切牙舌侧托槽的正确位置

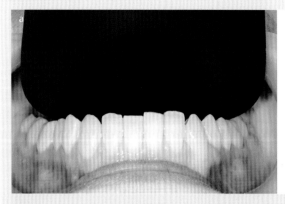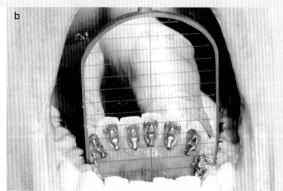

图 20.3 a.LR1 牙齿垂直向高度不一致。b.LR1 舌侧托槽高度不正确

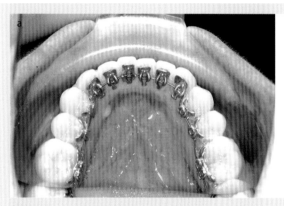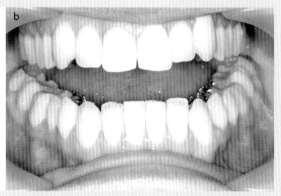

图 20.4 a.利用舌侧弓丝抬高 LR1。b.通过调整弓丝，LR1 垂直向高度被纠正

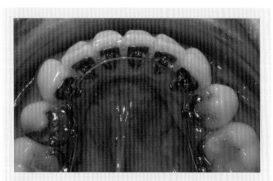

图 20.5 下颌前牙窄小的托槽增加了托槽间距

20.3.7 Incognito 矫治器的缺点

• Incognito 舌侧矫治器复诊时间大概是 6 周一次。

• 如果托槽丢失，重新订购，需要等待 4 周才能收到新的托槽。

• 如果弓丝折断，需要订购新的弓丝，这也会耽误 4 周的时间。如果折断的是较粗的弓丝，牙齿有可能会发生移动，需要重新更换较细的弓丝来重新排齐牙齿。

• 与水平槽沟的托槽相比，垂直槽的托槽在近远中平面上很难控制前牙的倾斜度。

重要提示：介绍一个小技巧。在等待新订制的托槽时，如果此病例使用的是较大尺寸的方丝或接近矫治结束阶段，可使用 Triad Gel® 光固化丙烯酸材料（登士柏）将牙齿与弓丝直接粘接起来，这对将牙齿维持在正确的位置上大有裨益。在新订制的托槽寄到前，这种方法可以维持牙齿的位置不变（图 20.6）。

- Incognito 系统可使用自固化无填料的 A、B 组分树脂 (Reliance maximum cure®, Reliance Orthodontic Products)。在粘接托盘就位前这些树脂有可能会聚合,因此在粘接前应将它们保存在冰箱里。在椅旁可以使用铝制金属冷藏盒使材料保持在低温状态 (Peltz, Company GmbH)(图20.7)。

> **重要提示:** 从最细的弓丝到最大尺寸的方丝,所有的弓丝均需牢固地结扎到托槽的槽沟底。从治疗一开始就应对倾斜度进行控制,这一点非常重要。

对于间接粘接方式,在粘接之前必须先试托盘。印取印模时,尚未完全萌出的牙齿(如第二前磨牙)在矫治器寄到之前的6周时间里还有可能进一步萌出。

> **重要提示:** 对于某些病例,需要使用分段间接粘接托盘,这样可以单独粘接第二前磨牙的托槽。另外,对于舌侧面存在较深的倒凹的病例,如下颌第一磨牙舌侧倾斜的病例,将托盘截断并且分步就位更为合适。

- 将粘接树脂放到托槽底板上之前,要仔细检查托盘的安装面,检查托盘中所有的托槽是否都正确就位了。阻挡托盘就位的任何干扰都会导致一场灾难。

在试托盘的时候若发现有任何问题,均应将托槽和托盘寄送回制作公司重新加工。

20.4 e-Brace® 舌侧矫治器

该舌侧矫治器由中国广州瑞通生物有限公司生产,制造过程与 Incognito 相似,但 e-Brace 的设计制作时间更短并且托槽底板是用 CAD/CAM 设计制作的网状底板[8]。可以根据需要订购尺寸是 0.457mm 或 0.559mm(0.018 英寸或 0.022 英寸)、方向是垂直或水平槽沟的托槽。如果支付额外的费用也可以提供 e-Lock 系统的自锁托槽。还可以根据需求选择不同的材质,如金合金、镍铬合金或钴铬合金托槽以及对应的清晰的间接粘接转移托盘[8]。

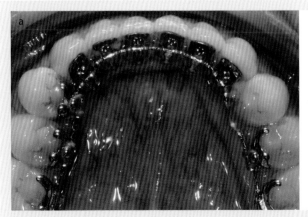
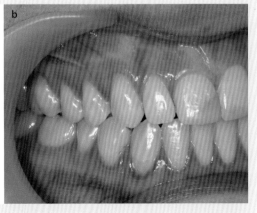

图20.6 a.接近矫治的结束阶段,LR4 托槽脱落,在新订制的托槽寄到之前,用 Triad Gel 材料将牙齿固定住。b.从颊侧看,LR4(44#)被维持在了一个很好的位置上了

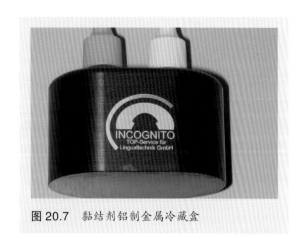

图 20.7　黏结剂铝制金属冷藏盒

20.5　Harmony® 舌侧矫治器

　　法国的 Patrick Curiel 设计了这种舌侧矫治器，由美国正畸公司（AO）生产（图 20.8）[9]。

　　这种矫治系统是用 CAD/CAM 技术制造的个性化舌侧自锁矫治器，其金属底板与 Incognito 矫治器相似。由于强调自锁托槽的机制，它无法做到跟 Incognito 矫治器一样薄。一开始，这种矫治器采用传统的间接粘接托盘进行粘接，并且常规为前牙和后牙提供特殊的定位夹。在治疗过程中托槽脱落需要重新粘接时，配送的定位夹就可以派上用场。弓丝是用 CAD/CAM 设计、由机器人系统弯制而成的[9]。

　　Curiel 医生认为与传统舌侧结扎技术相比，自锁系统更利于操作，将弓丝结扎到托槽上会花费更多的时间，也会增加弓丝、托槽及橡皮链之间的摩擦力。自锁系统可能会减少复诊时间并缩短疗程。他认为它的技术

借鉴了唇侧自锁系统最好的理念，也就是轻力低摩擦，还结合了数字化定制。若选用这种舌侧矫治系统，他建议在 0.457 mm × 0.635 mm（0.018 英寸 × 0.025 英寸）槽沟里使用 0.018 英寸 × 0.025 英寸的镍钛丝作为结束弓丝。

　　Harmony 舌侧矫治系统有在线认证课程，也有取模教程和不同类型牙面（如釉质、金属和瓷表面）的临床粘接方法示范，还有开闭前牙和后牙自锁盖的说明。

　　这种矫治系统没有限定矫治范畴，它希望适用于每个正畸医生的临床理念。医生可以在线获取患者数字排牙的情况并告知技术中心进行所需的修改。一旦修改完成，正畸医生就可以要求按照数字排牙的情况生产托槽[9]。

> **重要提示：** 这个系统的一个重要特征是正畸医生可以根据自己的理念选择弓丝的形状，既可以是平直弓丝也可以是蘑菇形弓丝。

　　如果选择平直弓丝，托槽底板会比较厚以便补偿牙齿的不同厚度（参见上述的 Orapix）。但是这种设计会使牙齿的阻抗中心远离作用力的平面、并且产生更大的移动，这些可能都是不希望发生的。如果选择蘑菇形弓丝，托槽底板薄且弓丝更靠近牙齿舌侧面，因为受力点更靠近牙齿的阻抗中心，这在生物力学上是有优势的（见 20.3 部分）。然而，机器人系统会在弓丝上弯制很多的弯曲。

　　这个系统的缺点是托槽的宽度。托槽越宽，下颌前牙托槽之间的距离就越小，下颌前牙在结扎时可能会出现结扎边缘严重叠合的问题。

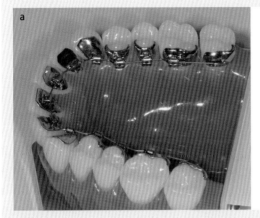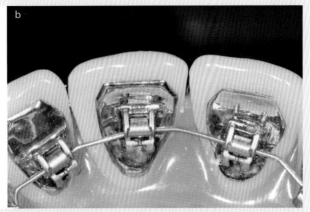

图 20.8　a. 由 Patrick Curiel 设计的 Harmony® 舌侧自锁托槽矫治器。b.Harmony 自锁托槽

20.6　DW 舌侧矫治系统：The Win® 矫治器

DirkWiechmann 医生最近发明了 WIN 舌侧矫治器，这个新的订制型的矫治器的托槽底板是由钴铬合金铸造而成，可以与牙齿舌侧外形完美贴合。与其他技术一样，个性化弓丝是由计算机辅助弓丝弯制机器人系统弯制的（DW 舌侧系统有限公司）（图 20.9）。

该技术的主要特色是先制作出与牙齿舌侧面非常贴合的托槽底板，而后再将托槽体与底板焊接在一起。与早期的 Incognito 矫治器相同，该系统的弓丝在托槽上产生的力更靠近牙齿的阻抗中心，这使得牙齿移动更高效。

这个矫治器的另一个重要特征是托槽槽沟是用高速铣床切割加工而成的。这个加工过程可使托槽槽沟更加精确、误差很小，允许最后一根弓丝的转矩全部表达出来。槽沟的方向与原来的 incognito 托槽槽沟方向一样，都是垂直方向的。

重要提示： 托槽槽沟与弓丝之间这种高精度的关系，再配合使用 0.090 英寸的新型 easy on 结扎圈（Peltz and Co），就避免了为了在订制的垂直槽沟舌侧矫治器上完全表达所需倾斜度和转矩度时而经常要求使用的两种强力结扎的方法。

新型 Easy On 结扎圈是专门为这种舌侧托槽生产的，横截面是矩形的，可以完全贴合在托槽上的。这种结扎圈不易变形也不容易伸长，可以将弓丝牢牢地结扎到托槽槽沟内，消除了为了完全表达牙齿的第二序列移动（近远中向倾斜）而使用的强力结扎（图 20.10）。

重要提示： 在牙列拥挤的病例中，放置初始弓丝时应使用标准的弹性结扎圈来进行结扎，若使用新型 Easy On 结扎圈，其所产生的强大的力量会导致托槽脱落。

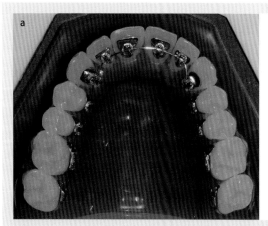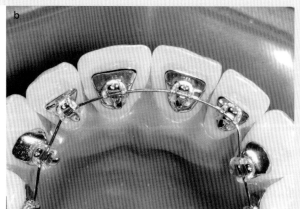

图 20.9 a.新的 DW 舌侧矫治系统全牙列观。b.DW 舌侧矫治系统的切牙托槽

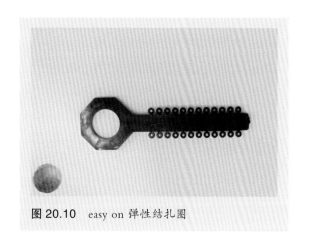

图 20.10 easy on 弹性结扎圈

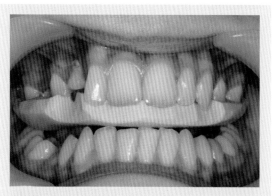

图 20.11 间接粘接托盘去除了唇侧部分，可以帮助医生来判断托盘的贴合程度

粘接托槽的临床操作过程与 Incognito 矫治器相似。

正畸医生既可以选择硬的，也可以选择软的托槽转移托盘。从制作公司订购托槽转移托盘时，在订单上应注明需要去除上颌左侧尖牙到右侧尖牙之间托盘的唇侧部分。

重要提示：该过程允许医师在粘接前准确评估托盘的贴合程度。可以通过观察牙齿切缘与托盘之间的间隙来进行判断（图 20.11）。

制作公司会提供初始的排牙图片。这些图片可以用来检查托槽位置是否准确，也可以在重新粘接托槽时作为一个参考。在重新粘接托槽时参考该排牙图片是很重要的。

20.7 2D® 矫治器

Vittorio Cacciafesta 设计的舌侧托槽简单又高效，这降低了舌侧矫治的费用。但是这些托槽的使用有局限性，因为牙齿只能在两个平面上移动：要么前后向移动、要么龈𬌗向移动。这种托槽可以直接粘接也可以间接粘接。它们又薄又舒适，对发音没有太大的影响。该系统建有一个托槽数据库，医生可以根据不同的牙齿和不同的错𬌗情况选择特定的标准托槽。

Cacciafesta 医生[10]在以下情况中推荐使用这种托槽：

- 在矫治结束后作为舌侧保持器来固定牙齿。

- 关闭微小间隙。

- 减小部分覆𬌗。

- 排齐上下颌牙齿。

- 排齐阻生的或异位的尖牙。

- 纠正前牙和后牙的反𬌗。

- 正颌手术术前正畸。

笔者认为对于下颌前牙轻度复发的病例，这种矫治器也是首选。可以从下颌一侧尖牙到另一侧尖牙之间粘贴非凡公司（Forestadent）的 2D 托 槽，用 0.305mm（0.012 英寸）镍钛片段弓丝来排齐牙齿（图20.12）。

> **重要提示：** 使用这种简单的托槽系统做舌侧矫治的好处：临床医生可以在自己的技工室里制作矫治器。

有关技工室操作步骤的详细描述超出了本章的范围。但如果哪位医生想要获取这方面的资料，可以与笔者联系，笔者很乐意提供相关细节。

2012 年曾举办过一场综合性舌侧正畸圆桌会议，内容涵盖了舌侧矫治技术的多个方面。这次会议由 B. Ludwig 主持，有 8 位在舌侧矫治方面经验丰富的正畸医生应邀参加了会议[11]。想要在舌侧矫治方面有更深入了解的医生，笔者建议阅读这次会议的纪要并参加正规的培训课程。

20.8 临床技巧

> **重要提示：** 在操作任何类型的舌侧矫治器时，强烈建议使用至少 2.5 倍放大率且带有 LED 灯的放大头镜。

20.8.1 工具

用蹩脚的工具做舌侧矫治会非常有压力。使用顺手的工具和材料可使舌侧正畸医生无压力也很享受。每个医生随着时间的推移都会找到各种他们认为有帮助的工具。笔者认为下面的这些工具作为基础器械是必须有的（Peltz and Company GmbH）：

- 短探针。

- 弯头和直头结扎钳。

- 直头及弯头的结扎引导器。

- 不同曲度的 Weingart 钳。

- 平切型末端切断钳。

- 末端回弯钳。

- 舌侧去托槽钳。

- 粗丝切断钳。

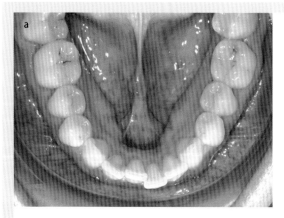
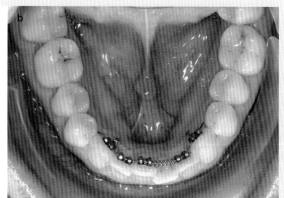
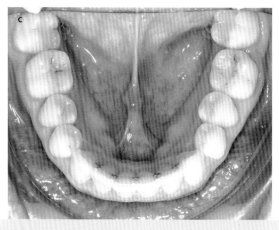

图20.12　a.下颌前牙轻度拥挤。b.在下颌尖牙到尖牙上粘贴简单的2D舌侧矫治器并使用0.305mm（0.012英寸）节段镍钛丝。c.排齐后的下颌前牙粘接有舌侧保持器进行保持

20.8.2　过长弓丝末端的处理

从第二磨牙舌侧管伸出来的弓丝末端很易刺激舌体组织，所以需将弓丝末端回弯（图20.13）。

为了加快临床操作速度，可先将弓丝从下颌前牙托槽上脱开（图20.14）。

然后，将弓丝往远中移动使其穿出下颌右侧第二磨牙舌侧管。

用回弯钳将弓丝朝着牙冠的方向回弯。

最后，把弓丝往前移，重新结扎到前牙托槽内。弓丝末端将会紧贴第二磨牙舌侧管远中。

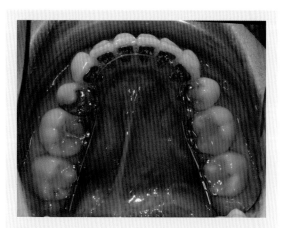

图20.13　弓丝从下颌第二磨牙的舌侧管远中端伸出

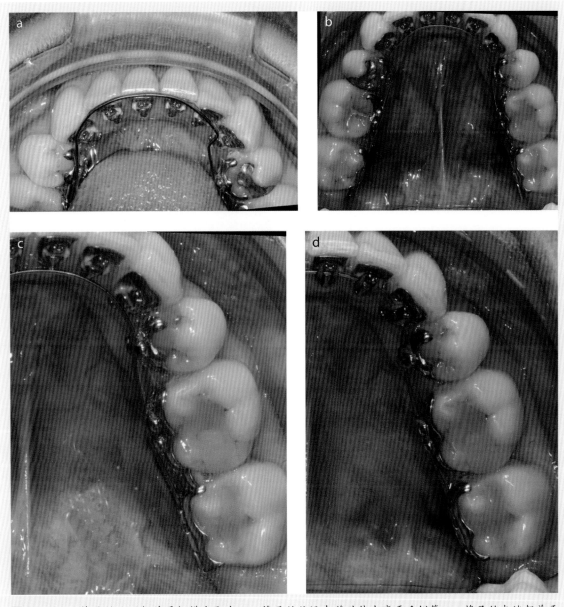

图20.14 a.将弓丝从下颌前牙托槽内取出。b.将弓丝往远中移动伸出磨牙舌侧管。c.将弓丝末端朝着牙冠的方向弯折。d.再将弓丝往前移动并用弹性结扎圈结扎到前牙托槽上,此时弓丝的末端会紧贴下颌第二磨牙舌侧管远中

20.8.3 患者的选择

　　错𬌗的类型不是选用舌侧矫治器或唇颊侧矫治器的决定因素,影响矫治器选择的唯一因素是患者的类型。与青少年相比,成年患者对舌侧矫治器的忍耐性相对较差。另外舌体有问题的患者,如巨舌症或对刺激敏感的患者都不大适合选用舌侧矫治器。

20.8.4　舌侧矫治患者的管理

给舌侧矫治患者预留的沟通时间应比常规矫治患者长一些。因为有更多的内容需要解释，患者也会经常提出更多的问题。所有的资料及交流内容都需要完整、详细地记录下来。患者应对自己所期望的结果以及临床医生能够兑现的结果很清楚。

一旦开始使用舌侧矫治器，就必须足够重视、深入学习。笔者认为把舌侧矫治的患者预约在每天的最后是很有必要的，以防操作时间超出了预计的预留时间。笔者建议当你还没有足够经验之前，应该把复诊操作时间预约得长一点，直到你已经积累了较丰富的经验为止。

20.8.5　操作位置

操作者的工作位置非常重要。为了提高上下颌牙齿舌侧面的可视性，不管是左利手操作者还是右利手操作者都要做好在患者左右两侧工作的准备。

重要提示：不管是用结扎圈还是用结扎丝进行结扎，惯用手应始终握住结扎引导器（ligature director），而另一只手应拿着结扎钳。这样才能很好地控制而不至于使器械滑脱伤及患者。

20.9　小　结

尽管舌侧矫治技术很难、很耗时，有时还会让正畸医生感觉沮丧，但是一旦掌握了这门技术，你就会觉得很值得并能获得巨大的成就感。选择舌侧矫治器的患者通常要求都很高，但最终都会很感激这一选择。

对于想要给患者提供更多的矫治器选择并且希望能提供更专业的服务的正畸医生，笔者强烈建议学习并使用舌侧矫治技术。不管你选择何种类型的舌侧矫治器，笔者建议你应参加相关舌侧矫治器的专门培训课程。

参考文献·Reference

［1］Kurz C, Swartz ML, Andreiko C. Lingual orthodontics: A status report, part 2:Research and development. J Clin Orthod,1982,16:735-740.

［2］Alexander CM, Alexander RG, Gorman JC, et al. Lingual orthodontics: A status report, part 1. J Clin Orthod, 1982,16:255-262.

［3］Fujita K. New orthodontic treatment with lingual bracket and mushroom arch wire Appliance. Am J Orthod,1979,76:657-675.

［4］Alexander CM, Alexander RG, Sinclair,PM. Lingual Orthodontics: A Status Report,Part 6: Patient and Practice Management.J Clin Orthod,1983,17:240-246.

［5］Fillion D. Lingual straight wire treatment with the Orapix system. J Clin Orthod,2011,45:488-497.

［6］Wiechmann D, Rummel V, Thalheim A, et al. Customized brackets and archwire for lingual orthodontic treatment. Am J Orthod Dentofacial Orthop,2003,124:593-599.

［7］Wiechmann D, Nesbit L, Rubbert Ruedger. iBrace/Incognito Clinical Guide, version 2. et al. Texas:Lingualcare, Inc, 2007.

［8］Ramano R. Customised brackets and archwires for lingual orthodontic treatment//R Romano. Lingual and Esthetic Orthodontics. London Quintesense Publishing, 2011,147-156.

［9］Curiel P. 2012 Orthotown interview. Orthotown 2/January/February 2012 Ⅱ Orthotown.com.

［10］Cacciafesta V. New horizons in 2D lingual orthodontics. In Lingual and Esthetic Orthodontics, Edited by R Ramano. London: Quintessence Publishing, 2011,15-28.

［11］Ludwig B, Alexander JC, Cacciatesta V, et al. Lingual orthodontics Part 1. J Clin Orthod,2012,46:203-217. Part 2. J Clin Orthod,2012,46:275-292.

（谢柳萍　译，姚　森　审）

第 21 章

颞下颌关节：关节盘移位

Brian Nebbe

颞下颌关节功能紊乱（TMD）被定义为咀嚼系统中源自肌肉骨骼结构引起的症状和体征，属于颅面部疼痛的范畴，其中颞下颌关节盘移位是其中一个重要部分。本文将着重讲解颞下颌关节盘移位的临床表现和治疗选择，这对于正畸治疗是有帮助的，本章不对颞下颌关节紊乱和颌面部疼痛做过多描述。

颞下颌关节（TMJs）是由双侧下颌骨髁突和颞骨构成的双侧联动关节，纤维状关节盘位于关节的两骨面之间。颞下颌关节运动时，在正常状态下健康的纤维状关节盘始终维持在关节的骨面之间。一旦关节盘发生移位，关节盘在颞下颌关节运动中就无法起到保护作用。

关节盘移位所造成的后果有多种，多取决于关节盘移位的程度、是否伴有相关的炎症、关节损伤程度以及个体的适应能力。临床症状多伴随有下颌运动受限，受限程度与关节盘移位程度有关。

> **重要提示**：关节盘移位的临床表现可以归结为：耳前疼痛、关节弹响、张口受限、下颌骨偏向患侧、患侧关节和关节囊压痛、咀嚼肌压痛、咬合紊乱。

除了已确认的临床症状外，有学者认为成人中的关节盘移位与骨关节病可能有关联[1]。有学者在成人样本中发现关节盘移位、骨关节病、关节退行性病变与进行性错𬌗畸形之间有密切的关系[2]。轻微的关节盘移位仅对关节盘的小部分区域有影响，可能会被忽视，几乎没有组织改变的迹象。闭口位时有轻度移位的关节盘常会在张口时自动复位。髁突在正常开口时会向前平移，关节盘可回到髁突的头部，关节盘的中间带可位于髁突头部

和相对的关节结节后斜坡之间，关节盘从而复位。随着髁突的平移，发生了移位的关节盘若可以复位，这可能说明关节的组织变化比较微小。因为关节在行使功能期间的大部分负荷发生在复位的关节盘上，这使得关节盘后组织和关节盘附着组织保持了完整性。另一方面，髁突正常平移时若发生移位的关节盘未能复位，可能说明关节结构的改变比较严重，当关节负荷持续过高时更是如此。若在髁突进行平移的任何阶段关节盘不再位于关节骨面之间，颞下颌关节的关节部件和非关节部件均可能会因关节盘的移位而发生改变。

> **重要提示**：关节盘发生移位后，无论复位与否，都意味着在关节负荷的某些阶段，关节盘中间带不再处于髁突和关节结节后斜坡之间。

当关节盘仅轻微向前移位时，关节负荷将作用在关节盘增厚的后带上。关节盘后带的胶原纤维呈横向排列，与胶原纵向排列的中间带相比，其承载功能负荷的能力较差[3-4]。

关节盘组织的可压缩性会随着关节盘滑液的损失而降低，该区域的负荷加载会增加组织的损伤。由于失去正常情况下应由关节盘提供的润滑功能[5-6]，加上摩擦阻力的增加，将会使关节盘相对于髁突的协调运动受到干扰[7]。

> **重要提示**：若关节盘在闭口位时完全移位，髁突将位于关节盘后附着和关节盘后组织上。具有丰富神经和血管的关节盘后组织易受负荷和创伤的影响，从而会导致关节疼痛的症状。

关节炎症通常是指发生在滑膜或滑液中的一种反应。软骨和关节盘虽然并没有被认为是关节炎症的积极参与者，然而目前已知软骨细胞和纤维细胞产生的强效促炎介质可引发和加重关节炎症[8]。急性炎症时关节盘后组织若受到持续的功能负荷，其修复和再生能力则会降低，这可能会导致后附着穿孔，从而进一步干扰髁突的活动。

另一种情况是：组织切换到修复模式，肉芽组织取代急性炎症渗出物，纤维性瘢痕组织最终取代关节盘后组织。该组织将承担移位关节盘的功能，关节盘后组织重建为功能性假关节盘，并将建立起新的平衡[9]。

关节功能运动和后附着的重建可导致关节盘形态发生改变。在闭口位置，完全移位的关节盘可位于此刻在关节结节高度的关节前凹内的髁状突的前方[10]。总体来看关节盘可显示出形态的丧失和前后径的缩小[11-15]。关节盘最小程度的移位可以保证在髁突的大多数功能运动中，关节盘能够位于功能骨关节面之间。关节盘正常的位置可为关节的纤维软骨提供润滑和营养，在咀嚼过程中关节盘还具有减震和分散咬合力的功能。

> **重要提示：** 关节盘移位会影响关节盘正常功能的行使。

在关节盘移位的情况下，髁突未与关节盘接触的区域靠近关节结节的骨性关节表面，两者之间夹着拉长的关节盘附着。因为关节盘通常会填满两个凸出的骨性关节面之间的空间，此时髁突和与其相对的骨性关节面并不吻合。在咀嚼过程中，这两个不吻合的骨面接近负载受力点，使咀嚼过程中覆盖在骨关节结构上的纤维软骨在单位面积上所受的力值增加，从而会导致局部组织疲劳、组织液丢失和压缩性降低。

损伤最初局限于纤维软骨关节面表层，正常组织的再生可阻止进一步的损伤。然而，关节的持续负荷以及表面润滑和营养的减少最终会影响软骨细胞的再生能力。

> **重要提示：** 如果退行性重建超过了组织修复的速度，就会发生退行性变。退行性变可能仅发生在关节软骨的表面，也可能会扩展到骨组织表面。

损伤的严重程度取决于关节盘移位的程度、关节盘后附着穿孔与否、滑液的丧失、炎症、组织再生能力以及咀嚼力的持续时间和强度等。

> **重要提示：** 纤维软骨关节因没有神经末梢支配，其表面的损伤并不会表现为关节疼痛。只有位于被拉长的关节囊和关节盘结构中的神经受到刺激，或炎性产物刺激了骨髓腔或关节囊部位的神经末梢时，才会产生疼痛。

滑膜位于关节的非接触面，可产生具有润滑和营养功能的关节滑液。滑膜结构脆弱且由不能受力的内膜下血管丛供给营养，故不能分布在关节受力部位。滑膜组织受力后易导致充血，并伴有内膜下组织慢性炎性渗出和细胞浸润。当组织受到超出生理限度的压力时，会导致组织破坏和滑膜覆盖面积减少。在咀嚼过程中肌肉的收缩和咬合接触可使关节内压力进一步升高。在慢性炎症状态下，如果关节内压力超过毛细血管灌注压力，会阻塞毛细血管丛进而影响氧供给，造成组织缺氧[16]。

> **重要提示：** 影像学研究显示，在有关节盘移位的成年人中约30%无任何症状[17-18]，而在有颅颌功能紊乱或疼痛的患者中，约82%存在关节盘移位。

普遍认为青少年也会受到关节盘移位的影响[19-21]。但研究也指出疼痛的定位在年轻个体中尚不明确[22]。这就使得诊断和研究青少年颞下颌关节盘移位问题愈加困难。

因缺少获取临床信息的标准、评价方面具有主观性、调查结果模棱两可等原因，从而导致对关节盘移位的临床表现进行解释变得复杂。例如，没有关节弹响通常被解释为关节盘处于正常的位置，但实际情况并非如此。因为在不可复性关节盘移位的关节中，髁突也可以正常平移，不会越过关节盘后带，也不会产生关节杂音，这样就会最终导致对关节盘位置的错误判断[23]。

> **重要提示：** 因此，除非以往有准确的关节音记录，否则仅靠关节音可能无法准确地显示关节盘的状态。

利用视觉模拟疼痛评分法和标准化触诊压力法来评估肌肉和关节压痛，已使临床信息采集手段明显改善。但尽管如此，如果仅仅根据临床信息和关节音来诊断关节紊乱，其确诊率只有核磁共振成像(MRI)手段的一半左右[24]。

将临床上发现的咬合变化与颞下颌关节症状进行联系，可能会产生矛盾的难以解释的结果。一些研究报告认为颞下颌关节症状与安氏错𬌗畸形、反𬌗、深覆𬌗、深覆盖之间有关联，而另一些研究则没有发现这种关联[25-26]。

> **重要提示：** 临床症状和体征似乎是关节盘移位的最佳指标，但不能作为诊断关节状态或判断关节盘移位程度的可靠依据。

全景片因为能清晰地检测骨折和髁突严重的退行性变，可以作为TMJ的筛查手段。但与其他普通胶片一样，全景片的图像也有局限性，其会放大、叠加实际结构并可降低图像的分辨率。此外，髁突的图像需要仔细的判读，但全景片的旋转式拍摄方式会产生髁突内外极的叠加投影和骨结构的失真[27]（图21.1）。

轴向校正成像及最近的锥束计算机断层成像(CBCT)可使关节成像不变形，在不与其他骨结构重叠的情况下生成的截面图对识别关节表面骨的微小变化具有重要价值。这些影像学方法可用于判断骨质的改变或退行性变的程度，但不能识别关节盘的位置或反映关节的积液和炎症（图21.2）。

利用MRI[18]对关节的软组织结构可进行直接成像，这极大地促进了对颞下颌关节的研究，可能有助于了解关节盘移位的病理生理学变化。

可以肯定有一些因素能够影响下颌骨的生长发育。尤其是某些局部环境因素似乎对髁突软骨的发育有很大的影响。局部炎症、创伤和肌肉功能改变等因素似乎能妨碍髁突对升支垂直发育的作用。

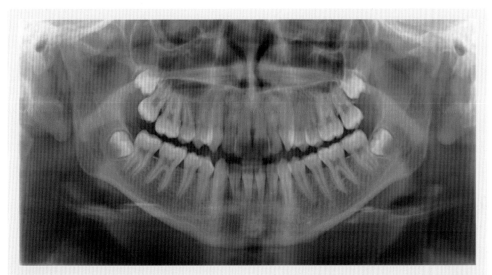

图 21.1 全颌曲面断层 X 线片（全景片）上呈现的颞下颌关节结构

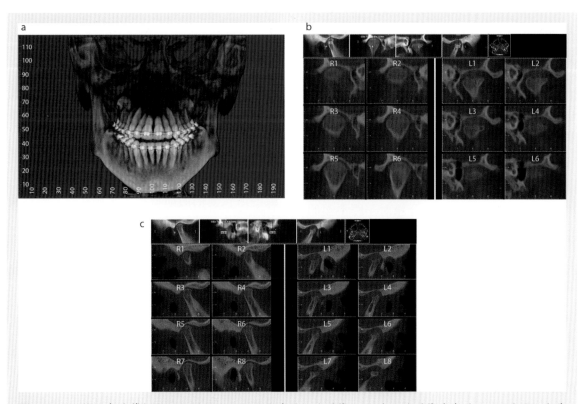

图 21.2 a. 锥形束计算机断层扫描显示了颅面区域的立体图像。b. 由立体图像生成的 TMJs 的冠状向截面图。c. 由立体图像生成的 TMJs 矢状向截面图

重要提示： 有文献报道髁突软骨不是主要的生长中心，而仅仅是促进下颌骨垂直向和矢状向发育的适应性生长点[28]。

许多研究集中在髁突对正常生长的促进作用方面，还有一些学者也研究了影响髁突发育可能的相关因素[29-31]。

如果关节盘移位被认为影响了关节局部的功能环境，那么是否能将关节盘移位与青少年面部形态的改变相关联？

加拿大阿尔伯塔大学曾对119例青少年女性进行研究，观察颅面部形态与TMJ关节盘移位之间是否存在关联[32]。有关这项研究的细节和其他支持证据可以参见所附的参考文献[33-36]。现将这项研究的重要发现概括如下：

关节内部紊乱的加剧与下列症状有关联：

（1）下颌升支高度减小、下颌体长度缩短、后全面高减少、下颌角增大。

（2）下颌平面角增大。

（3）腭平面相对于颅底平面和下颌平面的倾斜度增加，上颌磨牙相对于腭平面的垂直高度降低。

（4）前后颅底区域的整体缩小以及颅底角度减小均不太明显。

这些研究显示颅面部形态和颞下颌关节紊乱之间存在关联。

利用功能性矫治器对颌骨生长进行诱导的前提是TMJ应完好无损、功能正常。在Ⅱ类错𬌗患者中，引导下颌骨向前是为了刺激髁突生长、引导牙齿萌出并促使关节窝进行

改建[37-40]。下颌骨相对于上颌骨关系变化的程度和机制虽然一直是一个备受争议的话题，但也有人称功能性矫治器可以改变下颌的生长方向或刺激下颌的生长。在有关节盘移位的关节中，如果关节盘没有随着下颌前移而复位，髁突相对于关节结节后斜坡发生的前移可能会导致进一步的软组织损伤和炎症。这一过程可能会干扰关节盘后组织的适应能力，导致髁突重塑和髁突垂直高度的丧失。

重要提示： 对于生长期的患者来说，随着时间的推移颞下颌关节内部紊乱可能对维持面部比例的平衡会产生重要影响，这些影响决定着治疗方案的选择。如果此时实施阻断性正畸治疗，这些患者可能对正常的生长调节和治疗没有反应。但是当生长结束且面部各部分之间的差异程度可以确定后，患者才开始进行治疗方可获得较好的效果。

青少年具有极强的适应能力，随着年龄的增长他们的面型和大小尺寸也会发生变化。在面部区域，髁突和牙槽骨是极具适应性的生长部位[41]，其他部位也在不断地进行改建和增长。随着功能环境的改变，肌肉附着也在不断地适应面部的生长[42-43]。当生长发育完成后，形成了相对稳定的结构，组织的细胞代谢放慢。若在这个阶段破坏了组织的再生能力，就会发生退行性改变[44-45]。退行性改变通常与颞下颌关节内部紊乱的严重程度有关。

重要提示： 临床医生应该意识到：青少年若出现颞下颌关节内部紊乱，在早期可能不会有明显的症状和体征，当生长发育完成后症状可能就会显现出来。此外，假如在早期施行了正畸治疗，与退行性变相关的髁突结构的丧失就会被当成正畸治疗后的复发。颞颌关节内部紊乱的出现可能会被错误地归因于在其症状出现前的某个时间段实施了正畸治疗（图21.3）。

对成年人和青少年在正畸治疗前进行的TMJ检查应包括以下几个方面：

（1）应评价髁突运动的质和量、张口度及张口偏斜的程度。

（2）应触诊关节囊区域和咀嚼肌组织，判断是否有压痛或其他症状。

（3）在负载和没负载的情况下，对所有与髁突运动相关的关节音进行检测。

（4）对错𬌗畸形进行评估，特别强调应对侧方开𬌗或前牙开𬌗以及咬合不对称进行评估。

（5）对面部对称性和垂直生长失调进行评估。

成年人和青少年的颞下颌关节综合诊疗要点应包括：

（1）除非出现了疼痛或髁突运动受限及开口受限，否则不需要对关节音进行处理。

（2）可通过改变习惯和饮食（如避免重复咀嚼口香糖）来控制关节或肌肉的症状。

（3）对开口受限或者开口偏斜的患者可采用物理疗法，以保护肌肉组织并松解受干扰而移位的关节盘。

（4）对关节囊有压痛的患者可采取冷敷、并且可局部或全身使用非甾体消炎药(NSAIDs)进行治疗。

（5）只有在使用了上述保守治疗以后症状未得到改善，或者咬合干扰导致了持续的肌

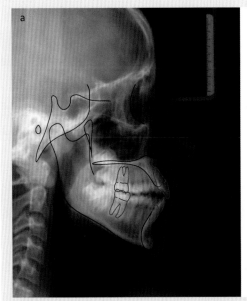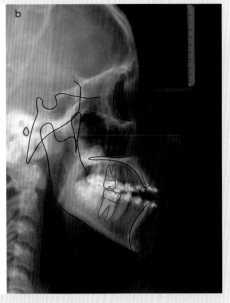

图 21.3 a. 治疗前的头颅侧位定位片。b. 治疗过程中的头颅侧位定位片：显示了过去12个月因髁突改建而导致的颌骨、牙列的变化

肉保护时，才需要采用夜磨牙垫进行治疗。

（6）对中枢型及周围型磨牙症可以通过夜磨牙垫来进行治疗，以此来减少组织和牙齿的进一步损伤。

> **重要提示：** 通过保守治疗难以奏效的关节问题应进行影像学检查。

CBCT 或者 MRI 可用于确定关节状况以及治疗需求。CBCT 能判定骨质改建的程度并可确定是否处于骨质破坏的活跃期。当怀疑关节盘移位时，MRI 可用于确定关节盘移位状况及关节积液程度。对退行性关节改变进行治疗除了使用上述所有的保守治疗方法外，也需注意以下几点：

（1）可长期服用 NSAIDs 去控制炎症。

（2）进行关节活动和必要的物理治疗。

（3）服用骨稳定药物，如四环素类药物。

（4）建议患者确保摄入充足的维生素 C（1000mg/d）和维生素 D（1000U/d）。

（5）对于雌激素低下、催乳素较高或甲状旁腺功能亢进的女性应进行系统评价。

CBCT 影像可用以排除骨质的改变并确定治疗需求，而 MRI 可以观察动态情况下关

> **重要提示：** 在正畸治疗期间若发现患者出现颞下颌关节症状，则应进行彻底的调查，以确定导致症状的病因、显现时间和病史，还需确定导致症状加重、持续和改善的因素。应对正畸治疗前关节症状的原始记录和病史重新进行评估。应对诸如单侧开𬌗、前开𬌗等咬合关系的变化或非自然咬合状态下中心滑动的形成进行评估。曲面断层片可用来观察髁突的不对称情况。

节盘的运动轨迹。

患者在进行牙齿固定矫治期间应配合如下治疗：

（1）进行保守的家庭护理，改正不良习惯，短期服用非甾体抗炎药。

（2）颌间弹性牵引只在夜间间断使用，如果症状无改善则停止夜间颌间牵引。

（3）需要进行物理治疗和关节活动。

（4）对于退行性骨改建者应拆除固定矫治器，审慎选用夜磨牙垫和药物干预。

（5）使用夜磨牙垫可能会加速髁突重塑，导致开𬌗畸形加重。

（6）治疗的目标是维持髁突的大小和形状，从而减少发生严重错𬌗畸形的可能。

（7）在 CBCT 成像显示髁突骨质硬化和重塑过程结束之前，不应尝试进一步的正畸治疗。后续的正畸治疗通常放在 18~30 个月后。

（8）在性成熟、激素稳定和骨关节发育稳定之前，不应采用正颌手术的方法去治疗严重的错𬌗畸形。

尽管已有大量的研究对颞下颌关节问题进行了深入的探讨，但是这个问题毕竟是许多正畸医生在正畸临床治疗中无法回避的问题。有很多正畸医生会干脆不做任何形式的关节治疗，而是将相当比例的有颞下颌关节问题的患者转介给自己认为能处理这一问题的同行。本章针对颞下颌关节功能障碍和关节盘移位进行了简要的讲述，临床医生在处理 TMJ 问题时最重要的一点是能够识别病情的发生和发展。如果掌握了这一点，每个临床医师才能根据自己的理念和知识水平去治疗或者转诊此类患者。

参考文献 · Reference

［1］Westesson P-L. Structural hard tissue changes in the temporomandibular joints with internal derangement. Oral Surg Oral Med Oral Pathol, 1985, 59:220-224.

［2］Link JJ, NickersonJW. Temporomandibular joint internal derangements in an orthognathic surgery population. Int J Adult Orthod Orthognath Surg, 1992, 7(3):161-169.

［3］Scapino RP. The posterior attachment: Its structure, function and appearance in TMJ imaging studies. Part I. J Cranio Disorders Facial Oral Pain, 1991, 5(2):83-95.

［4］Scapino RP. The posterior attachment: Its structure, function and appearance in TMJ imaging studies. Part II. J Cranio Disorders Facial Oral Pain, 1991, 5(2):155-166.

［5］Mow VC, Holmes MH, Lai WM. Fluid transportation and mechanical properties of articular cartilage: A review. J Biomechanics, 1984, 17(5):377-394.

［6］Hou JS, Mow VC, Lai WM, et al. An analysis of the squeeze-flm lubrication mechanism for articular cartilage. J Biomechanics, 1992, 25(3):247-259.

［7］Stegenga B, De Bont LGM, Boering G, et al. Tissue responses to degenerative changes in the temporomandibular joint: A review. J Oral Maxillofac Surg, 1991,49:1079-1088.

［8］Lotz M, Blanco FJ, von Kempis J, et al. Cytokine regulation of chondrocyte functions. J Rheumatol, 1995, 22(1 Suppl 43):104-108.

［9］Blaustein DI, Scapino RP. Remodeling of the temporomandibular joint disk and posterior attachment in disk displacement specimens in relation to glycosaminoglycan content. Plastic Recontructive Surg, 1986,78(6):756-764.

［10］Scapino RP. Histopathology associated with malposition of the human temporomandibular joint disc. Oral Surg, 1983, 55(4):382-397.

［11］Larheim TA. Current trends in temporomandibular joint imaging. Oral Surg Oral Med Oral Pathol Oral Radiol Endod, 1995,80:555-576.

［12］Westesson PL, Bronstein SL, Liedberg J. Internal derangement of the temporomandibular joint: Morphologic description with correlation to joint function. Oral Surg Oral Med Oral Pathol, 1985, 59:323-331.

［13］Isberg A, Isacsson G. Tissue reactions associated with internal derangement of the temporomandibular joint: A radiographic, cryomorphologic, and histologic study. Acta Odontol Scand, 1986, 44:159-164.

［14］Heffez L, Jordan S. A classifcation of temporomandibular joint disk morphology. Oral Surg Oral Med Oral Pathol, 1989, 67:11-19.

［15］BjØrnland T, Refsum SB. Histopathologic changes of the temporomandibular joint disk in patients with chronic arthritic disease: A comparison with internal derangement. Oral Surg Oral Med Oral Pathol, 1994, 77:572-578.

［16］Merry P, Williams R, Cox N, et al. Comparative study of intra-articular pressure dynamics in joints with acute traumatic and chronic inflammatory effusions: Potential implications for hypoxicreperfusion injury. Ann Rheum Dis, 1991, 50:917-920.

［17］Kircos LT, Ortendahl DA, Mark AS, et al. Magnetic resonance imaging of the TMJ disc in asymptomatic volunteers. J Oral Maxillofac Surg, 1987, 45:852-854.

［18］Tasaki MM, Westesson P-L, Isberg AM, et al. Classifcation and prevalence of temporomandibular joint disk displacement in patients and symptom-free volunteers. Am J Orthod Dentofac Orthop, 1996, 109(3):249-262.

［19］Solberg WK, Woo MW, Houston JB. Prevalence of mandibular dysfunction in young adults. J Am Dent Assoc, 1979, 98:25-34.

［20］Egermark-Eriksson I, Carlsson GE, Ingervall B. Prevalence of mandibular dysfunction and orofacial parafunction in 7-, 11-, and 15-year old Swedish children. Eur J Orthod, 1981, 3:163-172.

[21] Tallents RH, Catania J, Sommers E. Temporomandibular joint findings in pediatric populations and young adults: A critical review. Angle Orthod, 1991, 61(1):7-16.

[22] Honig JC. Temporomandibular joint dysfuction in children. Ped Nursing, 1993,19(1):34-38.

[23] Widmalm SE, Westesson P-L, Brooks SL, et al. Temporomandibular joint sounds: Correlation to joint structure in fresh autopsy specimens. Am J Orthod Dentofac Orthop, 1992, 101(1):60-69.

[24] Hans MG, Lieberman J, Goldberg J, et al. A comparison of clinical examination, history, and magnetic resonance imaging for identifying orthodontic patients with temporomandibualr joint disorders. Am J Orthod Dentofac Orthop, 1992, 101(1):54-59.

[25] Seligman DA, Pullinger AG. The role of functional occlusal relationships in temporomandibular disorders: A review. J Craniomand Disord Facial Oral Pain, 1991, 5(4):265-279.

[26] Keeling SD, McGorray S, Wheeler TT, et al. Risk factors associated with temporomandibular joint sounds in children 6 to 12 years of age. Am J Orthod Dentofac Orthop, 1994, 105(3):279-287.

[27] Pertes RA, Gross SG. Clinical management of temporomandibular disorders and orofacial pain. Illinois, Quintessence Publishing Co, Inc. 1995, 161-174.

[28] Copray JCVM, Jansen HWB, Duterloo HS. The role of biomechanical factors in mandibular condylar cartilage growth and remodeling in vitro//DS Carlson, JA McNamara, KA Ribbens. Developmental Aspects of Temporomandibular Joint Disorders. Ann Arbor: Center for Human Growth and Development, 1985, 235-269.

[29] Meikle MC. In vivo transplantation of the mandibular joint of the rat: An autoradiographic investigation into cellular changes at the condyle. Arch Oral Biol, 1973, 18:1011-1020.

[30] McNamara JA Jr, Carlson DS. Quantitative analysis of temporomandibular joint adaptations to protrusive function. Am J Orthod, 1979, 76:593-611.

[31] Stutzmann JJ, Petrovic AG. Role of the lateral pterygoid muscle and menisco temporomandibular frenum in spontaneous growth of the mandible and in growth stimulated by the postural hyperpropulsor. Am J Orthod Dentofac Orthop, 1990, 97:381-392.

[32] Nebbe B, Major PW, Prasad NGN. Female adolescent facial pattern associated with TMJ disc displacement and reduction in 302 ORTHODONTiC PEARLS disc length. Part I. Am J Orthod Dentofac Orthop, 1999, 116:168-176.

[33] Nebbe B, Major PW, Prasad NG, et al. A pilot study: TMJ internal derangement and adolescent craniofacial morphology. Angle Orthod, 1997, 67(6):407-414.

[34] Nebbe B, Major PW, Prasad NGN. Adolescent female craniofacial morphology associated with advanced bilateral TMJ disc displacement. Eur J Orthod, 1998, 20:701-712.

[35] Nebbe B, Major PW, Prasad NGN. Male adolescent facial pattern associated with TMJ disc displacement and reduction in disc length. Part II. Am J Orthod and Dentofac Orthop, 1999, 116:301-307.

[36] Nebbe B, Major PW. Prevalence of TMJ disc displacement in a preorthodontic adolescent sample. Angle Orthod, 2000, 70(6):454-463.

[37] Proftt WR. Contemporary Orthodontics. St Louis: CV Mosby, 1986, 198-225.

[38] Pancherz H, Anehus-Pancherz M. The headgear effect of the Herbst appliance: A cephalometric long-term study. Am J Orthod Dentofac Orthop, 1993, 103:510-520.

[39] Konik M, Pancherz H, Hansen K. The mechanism of Class II correction in late Herbst treatment. Am J Orthod Dentofac Orthop,1997,112:87-91.

[40] Ruf S, Pancherz H. The mechanism of Class II correction during Herbst therapy in relation to the vertical jaw base relationship: A cephalometric roentgenographic study. Angle Orthod, 1997, 67:271-276.

[41] Enlow DH. Facial Growth. 3rd ed. Philadelphia: WB Saunders Company, 1990.

［42］Herring SW, Muhl ZF, Obrez A. Bone growth and periosteal migration control masseter muscle orientation in pigs (Susscofa). Anat Rec 1993,235:215-222.

［43］Covell DA, Herring SW. Periosteal migration in the growing mandible: An animal model. Am J Orthod Dentofac Orthop,1995,108:22-29.

［44］Flygare L, Rohlin M, Åkerman S. Microscopy and tomography of erosive changes in the temporomandibular joint. An autopsy study. Acta Odontol Scand, 1995, 53:297-303.

［45］DeLeeuw R, Boering G, Van Der Kuijl B, et al. Hard and soft tissue imaging of the temporomandibular joint 30 years after diagnosis of osteoarthrosis and internal derangement. J Oral Maxillofac Surg, 1996,54:1270-1280.

（张　帆　陈金武　衣颖杰　译，姚森　审）

第 22 章

咬合最终的精细调整

Eliakim Mizrahi, Luc Dermaut, Richard N Carter, Ronald G Melville

22.1 咬合最终的精细调整

精细设计的直丝弓矫治器尽管带有预制的代偿并在当今被广泛应用，但在治疗终末阶段仍有少量并不精准的表达，需要进行微调整以提高最终咬合的功能和最佳美学要求。在这个阶段，除了要进行临床咬合评估外，还要拍摄矫治结束前的全景片和头颅侧位片来检查牙根的平行度、前牙的转矩、牙根吸收状况、牙槽基骨状态和位置以及未萌出的第三磨牙的倾斜度和其他可能发生的异常。在这一阶段所拍摄的 X 线片也可作为对拆除矫治器后仍存留问题而进行纠正的对照。

当治疗接近主动矫治的尾声时，医生应当询问患者，尤其是成年患者在这个治疗末期还有什么问题不尽人意，可告知他们对着镜子进行口腔的自我检查，并把问题记录下来。提醒患者一定要在矫治器拆除前的复诊时将问题告知医生，而不是在拆除矫治器后再讲这些问题。

> **重要提示：**患者可能注意到一些你忽略的问题或者对自己的牙齿有与你不同的意见；聪明的办法是在拆除矫治器前将这些问题予以纠正。

除了患者的主观意见外，医生在主动治疗的终末阶段依然有很多方面需要仔细检查比对。当你检查牙列时，心中应该谨记 Andrews 正常殆的六大要素[1]。

视觉手段

Luc Dermaut

拍摄全牙列完整的照片可以提供全牙列的整体观，其对最后阶段咬合的精细调节很有帮助。为了更好地获得满意的照片，建议使用大号口镜（6 号）或用反光镜拍摄口内咬合像。

阶段性研究模型同样可以帮助确认需改正的细节和错误所在。口内数字扫描配合相关软件也能从颊侧或舌侧观察全牙列的整体情况，能直观地帮助你看到瑕疵。

22.2 前牙段

从患者的角度讲，前牙咬合的美学需求大大高于功能需求。然而对医生而言，功能因素也是义不容辞要考虑的内容。

22.2.1 前牙的近远中向角度

中切牙、侧切牙、尖牙都应有一定的近远中倾斜角。当然这一数据已被预先设置在托槽中。但是若最初托槽粘接位置不准确，在终末期当钢丝完全表达托槽数据时就会产生不正确的前牙倾斜角。还有一个普遍的错误是在矫治下颌侧切牙时要么使其过于直立了、要么导致牙冠向远中倾斜了。如果出现了牙齿近远中倾斜角度的问题，可有以下改正方法：

- 通过重新定位托槽来纠正近远中倾斜角度；
- 在弓丝上弯制恰当的弯曲；
- 利用正轴附簧进行纠正。

22.2.2 切缘的排列

仔细观察切缘，检查有无缺损或者过度磨耗。过于明显的切缘结节在美学上也同样不能接受。

这些年来，笔者发现全科医生很不乐意在有固定矫治器的情况下进行微创的美学修复。实际上对笔者而言，利用流体树脂花几

分钟时间来解决这些问题既简单又高效。但是重要的是要向患者解释清楚现在所做的修复只是临时修复，最终的修复要在拆掉矫治器后由他们的全科医生来完成。

这样处理的好处是：无论是临床医生还是患者都能对最终切缘的位置和矫治结束后最终的结果有一个整体的把握。而且在正畸矫治结束、全科医生制作的修复体替代了原有的流体树脂修复体后，不会影响压模保持器的使用（图22.1）。

上颌4颗切牙的切缘在矢状方向上应在同一水平面或者侧切牙应较中切牙稍偏腭侧；在垂直方向上，侧切牙应比中切牙的切缘稍短0.5mm（0.2英寸）。与将4颗切牙的切缘排在同一垂直向高度相比，侧切牙稍短的排列有利于得到一个更青春的微笑。当患

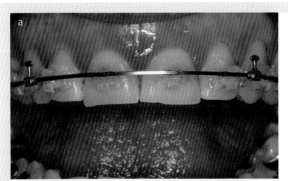
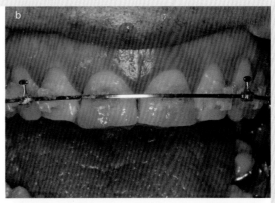
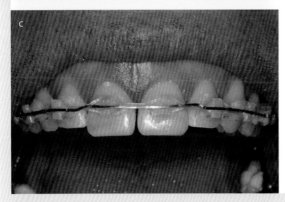
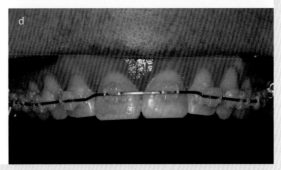

图22.1 a.在矫治的末期，切缘形态不规则且需要轻度伸长。b.进行隔湿、备牙、冲洗、酸蚀、冲洗、吹干。c.用流体树脂修复中切牙切缘，用弓丝调整出合适的龈拾距离。d.正畸治疗结束前进一步改善前牙美观

者微笑时，上颌切牙的切缘应当与下唇的笑线相重合（见18章）。

在检查咬合平面的水平向倾斜度时，可让患者咬住放于口腔前部的压舌板（水平的木板），检查压舌板平面与面部其他部分尤其是瞳孔连线的平行度。

纠正切缘的垂直向高度有以下方法：

● 重新定位托槽以纠正垂直向高度不调。

● 在弓丝上弯制有垂直向高度差的第二序列弯曲。

● 用磨石或金刚砂车针选择性调磨切缘。少量的美学调磨或切缘修整，尤其是修整近远中切角，对最终微笑美学的建立可以起到四两拨千斤的奇效。如果你使用的是慢速手机，记得用手指支撑牙齿以减少震动。

● 美学树脂修复也可掩饰一定的解剖缺陷。你可以自己操作也可请患者的全科医生按照你的要求进行修复。

22.2.3 形态再塑技术

Richard N Carter

针对成年患者，几乎每个患者都需要进行部分牙齿重新塑形或片切[2]。笔者发现有一种能双面切割的菲薄的圆形片切盘，将其轻微弯曲后可更好地修整牙齿形态，而不是仅仅局限于片切出一个平面。这一过程快捷、无痛、卫生、简单，而且可以在治疗中的任一阶段进行片切修形，当然首先需要取下弓丝。

用可弯曲的盘状片切片比用裂钻、火焰状金刚钻或轮形砂石更容易修整出圆滑的切缘。修形后应该使用抛光轮进行抛光。这种抛光轮很软，只能修整几颗牙，但正是这种细软让医生仅去除患者最少量的牙釉质却能获得光滑美观的牙齿表面。

22.2.4 前牙转矩

检查所有前牙的转矩是否已正确表达。应从正前方和侧方观察前牙牙冠。从腭侧观察上颌前牙以及从舌侧观察下颌前牙同样重要。

重要提示： 观察腭、舌侧牙龈缘，若转矩不一致将会很容易发现。

一开始就腭向错位的上颌侧切牙，当其根唇向转矩不足时，从腭侧进行观察很容易能分辨出来。手术辅助开窗暴露的上颌尖牙也需要进行评估看是否有足够的根唇向转矩。上颌两个中切牙的转矩若不同，原因可能是由于牙冠的解剖形态不一致，也可能是在一开始粘接托槽时有一定的误差造成的。不均等或不充分的转矩可用以下方法予以纠正：

● 重新定位粘接托槽。

● 在弓丝上加转矩或在单个牙或多个牙上应用腭向或唇向转矩附件（见第14，15章）。

22.2.5 前牙扭转

扭转牙以容易复发著称。

重要提示： 对于所有的扭转牙都建议在治疗早期尽早纠正或过矫正该牙。因为扭转牙在矫治后维持的时间越久其就越稳定。

若在治疗结束前才纠正其扭转，那拆除矫治器后很快就会复发。不管你的记忆力有多好，你也不可能回忆出所有牙齿的起始位置。所以，为了评估是否所有的扭转都被正确处理了，应该把寄存模型放在手边或将初始照片放在屏幕上以便于随时观察。

重要提示： 对于Ⅱ类2分类错𬌗中近中唇向扭转的上颌侧切牙的纠正，应该进行适度过矫治，因为它们极易复发。

牙齿的旋转可以用下列方法进行纠正：

• 在终末弓丝上加载轻度的美学腭向补偿曲。上颌侧切牙应比中切牙稍向腭侧。

• 在一开始粘接托槽时，也可在矫治过程中在托槽的底板上做抗扭转补偿，具体方法是根据需要在托槽底板的近中或远中点焊一小段直径0.356mm（0.014英寸）的弓丝，来制成可预测的底板补偿。

• 利用扭转垫纠正牙齿扭转的方法，这在牙面扁平的牙齿上比在弧形表面的尖牙和双尖牙（前磨牙）上效果要好。

• 如果托槽本身有垂直槽，那么使用顺时针或逆时针的扭转簧就非常有效；扭转簧可以自己弯制也可以从厂家购买（见15章）。

22.2.6　面部中线和牙弓中线

检查上下颌牙弓中线。它们应该上下一致并与面部中线重合。中线偏斜可能与牙性因素有关、也可能与骨性因素有关，当然在某些情况下中线不齐可能无法完全避免。

重要提示： 如果你计划将中线对齐，那么重点是在关闭间隙前一段时间就需要完成中线不一致的处理。

如果临近治疗结束时需要调整中线，可采用以下方法：

• 轻微的倾斜单颌或双颌的某个牙齿。如果纠正中线需要牙齿整体移动，那么应该在矫治中尽早实施。

• 前牙区使用斜形牵引，例如单侧Ⅱ类牵引或单侧Ⅲ类牵引会使牙齿发生轻微倾斜。如果你的托槽带有垂直槽，那么单侧应用竖直簧可以倾斜牙齿，从而纠正中线。

不管你选用哪种方法，如果你想在治疗末期产生牙齿倾斜的效果，那你就需要使用较小的弓丝尺寸；全尺寸弓丝不能产生牙齿倾斜。

假设错𬌗畸形的覆𬌗、覆盖已经被充分纠正了，那么此时的覆𬌗应该能提供正确的切导以使下颌前伸时后牙可脱离咬合接触。

22.2.7 关闭中切牙之间微小的间隙

Ronald G Melville

假如一个患者准备拆除矫治器而你又发现患者上颌中切牙之间尚余留有微小间隙，这时你有 3 个选择：

1. 你和患者都可接受该间隙并拆除矫治器。

2. 或者在两个中切牙托槽上再挂橡皮链进行牵引，再重新约定拆除矫治器的复诊时间。

3. 或者拿两段带环材料（不锈钢带环片）对折 2~3 次，将其压入中切牙和侧切牙邻接点之间。这样可以立马关闭 0.5mm（0.02 英寸）的中切牙间间隙。在两个中切牙的腭侧粘接固定保持器加以维持。而侧切牙会自动"回弹"，不会在侧切牙和中切牙之间余留下间隙（图 22.2b~c）。

22.3 后牙段

总的来说患者对后牙段牙齿的美学和功能情况不甚重视。不管患者对它重视与否，正畸医生都应责无旁贷地检查并纠正后牙咬合的所有细节。

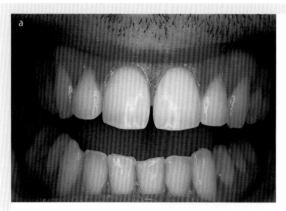
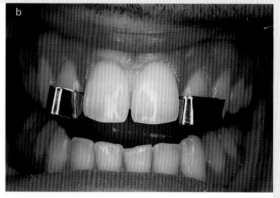
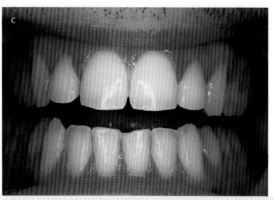

图 22.2 a. 中切牙之间余留有少量间隙。b. 将不锈钢带环片做成楔子插入中切牙和侧切牙之间，注意中缝之间间隙已关闭。c. 在两个中切牙的腭侧粘接固定保持器以后再取出带环片楔子，侧切牙会自动"回弹"与中切牙建立接触

22.3.1 牙根平行度

仔细检查后牙段牙齿是否垂直、牙根是否平行，尤其是应检查拔牙区两边牙齿的牙根的平行度。

> **重要提示：** 在拔除第二双尖牙的病例中，尤其应注意是否存在第一双尖牙的远中倾斜和第一磨牙的近中倾斜。

未能达到牙根平行可能原因是因为没有正确粘接托槽或没有放置与槽沟尺寸相匹配的足够粗的弓丝。改正这些错误的方法如下：

- 重新定位相关托槽并正确表达倾斜角。
- 在弓丝上弯制正确的第二序列弯曲。
- 若托槽自带垂直槽，可以配合使用竖直簧或扭转簧。

如果磨牙按计划需要向远中移动，应注意不能仅仅检查牙冠的远中倾斜。磨牙的远中倾斜尤其是上颌磨牙远中倾斜后很容易复发，使得原本Ⅰ类的磨牙关系再复发成尖对尖的Ⅱ类关系。磨牙的近中或远中倾斜可能源于最初颊面管位置的不准确。尽量将上颌第一磨牙的远中颊尖放在下颌第一和第二磨牙之间的楔状隙中[1]。为了改正磨牙不正确的倾斜度，可以采用以下方法：

- 在弓丝上加弯第二序列弯曲。
- 重新粘接颊面管。上颌第一磨牙牙冠应有轻度的近中倾斜。如果患者以Ⅱ类磨牙关系结束矫治，那么上颌第一磨牙需要更加直立。

22.3.2 前磨牙的扭转

前磨牙的扭转需要仔细对比原始模型进行纠正，在纠正时应注意适度过矫正治疗。若在前磨牙上粘接传统带环并在颊侧焊接托槽、在舌侧焊接舌侧扣，这种设计可以利用颊舌侧弹力牵引较容易地纠正扭转的前磨牙。前磨牙的舌侧扣也可作为舌侧结扎固位点以便在整个治疗过程中维持抗扭转的成果。现今传统带环已被托槽代替，常仅在颊侧面粘接托槽，这使得扭转的纠正变得困难，而且不幸的是在某些病例中这一问题还被忽视了。

> **重要提示：** 如果一开始托槽定位不准，必将削弱对扭转牙的控制。

如果发现前磨牙扭转，可采用以下方法予以纠正：

- 如果需要的话，重新定位托槽以利于过矫正。
- 在舌侧面粘接舌侧扣并使用弹力牵引以便形成一对力偶。
- 如果托槽带有垂直槽，可应用顺时针或逆时针的扭转簧。
- 尽管对弧形表面的牙齿不是十分有效，但扭转垫还是可以起到一定的辅助作用。

22.3.3 磨牙扭转

在治疗的最后阶段，上颌第一磨牙应该呈现轻微的近中颊向扭转。

重要提示： 不幸的是，在拔牙病例或有广泛间隙的病例中，因要关闭颊侧间隙常会使磨牙发生近中腭向扭转。

出现了不希望的磨牙扭转可能是因为磨牙颊面管没有远中补偿，或颊面管位置过于偏向近中或远中。纠正磨牙扭转可以选用如下方法：

● 关闭最后的间隙应该选用橡皮链或弹力线，从磨牙的腭侧钩或舌侧扣挂到尖牙与侧切牙之间的主弓丝的牵引钩上。

● 如果有必要，重新定位颊面管或换成有正确预补偿角的颊面管；不同的矫治器有不同的使用方法说明。

● 同样，可以在主弓丝上加弯末端内收或末端外展的补偿角来纠正磨牙扭转。

下颌第一磨牙不应有任何扭转，其颊尖最终应该与下颌前磨牙和第二磨牙的颊尖排在一条线上。

22.3.4 前磨牙和磨牙转矩

在矫治结束阶段使用全尺寸弓丝将表达出你所选择的矫治器或托槽的预制的转矩。若没有获得正确的转矩，可能是因为托槽位置不准确或牙冠解剖形态异常或弓丝尺寸没能与槽沟尺寸正确匹配。

重要提示： 仔细检查牙齿的颊舌向倾斜度，尤其是上颌磨牙的腭尖：如果没有足够的根颊向转矩就很容易"掉下来"。如果下颌磨牙的根颊向转矩过大，会出现舌尖高度远低于颊尖高度。

为了改正转矩方面的错误可以采取以下方法：

● 在主弓丝上重新调节转矩。

● 重新定位托槽或颊面管的位置。

● 如果托槽本身带有垂直槽，那么个别牙的转矩修正附件就可用在双尖牙或磨牙上（14章）。

22.3.5 边缘嵴高度

检查牙齿的边缘嵴高度是否正确、与相邻的牙齿是否协调一致始终是个好习惯。边缘嵴高度不足会破坏尖窝交错关系和咬合。将个别牙或一组牙升高至咬合平面以上可能会造成牙尖干扰。边缘嵴的不协调是由于托槽高度不正确造成的。最容易发生错误的位置是第二前磨牙，原因可能是粘接托槽时其萌出不足或由于过强的颊侧肌肉组织干扰了视线或影响了托槽的放置。

边缘嵴高度可选用以下方法调整：

● 重新粘接托槽。

● 在主弓丝上增加垂直补偿弯曲。

● 在单个或多个对颌牙上使用颌间垂直牵引。尽管会产生一些垂直向补偿曲的作用，垂直牵引力也不应超过主弓丝的强度。在需要移动的相邻牙齿上使用片段弓丝并应用这种垂直牵引更为有效。另外有一个可替代的方法是将主弓丝在需要垂直牵引的邻牙之间断开，换成 Binder 和 Scott 所描述的由双股直径 0.254mm（0.010 英寸）的极软不锈钢结扎丝扭成的麻花丝[3]。应特别注意垂直牵引的拉力的方向或矢量。例如，如果你需要上颌尖牙的垂直向萌长，那就需要挂三角形牵引，即从上颌尖牙到下颌尖牙及双尖牙；如果你需要同时改正轻度Ⅱ类关系和垂直向伸长的尖牙，那就需要使用从上颌尖牙到下颌第一前磨牙的有一定斜度的垂直牵引。

当某个牙齿需要伸长而托槽已经不能再向龈方移动的时候，可以将弓丝换回到直径0.406mm（0.016英寸）或0.457mm（0.018英寸）的镍钛圆丝，并将弓丝跨在托槽龈方翼上进行结扎，将托槽和弓丝结扎为的是防止弓丝滑出。这样处理可以使牙齿伸长至少1mm。

由亚历山大最先提出的"W"牵引对牙尖交错咬合关系的建立很有用也很高效[4]。例如，一个安氏Ⅱ类1分类的拔牙病例，用大的1.88cm（3/4英寸）橡皮圈双股走"Z"字形，从上颌第一磨牙的颊侧钩挂到下颌磨牙，再向上到上颌双尖牙再向下到下颌双尖牙最终向上终止到上颌尖牙。此时需要将上颌或下颌或是双颌的弓丝在尖牙远中处剪断。对于安氏Ⅱ类错𬌗来说，弹力牵引最终应该是止于上颌尖牙的Ⅱ类牵引。对安氏Ⅲ类错𬌗来说，弹力牵引最终应是止于下颌尖牙的Ⅲ类牵引。

22.4 功能评价

在拆除矫治器之前，对咬合功能的评价至关重要。应检查侧方运动及前伸运动时的咬合。若有牙尖干扰，总的来说主要是由于上颌第二磨牙腭尖掉下来过多，位置远低于颊尖。

这种干扰可以采用以下方法予以消除：

- 选择性调磨干扰的牙尖。
- 在干扰牙上加载根颊向转矩，多数情况是上颌第二磨牙。

大多数学校传授的功能性咬合概念是建议最终应形成尖牙引导或尖牙保护。然而，对尖牙保护与组牙功能的争议一直存在着。很多人认为年轻时的功能性咬合多为尖牙保护，随着年龄增长会逐渐发展为组牙功能。如果你准备建立尖牙引导关系，那么尖牙的托槽高度应比前磨牙和中切牙的托槽高0.5mm（0.02英寸）。最终的尖牙位置可以进一步通过在弓丝上加弯垂直补偿曲或直接进行垂直向牵引来调整。检查患者是否为尖牙引导或尖牙保护时，可以让患者慢慢地将下颌骨滑向一侧。当尖牙脱离咬合时，让患者用上下颌尖牙的牙尖轻轻地上下触碰，并让他们仔细感觉有无其他牙齿的接触。也可用咬合纸帮助确认在侧方运动时有无牙尖干扰。

在矢状方向上的前伸运动应该表现出在切牙引导下后牙完全能脱离咬合接触。虽然深覆𬌗很容易复发，但也不应该最终建立起一个无覆𬌗、无切牙引导的咬合关系。要想建立一个覆盖下颌切牙1/3的浅覆𬌗、浅覆盖的咬合关系，可以通过在弓丝上减小上颌Spee曲度而增大下颌Spee曲度来完成，同时也可进一步配合使用前牙垂直牵引。

对于开𬌗患者要建立切牙引导是个棘手的难题，这要取决于其骨性开𬌗的程度。很多情况下，若无手术干预、单纯矫正很难达到令人满意的治疗效果。

对于如何去除粘接的托槽多年来已经有详尽的阐述。然而，随着越来越多的成年人进行矫正，有两点还需注意。第一，越来越多的患者的前牙粘接的是陶瓷托槽，这将会增加产生牙釉质微裂隙或增大原有裂隙的可能性。Dumbryte 等人做的研究显示：即使是金属托槽，去除托槽时也会产生新的微裂隙或会扩大已有的微裂隙[5]。第二，由于拆托槽车针在牙面上产生的划痕很容易被成人患者发现，笔者发现有一种更安全的方法可去除残留在前牙唇面的粘接材料，就是先使用中等或粗的砂纸抛光盘进行打磨、再用细的砂纸抛光盘进行抛光，这样处理可以抛出高度光滑的牙釉质表面。

22.5 最终记录

最后的记录至关重要，包括矫治结束时的研究模型和照片。如前所述，X 线片应该在结束矫治前就拍摄。

拆除矫治器后紧跟着应制取模型制作保持器并翻制最终的研究模型。最终的研究模型非常重要，原因有如下几点：

• 作为法律证据。最终的研究模型有助于反驳任何涉及矫治过程和最终咬合的索赔诉讼。

• 患者没有佩戴好保持器，不能因此声称牙齿在矫治过程中没有排齐。患者的记性总是很差。

• 对比治疗前后的研究模型，可以使患者印象深刻并建立你的声誉。

• 可以作为第三方支付的凭据。

• 可作为你自己的教学素材，仔细观察研究模型可能会发现一些在临床检查中没有发现的不足及缺陷。这种自我反省可以帮助你不断提升自己的水平。

• 如果你任教于口腔正畸专业，无论是本科生还是研究生，通过对矫治前后的研究模型进行分析讨论，这对于学生而言是非常重要和有价值的。

22.5.1 最终照片

Ronald G Melville

除了最后的研究模型以外，也应注意收集口内及面部的照片。笔者把所有的照片常规备份作为一种习惯，除了自己留一份全套照片以外还会赠送一套照片给矫治结束的患者。

参考文献 · Reference

［1］Andrews LF. The six keys to normal occlusion. Am J Orthod,1972,62:296-309

［2］Carter RN.Reproximation and econtouring made simple. J Clin Orthod,1989,23:636-637.

［3］Binder RE, Scott A. Dead-soft security archwires. J Clin Orthod,2001,35:682.

［4］Alexander RG. Countdown to retention.J Clin Orthod,1987,21:526-527.

［5］Dumbryte I, Linkeviciene L, Malinauskas M, et al. Evaluation of enamel micro-cracks characteristics after removal of metal brackets in adult patients. Euro J Orthod,2013,35:317-322.

（冯　静　译，姚　森　审）

第 23 章

正畸活动矫治器

Eliakim Mizrahi, Matie Grobler, Luc Dermaut, Robert A Katz,
Ronald G Melville，John J Sheridan

本章概要

23.1　活动矫治器设计特点

正畸活动矫治器可定义为患者自己随时可以在口腔中摘戴的矫治装置。

重要提示： 由于正畸活动矫治器自身的特点，采用这类矫治器能否治疗成功很大程度上取决于患者的配合度。因此，活动矫治器从设计和制作之初就应该以如何最大程度获得患者的配合为出发点。

活动矫治器的设计和制作根据错𬌗畸形的不同以及临床医生的思路不同而具有多样性的特点。尽管种类繁多，但在设计和制作活动矫治器时除要以错𬌗畸形的类型为基础外，仍然有一些普遍的原则需要遵循。

23.1.1　戴用舒适

如果矫治器戴用时不舒适，那么患者就有足够的借口不佩戴矫治器。因此矫治器必须抛光良好、表面光滑并且没有凸起的锐利的钢丝。

23.1.2　摘戴简单

患者能够很方便的摘戴矫治器。矫治器的设计应尽量简单，尽量不要在一个矫治器上附加太多的功能。矫治器的加力装置最好不要超过 2 个指簧。如果患者发觉无论是由于戴入过紧还是因为有很多加力装置而导致矫治器佩戴困难，他们就会一直想摘掉矫治器。

23.1.3　固位良好

活动矫治器固位良好很重要，尤其是在加力部件（例如指簧）所在部位应确保有足够的固位力。正确设计卡环并选择尺寸合适的钢丝可在特定的牙齿上产生最大程度的固位力。

23.1.4　强度足够

应尽量降低口腔内矫治器破损的发生率。塑料基托必须有足够的厚度，不能因为有钢丝部分而过度削弱其强度。钢丝弯制过程要尽量地轻柔以减少钢丝断裂的可能性。如果您的钢丝是自己弯制的，请牢记反复的折弯会导致不锈钢丝的疲劳折断。因此在弯制钢丝的时候要尽量精准，反复修改钢丝还不如丢弃旧的另取一根新钢丝重新弯制为好。

23.1.5　口腔卫生

活动矫治器会覆盖口腔大部分范围。确保矫治器保持清洁、避免食物残渣积存在矫治器与口腔黏膜之间是很重要的。矫治器的设计要尽量便于清洁，矫治器和牙面不贴合而形成的沟状间隙，会导致食物残渣聚集而且不好去除，故应使矫治器尽量与牙面贴合。

23.1.6 美观大方

这方面一般都不存在太大的问题。但若遇到自我意识非常强（对美观要求高）的患者，假如可以通过消除唇弓来赢得患者的配合，那么在最初设计矫治器时应该考虑到这一点。

23.1.7 牙齿移动的局限性

对于一些特殊错殆畸形的矫正需要认真研究后再进行设计，同时要考虑患者的整体治疗计划。

> **重要提示：** 正畸中牙齿的 5 种移动方式包括：倾斜移动、旋转移动、整体移动、压低及伸长移动，活动矫治器最多完成的是牙齿的倾斜移动。

虽然利用活动矫治器能够完成某些牙齿的移动，但是利用固定矫治器进行牙齿移动则更为有效。

23.2 进食时戴用活动矫治器

Matie Grobler

应该告知患者不能在吃饭的时候摘掉矫治器，因为可能会造成矫治器的丢失或损坏，更不要把矫治器包在纸巾或餐巾内，这极有可能被当成垃圾扔掉。

在活动矫治器加力前允许患者先佩戴 1~2 个星期进行适应。

23.3 活动矫治器的试戴和调整

Luc Dermaut

试戴正畸活动矫治器时，若发现矫治器不能完全就位，首先确认全部卡环是否处于无力值状态，然后检查问题是否由塑料基托造成。在基托的因素消除后，再调节卡环，每次只调节一个卡环直到整个矫治器完全就位并且能保持稳固。

当采用指簧将牙齿向近中或远中移动时，确保推簧放置在牙齿的近中或远中面并且靠近牙龈的边缘，推簧不能放置在牙齿的咬合面。

如果因加力部件的原因导致矫治器在口内固位不好，刚开始可以先不加力，其后再逐渐加力，通过多次复诊来逐步缓慢加力。

23.4 提高活动矫治器的固位

Robert A Katz

活动矫治器在乳牙上的固位相对较差，我发现可以在一颗或多颗乳牙的颊侧面制作厚（1~2mm，0.04~0.08英寸）的树脂凸，这样C形卡环卡抱在该树脂凸龈方的倒凹区就可增加固位。这种方法也可用在使用功能性矫治器矫治混合牙列期的错𬌗畸形中，能有效解决固位不佳的问题（图23.1）。

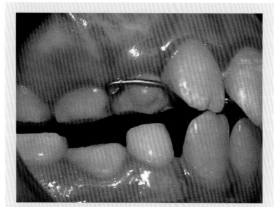

图 23.1　在第一乳磨牙的颊侧面用树脂堆起一个凸挡，可增加C形卡环的固位力

23.5 增加矫治器的固位力

Ronald G Melville

固位好坏是患者能否认真佩戴矫治器的关键，前牙区放置箭头卡环对增加固位力具有很好的作用。当纠正反咬合欲推某个上颌切牙向唇侧移动时，可以在其他某颗切牙上设置箭头卡环，防止腭侧推簧在推前牙唇向移动时矫治器脱落，改良的箭头卡环可以作为卡扣使用在上颌切牙上[1]。

由于很难获得良好的固位力，尽量避免在乳牙列期或替牙列期使用活动矫治器进行扩弓，建议选用固定式的"快速扩弓矫治器"，仅在上颌第二乳磨牙上设置带环。

若使用包绕式唇弓活动矫治器，能够避免使用传统卡环时钢丝跨过后牙咬合面而造成咬合干扰的问题。但包绕式唇弓因缺乏卡在牙齿上的卡环而固位力相对较弱，增加这种活动矫治器的固位力可以通过改良性唇弓来实现[2]。Locks等曾介绍过用直径0.813mm（0.032英寸）的不锈钢丝弯制包绕式唇弓，该唇弓可与前磨牙的颊侧面外形紧密贴合[2]。在唇弓的前磨牙处，先给唇弓焊接上短钢丝垂直柱，然后在此处唇弓上添加丙烯酸树脂，这些树脂与前磨牙的颊侧轮廓吻合，而在唇弓上焊接的短钢丝垂直柱则是为了增加树脂的强度。他们认为包绕式唇弓配合与前磨牙颊侧面吻合的固定在钢丝上的树脂，能够有效提高矫治器的固位力。

23.6 利用改良 ESSIX 矫治器移动牙齿

John J Sheridan

Essix 矫治器于 1993 年被首次介绍[5]。这是一款套在牙齿上的可摘式塑料牙套，不但可以完成牙齿移动，而且还透明美观（图 23.2）。

此外该透明矫治器价格便宜，能在技工室快速制作，体积小、强度高，并且不影响发音。它不依靠卡环固位，几乎不需要去调整，也不影响口腔功能，仅对需要按计划长期佩戴的患者的咬合有一点影响。另外，该透明矫治器可以作为正畸结束后的保持器使用。研究表明，Essix 保持器与舌侧固定粘接保持器或传统的 Hawley 氏保持器一样具有同等有效的保持效果[4-6]。因此熟悉一个矫治器的多种用途对正畸临床有许多帮助。

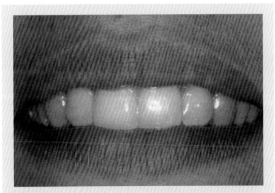

图 23.2 Essix 矫治器既是一种有效的保持器也可以通过改良实现某些牙齿的移动

Essix 矫治器质量的高低与患者的牙齿

准备、印模技巧、模型灌制以及相应材料的选择都有直接的关系。

> **重要提示：** 要像制备桥冠模型那样，精准制备透明矫治器的工作模型。

在制作烤瓷冠桥时，一个修复医生绝不会选用软制托盘、或用藻酸盐材料制取印模，然后再用存放在开口罐中的潮湿的石膏粉灌注模型，这是因为最终的修复体是否密合与印模的准确性和灌模的膨胀率都有很大关系。因此，一个精细的模型也是制作贴合度良好的矫治器的关键。

Sheridan 的第一生物力学定律认为牙齿的移动由力、空间、时间三者构成。Essix 矫治器的使用也必须遵循这个定律，要有能够使牙齿移动的充足的矫治力但又不应导致病理损害，要有足够的空间满足牙齿的移动，同时还要佩戴足够的时间以保证施加的力产生效果。

临床医生能够控制其中的前两个因素：力和空间，但任何可摘矫治器都需要患者的配合来满足第三个关键因素：时间。患者必须按照医生的要求佩戴矫治器，只有这样医生才能有效地为患者加力。

> **重要提示：** Essix 透明矫治器适合于成人和行为能够自控的青少年的牙齿矫治，因为这部分人群能够遵循医生的要求自己佩戴矫治器。

Essix 牙齿矫治系统以临床医生为中心，在治疗过程中需对矫治器不断进行修改及必要的再制作。临床上对传统固定矫治器需要进行不断的调整，原因是在临床矫治过程中牙齿的情况在不断变化。Essix 活动矫治器在治疗过程中当然也需要临床医生进行必要的调整。

Essix 透明矫治系统具有如下特有的优点：

● 临床医生可以随着治疗的进展精确的逐渐增加矫治力；

● 临床医生能够快速而精确在椅旁修改初始的矫治器；

● 矫治器是透明隐形的，患者接受度高；

● 制造成本只是许多技工室制作的矫治器成本的一小部分。

● 该矫治器在实现牙齿倾斜移动方面有良好的效果，但也可使牙齿在三维空间上产生小范围的移动。

在使用 Essix 矫治器时应该切记，该矫治器是全覆盖牙面的，液体很容易聚集或滞留在牙釉质和塑料之间，而如果这些液体是酸性的（例如碳酸饮料），必将大大提高牙釉质脱矿的风险。

23.6.1 获得排齐牙齿的间隙

如果有可能，笔者尽可能避免对成年人实施拔牙或扩弓。对于轻到中度的拥挤，获取间隙最好的方式是邻面片切[8-9]。特别以前牙拥挤为主诉、临床检查为轻到中度拥挤的患者，可以采用全部切牙均等邻面片切配合透明矫治器的使用，利用这些间隙最终排齐牙齿。

23.6.2 通过树脂突产生移动牙齿的力量

在诊所的技工室内通过常规的制作流程制作一至多个矫治器，即可达到移动牙齿的目的。通过简单的模型修整、最少的花费、最大程度节约椅旁工作时间即可完成制作。

在最早介绍 Essix 矫治器的文献中曾提到在该矫治器上开窗，为牙齿的移动创造空间，同时将一个特殊的加力装置加热达到一个特定的温度，然后在矫治器上烫出一个凸起对牙齿施力（图 23.3）。

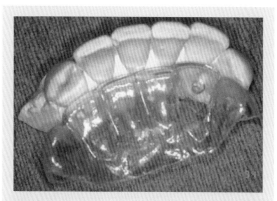

图 23.3 当佩戴上矫治器以后，矫治器唇侧的凸起将会对牙齿施加向舌侧的力量。在矫治器的舌侧开窗，为牙齿的舌向移动创造空间

后续复诊时，可以逐步烫高凸起、进而使牙齿进一步移动。但如果凸起太高，这部分的塑料会变得菲薄、加力的凸起也会容易破裂。

也可以转变思维，不在矫治器上做凸起物，而是在需要移动的牙齿釉质表面用光固化树脂做一个 1mm 厚（0.04 英寸）的小凸起，这同样能起到有效的作用。使用光固化树脂几乎不占用椅旁时间。在未做排牙修整的石膏模型上制作好 Essix 矫治器，戴入口内，矫治器作用在牙齿的树脂凸起上发生一定的形变，因为材料有要回复到原始状态的趋势，即可对有树脂凸起的牙齿产生一个作用力。在后续定期复诊中可以逐步加高树脂凸起，每次加高不超过 1.0mm（0.04 英寸），随着凸起的不断增加，其强度也越来越好（图 23.4）。

在牙冠的不同部位灵活放置树脂凸起，可以产生不同的牙齿移动效果。树脂凸起越接近切端，牙齿越容易产生倾斜移动；越靠近龈方越能产生整体移动；将其放在牙冠中点的左侧或右侧，可以产生牙齿扭转移动。

复诊调节时，将矫治器完全就位后，询问患者要移动的牙齿是否感觉有压力。若患者感觉牙齿有压力，则预约下一次复诊的时间。若感觉没什么压力，则在该牙齿上继续加高树脂凸起直到感受到力量的存在为止。假如树脂凸起过厚导致矫治器难以正确就位，可以用慢速手机配合砂盘打磨掉部分树脂。

戴用这种矫治器，成人和能配合的青少年可以每 2~3 周复诊调节一次。这样的复诊间隔比常规的复诊间隔更能产生额外的牙齿移动效果。6~8 周的复诊间隔会延长疗程，

也会引起患者对疗程太长的不满。笔者希望能快速解决成人患者的主诉问题并建立良好的咬合。

使用 Essix 矫治器进行保持及移动牙齿已被大众广泛接受。熟悉此类矫治器的制作及应用对于有能力的专业的医生来说也是义不容辞的责任。

Rinchuse 等人发表的文章曾报道过上下颌 Essix 矫治器配合颌间橡皮圈进行颌向弹力牵引[10]。配合使用颌间弹力牵引的先决条件是矫治器应有良好的固位。在制作矫治器前，可以先在石膏模型上增加倒凹，也可以用热处理钳在邻接面区域给矫治器增加固位。根据颌间牵引不同的要求，可在该矫治器不同的部位先制作上"Rinchuse Slit"牵引钩，然后橡皮圈就可以挂在该牵引钩上了。具体方法是：用剪刀在矫治器的龈边缘剪出一个裂口。如果需要颌间Ⅱ类牵引，牵引钩设置在上颌尖牙区和下颌磨牙区，如果要进行颌间Ⅲ类牵引，则位置放在上颌磨牙区和下颌尖牙区。将橡皮圈悬挂在裂口处。

Pithon 等人也曾详细描述过一种在上颌切牙的唇面制作一个树脂凸，配合热塑成形

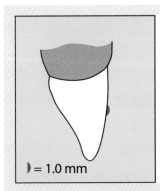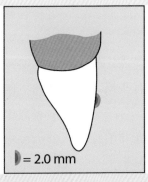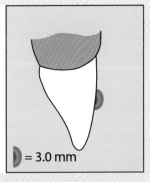

图 23.4　牙齿唇面的复合树脂凸起可以起到移动牙齿的作用，在每次复诊时增加 1mm（0.04 英寸）。这种凸起会造成塑料材料发生形变，而材料有恢复其原本状态的趋势，正是这种趋势使牙齿发生移动。在矫治器的舌侧开窗仍是很有必要的

矫治器伸长上颌切牙的巧妙的方法[11]。事实上是粘接了3个树脂凸：1个粘接在需要伸长牙齿的颈1/3处，有两个是加在热塑成形矫治器上，即在矫治器上接近需要伸长的牙齿的切端的唇腭侧各加一个凸起。将矫治器包裹的需要伸长的那颗牙的塑料部分切除，将橡皮圈或橡皮链挂在三个树脂凸上，树脂凸之间的高度差可以对目标牙齿施加一个伸长的力。

热塑成形矫治器不管是用作主动矫治还是被动保持，均应保持洁净。新近的研究显示该类矫治器对于变形链球菌及乳酸菌在牙面上的附着有促进作用[12-13]，对使用这类矫治器进行矫治或进行保持的患者，应提醒其特别注意戴用该装置期间口腔卫生的维护。

23.7 隐适美矫治器

隐适美矫治技术（Align Technology, Inc., www.aligntech.com）的发展已经把热塑成型矫治器的概念明显推到了一个新的高度。它能够被正畸医生、全科牙医及普通民众广泛接受是其成功之处。有关其文献、数据及临床实用的革新在本章中不做多述。然而，要想有效的利用这种矫治器，有些概念需要谨记于心：

• 无论隐形矫治如何先进，诊断和治疗计划都应遵循正畸治疗已经公认的原则。

• 这种矫治器在美学上对患者很有吸引力。

• 矫治能否成功很大程度依赖于患者的配合。

• 和其他活动矫治器一样该矫治器很容易产生牙齿的倾斜移动。

• 能够有效地排齐牙齿，特别是前牙。

• 对牙齿的整体移动、垂直移动以及尖牙和前磨牙的旋转移动不是特别有效。为此生产商开发出了一系列附件来提高牙齿移动的效率。很多医生已经在隐形矫治方面积攒了足够的经验，他们能够利用附件发挥很好的效果。

• 对牙根的转矩控制效果不好，厂商又开发出了 Power Ridge 试图提高对牙齿转矩的控制能力[14]。

• 某些全科牙医可能对正畸知识掌握得不够。他们应该谨记任何矫正病例哪怕只是让牙齿做微小的移动，不管选用哪种矫治器来治疗，也必须遵循正畸的原则进行保持。

• 很多人认为使用隐适美矫治器能够较好地保持口腔卫生，可惜事实并非如此，Moshiri 曾报道许多患者在不摘除矫治器的情况下喝饮料，饮料会滞留在牙齿和矫治器之间[15]。当饮料是酸性、易致龋的软饮料、运动饮料或果汁时，就会导致牙齿严重脱矿。有些患者甚至在吃饭的时候也不把矫治器摘下来，如果说他们是懒得拿掉，那么也不要指望他们能在饭后立即清洁牙齿了。久而久之食物残渣聚集在矫治器和牙齿之间，就势必会导致釉质的破坏。

必须给患者强调吃饭前必须摘掉该类矫治器，佩戴矫治器时只能饮用纯净水。假如患者原本就有比较高的患龋率，建议在矫治器内侧涂抹氟化物。避免一次性给患者多个隐形矫治器，这会导致他们长时间不来复诊。笔者一般会给患者两副矫治器，一副戴在口内，另一副留给他接力使用，这样就可以让患者每隔四周复诊一次。这样的复诊频率不但能够帮助医生密切的掌控患者矫正治疗的情况，也可以让医生一旦发现口腔卫生问题就可及时进行解决。

上述口腔卫生问题在所有类型的热塑成形矫治器中都会发生，无论用作矫治后的保持器还是移动牙齿的矫治器都是如此。

活动矫治器目前虽然不是主流矫治器，但其对某些特殊的患者，仍可起到重要的作用。

参考文献·Reference

［1］Banks PA, Carmichael G.Modifed arrowhead clasps for removable biteplanes.J Clin Orthod,1998,32:377-378.

［2］Locks A, Westphalen GH, Ritter DE, et al. A new wraparound retainer design. J Clin Orthod,2002,36:524-526.

［3］Sheridan JJ, Ledoux W, McMinn R. Essixretainers: Fabrication and supervision forpermanent retention. J Clin Orthod,1993,27:37-45.

［4］Lindauer SJ, Shoff RC.Comparison of Essix and Hawley retainers. J Clin Orthod,1998,32:2.

［5］Laboda M. The effect of Essix appliances on anterior open-bite ［Thesis］. Louisiana State University Department of Orthodontics,1995.

［6］Tibbetts JR. The effectiveness of threeorthodontic retention systems: A short term clinical study. Am J Orthod Dentofacial Orthop, 1994,106:671 ［Abstract］.

［7］Sheridan JJ, Armbruster P, Moskowitz E,et al. Avoiding demineralization and bite alteration from full-coverageplastic appliances. J Clin Orthod,2001,35:444-448.

［8］El-Mangourey NH, Moussa M, Mostafa Y, Girgis A. In vivo remineralization afterair-rotor stripping. J Clin Orthod,1991,25:75-78.

［9］Sheridan JJ. Air-rotor stripping update.J Clin Orthod,1987,21:781-788.

［10］Rinchuse DJ, Rinchuse DJ, Dinsmore C.Elastic traction with Essix-based anchorage. J Clin Orthod,2002,36:46-48.

［11］Pithon MM, Santos MG, Gusmao JMR.Orthodontic extrusion with a thermoformedappliance. J Clin Orthod,2013,47:428-432.

［12］Türközö, Bavek NC, Varlik SK, et al.Influence of thermoplastic retainers on Streptococous mutans and Lactobacillis adhesion. Am J Orthod Dentofacial Orthop,2012,141:598-603.

［13］Moshiri M, Eckhart JE, Mcshane P, et al. Consequences of poor oral hygiene during clear aligner therapy. J Clin Orthod, 2013,47:494-498.

［14］Castroflorio T, Garino F, LazzaroA,et al. Upper-incisor root control with Invisalign appliances. J Clin Orthod,2013,47:346-351.

（赖颖真 译，姚 森 审）

第 24 章

保　持

Eliakim Mizrahi, Farah R Padhani, Victor Lalieu,
Gerald Gavron, Ronald G Melville, Richard N Carter,
Simon Ash, Brett Kerr, Demetri Patrikios, Adam A Ryan

本章概要

24.1　调磨邻接点

24.2　保持器的类型

24.3　矫治后的监督和保持程序

编者的观点

尽管每个正畸医生在诊断和矫治设计的理念上会有不同，但大多数医生对矫治后进行保持的重要性却持相同的态度。当然，与正畸的其他方面一样，正畸医生对保持阶段采用的程序以及保持器的选择会有所不同。本章中各位作者在保持阶段就表现出了明显不同的观点，他们的观点皆基于多年的临床经验。同时我们发现临床研究结果也有很多不同的观点。Little 等的研究证明，拔牙病例中只有 10% 的患者在保持 20 年后下颌牙齿排列整齐程度还能被临床医生所接受[1]。Myser 等最近调查随访了 66 例矫治后（15.6±5.9）年的患者，得出的结论是正畸治疗并没有固有的不稳定性[2]。

读者会注意到本章中某些内容会有重复；这些重复的内容是为了尽可能地传达不同临床医师各自观点中的相同和差异之处。

很明显，正畸治疗的目标之一是将牙齿置于口腔中一个稳定的位置和状态，尽管这个目标并不总能实现。医生和患者都应该持有一个观点：即口腔像身体其他器官一样，是一个有机的系统，处于时刻变动的状态。青少年时处于稳定状态的牙列，到了 20 多岁或 40 多岁时就有可能处于不稳定状态了。

重要提示： 牙槽骨、牙周组织及唇、舌\颊肌均会随着年龄的增长而发生改变，故而这些支持组织对牙齿的作用力也是在一直变化的。

随着成年正畸患者的增多，他们对于美观的要求越来越高，有时正畸医师会被迫将牙齿置于一开始就知道并不稳定的位置上，在这种状态下，终身保持就不可避免了。

日后复查保持器的复查费用是打包在治疗费里一起收取还是单独拆分出来收取，这由每个诊所的收费方式决定。但在治疗初始，医生就应该计划好并告知患者或家长保持阶段的费用，这一点很重要。笔者更倾向于保持器以及之后的复诊要单独收费，应向患者或家长说明每种保持器的费用，并且应该讲明选用哪种保持器取决于患者治疗结束时的状态。但医生应告诉他们保持阶段的大概费用。

重要提示： 在第 7 章的病例讨论中，大家已经很明确：告知患者矫治后保持阶段的重要性是临床医师的责任。

24.1 调磨邻接点

在切牙拥挤的病例中，医师应在拆除托槽前的一次或两次复诊时对牙齿邻接处进行少量去釉调磨。前牙在矫治后和保持期之后的稳定性，多年来一直是很有争议的问题。1975 年，Barrer 就发现增大切牙间的接触面对提高保持阶段的稳定性具有益处[3]。他提出了一种在前牙列形成"基石结构"的概念和方法。笔者认为手动金属砂条就足以达到这种"基石结构"的邻接效果，使用慢速手机和磨砂片可能会损伤过多牙质。这种技术其实就是打破紧密的接触点，慢慢使接触"点"变成接触"面"的过程。在使用活动保持器的病例中，笔者会在患者矫治结束之后每半年一次的复诊时，在牙齿邻接处进行轻微调磨。调磨后，局部涂氟以加强邻接面处牙釉质的抗龋性（使用邻面手机进行调磨的方法请见第12章）。

调磨邻接点的方法是一种辅助增加牙齿稳定性的方法，与 Shrridan 和 Hastings 提出的邻面片切（ARS）概念是不同的[4-5]。邻面片切是为牙列轻度拥挤的病例创造空间从而避免拔牙的方案，其创伤性更大。

调磨邻接点对于增加前牙的长期稳定性的作用到底有多大我们尚不清楚，也许道听途说占一定的成分。然而 2001 年 Sparks 的研究表明：相对于未调磨组，调磨邻接点后的患者在拆除固定保持器时，牙列拥挤的发生率下降了 25%[6]。

24.2 保持器的类型

保持器的种类主要分两种：固定保持器和活动保持器。在决定使用哪一类保持器之前，重新检查患者初诊时的照片和模型是很有意义的。

重要提示： 在决定使用哪种保持器时，不要依赖自己的记忆，而要检查治疗之初患者的覆𬌗、覆盖、咬合以及个别牙的位置，特别是扭转状况等。

24.2.1 固定式保持器

固定式保持器包括下颌切牙区舌侧固定丝或上颌切牙区的腭侧固定丝，粘接范围为两侧尖牙之间。然而，根据初始错𬌗情况的不同，粘接的范围也有可能会延伸到两侧前磨牙区。在有些拔牙病例中，后牙区拔牙间隙在矫治后有可能再次出现，此时可以使用小段麻花丝粘接在拔牙区两侧牙齿的颊侧面或舌侧面。

舌腭侧固定丝一般可用麻花丝、圆形或方形链状丝制作而成，固定丝末端可以弯成圆圈状，也可以保持平直。如果末端保持平直状态，粘接前应该对其进行打磨抛光处理。固定丝可以仅与两侧末端的牙齿粘接固定，也可以粘接于区域内的所有牙齿，这取决于初始错𬌗状态以及你准备让哪颗牙齿保持稳定。

Durbin 认为永久固定保持是很有必要的[7]。他的研究显示：在 100 个矫治后下颌戴用活动式保持器的成人患者中，7 年后 86% 的患者都出现了不同程度的拥挤。而后，他又调查了大量使用固定保持器的患者，发现患者都非常乐意接受牙列终生稳定的结果；而且当牙列处于稳定状态时，牙面着色和牙结石形成率低于可摘式保持器佩戴者，且几乎没有形成龋齿。

24.2.1.1 操作技术

舌腭侧固定丝可在椅旁制作完成，也可直接购买预成的在每颗牙上都有金属支架的固定丝。固定保持器既可以采用直接的，也可以采用间接的方法完成粘接。

重要提示： 不管应用那种技术或金属丝，固定丝必须由软丝制成；较硬的钢丝不利于每颗牙的适应性改建，而且随着时间推移会缓慢产生形变。

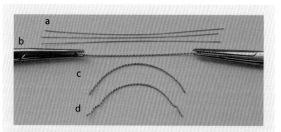

图 24.1 舌侧固定丝的制作。a. 三股很软的不锈钢结扎丝。b. 使用两把持针器夹住丝的两端，将其拉紧并旋转成一束。c. 用手和钳子弯制成形。d. 必要时在尖牙处加外展弯

24.2.1.2 间接粘接式保持器

要制作间接粘接式保持器，在拆除托槽之前就要印取一副模型，将其送至技工室去制作与舌面轮廓精密贴合的粘接式保持器。若保持器连接有装配定位架，就只能在去除所有托槽之后再行粘接。若保持器不连接什么附件，则拆除矫治器的前或后都可完成粘接。在技工支持有可靠保障的前提下，有些医生会在拆除固定矫治器之后立即取模并在同一天或几天后粘接该保持器。

Haydar 提出了一种较为方便的、用硅橡胶轻体和重体制作转移托盘的间接式舌侧保持器的粘接方法[8]。

24.2.1.3 直接粘接式保持器

这种保持器是去除矫治器之前在椅旁制作完成的。舌侧麻花丝可用 3~4 条长 75mm（3英寸）、直径 0.25mm（0.010 英寸）的软不锈钢结扎丝编织而成。用持针器夹住丝的两端沿丝的轴线方向转动使其保持张力，可根据需要旋扭成更容易弯曲成形的麻花丝（图24.1）。

- 粘接舌侧丝时常规需在下颌切牙舌侧应用拉钩和吸唾器。
- 将柔软的麻花丝进行弯制、使其与切牙舌侧的外形轮廓贴合。

- 在丝一端的尖牙部位做外展并使其贴合于切牙舌侧面，在另一端侧切牙及尖牙之间做标记，然后在该尖牙处加外展弯。最后检查弓形是否对称平滑，然后将完成的舌侧丝留置备用。
- 用小的圆形绿磨头轻柔打磨、抛光上下颌切牙舌侧面。

重要提示： 尽管下颌切牙舌侧面看上去可能较洁净，但其表面的某些区域仍有可能被肉眼看不见的薄层牙结石覆盖，若粘接在这种薄层牙结石上一定会影响粘接效果。

- 上颌切牙的腭侧面凹凸不平，有不规则的脊和缝隙。为了充分清洁和打磨较深的窝沟，有必要用高速手机（或低速手机）配以小号金刚砂球钻打磨（应慢而轻柔）。此后，将小的圆形绿磨头装在慢速手机上再次打磨腭侧面。表面越平滑越有利于长久强效的粘接。
- 打磨舌侧面时要用无油脂的磨头。由于切牙的舌侧面不像唇侧面那样是凸起的，而是凹陷的，故宜用簇状小毛刷而不要用杯

状刷清洁（图 24.2）。

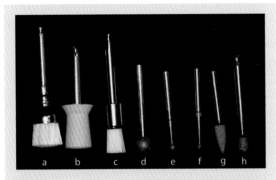

图 24.2 a.杯状毛刷。b.橡皮杯。c.簇状毛刷。d~f.用于打磨腭侧面釉质的圆形金刚砂磨头。g、h.用在高速或低速手机上的绿磨头

在清洁牙齿舌腭侧凹面时，簇状毛刷比杯状毛刷更有效。应确保刷毛不要扫及龈缘，牙龈的渗血会影响粘接效果从而影响保持器的牢固性。如果需要打磨靠近龈缘处的牙面，应更换成慢速手机配合橡皮杯来打磨。

• 取一段打蜡的牙线，在矫治器弓丝下方，用有齿镊夹住牙线两端，一头从牙间穿过，再穿回，牙线的末端留在唇面。拉住唇侧的牙线和舌侧的环，轻柔滑过牙间接触点，注意不要伤到牙龈。舌腭侧留下直径 1cm 的环。通常情况下，在两个中切牙之间、两侧的侧切牙和尖牙之间，共放三个这样的牙线环就足够了（图 24.3）。

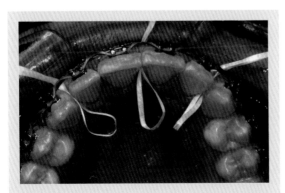

图 24.2 打蜡牙线环从唇侧弓丝下方穿过切牙间的邻接点

• 用镊子将舌侧保持丝穿过牙线的 3 个环。

• 轻拉唇侧牙线末端使舌侧丝慢慢移动，首先拉中切牙之间的牙线，再拉两边的牙线。检查舌侧丝的位置，假如必要再对舌侧丝进行调整，其后再拉紧牙线。用银汞充填器按压可使舌侧保持丝更加贴合。用持针器拉住唇侧的 6 条牙线末端并旋转使其在唇侧扎紧，用力将舌侧丝固定。进行粘接时，血管钳自然垂挂在嘴唇上即可（图 24.4）。

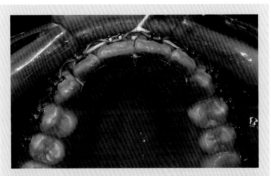

图 24.4 舌侧保持丝穿过腭侧牙线环，用持针器夹住并扭转唇侧牙线 6 个游离端，从而将舌侧保持丝牵拉就位。酸蚀材料应涂布于舌侧保持丝和牙齿表面上

• 用酸蚀剂处理舌侧牙釉质和舌侧丝，酸蚀面积要足够，冲洗并吹干，确保舌侧丝下方的牙釉质充分干燥。

• 用光固化或化学固化黏结剂在每个牙齿上粘接舌侧保持丝。Elaut 等提出了用流体树脂粘接的方法，该技术易操作、快速、可靠[9]。Pandis 等在最近的一项研究中比较了用光固化粘接或化学固化粘接下颌舌侧丝的方法，其粘接牢固度并无显著性差异[10]。当树脂固化后，松开牙线，剪掉短的一端并把长的一端抽出，如果你用的是打过蜡的牙线，抽出牙线应该没有困难。

• 用最细的锥形车针磨除两牙之间多余

的树脂，再用小的锥形抛光石打磨龈缘，此时即使牙龈有渗出也不会影响粘接强度。最后用金属抛光砂条磨掉牙间切端到舌侧丝之间多余的树脂。

- 上颌腭侧保持丝粘接完毕后，要用咬合纸检查是否有咬合高点。

Cook 等也讲述过类似的粘接方法，但与上述方法差别不大[11]。

24.2.1.4　粘接式固定保持器

Farah R Padhani

为了更简便地测量舌侧保持丝所需的长度，笔者一般从唇面测量左侧侧切牙远中端至右侧侧切牙远中端的长度。这个长度正好与两侧尖牙的舌腭侧距离一致。

笔者一般喜欢将两条结扎丝（ligature wires）拧在一起作为舌侧保持丝用（同上所述），并烧红退火，一般不将舌侧丝盘绕在尖牙舌腭侧牙面上。

使用复合树脂粘接之前笔者一般会使用直径 6mm（1/4 英寸）的蓝色牵引用橡皮圈将舌侧保持丝固定在牙齿的正确位置上，而不是使用牙线。

24.2.2　活动式保持器

活动式保持器有多种类型、也有多种不同的设计方式。选择哪种类型的保持器取决于很多因素，包括治疗前错𬌗畸形的类型、牙齿移动方式、患者年龄、依从性判断以及美观方面的考虑等。为了使患者的依从性达

到最好，保持器应该做的尽量舒适，并有良好的固位。可惜，卡环固位式下颌可摘式保持器不太容易获得很好的固位。但是，活动式保持器确实为保持阶段牙齿少量矫正性移动提供了便利。

传统的 Hawley 式保持器常用于上颌牙列的保持。Hawley 式保持器包括多种卡环、唇弓，有的可能还设计有前牙平面导板。唇弓在一定程度上可用以调整切牙的唇舌向位置。

若保持阶段需要进行垂直向控制（尤其是开𬌗患者的保持），可以在切牙的唇面粘接树脂档，使唇弓位于树脂凸的龈方，利用树脂凸激活唇弓，对切牙产生向咬合方向的力[12]。

Sherridan 等所介绍的正压或负压成形 Essix 型透明塑料保持器也广泛应用于临床。这种保持器的保持效果好，尤其适用于下颌牙列的保持。如果想在某些选定的牙齿上施加不同的压力，Essix 型透明塑料保持器也可以完成轻微的牙齿矫正性移动[13-14]（见第23 章）。对于有牙齿缺失（如第二前磨牙）的患者，还可以在保持器上加上人工牙以达到保持效果。

> **重要提示：** 将人工牙放置于工作模型上缺牙的位置并以少量石膏固定。确保人工牙有足够的倒凹以便于软化的塑料膜片能进入倒凹区包裹该人工牙。为了增加人工牙的固位，还可以在塑料膜片吸塑于模型之前的瞬间在人工牙上放置少量自凝塑料黏结剂，或者在人工牙上磨出沟槽（图 24.5）。

Moskowitz 等人曾详细地介绍过使用 Essix 型保持器作为临时桥修复缺失前牙的方法[15]，其实就是在石膏模型上选用合适的塑料牙置于缺牙区，然后再将塑料压膜片吸塑成型。通过在塑料牙舌腭侧面打磨出一道 4mm（0.16 英寸）宽、3mm（0.12 英寸）深的近远中向凹槽，可使塑料牙固定于保持器上，然后再修剪保持器边缘使其覆盖 6 颗前牙。

对塑料膜片加热之前，应使用常用的蜡刀清洁、精修工作模型的牙齿龈边缘，这个步骤可以增加保持器的固位力。制作真空吸塑式保持器之前，工作模型至少应该干燥两天；如果热压时模型未完全干燥，热塑料与模型接触形成的蒸汽会影响塑料的贴合度，降低保持器的舒适度和固位力。

正压式或负压式吸塑成形保持器由于美观性好，已被大多数患者所接受。这种保持器对牙齿绝大部分移动方式的维持都有良好的效果，但是对上颌后牙扩弓后患者的牙列保持效果却不够理想。若想维持上颌后牙扩弓的效果，最好使用有塑料基板的上颌 Hawley 式保持器。但也有研究比较了 Essix 型和 Hawley 式保持器的保持效果，发现两者无统计学差异[16]。如果患者在正畸治疗结束后需要进行牙齿美白治疗，可以对 Essix 型保持器进行改良，既作为正畸保持器又可作为漂白托盘用[17]。牙齿美白是否属于正畸医生的治疗范畴取决于你和你的转诊医生的关系，如果他们认为你抢了本该是他们的工作，以后你可能会少了转诊的来源。

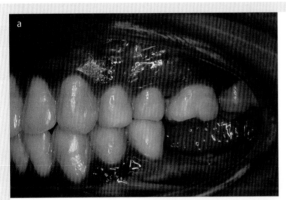
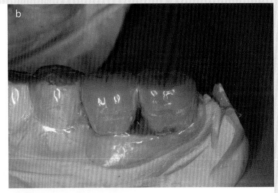
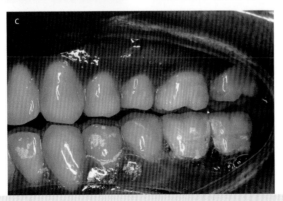

图 24.5　a. 左下 6、7 缺牙患者矫治后。b. 包含左下 6、7 人工牙的真空负压成形塑料保持器。在假牙齿的颊舌面磨出凹槽以增加固位力，同时使用自凝塑料进行衬垫以形成牙龈黏膜形态。c. 患者缺牙区在做永久修复前均可戴用该保持器

White 医生提倡给每个正畸治疗结束后的患者一支美白凝胶,将其注入 Essix 型保持器中使用,他认为这会提升患者的依从性,提高其佩戴保持器的时间[18]。他除了给患者下颌粘接舌侧丝以外,还会制作一副活动式 Essix 保持器备用,以防舌侧丝断裂后错殆复发。他鼓励患者要为自己牙列的长期稳定负责。

24.2.2.1　Essix 型保持器

victor Lalieu

笔者一般给患者使用覆盖上下颌全牙列的 Essix 型保持器,同时再制作一个下颌聚碳酸酯保持器(更坚固更便宜)并留存一副工作模型。如果保持器损坏或者丢失,便可以用该工作模重新制作保持器。若患者牙齿需要轻微移动,可以在工作模型上修整需要移动的牙齿,再重新制作 Essix 型保持器。

24.2.2.2　牙齿正位器

定制式或预制式牙齿正位器也是一种很有用的保持器,可以算是一种主动式矫治器,特别适用于后期精细咬合调整的患者。预制式牙齿正位器在拆除矫治器的同时就可以给患者戴上,但是定制式的却不行,因为它需要一些技工制作时间。遗憾的是,正位器不太舒服,如果患者依从性良好,正位器会很有效,反之则不建议使用这种保持器。正位器对于后牙扩弓患者的效果维持也不理想。有些患者戴正位器后可能会出现颞下颌关节症状。一旦患者关节出现任何不适,就应该停止戴用这种保持器。

编者的观点

是否将预制式正位器作为保持器使用,各国正畸医生可能持不同的态度。但让笔者惊喜的是,在欧洲一些国家将正位器作为保持器使用的比例非常高。

24.2.2.3　Prefinisher 保持器

Gerald Gavron

大多数错殆畸形都与上下颌骨不调有关,治疗的目标则是通过所谓的生长改良来纠正这种骨骼不调。为了得到最佳的疗效,治疗一般在青春生长发育高峰期进行。虽然面部的生长对改善骨骼不调问题非常有利,但也必然会带来一个弊端,那就是治疗效果的不稳定。由于大多数正畸患者在生长迸发期结束后并没有完全停止生长而是还会持续几年,因此正畸疗效的保持也就应该持续到几年以后。

上颌活动式保持器和舌侧固定保持器通常会戴用较长时间。笔者认为使用预制或个性化定制的 prefinisher 装置也是一种很好的保持器选择。笔者有自己的一套 prefinisher 改良使用程序,这套程序更合理、更有用,更容易为患者所接受,同时能延长 prefinisher 的使用寿命。

Prefinisher 应该在拆除固定矫治器的同时就立即戴上。这种保持器能够引导牙齿咬合至"最佳的"殆关系,同时还不影响软组织和牙周组织的适应性改建。

标准程序是:建议患者晚上戴用 prefinisher,接着再在白天戴用 3~4h,然后摘下,使牙齿处于放松状态;隔 3~4h 后再戴上，如此交替使用。4~6周后该保持阶段结束再换用常规的保持器。但笔者认为这一传统佩戴程序并不是必需的、最合理的。

可以让患者慢慢适应到每天佩戴 2h，而不是一开始就戴 4h，这么长的时间对于患者来说太苛刻了。半年后再慢慢减少戴用时间，这样持续半年后就可仅在晚上佩戴。这个程序能够充分为患者维持一个良好的咬合和健康的牙周支持组织直到第三磨牙萌出或被拔除。有时 prefinisher 还需要终生戴用。在某些有如拳击等接触性运动中 Prefinisher 也可以作为护齿套来使用。

> **重要提示：**笔者根据自己的临床经验，总结了一种更合逻辑、更容易被接受的佩戴程序，那就是嘱咐患者一开始每天下午戴用 prefinisher 10~15min，在接下来的几周逐渐增加戴用时间，直到增加到每天戴用 2h，夜晚整晚戴用，后续方法与常规标准程序一样。

戴用 prefinisher 后的最终咬合完全能达到斯托勒化（Stollerized）第一磨牙关系，从舌侧观察研究模型可以看到理想的尖窝接触关系，这种特点在戴用常规保持器时是不常能看到的，因为那些保持器无法引导牙齿调整至最佳尖窝关系。

早在 1934 年 Oppenheim 就说过："保持是正畸学中最难的问题。事实上，如何维持正畸结果的稳定确实是个问题。"实际上 Hawley 在该论述发表之前的 1919 年就写过："如果哪个正畸医生愿意在我的患者结束治疗时接管这些患者，对他们后期的发展变化

负责，我会很高兴给这个医生一半的费用。"

Kesling 也描述过一种改良型双曲唇弓保持器，他将保持器上不锈钢唇弓的曲部用镍钛材料制作[19]，这些曲在弯制的过程中就赋予了张力，这样保持器可永远处于激活状态。唇弓的平直弓丝部分用不锈钢丝制作并与镍钛曲相连接，同时将唇弓的连接部分弯曲埋入保持器的舌侧塑料基托内。

24.2.3　固定式保持器和活动式保持器

Ronald G Melville

为了保持上下颌切牙的矫治效果，笔者更倾向于尽可能使用固定式保持器，尤其对上下颌切牙在治疗前有垂直向、水平向不调或者扭转时更应如此。在上颌，笔者都会使用舌侧固定丝永久保持，除非出现了牙周问题。总体来说，使用活动式保持器时笔者会延长保持的时间（儿童大约戴用两年）。对于成人患者，笔者都会强调要永久保持，并且会通过信件来强调戴用保持器的重要性。

笔者从未拒绝过患者，反而会建议患者每年回来检查一次。

24.2.4　固定式保持器

Richard N Carter

粘接式固定保持器为临床医生提供了更长的保持期，有可能 10 年甚至 10 年以上都不需要更换。下颌从尖牙到尖牙的粘接式保

持器一般只粘接到尖牙上，这一点很重要，因为牙齿应该有相对自由的功能性动度。舌侧固定丝的直径是 0.76mm（0.03 英寸），应使用弓丝成型器弯制而不是用钳子弯制而成，因为钳子弯制可能会不对称或者形成折痕。为了补偿尖牙和侧切牙之间的厚度差异，需要在接触区弯制外展弯。外展弯应位于两牙之间接触点平面，也就是牙冠的中、切 1/3 交界处。如果把这个弯曲放置于牙冠中 1/3 或龈 1/3，牙齿邻接点有可能滑动致使切牙出现拥挤。

扭转应该与拥挤区别对待，主动矫治结束后两年内扭转牙都应该要牢牢固定。而且，按 Edwards 的描述，拆除托槽前 6 个月应该进行牙周嵴上纤维环切术[20]。为了使扭转牙的牙周膜在保持阶段能发挥正常功能，要使用柔韧的麻花丝来制作保持丝以控制相邻的牙齿。

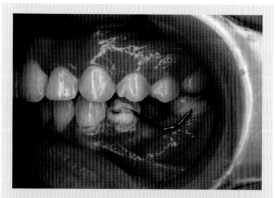

图 24.6　预制式舌侧固定丝两端的粘接底板可被弯制与牙面尽可能贴合，将其粘接到下颌第一前磨牙和第一磨牙的颊侧面以维持第二前磨牙的缺牙间隙

24.2.5　保持器 / 间隙保持器

Ronald G Melville

对下颌前磨牙缺失需要维持间隙的患者，可以给患者粘接厂家出售的两端有粘接底板的从尖牙到尖牙的舌侧固定丝。对缺少第二前磨牙的病例，应将舌侧固定丝顺着缺隙处牙龈和牙槽嵴的颊侧弧形弯曲，将一侧粘接底板粘接在第一前磨牙的颊侧面，而将另一侧粘接底板粘接在第一磨牙的颊侧面（图 24.6）。

24.2.6　固定式保持器和活动式保持器

Simon Ash

幸运的是，人的一生中牙齿都是在移动着的；这种生理性过程使得成年人也可以像儿童或青少年一样进行正畸治疗。但也正是由于这种生理性过程，在拆除正畸矫治器后，牙齿仍然会移动。不幸的是，这时的牙齿是朝着初始的错𬌗方向移动的。

粘接在牙面上的固定保持器或者某个特殊时间段戴用的活动式保持器都可以作为永久式或半永久式保持器使用。下面这些保持器涵盖了大多数保持器所具备的功能：

免手持基托式舌侧粘接保持器。

Whipps 式保持器。

钴铬保持器（Chrome-cobalt 保持器）。

Quatro 式保持器。

24.2.6.1 免手持、基托式舌侧粘接保持器

舌侧粘接式保持器在临床上应用广泛，文献也多有报道。但是，粘接舌侧丝的技术要求高，对保持的长期疗效影响很大。免手持、基托式舌侧粘接保持器的设计大大简化了在牙齿舌腭侧粘接保持丝的操作步骤（图24.7）。

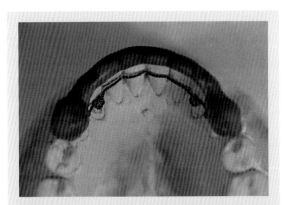

图24.7 免手持、基托式舌侧丝在模型上弯制而成，自凝塑料基托延伸至第一前磨牙

拆除正畸矫治器后，马上取藻酸盐印模并灌制石膏模型。使用直径0.41mm（0.0175英寸）的多股麻花丝在模型上弯制保持丝使其与牙齿舌侧面的形态贴合。将弓丝的远中端弯曲成环状，常规放置于尖牙舌面上。再将弓丝继续向远中延伸，埋入自凝塑料基托内。

基托可以在技工室制作完成也可以在椅旁操作完成。在模型上，将一根蜡条粘接在牙齿的唇面的龈端1/4处。将自凝塑料粉液混合，在面团期时覆盖于模型相关牙齿唇面未放置蜡条处。为了获得一定的强度，塑料的厚度应该大于3.0mm（0.12英寸）。塑料应延伸至需要保持的最后一颗牙齿的远中面、舌面，并需要将舌侧丝末端埋入基托内。待自凝塑料固化后，取下保持器，并仔细修整。

椅旁操作时，先试戴保持器，必要时做适当调整。取下保持器，用砂石抛光预粘接的牙面、酸蚀后冲洗吹干。将无填料树脂放置于牙面上，再小心地戴入舌侧保持丝及其基托，然后使用光固化或化学固化型复合树脂粘接舌侧丝。使用精细的锥形金刚砂车针磨断延伸至基托的舌侧丝的远中部分，将其与基托分离，再修整并抛光舌侧丝远中端。

> **重要提示：** 这项革新的优点在于整个粘接过程中可使保持丝能精准地放置并维持在正确的位置上。操作者双手被解放出来，能专心用来进行粘接处理，而不需要时刻注意舌侧丝是否有移位。

粘接材料全程可视，粘接过程容易掌控，这种技术使粘接舌侧丝变得更快、更经济、更可靠。

Banks也介绍了该方法的另一种改良方法，即他仅仅使用单端基托，或者基托仅覆盖舌侧保持丝的一端。

24.2.6.2 Whipps式保持器

患者很少因为舌侧保持丝脱落联系医生，往往是感觉不舒服或者已发现牙齿移位复发了才来找医生。临床上即使粘接了舌侧保持丝，偶尔仍会出现牙齿的移位。此外，在某些扩弓病例中，必须要维持牙弓的横向宽度，但舌侧保持丝无法维持牙齿的横向位置。前面已经讲过Essix式保持器，但是Essix式保持器比较薄弱，容易断裂，使用寿命短，其横向控制能力也比较弱。Whipps式

保持器和钴铬支架式保持器就是专门针对这些缺点而设计的。

Whipps 式保持器的结构

Whipps 式保持器是在技工室使用透明塑料膜片 Biostar 真空压膜机上制作的牙支持式保持器。为了与传统的粘接式舌侧保持丝贴合，需要印取精细印模（包含所有需保持的牙齿的咬合面），灌制石膏模型，然后再在模型上制作该保持器。舌侧保持丝的轮廓应能在石膏模型上清晰可见。在舌侧保持丝两端的前磨牙区域设置直径 0.9mm（0.036 英寸）的硬不锈钢球型间隙卡。取 2mm（0.08 英寸）厚的透明塑料膜片加热并在石膏模型上真空吸塑成型，将球型间隙卡的连接端埋进透明塑料内。冷却后，从模型上剪下保持器并适当修整。

由于这种塑料膜片比较厚，而且比 Essix 保持器更硬，修剪过后的保持器只需要覆盖牙齿的舌侧面、咬合面和唇侧面的切端 1/3 即可。若延伸至倒凹以下，摘戴保持器会很困难。必要时，可以调整间隙卡来加强保持器的固位（图 24.8）。

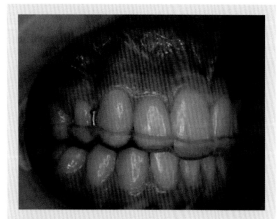

图24.8 Whipps 式保持器是由 2mm（0.08 英寸）厚的透明塑料基板以及球型间隙卡构成

一般建议患者在晚上刷牙后戴用 Whipps 式保持器，并且叮嘱患者若发现舌侧粘接保持丝断裂或脱落，要一直佩戴 Whipps 式保持器直到重新粘接好舌侧保持丝为止。Whipps 式保持器可以作为一种辅助装置，防止舌侧保持丝断裂后错𬌗复发。若患者有夜磨牙等夜间咬合功能紊乱症状，Whipps 式保持器还可以用作保护性咬合垫。由于 Whipps 式保持器比较厚，它对主动扩弓后横向宽度的维持也很有效。

未戴在口内时应将该保持器放置在潮湿的环境中，戴用前后只能用冷水清洗。热水会使保持器变形、贴合度下降。漂白剂和牙膏都有可能损坏这种塑料。要叮嘱患者不能戴着 Whipps 式保持器进食或饮酒。

24.2.6.3 钴铬保持器

患者戴保持器的依从性主要受舒适度、易清洁程度和保持器的坚固程度影响。钴铬合金是一种被广泛认可的可用于口腔的合金材料。活动式钴铬保持器可以代替丙烯酸酯或热成型压膜塑料保持器使用，它包括紧密贴合的唇弓和设置于某些牙齿上的支托或卡环。钴铬合金即使在很薄的区域也很坚固，舌腭侧覆盖量少，主要为牙支持式。可以使用煮沸、高压甚至家用洗碗机来清洁。此外，该铸造金属保持器非常坚固耐用。在过去十年甚至更长时间里，笔者发现患者对这种保持器的接受度最佳，甚至超过了丙烯酸酯材料或热成型压膜塑料制作的保持器。

在临床实际中拆除矫治器后笔者通常会依次完成粘接式舌侧保持丝或热塑压膜塑料保持器的装配。在拆除固定矫治器 3 个月后，笔者会使用新型海藻酸盐材料取印模（若能正确使用，这种材料精确度已经足够），有时还需要用到硅橡胶印模材料，用硬石膏灌制模型。在石膏模型上铸造钴铬金属支架，邻牙间设置迷你支托以增加固位，并防止不必要的牙齿移位。缺牙间隙还可以放置人工牙。一般建议患者只在晚上睡觉时戴用钴铬保持器。如果患者忘记戴用钴铬保持器、保持器有轻微的变形、外出度假或是没有回家的情况下，制作备用的压膜塑料保持器就很有必要。很显然，如果口腔内解剖结构发生了改变，比如牙齿扭转或者缺牙，钴铬保持器将不再适用。必须告知患者这种风险并嘱咐患者复诊时必须带上保持器。钴铬保持器舒适耐用、异物感较小（图24.9）。

> **重要提示：** 钴铬保持器特别适用于一些不稳定情况（尤其是牙弓宽度的改变）的长期保持。

24.2.6.4 Quatro 式保持器

这种保持器是以一位很知名的音乐明星来命名的，是一种可摘式保持器，既可用作主动式矫治器，也可以用作被动式的保持器。

当矫治结束后，前牙区有时会出现轻微的复发或者牙齿仍然需要微量的移动（如接触点错位、轻微扭转或者排列不齐），这时最好的解决方法是再重新粘接固定矫治器。但是有些患者可能无法接受重新粘接固定矫治器的方式，这时可以选择使用 Barrer 式矫治器。但 Barrer 式矫治器固位不佳，而且舒适度差；此时，Quatro 式矫治器（保持器）可能是比较好的选择[1]。

结 构

Quatro 式矫治器需要在技工室里的精密石膏模型上制作，它跟其他活动式矫治器一样也是紧密环抱型。理想的腭弓或舌弓采用直径 1mm（0.036 英寸）粗的不锈钢丝弯制，与上颌切牙的腭侧面接触。如果需要轻微内收切牙，可将弓丝稍远离切牙的腭侧面。两条颊侧臂由 1mm（0.036 英寸）的不锈钢丝弯制，末端焊接有滑动锁扣（Rocky Mountain，USA）。也可以购置已预焊锁扣的颊侧臂钢丝（DB Orthodontics）。颊侧

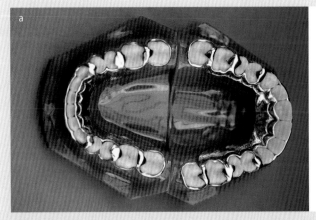
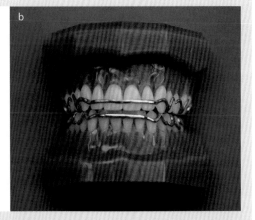

图 24.9 a. 铸造式钴铬保持器咬合面及舌面侧观。b. 钴铬保持器唇侧面观。必要时可在唇侧设计铸造卡环

臂穿过尖牙和前磨牙之间进入基板，锁扣则位于尖牙最凸点上，锁扣的槽沟平行于殆平面最好位于牙冠的最凸点（maximum bulbosity）上。常规制作丙烯酸酯基托并抛光。在技工室弯制精准的片段唇弓，两端延伸至滑动锁扣处（图 24.10）。

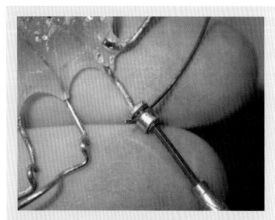

图 24.10　Quatro 式活动矫治器（保持器）。可摘式唇弓两端夹在滑动锁扣上，用六角扳手调节平头螺丝来调整唇弓的位置

　　矫治器制作好后，先检查被动部分的固位力和适合度，再将片段唇弓置于两端滑动锁扣中。锁扣包含水平槽沟和平头螺丝，可以用六角扳手拧紧夹住唇弓。在片段唇弓上选择性弯制第一序列弯曲，进行邻牙间轻微片切后拧紧锁扣即可以将唇弓向远端拉紧，使牙齿产生轻微的移动。还可以通过微调两侧支持锁扣的颊侧臂来调整片段唇弓的垂直向高度。

　　这种 Quatro 式矫治器舒适高效，是一种很有用的保持器。

24.3　矫治后的监督和保持程序

　　患者在保持阶段的复诊频率如何把握。矫治后的监督需要持续多久。患者应该戴用多长时间的保持器。这些是正畸医生一直在讨论而且将来也可能会继续讨论的问题。

● 如果患者依从性好，保持器无主动加力且无特殊不适，可以 3 个月后再复诊，如果仍然很好，再间隔半年、而后一年来复诊。

● 如果治疗前患者前牙拥挤，那在保持阶段每次复诊时笔者建议使用手动薄金属砂条轻微调磨切牙邻接点。

● 若保持器对某些牙齿施加了主动力，在这段主动加力的过程中，患者应该缩短复诊周期，可能每 6 周就要复诊一次。直到保持器的力值释放完毕进入被动维持阶段后再采用上述保持程序。

● 总的来说，建议患者在矫治结束后的前半年全天戴用活动式保持器，半年后可以只晚上戴用保持器。

● 保持的时间应该根据治疗之前错殆的类型来确定；一般来说对于青少年患者，无论是固定式还是活动式保持器，都建议患者戴用保持器直到第三磨牙萌出或者拔除后。这并不全是因为第三磨牙萌出可能导致复发，而是因为第三磨牙的萌出往往意味着下颌生长完成，第三磨牙萌出只是一个容易记住的事情。

重要提示： 正如前文所述，有些成年患者的治疗本身就是把牙齿移动到了不稳定的位置，这种病例需要终生保持。

保持阶段的监督周期很大程度上取决于医生的理念。有些正畸医生会告知患者，两年后他们就要全靠自己了，必须为自己的牙列保持负责了。这种情况下他们应该定期去全科医生处复诊，如果保持器出现问题，应立即回正畸医生处解决。多数正畸医生都很高兴患者很多年都保持定期复诊的习惯。

患者的依从性，尤其当患者戴用活动保持器时，一直是医生很难管控的问题。虽然医生希望患者遵从医嘱很好佩戴，但是临床经验及研究文献显示的结果均不乐观。Kacer等的研究显示，在进入保持阶段较短的时间（24个月）后，患者的依从性（在研究中有相关定义）就已下降到了45%[22]。

在活动保持器中设置微电子装置记录保持器的戴用时间是一种提高患者依从性的方法。虽然15个月内的记录结果很鼓舞人心，但患者的长期依从性仍然是个无法量化的问题[23]。

24.3.1　正畸治疗后的保持——保持程序

Brett Kerr

如果你在同一家诊所从事正畸临床很多年，你就会了解为什么保持被称为是"正畸的问题所在"。

保持在最初的概念中是有一定的限期的。后来当患者要求对他们费用昂贵、疗程冗长的正畸治疗应该有永久疗效保证时，保持这个概念就发生变化了。

重要提示： 对于大多数正畸医生和患者来说，保持就意味着终生保持。这其实是非常合理的，因为其他牙科治疗或者医学治疗也是需要维持疗效的。

在30多年执业生涯中，笔者试过很多甚至几乎所有类型的保持器，囊括了以下类型：

- 粘接式固定丝。
- Hawley 式保持器。
- 弹性保持器。
- Barrer 式保持器。
- 口腔正位器。
- 功能性矫治器（保持器）。
- 透明压膜塑料保持器。

每种保持器都有不同的优缺点，但基本上可以分为粘接固定式和活动式两大类。

24.3.1.1　粘接式保持器

对于许多正畸医生来说，粘接式保持器是他们最喜欢的保持器类型之一。尽管这种保持器正常可以使用很多年，它也依然有一定的缺点。有研究报道这种保持器即使由技术高超的专业人员制作，失败率也很高，6~24个月随访中35%~50%的失败率也很常见。

Scheibe 和 Ruf（2010）发现34.9%的患者保持出现了失败，平均保持期为（30±19.5）个月[24]。

Taner 和 Aksu（2012）研究显示6个月后这种保持器总失败率为37.9%[25]。

Salehi 等（2013）研究了18个月的保持期，发现使用带状固定保持器在上颌失败率为50%，在下颌失败率为42.6%，而韧性更好的麻花丝固定保持器在上颌的失败率为36.5%，在下颌失败率则为37.8%[26]。

Pandis 等对舌侧粘接固定丝保持器的患者追踪两年发现，采用化学固化型粘接材料的失败率为42.7%，使用光固化型粘接的失败率则达到50%，总失败率为46.4%[10]。

> **重要提示**：对于粘接式固定丝，笔者的担忧是：粘接固定丝脱落后，牙齿就会发生移位。当被发现时，牙齿移位量往往已经到了难以接受的程度，需要重新矫治了。即使我们常误认为粘接式保持器是最好的选择，但出现这种结果患者并不开心。

现在有许多通过扩弓解决牙量不调而不拔牙治疗的病例，但大家都知道，若只在前牙段保持，无法维持这种扩弓的效果。因此，在粘接式保持器的外面再加上一层可摘式隐形保持器成了很普遍的做法，这相当于多了一重保险。

这是一种保险程度最高的终极保持手段，可能有些时候会显得多余了一点。有人可能会认为患者只佩戴隐形保持器就足以维持牙弓的形态，没必要再加粘接式保持器了。但是如果他们不用可摘式保持器，那么粘接式保持器对后牙是没有保持作用的。

另一个关于粘接式保持器的问题是，谁该负责患者的长期追踪和保持器的维护，是正畸医师、患者本人、还是全科牙医。这种责任需要持续多久呢？

24.3.1.2 可摘式保持器

对于可摘式保持器，保持的责任倾向于患者自己了。遗憾的是，无论哪种精美的可摘式保持器（Hawley 式、弹性式、Barrer 式等等），都有诸如舒适性、变形度等问题。要重新制作一副往往都比较复杂，而且价格不菲。

患者戴用可摘式保持器的配合度和依从性往往不够好，容易超出正畸医师的掌控。包括 Kacer 等（2010）在内的基于主观调查问卷的研究均显示：长期良好的佩戴结果很少能够获得[22]。

然而，2013 年 Schott 等通过微传感器获得了 Hawley 式保持器戴用 15 个月效果的客观统计数据。

笔者的观点是：并不存在最理想的保持器，也不存在一种普适性的保持器。每个正畸医师都要设计出个性化的保持流程，并且要选出适合不同患者及其错𬌗畸形的保持器。

下列保持器是适合大部分患者的情况，一般来说比较高效、经济、实用。

所列保持器的戴用程序笔者已经应用了十余年，这对于大多数患者来说都是很好的选择。

24.3.1.3 技 术

1. 在矫治结束时制取藻酸盐印模，用于制作上下颌的隐形保持器，保持器材料选用 Essix ACE 0.040 英寸厚的塑料膜片（登士柏公司）或其他类似的材料。

这种材料的硬度用于保持器已经足够。即使年纪较小的患者，拆除托槽后牙齿上也会有足够的倒凹，便于制作出固位良好、戴用舒适的保持器。

这种保持器需要全天佩戴一段时间，然后可减少到只在晚上戴用（在符合一定适应症的前提下）。

但这种保持器材料太硬，在戴用几个月之后有可能会断裂，当然也有些患者可以戴用很多年。

一旦第一步稳定的目标完成，牙龈炎问题也就已经解决了，我们就可以开始下一个保持程序。

2. 用一次性塑料托盘制取聚乙烯矽氧烷（PVS）印模并灌制模型，制作第二副保持器。这一步会用到一种更柔软且比较耐磨的塑料膜片，如 Tru-Tain 的 0.30 英寸厚的 Coping 材料（Tru-Tain Orhodontic and Dental Supply）或 Essix 0.040 英寸厚的 C+ 材料（Densply International）。

3. 佩戴第二副保持器。医师可将 PVS 印模（阴模）交给患者留存。

现在，患者就有了两副保持器。要指导患者正确佩戴并避免损坏。患者每晚需要佩戴 12h，并且永久坚持。正畸医生还要告知他们保持器不得少于两副。

当然，患者真实的佩戴情况可能各不相同。

24.3.1.4　原　理

如果其中一副保持器丢失或损坏了，可以用 PVS 印模重新灌制模型、制作一副新的与正畸治疗结束时的牙列情况相一致的保持器。

当然，这仅仅对于一直佩戴保持器的患者有效。如果不是这样，那患者就要自己负责了，有时会需要进行再次矫治。

如果牙列产生了轻微移动，PVS 印模制作的保持器会对牙列产生主动的力值，患者需要 24h 佩戴，持续 1~2 个月。这个过程可能会产生不适感或感觉过紧，不过相比于其他主动矫治手段，这种方法更简单、快速、经济。

假如他们不能接受这些观点、不能良好的约束自己，当然就无法进行矫治。可以拟定并签署知情同意书。

重要提示： 开始矫治前，进行良好的沟通最为重要。在正畸治疗开始前的谈话中，医师就要建议患者终生保持，告知患者我们会制作两副保持器，佩戴保持器由患者本人且只由患者本人负责。

有这个流程的好处是：

1. 明确了患者对保持所担当的责任。
2. 为患者提供了最佳的长期合作的机会。
3. 如果需要，可以提供矫治结果的记录。
4. 避免磨牙症的损害。
5. 更换保持器价格低、时间短。假如牙齿没有大的移位，不用再重新制取印模。

24.3.2　另一种可供选择的保持流程

Demetri Patrikios

没有人喜欢接受坏消息。——索福克勒斯

笔者不太清楚正畸学中有无文章是从矫治完成开始叙述的，但是这是笔者看待一些事物的哲学方式。为什么呢？因为在正畸学中保持过程与正畸治疗开始时医生制定的目标有极大的相关性。若对目标未考虑清楚，失败就在所难免。

重要提示： 在第一、二次约诊与家长讨论孩子的正畸治疗方案时，在解释和描述了医生如何治疗这个案例的全部过程后，笔者常常会对正畸的保持过程做强调。

很多家长能接受笔者的提议，没有什么疑问。但是也有一些家长想知道更多的细节，还会问他们的孩子需要佩戴多久的保持器。这个很难去回答，尤其当某些有洞察力的家长提出的"医生，保持器在行使什么作用？"这类的问题时，回答的难度更大。

坦率地说后者的问题很难准确而全面地回答，在笔者的正畸职业生涯中常常问自己这个问题。如下的因素始终在笔者脑海里回旋：

1.在正畸牙齿移动过程中，受压侧牙槽骨发生骨吸收，其后牙根周围的骨开始改建，成骨细胞形成新骨，牙根逐渐稳固。理论上骨的新生与改建会非常好，但这不能保证牙齿就会维持在你移动到的那个位置上，因此可能需要你长期的保持。

> **重要提示：** 牛顿告诉我们，想要一个物体静止不动，除非作用在它身上的合力为零。因此除非这种情况存在，否则即使长时间保持，也很难保证牙齿稳定。因为你一旦摘掉保持器，牙齿周围的力会不断调整，直到合力为零达到稳定态。

这种现象意味着牙齿会持续移动直到它处于一个平衡状态。如果牙齿未发生移动，那它肯定处于一个平衡的状态，不需要保持。因此单纯靠时间并不能改变牙齿稳固的状况，这个过程已经被反复验证。

2.或许可以一直在等待周围肌肉能适应矫治后牙齿移动到的新的位置，但笔者认为这是徒劳的。无论患者处在什么年龄段，只

要骨组织和肌肉对抗，最后赢的一定是肌肉。在正畸治疗中，是骨组织适应肌肉的力量，而不是肌肉来适应骨组织的位置，大家也不要在这个方面抱有希望。

3.咬合接触。Edward H Angle 认为咬合稳定是实现正畸结果稳定的基础。他认为如果你扩大牙弓并且获得了完美的咬合关系，在完美的咬合状态下，周围的牙槽骨和肌肉能够适应牙齿现在的咬合状态。大家都知道这不是真的。后来正畸医生采用拔牙矫治方案避免了上述陷阱。拔牙矫治虽改善了一些状况，但保持仍然是个问题。

4.牙周韧带：在保持阶段进行嵴上韧带切断术，切断矫治前导致牙根旋转的韧带，在某种程度上能够避免牙齿的再旋转，但是仍不能保证矫治后彻底的稳定性。

5.智齿：医生常常将很多事归咎于智齿，如治疗后再次拥挤等。但是据笔者所知，这是没有根据的。

遇到以下问题：医生，保持器有什么作用？为什么我们的孩子要戴保持器？如果孩子的治疗结束，为什么还有继续佩戴保持器？你可以这样解释：

（1）如果放弃佩戴保持器，我担心会复发。

或

（2）我希望我的患者能一直佩戴保持器直到我有信心认为他不再需要佩戴为止（需要佩戴多久，是什么能使你有信心觉得不会复发）。

或

（3）我希望我的患者终身佩戴保持器，以防止复发。这就是所谓的永久保持。这的确是对正畸医生的一种保护及对失败案例的一定程度的接纳。

重要提示： 谁希望永远佩戴保持器？他们为什么要佩戴保持器？大家真的认为大部分患者都能做到吗？在他们的生命里有比这个更重要的事情。正畸后的复发并不危及生命，不应该看得比全身生命健康还重要。

或

（4）我在等待牙根的稳固和生物适应性的发生。这需要多长时间？不知道，但当患者丢失了他们的保持器，我们不会再制作一个新的。我们会等待并用接下来发生的事实证明一切。

现在，假如在矫治前孩子的家长问你这些问题，你若按照上面的方式回答，你认为他们中有多少人会给自己的孩子安排矫治？我相信很多人不会。于是，可能有医生就不会按照上述方式详细回答而是简单概括回答这些问题了。他们会强调在矫治结束时牙齿看起来有多么的漂亮，却对仔细讨论保持阶段的问题完全回避。

我在这里既有点愤世嫉俗但又很有理智，因为我觉得我们的职业要求我们应该从开始就能看到治疗的结果，也就是说，在进行资料的采集及诊断和设计时就应考虑到结果。

我知道有新型的托槽推出，能实现更小的摩擦力，并允许更大程度的牙齿移动。我也知道，拔牙矫治的频率已降低而扩弓治疗已变得更为人接受。我也相信，在未来几年，又将出现新的轮回。

在我看来有一种现象，即矫治结果似乎越来越依赖于矫治器，更强调矫治器的功效而忽略了操作者和治疗计划。我坚持认为

正畸医生应为每个病患做出其个性化的诊断和治疗计划。特别强调建立自己的目标，并制定一个实现目标的步骤。你需要知道你想要什么、你需要做什么以及怎么做。矫治器只是一种达到上述目的及实现牙齿移动的工具，而且矫治器一定要能被灵活调整。

现在是发表我的观点的时候了。我承认，在正畸治疗结束后，或多或少都会有一些牙齿的复发移动。究其原因，有可能是作为操作者我们未能十分精准。但这并不是说我们未去尝试把我们的患者的牙齿放在同时具备美观和稳定的最佳位置且强调他们戴用保持器。为了尝试做到这一点，我们必须牢记原计划中的目标、目的。

为此，必须考虑到当一个患者来找你时，不管现在的错𬌗畸形是什么类型，其牙齿的位置还是相对稳定的，除非你进行了干预，否则这些牙齿将一直会保持这种状态。事实上，你正在打破一个稳定的环境，你必须考虑拿什么来保持牙齿的稳定，这样才能设计一个治疗程序来最大限度地保证治疗后的稳定性。颌骨的形状反映了牙齿的位置，但更重要的是周围肌肉压力的影响，后者是限制你重新定位牙齿的主要因素。假如只是扩大下颌前牙区宽度来对抗口周肌肉的力量，你可以观察一下会发生些什么。肌肉将会轻轻松松地推动牙齿回到它们起始的平衡位置。因此，现在你需要将既存的"口周肌肉平衡"纳入你所制定的矫治目标中。

重要提示： 尽管你可能是一个优秀的正畸医生，但自然法则不会放过每一件事情。所以还是需要吸取教训、力求减少失误。

我无意为本章犀利的语言推脱，也许这是我的教学风格，但我想指出的是正畸临床治疗应一直成竹在胸地规划和执行，而且在每一个治疗过程中，我们都应该遵循肌肉力量平衡原则，我们称之为治疗之上。若能这样，在之后的保持阶段就不会出现严重的问题。当然一些失败的病例也是不可避免会发生的。我们都是人类，我们都不得不笑着接受这一事实。

就我个人而言，我喜欢让患者佩戴上颌 Hawley 式保持器两个月，这两个月需要全天戴用（正畸矫治后），之后一个月只在晚上佩戴，接下来一个月就每周戴两个晚上，最后完全停止佩戴。下颌装配固定的舌侧保持器，直到生长发育期结束才停止佩戴。

我相信我们要求患者也只能做这么多了。这并不是说我的患者每一个治疗过程都按照计划实施了，但我确信绝大多数是这样做的。

24.3.3　用活动矫治器纠正切牙复发

Adam A Ryan

在保持期间，时常因佩戴保持器时间不够、保持器丢失及变形导致上下颌切牙的复发移位。此时，"主动式"的保持器可用来纠正牙齿的扭转、唇舌向及𬌗龈向的移位。

24.3.3.1　唇向错位

在保持器上增加唇弓施加舌向力能够很容易地纠正牙齿唇侧移位和扭转，用记号笔在保持器唇弓需要的位置上做标记并用三喙钳夹出一个凹面。必要时需要给牙齿邻面去釉或缓冲舌侧基托。建议做一定程度的过矫治。也有一些医生习惯在唇弓上添加自凝塑料凸来增加舌向力。与在唇弓上直接弯制出一个突向舌侧的凸起相比，增加自凝塑料凸可以达到相同的目的。步骤是：首先在保持器上标出所需的区域，将需要增加自凝塑料的区域进行清洁；再用车针进行粗糙处理，用探针调制自凝塑料、均匀涂在唇弓上相应的区域。如果需要自凝塑料尽快凝固，可以将其放在热水中（但是要注意的是，如果将整个保持器放入热水中，舌侧基板会存在变形的可能）。个别微小的地方还需要再增加少量自凝塑料。

24.3.3.2　舌向错位

如果要纠正牙齿的舌向移动或扭转，则需要施加唇向的力，因此需要在牙齿的舌侧增加有效部件。Cureton 建议可选用弹性橡胶分牙圈作为加力部件[27]。具体的应用方法是：使用一支精细的树脂磨除车针从保持器基托的组织面向光滑面打一个小洞（8000-1171，Tip 1.2mm，Ortho-Care，UK）。用不锈钢结扎线将分牙圈拉入基板的孔中并固定，将分牙圈的约 1/4 从组织面伸出，而且可以因需要改变形状以适应不同角度的需求。

可以用热蜡刀在基板的组织面对分牙圈进行修形以减少分牙圈的凸度，这可以提高患者的舒适度，也有助于分牙圈在基板上的固位。缓冲唇弓为切牙的唇向移动创造条件，必要时还需要配合一定的邻面去釉。

在纠正扭转牙的复发时，可能需要将上述方法与唇舌双向上的加力部件综合运用。

24.3.3.3　殆龈向错位

有时候在保持阶段切牙会发生殆龈向的复发移位，这就需要对其进行伸长或者压低。Picard介绍了一种在牙齿的唇侧面粘接树脂凸档以激活唇弓的解决方法[28]。具体的步骤是：对切牙唇面进行酸处理、涂黏结剂。戴上保持器，如果切牙需要伸长，将唇弓拉至其原有被动位置的龈向1~2mm（0.04~0.08英寸）。平行于咬合面放置树脂，用一小毛刷蘸上黏结剂轻刷树脂使其光滑，然后进行光照固化。注意确保光固化树脂不包绕唇弓，以免使保持器摘戴困难。然后取下保持器，

对光固化树脂进行抛光处理。当佩戴上保持器时，唇弓置于树脂凸的龈方发生形变而对牙齿施力；当切牙被伸长后，唇弓形变消失，恢复至被动位置。特别强调要进行一定程度的过矫治以避免切牙开殆的发生。切牙的压低与此类似，需要将唇弓激活时，树脂凸应位于唇弓的殆方。

随着临床经验的积累，运用这些技术可以快速地纠正前牙的移位复发。患者通常都会非常感激医生们为改善他们前牙的排列所做的努力的。

参考文献 · Reference

［1］Little RM, Riedel RA, Artun J. An evaluation of changes in mandibular anterior alignment from 10 to 20 years postretention. Am J Orthod Dentofacial Orthop,1988,93:423-428.

［2］Myser SA, Campbell PM, Boley J, et al. Long-term stability: Post retention changes of the mandibular anterior teeth. Am J Orthod Dentofacial Orthop,2013,144:420-429.

［3］Barrer HG. Protecting the integrity of mandibular incisor position through keystoning procedure and spring retainer appliance. J Clin Orthod,1975,9: 486-494.

［4］Sherridan JJ. Air-rotor stripping update. J Clin Orthod,1987,21:781-788.

［5］Sherridan JJ, Hastings J. Air-rotor stripping and lower incisor extraction treatment. J Clin Orthod,1992,26:18-22.

［6］Sparks AL. Interproximal enamel reduction and its effect on long-term stability of mandibular incisor position. Am J Orthod and Dentofacial Orthop,2001,120:224-225 ［Abstract］.

［7］Durbin DD. Relapse and the need for permanent fxed retention. J Clin Orthod,2001,35:723-727.

［8］Haydar B, Haydar S. An indirect method for bonding lingual retainers. J Clin Orthod,2001,35:608-610.

［9］Elaut J, Asscherickx K, Vannet VV, et al. Flowable composites for bonding lingual retainers. J Clin Orthod,2002,36:597-598.

［10］Pandis N, Fleming PS, Kloukos D, et al. Survival of bonded lingual retainers with chemical or photo polymerization over a 2-year period: A single-center, randomized controlled clinical trial. Am J Orthod Dentofacial Orthop,2013,144:169-175.

［11］Cook BJ. A direct bonding technique for lingual retainers. J Clin Orthod,2002,36:469.

［12］Picard PJ.Improving retention of anterior open-bite cases. J Clin Orthod,2001,35:508.

［13］Sherridan JJ, LeDoux W, McMin R. Essix retainers: Fabrication and supervision for permanent retention. J Clin Orthod,1993,27:37-45.

［14］Sherridan JJ, LeDoux W, McMin R. Essix appliance: Minor tooth movement with divots and windows. J Clin Orthod,1994,28:659.

[15] Moskowitz EM, Sherridan JJ, Tovilo K, et al. The fabrication of a temporary bridge to replace missing anterior teeth. Virtual J Orthod,1997,April: www.Vjco.it/four/essix.htm

[16] Lindauer SJ, Shoff RC. Comparison of Essix and Hawley retainers. J Clin Orthod,1998,32:95-97.

[17] Sherridan JJ, Armbruster P. Bleaching during supervised retention. J Clin Orthod,1999,33:339-344.

[18] White LW. Retention strategies: A pilgrim's progress. J Clin Orthod,1999,33:336-338.

[19] Kesling CK. Permanent retainer activation with the self-activated loop system. J Clin Orthod,2002,36:413-415.

[20] Edwards JG. A long-term prospective evaluation of the circumferential supracrestal fiberotomy in alleviating orthodontic relapse. Am J Orthod and Dentofacial Orthop,1988,93:380-387.

[21] Banks P. Simplifed multistrand retainers. J Clin Ortho, 2002,36:297.

[22] Kacer KA, Valiathan M, Narendran S, et al. Retainer wear and compliance in the frst 2 years after active orthodontic treatment. Am J Orthod Dentofacial Orthop,2010,138:592-598.

[23] Schott TC, Schlipf C, Glasl B, et al. Quantifcation of patient compliance with Hawley retainers and removable functional appliances during the retention phase. Am J Orthod Dentofacial Orthop,2013,144:533-540.

[24] Scheibe K, Ruf S. Lower bonded retainers: Survival and failure rates particularly considering operator experience. J Orofacial Orthop/Fortschritte der Kieferorthopädie,2010,71:300-307.

[25] Taner T, Aksu M. A prospective clinical evaluation of mandibular lingual retainer survival. Euro J Orthod,2012,34:470-474.

[26] Salehi P, Najaf HZ, Roeinpeikar SM. Comparison of survival time between two types of orthodontic fxed retainer: A prospective randomized clinical trial. Prog Orthod,2013,14:1-6.

[27] Cureton SM. Correcting malaligned mandibular incisors with removable retainers. J Clin Orthod, 1996,30:390-395.

[28] Picard PJ. Depressing or elongating a tooth in retention. J Clin Orthod,1982,16:316.

（袁 峰 译，姚 森 审）

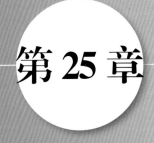

第 25 章

正畸专科技工室

Eliakim Mizrahi，Desmond Solomon，Ronald G Melville

25.1 正畸专科技工室

所有的正畸诊疗或多或少都需要技工室的配合。按照诊室的规模和患者的需求，技工室大致可分为几种类型：外包的技工室，配一个专业技师；或是一个规模较小的技工间，仅够医生和（或）助手完成一些简单的技工操作。大部分正畸诊所至少都会设置一个专门区域来完成相关的技工操作。由于工作性质的特殊性，小技工室的日常工作常常会显得有些杂乱。

重要提示： 应始终保持技工室的整洁。可以使用塑料薄膜覆盖住诸如振荡器这样的工作设备以进行防护，并且每日要更换薄膜。

让技工间始终保持干净、明亮、整洁并不是一件容易的事情，但是比起在一个杂乱无章、石膏飞溅的环境里面工作，干净整洁的环境会更让人愉悦。用完石膏后应该在它变硬前擦净工作台面和调拌刀等手持工具。一旦石膏变硬，再想要弄干净就有点困难了。这时候只能靠刮，如此一来无形中又增加了台面的粗糙度，更加难以保持干净。工作台面需要定期使用硅胶打磨抛光，这样有助于防止石膏沾到台面上。

在技工间放一台吸尘器是很有用的。它可以吸走撒落的石膏粉末以及丙烯酸粉末。石膏粉容易沾到我们的鞋子上再被带进诊室各处，磨切下来的丙烯酸粉末沾在地板上则容易让人滑倒发生危险。此外，把石膏粉和

藻酸盐粉倒进下水道的做法迟早会造成管道堵塞。

25.2 抛光轮

用于软质牙合垫和隐形保持器的抛光轮

Desmond Solomon

EM Natt 有限公司（英国）提供的传统的 Lisco 抛光轮（Erkodent，德国）可用于软磨牙垫和真空压制保持器的最终成形和抛光。而下面所示的一款抛光轮则更价廉物美（图 25.1）。

所需物品

● 到当地超市或五金店选择厚约 6mm（0.25 英寸）的绿色百洁布。

● 直型螺口轴芯（夹具）。

● 一把粗剪刀。

方 法

● 用剪刀把百洁布剪成 20mm（0.75 英寸）宽的正方形，然后修成圆形。

● 从夹具上旋下螺丝，然后把它穿过圆形百洁布的中心。

● 把螺丝连同抛光轮旋紧到夹具上。

这种抛光轮可用于诸如软质垫等所有的

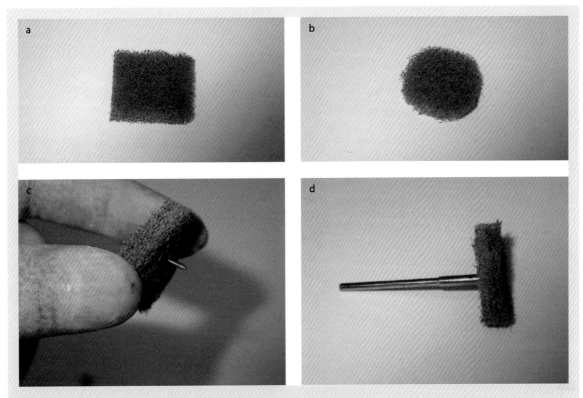

图 25.1　a.技工室专用抛光轮的制作：用大剪刀把百洁布剪成 20mm（0.75 英寸）宽的正方形。b.修剪成圆形。c.将固定螺丝穿过百洁布的中心当作轴心。d.把抛光轮旋紧固定在一根直的或反角的轴承上

软质材料的抛光，也可用于薄型硬质保持器的抛光。在高速手机上，它可用以切割材料；在低速手机上则可用于抛光材料。笔者建议先用常规的器械切割软质 拾 垫或者隐形保持器并修剪尖锐的边缘，然后用它对边缘进行最终抛光。

它也可以用来清洁和抛光焊接点。用抛光轮低速打磨丙烯酸型矫治器的组织面，可以减少其粗糙度。这款抛光轮的优点是：

- 价廉。
- 有弹性。
- 可按个人需求改变成不同型号。
- 没有锋利的边缘，因而不会对金属或者塑料部分产生切割、划痕。

笔者发现这个工具很好用，并且会经常制作一些备用。

25.3　石　膏

介绍一种调制石膏的方法

Desmond Solomon

这个简单的石膏调制方法是笔者的导师 William Johnstone 传授给笔者的。除了石膏，仅需要一个小橡皮碗和一张可以覆盖住整个碗大小的塑料膜。

按比例往碗里倒入水，轻轻撒入石膏粉直到混合液表面形成石膏外皮，然后在其上

面再加一点石膏粉。等上 1min 左右，直到石膏达到彻底饱和状态。然后把手放到水龙头下面淋湿，把手上剩下的水滴滴到混合液表面。这时用塑料膜盖住碗的上口。双手拇指固定碗上部，其余手指头放在碗下面帮助固定。用力摇上 1min 左右，就能得到顺滑、无气泡的理想的石膏混合物了。

25.4 模 型

不论采用什么方法调制石膏，灌出没有气泡的模型是硬指标。气泡会影响模型的质量和精确度。下面的一些小技巧有助于灌制出一个好模型。

● 在水龙头下把印模材冲洗干净。

● 把印模托盘放于振荡器上，同时用调拌刀把调制好的石膏从牙列的一端引向另一端。不要吝啬石膏的用量。流动的石膏沿着牙弓印记能带走积聚在印模中的游离水滴。

● 将托盘反过来放在石膏碗的上方，轻轻敲打碗边上的把手。大部分石膏应该会流回碗中。

● 再一次把托盘放在振荡器上，先不要加石膏，观察留在印模上的石膏是否已经填满了整个牙列凹槽。如果是，就可以用调刀继续堆砌更多的石膏了。

然后可以选择如下两种方法继续进行：

1. 将灌制好的石膏模型静置，把稍后阶段的操作作为单独一个步骤，先脱模，然后加底座和修整。

2. 用同样的方法在橡胶模具里灌底座，然后把牙模翻转到底座上。当模型硬固后，

牙模和底座一起脱模，最后修整。

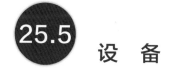

25.5 设 备

设备维护

Ronald G Melville

诊所内的小技工室经常存在的一大问题是设备的维护保养。所有人员使用完仪器设备后都应该趁石膏变硬前及时清理干净。如果用到石膏振荡器，可以把它放在一个敞开的塑料袋里面或者用塑料膜（食品薄膜）将其遮盖以防石膏流入并黏附在振荡器上。每天下班后只要把塑料膜丢掉就可以了。

灌 模

为了得到理想的研究模型，良好的印模是肯定要的，还有一点就是要用真空搅拌机调拌石膏用于灌模。用橡胶底座灌注模型底座不但可以减少石膏的浪费，也不失为一道更整洁有序的流程。

修整模型始终是一件苦差事，可以寄送到专门的牙科技工所制作，也可在诊所内的技工室进行处理。在石膏刚硬透的时候进行模型修整可以省下不少力气。如果把它们放置了数小时或者若干天，石膏就会变得很硬很难修整。修整好的模型需要放置干燥 3d 左右以防变黄。然后把它们放在肥皂水里泡

上 4h 左右。再用温水洗净、晾干、用布擦亮。制作一副模型包括模型准备的总操作时间应控制在 1h 以内。

编者的观点

口腔正畸学目前处于一个转型时期，口内印模可被口内扫描取代，研究模型能被虚拟模型取代，3D 打印机则可以将数字模型打印成工作模型。我们每个牙科医疗机构现在处于什么阶段？未来将拥有什么设备？这个问题需要先搞明白（见第 4 和 16 章）。

纵观过去几十年技工室的发展历史，我相信前述的数字化新技术大部分会优先应用于较大规模的营利性的口腔/正畸技工中心。考虑到硬件、软件的投入成本以及技术操作人员的成本，诊所内的小型技工室不太可能会发生大的变化，其还是会延续以往与正畸临床有关的简单技工操作。

新兴技术的引入对临床医生而言主要取决于其个人的经济状况、年龄、学术地位、学历、对正畸操作的理念和阅历。但是随着时代的发展，笔者认为诸如石膏研究模型和印模这些常规操作终将成为历史。

（陈 萍 译，姚 森 审）

附　录

免责声明

附录 A~E 所列的文件范本，其供稿的作者们目前实际上还在正畸临床中使用，但这些文件范本是否适用于各个读者当地的法律，作者们不承担任何责任。尽管这些作者们多年来一直有选用这些文件，但读者们在借鉴使用这些文件时应避免与自己国家、或所在地的法律以及个人执业实际状况相违背。

（袁　峰　刘　杰　赖颖真　王　花　译，姚　森　审）

附录 A：表格和信件范本

Eliakim Mizrahi

附录 A 所列表格和信件范本已获英国伦敦的 Eliakim Mizrahi 博士同意出版（他的联系地址：9 Aspen Court, 86 Holders Hill Road. London NW4 1LW）。

治疗方案洽谈之后：
写给成年患者的信

尊敬的_____：

1.写此信的目的是为了和您确认为您提供的正畸治疗的相关事宜。

2.您上下颌骨关系尚可。

3.您的下颌骨较上颌骨后缩。

4.您的下颌骨较上颌骨前突。

5.在_____牙弓存在牙列拥挤，导致牙齿排列和咬合错乱。

6.为了纠正您牙齿的位置，您很有必要佩戴矫治器。

7.为了纠正您牙齿的位置，有必要拔除_____牙齿并佩戴矫治器。

8.为了纠正您牙齿的位置，您需要佩戴矫治器。在一段时间之后可能需要拔除某些牙齿。

9.整个正畸治疗的周期大约为_____，但是疗程长短也会存在大的变动。

10.正畸治疗的费用由以下部分构成：

检查费用_____，治疗费用_____。

需要在治疗开始时先付定金_____，再加上检查费用，后续每月定期从银行支付的费用为_____。

如果您选择使用陶瓷托槽则需要在治疗开始时多付_____。

11.此费用与整个治疗周期中的复诊次数无关，也不包括像龋齿充填或拔牙之类的口腔常规治疗的费用。如果矫治器丢失或损坏则需要补交一定的费用。

11a.后续若有哪些必要的治疗，其费用在经过评估后方可知道。

11b.我必须向您指出，由于埋伏阻生_____的牙冠靠近邻牙牙根，在手术暴露或在后续的正畸治疗中有可能伤及这些牙的牙根。

12.提醒您注意在整个正畸治疗过程中，您必须继续去您的家庭牙医那里做常规口腔检查，如有必要应进行必需的口腔治疗。

13.正畸矫治结束之后，牙齿有向最初的位置移动的趋势（复发）。因此，佩戴一定时间的保持器对您来说十分必要。到那时，我们会再评估保持器的费用。

14.正畸治疗的成功与否依赖于患者的配合。在正畸治疗的过程中若出现医患合作不佳，我们可能会抱歉地通知您：正畸治疗会提前中止。

15.为了能公平对待诊所的每一个患者，如果您失约了又没有提前取消预约，您将会为您的失约付费。

16.为了让我们知道您已经收到、阅读并理解这份信函，以及明白"正畸治疗中潜在的风险"里的要点，请在正畸治疗开始之前签字并寄回这封知情同意书。

17.如果您有任何疑问，我很乐意与您探讨。

感谢您的阅读。

此致

敬礼

×××医生

（请从 1~17 段中选择适合自己的内容）

治疗方案洽谈之后：
写给未成年患者的家长或监护人的信

尊敬的_____：

1.来信是为了向您确认有关_____（患者姓名）正畸治疗的相关事宜。

2._____（患者姓名）上下颌骨关系尚可。

3._____（患者姓名）的下颌骨较上颌骨后缩。

4._____（患者姓名）的下颌骨较上颌骨前突。

5.在_____（双颌/上颌/下颌）牙弓存在牙列拥挤，导致牙齿排列和咬合的错乱。

6.为了尝试纠正_____（患者姓名）牙齿的位置，（他或她）佩戴矫治器很有必要。

7.为了尝试纠正_____（患者姓名）牙齿的位置，（他或她）拔除_____牙齿和佩戴矫治器很有必要。

8.为了尝试纠正_____（患者姓名）牙齿的位置，（他或她）佩戴矫治器很有必要。在矫治一段时间之后可能拔除某些牙齿也十分必要。

9.治疗将分为两个阶段。Ⅰ期矫治的主要目标是_____（根据病例决定）。需要过一段时间才能决定是否需要Ⅱ期矫治。能否在英国国民健康保险覆盖范围下进行Ⅱ期矫治，取决于届时的排队情况。

10.正畸治疗的周期大约_____，但是疗程也可能会存在大的变动。

11.正畸治疗的费用由以下部分构成：

检查费用_____，治疗费用_____。

需要在治疗开始时先支付定金_____，再加上检查费用，后续每月定期从银行支付的费用为_____。

如果_____（患者姓名）选择使用陶瓷托槽则需要在治疗开始时多付_____。

12.此费用与整个治疗周期中复诊次数无关，也不包括像龋齿充填或拔牙之类的口腔常规治疗的费用。如果矫治器丢失或损坏需要补交一定的费用。

未来的治疗费用只有在必须进行治疗时才会进行评估。

13.我必须向您指出，阻生_____的牙冠靠近邻牙牙根，这些牙齿的牙根在外科操作或在后续的正畸治疗中有可能会受损。

14.请注意在整个正畸治疗过程中，_____（患者姓名）必须继续去你们的全科牙医处就诊，做定期口腔检查和必要的口腔治疗。

15.正畸矫治结束之后，牙齿有向最初的位置移动的趋势（复发）。因此，佩戴一定时间的保持器对_____（患者姓名）来说十分必要。到那时我们会再评估保持器的费用。

16.必须指出的是，最终的结果很大程度取决于下颌骨在未来几年内的生长发育状况。

17.正畸治疗的成功依赖于患者的配合。在正畸治疗过程中任何时候若不能够很好配合，我们会抱歉地通知您：治疗会提前中止。

18.为了公平对待诊所的每一位患者，如果您失约了又没有提前取消预约，您将会为您的失约付费。

19.为了让我们知道您已经收到、阅读并理解这份信函，明白了"正畸治疗中潜在的风险"中的要点，请在治疗开始之前签字并寄回这封知情同意书。

20.如果您有任何疑问，我很乐意向您解答。

感谢您的阅读。

此致

敬礼

×××医生

（请从1~20段中选择适合自己的内容）

初次咨询后：
写给患者的全科牙医的一封信

尊敬的_____:

　　有关：_____

　　1.感谢您的信任，感谢您将患者转介给我。

　　_____（患者姓名）有_____类错𬌗畸形、_____（包括拥挤度、间隙等）。

　　3.我们尚未对_____（患者姓名）进行全面的正畸检查，但已要求_____（患者姓名）在_____时间进行复诊重新评估。一旦有了检查结果，我会给您寄去全部的分析报告。

　　4.我建议在这个阶段，您将_____拔除，完成口腔清洁，并在您方便时进行氟化物涂布。

　　5.这个患者已经准备进行正畸治疗。

　　6.现在完整的正畸检查结果还没有出来。一旦_____（患者或父母）同意完成资料采集，我会给您寄去全部的检查报告。

　　7.如果您有任何疑问，我很乐意与您商讨。

　　感谢您的阅读。

　　此致

敬礼

×××医生

（从 1~7 段中选择合适的内容）

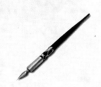

已进行临床检查、资料采集及分析设计并已约好与患者进行方案洽谈的时间后：
写给患者的全科牙医的信

尊敬的_____：

    有关：_____

    感谢您的信任，感谢您将患者推介给我。

    在进行了完善的正畸检查之后，我们已经与患者约好下次进行病例沟通讨论的时间，届时会给您寄去完整的报告。

    如果您有任何疑问，我很乐意与您商讨。

    感谢您的阅读。

    此致

敬礼

×××医生

已与患者约好进行正畸检查、资料采集时间后：

写给患者的全科牙医的信

尊敬的_____：

有关：_____

感谢您的信任，感谢您将患者推介给我。

我们已经与患者预约好下次进行正畸全面检查的时间，届时会给您寄去完整的报告。

如果您有任何疑问，我很乐意与您商讨。

感谢您的阅读。

此致

敬礼

×××医生

治疗方案沟通之后：
写给患者全科牙医的信

尊敬的_____:

　　有关：_____

　　1.感谢您的信任，感谢您将患者推荐给我。

　　2.这是_____（患者姓名）的正畸检查分析报告。

　　3._____（患者姓名）有_____类骨性特征。在其_____（双颌／上颌／下颌）存在牙列拥挤，导致了错𬌗畸形和不良的咬合（覆𬌗、覆盖、反𬌗、缺牙等）。

　　4._____（患者姓名）有_____类骨性特征。存在（覆𬌗、覆盖、反𬌗、缺牙等），但无牙列拥挤。

　　5.根据如上检查结果，我决定采取如下的治疗方案：

　　（1）拔除_____

　　（2）进行全口固定矫治

　　（3）保持

　　6.如果患者或其父母同意这种方案，希望您在方便的时候能够（拔除_____），完成所有必要的口腔护理，并涂布氟化物。

　　7.我已经向患者或其父母指出，未萌出的_____的牙冠靠近邻牙牙根，在手术暴露或正畸治疗中可能会造成邻牙牙根损伤。

　　8.我已经向患者或其父母指出，治疗结果在很大程度上取决于下颌骨在未来几年内发育的状况。

　　9.也已经向患者及其父母指出，此类的错𬌗畸形在完成治疗后存在复发的可能。

　　10.虽然我已经建议患者在整个治疗过程中在您的诊所继续进行常规检查，但是根据我们的经验，他们往往会忽视这个问题。如果您能够要求并提醒患者在正畸治疗过程中定期在您的诊所复诊，我将万分感激。

　　11.如果您有任何疑问，我很乐意与您商讨。

　　感谢您的阅读。

　　此致

敬礼

×××医生

（从1~11段中选择合适的内容）

给患者全科牙医的信——请求拔牙

尊敬的_____：

　　有关：_____

　　此患者正在接受正畸治疗。

　　如果在这个阶段，您方便为其拔除_____，完成必要的口腔护理并进行氟化物涂布，我将万分感激。

　　如果您有任何疑问，我很乐意与您商讨。

　　感谢您的阅读。

　　此致

敬礼

×××医生

拆除固定矫治器后：
写给患者全科牙医的信

尊敬的_____:

有关：_____

特此向您报告您的患者_____（患者姓名）已经完成了正畸治疗，现在正处于保持阶段。

我已要求患者返回您的诊所进行整体口腔检查和氟化物的应用。

感谢您的推荐。

此致

敬礼

×××医生

给患者的信：保持

尊敬的＿＿＿＿＿：

您佩戴固定矫治器的过程现在已经完成，感谢您的配合，并希望您对治疗结果满意。

现在我们开始使用特殊的装置来完成您后续的正畸治疗。

这是一种可以将牙齿移动到最终位置并（或）在骨改建完成之前保持牙齿位置的装置。按照要求佩戴该装置对于获得最好的矫治效果十分必要。

这个阶段很重要，我们要求您在本治疗期间必须按照我们的要求佩戴该装置。

保持阶段的时长因人而异。请遵循我们为您设计的保持计划。

这种装置的制作费用和难度都很高。因此我们建议您应特别小心，防止该装置丢失和损坏从而导致额外的费用。

在此治疗阶段我们建议您回到您的全科牙医那里进行全面的口腔检查和氟化物的涂布。

请注意固定式保持装置会导致食物和菌斑的积聚，所以需要您每天彻底进行口腔清洁，每六个月返回全科牙医或正畸医生诊所进行复诊检查。

感谢您在这个治疗阶段的理解和配合。如果您有任何疑问，请随时联系我们。

此致

敬礼

×××医生

（将维护保持装置的书面说明一并提供给患者）

写给不配合治疗的患者/父母的信

尊敬的_____：

1.写这封信的目的是通知您：我们在给_____（患者姓名）进行正畸治疗的过程中遇到了一些问题。

2._____（患者姓名）未能保持合格的口腔卫生。

我们已经向_____（患者姓名）解释了这会导致牙齿永久性损伤和龋病的发生。

3._____（患者姓名）对于口腔矫治器的使用配合度不够。矫治器未能得到良好的使用或未能按要求佩戴橡皮圈，这将会延缓正畸治疗的进程。

4.在您_____的就诊中，我已经向您指出正畸治疗的成功很大程度上取决于患者的配合。如果您能够向_____（患者姓名）指出需要他或她的认真配合，正畸治疗才能取得成功的效果，我将万分感激。

5.请带上_____（患者姓名）按预约前来商讨其治疗的中止问题。

6.如果您有任何疑问，我很乐意与您商讨。

此致

敬礼

×××医生

（从1~5段中选择合适的内容）

患者失约后写给患者或父母的信

尊敬的_____：

    自_____以来，_____（患者姓名）明显未能定期前来进行矫治器的调整。

    我必须向您指出，正如我们在_____（日期）的初始信件中所提到的那样，为了取得满意的矫治效果，医患双方必须充分合作以便对_____（患者姓名）的矫治器进行定期调整。如果不予监管和调整矫治器，可能会导致_____（患者姓名）的牙齿、牙龈和支撑的骨组织永久性损伤。在这种情况下，我必须向您指出，我们不承担由于（他／她）未能定期复诊而导致（他／她）的牙齿、牙龈或骨组织损伤的任何责任。

    如果您希望停止_____（患者姓名）的正畸治疗，您必须尽早预约，安排拆除_____（患者姓名）的牙套。

    如果您有任何疑问，我很乐意与您讨论。

    此致

敬礼

×××医生

有关正畸治疗的潜在风险和局限性的告知书

尊敬的患者：

通常情况下，患者理解并能良好的配合方可获得完美的正畸效果。

以下信息是作为常规内容提供给前来我们诊所就诊并考虑进行正畸治疗的患者的。当您认识到微笑和牙齿健康能带来的益处时，您也应该意识到正畸治疗和医学的其他治疗一样，有一些内在的风险和局限性。这些不足以作为治疗的禁忌，但在您决定使用矫正装置时应予以考虑。在正畸治疗前的咨询阶段，欢迎您随时询问相关的问题。

如果患者在正畸治疗期间没有正确彻底的刷牙，可能会导致牙齿脱钙（永久性斑纹）、龋齿或牙龈疾病。因此必须保持良好的口腔卫生、去除牙菌斑，禁止食用糖和餐间零食。

正畸治疗后，牙齿有向原来位置反弹的趋势，这叫作复发。原来的问题越严重，复发倾向就越高，最常见的复发部位是下颌切牙。拆除矫治器后，可佩戴保持器以减少复发。在佩戴这些装置时与医生充分合作至关重要。我们会按照最高标准进行矫正，在许多情况下为了对抗复发的趋势，我们会适度进行过矫正。但停止保持后，仍有可能复发。

在正畸治疗过程中可能会出现死髓牙问题。对于充填物近髓或者是受过小的撞击的牙齿，无论在此期间是否进行了正畸治疗，其牙髓都可能会在很长一段时间内逐步失活。如果之前未曾发现的死髓牙在正畸治疗过程中产生了症状，就需要进行牙体牙髓的治疗（根管治疗），以使牙齿保留下来。

在某些情况下，治疗过程中牙齿的根长会缩短，这叫作牙根吸收。在健康的情况下，牙根的缩短是不会有问题的。然而，如果在以后的生活中发生了牙龈疾病，牙根的吸收就会缩短患牙的寿命。值得注意的是，并非所有的牙根吸收都是由正畸治疗造成的。创伤、压低、内分泌紊乱或先天原因也可能会导致牙根发生吸收。

颞下颌关节也可能出现问题。虽然这很少见，但还是有可能发生的。牙齿排列或错殆的矫正可以改善与牙齿相关的颞下颌关节疼痛，但并非所有情况下都会如此。在关节疼痛的发生频率和严重程度方面张力似乎起着作用。

一个成长正常且比例均衡的人通常可能不会出现上述问题。但如果生长比例失调，颌骨关系可能会受到影响，最初的治疗目标也可能会受到影响。骨骼生长不协调是一个超出正畸医生控制的生物学问题。

治疗的总疗程可能会比我们预估的要长。面部发育不足、弹性牵引佩戴不佳、头帽装置佩戴的不好、矫治器破损、未按时复诊等都是拖慢治疗进程、影响治疗效果的重要因素。

必须仔细遵守头帽的使用说明。当将带有弹力橡皮圈的头帽口外弓向外牵拉时，如不小心口外弓很可能会回弹并打到脸颊或眼睛上。因此在取下口外弓头帽之前，必须先将橡皮圈摘掉。

因此，我们应尽最大努力把工作做好。这需要包括正畸医生、助手、您的家人及最重要的人，即您本人的充分配合。

×××医生

附录 B：诊所内部及外部沟通的信函范本

Laurance Jerrold

写给转诊医生或非转诊医生的信

尊敬的_____医生：

（如果是发给转诊医生）

感谢您将_____（患者姓名）转诊至我们诊所。在为患者提供全面的牙科治疗方面很高兴能为您效劳。

根据需要选择下面的段落1~4 。

（如果是发给未转诊患者的医生）

我们诊所正在为_____（患者姓名）进行正畸治疗。很高兴与您合作，以全面了解_____（患者姓名）牙齿治疗的总体需求。

根据需要选择下面的段落1~4 。

如果选择段落1：已为_____（患者姓名）做了预约，建立了病历档案，并将进行综合评估。我们将尽快为您提供一份概要和正畸治疗计划。

如果选择段落2或4：当_____（患者姓名）准备开始主动正畸治疗时，我们将向您提供届时的病情概要和治疗计划。

诚挚地：

1.我们完全同意患者现在是开始正畸治疗的最佳时机的观点。关于定期检查和预防措施，请告知我们你们对于常规检查和必要的预防措施的要求和流程，我们将很高兴与你方以各种可能的方式进行合作。

2.我们建议对_____（患者姓名）进行定期观察直到出现恰当的治疗时机为止。我们认为，对于这种类型的错𬌗来说，延迟治疗应是首选。我们相信通过密切关注_____（患者姓名）的牙齿、颌骨生长和发育，并在以后的某个阶段进行适当、及时的治疗将是更好的选择。

3.经过初步检查，我们认为在这种特殊情况下若开始正畸治疗，其"风险/效益比"是比较高的，现在开始正畸治疗的理由不充分。我们很高兴在您方便的时候与您讨论这个问题。

4.我们完全同意现在是开始正畸治疗的最佳时机。

a. _____（患者姓名）正在考虑接受治疗。

b. 但是，由于未告知的原因_____（患者姓名）希望推迟治疗开始的时间。

c. 但是，由于经济原因_____（患者姓名）希望推迟治疗开始的时间。

d. _____（患者姓名）表示他／她希望放弃正畸治疗。

e. 对该患者来说理想的治疗方案可能涉及正畸和另一学科的跨学科治疗方式，患者正在考虑是否接受此种治疗方案。

此致

敬礼

×××医生

向患者的家庭医生申请病史信息

尊敬的_____医生：

如果您的病历档案中有任何关于下列疾病诊断或治疗的信息，请您告知我，我将不胜感激：

a. 自身免疫性疾病

b. 过敏

c. 内分泌疾病

d. 上呼吸道损伤

e. 心脏病

f. 遗传性或基因类疾病

g. 传染病

h. 骨代谢紊乱

希望能及时收到您的回信。

此致

敬礼

病历授权

我授权按照_____医生的要求提供与我或我的子女有关的上述医疗信息。

（患者/家长签名）

向心脏病医生申请病史和治疗建议

尊敬的_____医生：

_____（患者姓名）正在由我们负责进行口腔正畸治疗。病历表显示_____（患者姓名）可能具有以下病史（请填写以下1～5中的选项）。

　　1. 心脏杂音

　　2. 有风湿热

　　3. 有人工关节置换病史

　　4. 二尖瓣脱垂

　　5. 不明原因心肌病

请在以下方面给予我们一些建议：

1. 心脏问题的性质

2. 是否建议进行预防性抗生素治疗

3. 如果是，我们应该按照美国心脏协会的方案还是您给出的治疗方案？

感谢您及时的回复。

此致

敬礼

病历授权

我授权按照_____医生的要求提供与我或我的子女有关的上述医疗信息。

（患者/家长签名）

写给耳鼻喉科／免疫科／儿科医生的转诊信

尊敬的_____医生：

_____（患者姓名）的正畸治疗方案已由我们的正畸治疗团队进行评估。我们的临床检查显示其存在以下病史：

[   ] 不合理的下颌平面

[   ] 开𬌗趋势

[   ] 面下 1/3 过长

[   ] 口呼吸

[   ] 影像显示有较大的腺样体组织团块阻塞鼻咽部

[   ] 鼻中隔偏曲

[   ] 鼻甲肥大

[   ] 过敏性鼻炎病史

[   ] 腭顶高且窄

[   ] 阻塞性睡眠呼吸暂停

[   ] 鼻窦息肉

[   ] _____

如您所知，上呼吸道阻塞在生长发育时期可以显著影响一个人的颌面部生长和发育。对阻塞问题不予处理也会严重影响正畸治疗的稳定性。请检查_____（患者姓名）上述症状，并对其进行必要的治疗评估。

若您想与我们进一步讨论_____（患者姓名）的病历，请随时致电。

此致

敬礼

× × × 医生

（收信医生包括免疫科医生、儿科医生、全科牙医和耳鼻喉科医生）

写给牙周科医生的转诊信

尊敬的_____医生：

_____（患者姓名）［已转诊到我们诊所］或［正在正畸治疗中］，经检查我们认为他／她的口腔状况不适合［开始］或［继续］正畸治疗。

请您评估以下项目是否需要：

［　　］口腔卫生指导

［　　］预防

［　　］深层次洁治和刮治

［　　］其他

此外，请结合_____（患者姓名）的治疗，评估是否需要进行如下操作：

［　　］牙冠暴露术

［　　］系带修整术

［　　］牙槽嵴上纤维环切术

［　　］游离龈移植术

［　　］牙龈切除术

［　　］牙龈成形术

［　　］根向复位瓣移植术

［　　］冠延长术

［　　］_____

如果您认为还需要其他方面的治疗或处理，请通知我们诊所，以便我们提供所需的帮助，并重新预约安排患者就诊。

此致

敬礼

×××医生

给全科牙医的转诊信

尊敬的＿＿＿＿＿医生：

我们最近评估了＿＿＿＿＿（患者姓名）关于正畸治疗的状况。请检查以下牙齿是否有龋齿/脱矿，是否需要接受治疗：

[　　] 全口：＿＿＿＿＿＿＿＿＿

[　　] 特定牙齿/牙面：＿＿＿＿＿＿＿＿＿

其中有些牙齿表面的龋坏虽然可能很小，但是需在这些牙齿上装配矫治器，因此还是交由您进行仔细的临床判断，看是否现在就应对它们进行修补。

我们的检查应用了＿＿＿＿＿，但是是在没有拍摄X线片的情况下进行的。

建议：

此致

敬礼

×××医生

正畸治疗重要信息知情同意书（传统格式）

正畸治疗和其他形式的医学治疗一样可以使患者从中受益。同样，患者有时也会遇到一些问题。在大多数情况下这些问题并不严重，不足以中止治疗。但这些问题需要请您考虑以决定是否接受正畸治疗。如果您对以下情况已经了解，就请在下面的每个方框中签上您的姓名。

不适：当您的牙齿移动时，它们可能会略有松动，这可能会让您感到不适。患者通常会在较短的时间内适应这种情况。一旦摘掉牙套，牙齿就会重新稳固。如果您感到疼痛，请致电您的医生寻求帮助。另外，在每次调整加力后的一到两天内，牙齿可能会有疼感，这是正常的现象，服用简单的非处方止痛药就能够起到止疼效果。　　　　　　　　【　　】

口腔卫生：必须正确刷牙。如果不能保持良好的口腔卫生，可能会导致牙齿上出现永久性的斑点和病损。不正确刷牙也会导致龋齿和牙周疾病。在某些严重的情况下，正畸治疗可能必须提前终止，否则可能会发生牙齿脱落。每年您必须至少两次去您的全科牙医那里进行全面的检查和清洁。请不要期待我们可以替代您的全科牙医。　　　　【　　】

牙根损伤：在牙齿移动过程中，牙根尖有轻微的缩短是很正常的。除非情况发生恶化，否则不需要为此担心。这种情况也可能发生在牙齿发育和萌出过程中。我们会在整个治疗过程中密切关注您的牙齿，并在有任何重大变化时提醒您。　　　　　　【　　】

颞下颌关节功能障碍和肌筋膜疼痛、功能障碍：在正畸治疗过程中，患者有时会出现颞下颌关节炎症问题。只有在极少数情况下才会严重到需要牙医或其他专家进行专门治疗。如果你发现有这方面的问题，一定要和您的医生进行沟通。　　　　　　　【　　】

复发：变化无处不在，正畸治疗也不例外。在儿童的快速生长发育阶段，颌骨的大小或位置可能会发生明显的变化。但对成年人来说仅仅只是年龄在变化。不管怎样，正畸结果都不是100%的稳定，有些变动是正常的。我们无法控制遗传、习惯、生长、牙齿大小以及一些其他因素，而这些因素都会导致矫治完成后牙齿又发生轻微的移动。当矫治完成后，我们会为您定制保持器。您必须佩戴保持器以辅助减少这种牙齿移动。但没有任何东西是永恒的，整齐的牙齿也不例外。　　　　　　　　　　　　　　　　　【　　】

由矫治器引发的问题：有些材质的托槽可能会导致一些问题。比如陶瓷托槽可能会对其黏着的牙齿和对颌的牙齿造成轻微的损伤。偶尔也有患者告诉我们，他们对活动矫治器的塑料基板、橡胶结扎圈或橡胶手套上的乳胶有过敏反应，还有一些患者则对传统托槽中的某些金属有过敏反应。很个别的患者也有因对（夜间使用的）头帽使用不当而导致眼睛受伤的情况。　　　　　　　　　　　　　　　　　　　【　　】

治疗方案的选择：有时患者有骨性问题，但又不愿意接受颌面部正颌手术方案，此时患者则必须接受治疗效果折中的结果。如果患者的问题复杂而其又选择仅解决其中几个方面的方案时，也必须接受类似的折中效果。粘贴一些托槽做一些局限性的矫治按照计划尚需后续的其他牙科治疗跟进时，若未及时跟进，即使延长正畸治疗的时间有时也无法达到最佳的矫正效果。选择类似这样的决定会导致治疗结果不理想。　　　　　　　　　【　　】

其他牙科治疗：经过正畸治疗的牙齿偶尔也会发生牙髓坏死，需要进行根管治疗。此外，拔牙后剩下的间隙也有可能不能完全关闭。通过手术开窗暴露牙齿时也可能会发生牙齿脱落的问题。这些都是与正畸治疗相关的比较少见的并发症。　　　　　　　　　【　　】

解剖学上的局限性：患者牙齿的大小或形状有时与患者的颌骨大小不匹配，这可能会导致轻微的散隙或在治疗结束时需要做冠修复。此外，牙齿只能移动有限的距离，如果颌骨太大或太小，则可能需要配合进行颌面部手术。　　　　　　　　　【　　】

患者的配合度：患者的依从性例如能遵循医生的指示并定期复诊，这是实现最佳矫治效果的绝对必要的条件。否则，治疗时间可能会延长。同时，假如患者不能戒除诸如吮拇指或磨牙等不良的口腔习惯，治疗最终的稳定性则可能会受到影响。　　　　　　　　　【　　】

患者的隐私：和所有其他医疗服务一样，正畸医生可能需要向其他医疗专业的人员咨询治疗方法。本人同意他们之间交换有关本人/本人的子女的医学和牙科信息，这与正畸治疗及支付的治疗费用有关。本人允许将本人/本人的子女的照片、X光片、模型和临床相关数据用于科学出版和（或）演示文稿，但不得用于其他目的。　　　　　　　　　【　　】

其他：_____

就本人的正畸治疗方案，医患之间已经做了详细的讨论。本人有机会就本人的治疗方案提出问题，本人了解上述治疗潜在的益处和风险。本人还了解，在治疗过程中可能会出现需要中止或改变原治疗计划的情况。如果发生上述任何一种情况，可能会导致治疗费用的调整。最后，本人明白提交给本人的费用清单仅用于正畸治疗，如果需要进行其他牙科治疗，将会收取额外的费用。

患者或其父母（患者为未成年人）签名：_____

日期：_____

见证人签名或印刷签名：_____

正畸治疗的知情同意书

关于正畸治疗的风险、损伤及局限性的知情同意的检查表格式

[   ] 口腔卫生问题

——龋齿和（或）脱矿。

[   ] 牙根吸收

——牙根的结构或拟采用的力学机制是否会导致更大的风险？

——是否存在邻牙如阻生尖牙对侧切牙牙根影响的风险？

[   ] 牙周并发症

——正畸治疗力学机制是否会提高这一并发症发生的概率？

——患者现有的牙周病是否会愈发严重或导致负效应？

[   ] 牙齿正常移动与反弹和（或）复发

——应该讨论牙齿对环境因素做出反应这一自然现象。

[   ] 颞下颌关节紊乱综合征 / 肌筋膜疼痛综合征

——应特别讨论这种潜在问题的暂时性和多因素性，尤其是在正畸治疗之前就有相关症状时，更应进行仔细沟通。

[   ] 牙髓问题

——应该讨论是否有外伤、深龋和（或）牙体修复等病史；牙齿是否远离腭部皮质骨或颊侧骨板？牙齿是否将穿过或紧贴颊侧骨板或腭侧皮质骨进行移动。

[   ] 过敏

——矫治装置的丙烯酸基板、合成乳胶、金属镍。

[   ] 陶瓷托槽

——如果选用了化学黏合增强剂，应告知患者有托槽脱落的可能。

——此外应注意对颌牙齿的磨损和（或）可能发生的牙尖折裂。

[   ] 活动矫治器

——矫治器被误吞、吸入、丢失或损坏问题。

[   ] 头帽矫正装置

——有导致软组织和（或）眼部受伤的可能性。

[   ] 口腔外科

——无法完全关闭拔牙或截骨部位的间隙。

——能否将埋伏牙进行暴露具有不确定性。

［　］生长

——治疗过程中或治疗结束后可能会有过度生长、意外生长或生长不足问题。

［　］合作度不够

——可能会延长治疗时间。

——可能会影响矫正效果。

——如果涉及口腔卫生，参见上文。

［　］需要再次进行修复治疗

——患者是否需要种植牙、做修复体和永久性夹板等？

——需明确再次修复治疗的费用不包括在所收取的正畸费用内。

［　］利用牙齿代偿相关的骨性成分

——如果患者的错𬌗畸形带有骨性成分，寄希望通过牙齿掩饰性矫治来解决问题，则需向患者告知其解剖方面的局限性。这种牙齿的代偿在正畸治疗结束后也会存在。

［　］保持

——长期、终生、固定式还是可摘式。

——应与患者讨论主动矫治已经完成，保持期将持续的时间。

——应讨论长期稳定性的预后。

［　］有限治疗

——讨论正畸治疗的具体目标。

——达到目标后停止治疗。

——如果需要进行 II 期矫治，要与患者进行讨论，并对该服务收取单独的费用。

［　］牙齿尺寸 / 牙弓长度之间存在差异

——讨论其对最终咬合方式的影响。

——讨论正畸治疗后的间隙问题。

——讨论正畸治疗后需要修复治疗，并说明这些费用不包括在患者的正畸费用内。

［　］持续的有害习惯

——如果在正畸治疗后仍存在不良的口腔习惯甚至更严重了，应讨论对稳定性的负面影响。

［　］正畸治疗的时机及相关问题

——应讨论是选择进行双期矫治还是仅做 I 期矫治。

——确保讨论的内容包括费用、时间和心理因素的每一个方面。

此表格既可作为会诊的指南，也可将检查表样式修改为段落样式，以便与在底部患者的签名或每个项目旁边的签字（如果需要）相匹配。

使用微种植支抗钉的知情同意书

微种植支抗钉使用同意书

医生建议使用临时支抗装置（TAD），也称为微种植支抗钉。这个装置可以帮助您的医生在不影响其他牙齿位置的情况下移动某些牙齿。虽然这不是实现预期矫治结果的唯一选择，但确是一种非常有效和高效的方法，同时也会带来一些您应该注意的风险。以下内容旨在告知您与本操作相关的一些风险，从而为您提供足够的信息，以便您做出明智决定。

请将您的姓名签在下列每一段旁边的框中，表示您已经阅读并理解了它的意思。

备选方法

已经向我解释了微种植支抗钉的操作步骤，并且我理解它是实现预期矫治结果的几种可选方法之一。有关其他备选方案以及与之相关的折中办法和其局限性已向我解释。【　　　】

疼痛和（或）不适

理论上任何外科手术都会带来一定程度的疼痛或不适。微种植钉支抗的植入也是一样的。但是这种疼痛或不适通常可以通过服用简单的非处方止痛药来缓解，一般不会影响第二天的正常工作或学习。如果48小时后您仍然感到严重不适，请立即就医。【　　　】

牙根损伤

由于微种植支抗钉被放置在离牙齿根部很近的地方，支抗钉偶尔也可能会接触到牙根。大多数情况下其对牙根的损伤很轻微、临床症状并不显著。只有在极少数的情况下可能需要进行根管治疗。由于放置微种植支抗钉导致牙齿难于保留的可能性非常低。【　　　】

出血和（或）术后感染

理论上所有手术都有出血过多或术后感染的风险。虽然出血过多的可能性极为罕见，但偶尔也会出现由于植入微种植支抗钉导致轻微感染的情况。如果发生了这种情况，可能需要服用广谱抗生素。【　　　】

神经损伤

植入微种植支抗钉可能会损伤通向牙齿或颌骨的神经。产生的刺痛和（或）麻木通常是暂时的，永久性麻木极为罕见。【　　　】

鼻窦穿孔

部分微种植支抗钉可能会深入鼻窦，通常不会引起什么临床症状。极少数情况下如果穿

孔不能正常愈合，也有可能需要请别的医生进行鼻窦修补手术。【　　】

取出种植钉／改变治疗计划

矫治结束后，所有的微种植支抗钉都需要取出。但是，由于上述某个因素而必须提前（甚至在放置支抗钉的那一刻）取出支抗钉时，治疗计划也可能需要更改。可能是简单地选用另一种支抗方式也可能需要拔牙。极少数情况下才可能需要进行颌骨手术。必要时医生会和您讨论这些选择。【　　】

患者依从性

患者依从性（比如能按照医生的要求佩戴和更换橡皮圈、仔细维护口腔卫生）对于减少不良结果并最大限度提高治疗效果至关重要。【　　】

其他费用

本人理解报给本人的费用仅指正畸治疗的费用（该费用包括植入微种植支抗钉）。如果需要其他牙科分支或外科方面的治疗，提供这些服务的医生将会收取其相应的费用。【　　】

患者隐私

像所有的医疗服务一样，本人的医生就本人的治疗可能需要咨询其他医疗专业人员。本人允许交换有关本人／本人的子女的医疗和牙科信息，仅限于提供治疗和支付费用方面。此外，允许将本人／本人的子女的照片、X光片、模型和临床相关数据用于科学出版物和(或)演示文稿，但不得用于其他目的。【　　】

保证条款

本人明白，在提供口腔保健服务方面，任何人都不能保证就一定会取得完美的效果。微种植支抗钉作为正畸治疗的一部分也不能保证就会取得更好的效果，也不能保证就会加速正畸治疗。【　　】

本人理解

本人证明本人所说的、读的、写的是英语（或已将本表内容翻译成本人的母语）。本人完全理解使用微种植支抗钉的好处和风险，并自愿接受它们。【　　】

患者或其父母（患者为未成年人）印刷姓名与签名：＿＿＿＿＿＿＿＿

日期：＿＿＿＿＿＿

见证人印刷姓名与签名：＿＿＿＿＿＿＿＿

日期：＿＿＿＿＿＿

有限治疗知情同意书

有限度治疗同意书

正畸为您提供了改善某些方面的机会,这不仅包括您的口腔功能,还包括您的笑容。一般来说,当患者去看正畸医生时,他们会得到一个最好的治疗方案,能够解决患者的所有主诉和医生的顾虑。然而,有时正畸医生发现他们的患者只希望进行有限度的治疗。

举个例子,假设您的上颌前牙不整齐或拥挤,而且上颌前牙覆盖下颌前牙很多,医生称之为深覆𬌗。您的正畸医生可能会想同时解决深覆𬌗和拥挤的问题。但是您并不在乎深覆𬌗,只想让您的前牙排齐来改善您的笑容,这就是有限度的矫治。

如果你决定只解决您全部正畸问题的一部分,那是可以的;但是您必须知悉如下情况。

1.决定接受有限度的矫治意味着您的医生仅仅只去解决这些问题,其他的正畸问题不会得到纠正。

2.如果在纠正了您所关心的问题之后,您现在又选择解决其余的问题,将会收取额外的费用,佩戴托槽的时间也会延长。

3.如果患者的牙周支持无法承受正畸牙齿移动的幅度,或者我们认为有限度的矫治会对您口腔中起支撑作用的硬组织和(或)软组织造成其他伤害时,我们将不会为患者提供有限度矫治的选择。

4.在一些有限度矫治的案例中无法获得理想的结果,因为我们没有矫治所有的牙齿。这种局限性您必须接受。

5.当完成有限度的矫治之后必须进行保持,这和进行全面正畸治疗后必须进行保持一样。您的医生将向您解释需要遵循的保持协议。

6.随着时间的推移,不进行综合性或全面的矫治可能会产生有害的影响。记住,如果你没有进行过正畸治疗,这种情况无论如何都有可能会发生;但是你接受了有限度的矫治,这种情况也可能会发生,原因可能是您选择不进行全面矫治方案导致的。

本人＿＿＿＿＿＿＿ 对医生所解释的有限度矫治的概念已经理解,理解若选择这种方式的治疗将仅仅解决一部分正畸问题。接受有限度治疗的选择是本人自愿做出的,本人知道要实现的效果是有限度的。由于本人只进行有限度矫治,故本人理解并免除＿＿＿＿＿＿＿医生对未来可能出现的负面影响的责任。

患者或其父母(患者为未成年人)印刷姓名与签名:＿＿＿＿＿＿＿＿＿＿＿

日期:＿＿＿＿＿＿＿＿＿＿＿

见证人印刷姓名与签名:＿＿＿＿＿＿＿＿＿＿＿

日期:＿＿＿＿＿＿＿＿＿＿＿

邻面去釉知情同意书

您已经被告知：作为您正畸治疗计划的一部分，有必要从您的一些牙齿侧面去除少许牙釉质。这个过程有不同的名称，它通常被称为邻面去釉。

什么是邻面去釉（IPR）？

从本质上讲，这项技术需要从一颗或多颗牙齿的侧面去除少量的牙釉质，以使牙齿的尺寸变小。通常其是为了创建额外的间隙来解决轻度至中度拥挤问题，也可为轻微畸形的牙齿重塑正常的解剖结构。在牙弓内创建间隙的其他替代方法还有拔除恒牙或者唇向移动牙齿及扩大牙弓，每种方法都有其不同的优缺点。

如何进行邻面去釉？

去除牙齿两侧牙釉质的基本的方法有两种。第一种方法是用"砂纸"条沿牙齿侧面来回摩擦以去除少量的表层釉质。另一种方法更常用，是使用菲薄的砂轮或非常细小的高速车针来锉平牙齿的侧面。

这项操作会有什么风险？

在大多数情况下，风险很小。但是，有时会发生以下情况：

牙齿的侧面可能会呈现出微小的台阶状突起。

牙齿被锉平的区域可能会发生龋齿。

邻面去釉的牙齿可能对冷热刺激变得敏感。

牙齿周围的牙龈组织可能会被割伤、发炎或肿胀。

邻面去釉的牙齿的形状可能与邻牙不同。

患者的牙龈、嘴唇或舌头可能在操作过程中被划伤。

虽然上述事件有时确实会发生，但在大多数情况下，它们的损伤很小，不会产生持久的负面影响。只有在极少数的情况下，邻面去釉才可能会导致牙齿神经永久性损伤。

必须接受这项操作吗？

也不是必须。但如前所述，替代的选择只能是拔除恒牙或者将牙齿放在可能非常不稳定的位置上。

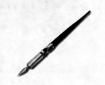

知情同意

　　本人已经被告知：本人或者本人子女的正畸治疗需要进行牙齿邻面去釉，本人知道本项操作是什么、它需要什么，以及与该操作相关的潜在风险。本人还了解邻面去釉有其他的替代方案，而且本人有机会就邻面去釉问题提出并得到所有问题的答案。

患者或其父母或合法保证人签名：＿＿＿＿＿＿

日期：＿＿＿＿＿＿

传统的费用约定信函

约定信函

尊敬的患者：

感谢您选择我们的诊所来治疗（您／您子女）的正畸问题。我们将竭诚为您服务。为了避免您对我们诊所的一些政策或您已同意的费用安排产生误解，本信函旨在帮您回顾我们已经约定的条款。

正如我们所讨论的，对_____（您或患者的名字）的牙齿进行正畸治疗大约需要_____月时间。此项治疗的费用为_____美元，其包括所有必要的矫治器、期间的复诊、主动矫治、保持器和保持复查。该笔款项将按以下方式支付：首期支付_____美元，每月支付_____美元，分_____个月付清。请注意，这种付款方式不是基于每月的复诊次数或每次复诊所花费的时间而定的，而是一种对提供给您的服务的费用进行预算的简便方法。在此期间不收取任何利息或财务管理费用。

上述费用是基于患者真诚合作前提下的数额：①保持定期复诊的习惯，如需改约请提前告知；②遵循所有医嘱以避免不必要地延长预估的治疗时间；③确保您的矫治器不丢失、无反复损坏或超出正常损耗；④我们有权收取与未付余额有关的额外费用，包括合理的律师费；⑤我们有权收取支票退回及逾期付款的费用。

您有责任预约您的全科／儿牙医师进行定期牙科检查；我们强烈建议您在接受正畸治疗期间每年至少看两次牙医。

已向您解释了医患双方商定后的治疗计划，您仍有机会对建议治疗的任何方面提出疑问。如果在正畸治疗过程中出现其他任何问题，请立即与我们联系。

您已经做出了一个非常明智的决定，通过正畸治疗能给您带来诸多好处。我们期待为您提供正畸治疗。

此致

敬礼

牙医姓名：

当患者申请保险机构支付其费用且您已接受这种方式时，请插入以下句子：

_____美元的余额将由您的保险公司直接支付给我们。如果您的保险公司以任何方式违约，无论原因如何，您将承担他们应付的任何剩余金额，直到所有金额付清为止。

贷款表格 版本 1

联邦贷款声明
用于提供牙齿矫正专业服务

患者：_____

地址：_____

费用责任方 / 关系方：_____

1. 提供专业服务的费用：_____美元

2. 减去首付款：_____美元

3. 尚欠的余额：_____美元

4. 财务管理费用：无

5. 年利率：无

6. 剩余未付的总费用（3+4+5）：_____美元

剩余未付的总费用（上述第 6 项）_____美元将分____个月分期付给位于上述地址的_____ 医生。第一笔款项_____美元将于 20XX 年____月____日支付，后续分期付款将于每个月的同一天支付，直至付清全部剩余款项。

尽管我们接受第三方付款人的付款，但如果因任何原因其拒绝为您提供费用支付，您最终必须承担全部费用。

以下额外费用将由您承担：

※ 因催缴逾期款项而产生的费用，包括合理的律师费。

※ 如果在到期日后两周内未收到应缴纳的金额，则支付_____美元的滞纳金。

※ 所有退回支票的服务费为_____美元。

※ 反复多次爽约或未按约就诊且未提前 24 小时通知取消预约，将收取的费用为_____美元。

※ 过度损坏或丢失矫治器的合理收费。

本人理解并同意执行上述条款，也已收到本协议的副本。

患者 / 款项支付方的签名：_____

日期：_____

贷款表格版本 2

联邦贷款声明
用于提供牙齿矫正专业服务

患者：_____

地址：_____

财务责任方 / 关系方：_____

1. 提供专业服务的费用：_____美元

2. 减去首付款：_____美元

3. 尚欠的余额：_____美元

4. 财务管理费用：无

5. 年利率：无

6. 剩余未付的总费用（3+4+5）：_____美元

剩余未付的总费用（上述第 6 项）_____美元将分____个月分期付给位于上述地址的_____ 医生。第一笔款项_____美元将于20XX 年____月____日支付，后续分期付款将于每个月的同一天支付，直至付清全部剩余款项。

尽管我们接受第三方付款人的付款，但如果因任何原因其拒绝为您提供费用支付，您最终必须承担全部费用。

_____

爽　约

——请注意，您的预约时间是专门为您预留的。

——如果失约又未提前 24 小时通知，将根据爽约时长收取额外费用。

_____

服务收费

请注意我们诊所关于以下服务费的政策。

——如果在到期日后 2 周内未收到付款，将收取_____美元。

——处理任何退回的支票还将收取_____美元服务费。

——所有逾期账款所产生的所有费用，包括合理的律师费都将由您承担。

——如果多次或过度损坏以及丢失矫治器导致治疗时间延长，将收取额外费用。

费用知情同意

本人同意完全负责支付_____医生提供的专业服务费用。本人已经阅读、理解并自愿同意本协议的各项条款，而且本人还收到了本协议的副本。

费用责任方签名：_____

日期：_____

给全科牙医的转诊信

尊敬的_____医生：

我正在给_____（患者姓名）进行正畸治疗，请对下列牙齿：

[　　] 拔除

[　　] 开窗暴露

[　　] 咨询建议

[　　] 预防保护

牙位：

```
                    a  b  c  d  e │ f  g  h  i  j
              1  2  3  4  5  6  7  8 │ 9  10  11  12  13  14  15  16
R ──────────────────────────────────┼────────────────────────────────── L
        32  31  30  29  28  27  26  25 │ 24  23  22  21  20  19  18  17
                    t  s  r  q  p │ o  n  l  k  m
```

建议：_____

_____

给不配合治疗的患者的全科牙医
或患者父母的信

尊敬的_____医生：

如您所知，我们目前正在为_____（患者姓名）进行正畸治疗。尽管我们正在缜密诊治_____（患者姓名）的错𬌗问题，但他/她对治疗的反应比正常预期的要慢。到目前为止问题的根源似乎是（从下面的类别中插入）：

- 未按要求佩戴矫治器。
- 不注意口腔卫生。
- 未坚持按约复诊。
- 骨骼生长/反应不良。
- 牙列发育缓慢。
- 矫治器长期破损或变形。
- 其他：_____。

只要临床上可行，我们将会继续完成_____（患者姓名）的治疗以便达到最佳的临床效果。但是上述因素的存在，可能会对我们的初始治疗目标产生某些限制或导致矫治效果打折扣，包括需提前终止治疗。

如果您有任何问题，请致电我们。此时您可能希望召回_____（患者姓名）以检查他/她的状况，并重新向他/她和他/她的父母强调正畸治疗的益处以及实现预期目标所需的配合。

我们已经和_____（患者姓名）的父母讨论过这一点，他们知悉这些情况。

_____

尊敬的＿＿＿＿＿＿：

在您／您的子女对正在进行的正畸治疗的配合方面我们遇到了一些问题，这可能导致无法获得最佳的正畸效果。

目前的问题是：

[　　] 未按医嘱刷牙、清洁口腔及矫治器。

[　　] 未按要求佩戴橡皮筋。

[　　] 未按要求的时长佩戴头帽／夜间矫正装置。

[　　] 未按照要求佩戴或护理活动矫治器。

[　　] 吃了导致矫治器损坏或松脱的食物。

[　　] 未能定期按约复诊。

如果想取得最佳的治疗效果，患者的配合是必不可少的。请您看看可以采取什么措施来解决和纠正上述问题。

如果你想和我们讨论这个问题，请随时给我们致电。

患者不遵医嘱要求中止治疗的免责单

患者不遵医嘱要求拆除矫治器的免责声明

兹有本人_____（父母或患者姓名）自愿要求拆除本人／本人子女_____（如是未成年人请填写患者姓名）的正畸矫治器，并终止本人／本人子女的正畸治疗。

本人已被告知本人／本人的子女的正畸治疗并没有完成，并且_____（正畸医生的名字）也强烈建议继续进行治疗以便获得最好的矫正结果。此外，本人也已被告知并理解若不顾_____（正畸医生姓名）医生的反对、在正畸治疗完成前中断正畸治疗可能产生的不良后果。

本人不顾正畸医生明确的医疗建议而终止本人／本人子女的正畸治疗，若现在及将来有任何伤害或损害，责任均与_____（正畸医生姓名）无关。

患者签名：_____

日期：_____

见证人：_____

日期：_____

注：如果医疗机构属于正畸专科诊所、合伙诊所、有限责任公司诊所等，或诊所有给患者提供治疗的助理医生，请在此空白处填写医疗机构的全名、对患者提供辅助治疗的所有相关人员的姓名以及正畸医生的名字。

解除医疗服务关系的通知书

解约书

尊敬的_____:

由于（从以下五个类别中选择一个或多个类别）的原因，我们必须通知您：我们将不再为（您/您的子女）的正畸问题提供进一步的专业服务。

由于（她/他/您）的牙齿需要进一步治疗，我们希望您尽快寻找其他正畸医生继续进行治疗，不要耽搁。

如果您愿意，我们将在未来（30、45、60）天内处理您可能需要的任何紧急正畸意外问题，或帮助您转诊或寻求其他正畸医生。这个期限应该足够您来选择另一位正畸医生。如果您在寻找其他正畸医生的过程中需要帮助，请联系我们。（如果患者需要，您可以①向他们提供几名您所在地区的正畸医生的姓名；②从电话簿、网站搜索引擎等处为其复制1-2页；③向患者提供当地教学医院、诊所或口腔医学院校的电话号码；④向患者提供当地牙科协会推荐的基地的电话号码，为其转诊就医提供便利）。

如果您同意其他人参阅您/您的子女的正畸病历记录，我们很乐意将这些记录连同我们提供的诊断和治疗的其他临床信息转发给您或您选择的正畸医生。（如果诊所要收取复印费的话，请在这里说明。）

我们很遗憾不得不采取这一措施，但上述情况使我们别无选择。

1.不遵守医嘱，其对（您/您的子女）的牙齿健康非常不利，也严重妨碍我们采取相应措施以取得预期的正畸效果。

2.我们无法协调预约安排，这反过来又会影响（您/您的子女）的治疗；而且在多次尝试之后，仍然无法协调。

3.根据您同意的条款，您没有按时支付所提供的正畸服务的费用。

4.您在回复我们诊所所需的临床或行政信息时，没有诚实和/或直率地回答问题，从而影响了我们为您提供服务的能力。

5.（您/您的子女）与我们的诊所员工之间存在明显的性格差异，这些差异和问题导致了我们日常工作和活动不能和谐进行和（或）被迫中断。

退还已支付的费用的协议

一般免责协议

  兹有_____（患者父母姓名）作为_____（患者姓名）的法定监护人或_____（成人患者则签自己的姓名）与_____（医生姓名）之间就正畸服务中有争议之处，正在履行本退费协议。退还费用并非表明或确定_____（医生姓名）或其团队或其所属医疗机构负有什么医疗责任。

  鉴于_____（医生姓名）已经给_____（患者姓名）退还_____美元，_____（患者姓名）、其继承人、遗嘱执行人、管理人、受让人和（或）监护人特此声明不再追索_____（医生姓名）及其团队成员、代理人、其所属专业机构_____（如果是个人独资机构，请在此处注明机构名字）其他任何赔偿以及因在_____（治疗日期）期间实施正畸治疗而可能产生的近远期问题应负的任何责任。

  本人_____（患者姓名）已阅读并完全理解上述协议的全部内容，本人理解本人放弃的权利，本人也有机会咨询律师，自愿同意并签署本协议。

  患者或法定监护人签名：_____   医生签名：_____

  见证人签名：_____

患者破产后债务重申协议

重申协议

_____医生为本人/本人的子女提供正畸诊疗服务。本人_____（法定名称）于 20_____年___月___日在本函中自愿重申本人对_____医生_____美元的付款义务。尽管本人目前已在_____（提请破产的法院的名称和地点）提出破产申请，案件编号为_____，但本人希望重申这一债务。

本人理解本人/本人的子女继续接受正畸治疗并不以本人在这封信上的签字为条件。

负债人：_____

日期：_____

注：上述日期必须是在第一次债权人会议之后。

I期矫治完成后给全科医生和患者家长的信函

尊敬的_____医生：

_____（患者姓名）最近已经完成了他/她的I期矫治。通过早期的正畸干预，我们已将_____（患者姓名）牙齿和口颌面部生长发育的潜力进行了最大限度恰当的利用。

我们已经对_____（患者姓名）制订了定期随访观察方案。他/她应定期接受检查，以确定是否需要进行II期矫治，假如需要II期矫治则要确定II期矫治的范围和时机。

（如果某些治疗目标未能实现或出现了临床相关的后遗症，请在此处插入）。

我们已经建议_____（患者姓名）与您的诊所进行预约进行常规的口腔检查。如果您对迄今为止_____（患者姓名）的治疗、未来某些特定问题或阻断性矫治的机制或总体目标有任何疑问，请随时致电我们。

注意：以下是对同一表单进行适当修改后发送给患者/父母的格式。

_____

尊敬的_____：

_____（患者姓名）最近已经完成了他/她的I期矫治。通过早期的正畸干预，我们已将_____（患者姓名）牙齿和口颌面部生长发育的潜力进行了最大限度恰当的利用。

我们已经对_____（患者姓名）制订了定期随访观察方案。他/她/你应定期接受检查，以确定是否需要进行II期矫治，假如需要II期矫治则要确定II期矫治的范围和时机。

（如果某些治疗目标未能实现或出现了临床相关的后遗症，请在此处插入）。

我们强烈建议你在两期矫治的过渡期间与你的牙医联系，为_____（患者姓名）进行预约做常规口腔检查。如果您对迄今为止_____（患者姓名）的治疗、未来某些特定问题或阻断性矫治的机制或总体目标有任何疑问，请随时致电我们。

主动矫治结束后写给全科医生和患者家长的信

尊敬的_____医生：

很荣幸地告知您_____（患者姓名）已于近期结束主动矫治。我们很高兴能用正畸的方法为_____（患者名字）提供所能提供的全部益处。我们也已尽一切努力达到了我们最初设定的矫治目标：即建立了良好的功能、最佳的美学效果和最好的稳定性。

我们将在保持期内继续对_____（患者姓名）进行随访复查，持续的时间通常为：_____（插入您为患者进行保持复查通常的时长）。当保持复查期结束后，我们希望您在为该患者进行定期牙齿检查时，继续检查其矫治效果。

我们已经告知_____（患者姓名）进行预约前往您的诊所进行定期的牙科护理。如果您对_____（患者姓名）的治疗或正畸情况有任何疑问，请随时致电我们。

注意：以下是对同一表单进行适当修改后发送给患者／父母的格式。

尊敬的_____：

很荣幸地告知您_____（患者姓名）已于近期结束主动矫治。我们很高兴能用正畸的方法为_____（患者名字）提供所能提供的全部益处。我们也已尽一切努力达到了我们最初设定的矫治目标：即建立了良好的功能、最佳的美学效果和最好的稳定性。

_____（患者姓名）现在将进入治疗的保持阶段。如果想使治疗的最终结果稳定，佩戴保持器至关重要，请按医生的要求进行佩戴及复查，持续时间通常为：_____（插入您为患者进行保持复查通常的时长）。一旦结束在本诊所的保持复查期，您的矫正状况将交由您的全科牙医继续进行复查。

请致电您的牙医进行定期牙科护理。如果您对您／您的子女的治疗或正畸有任何疑问，请随时致电我们。

员工绩效考核表 版本 1

员工绩效考核

姓名：_____   考核类别：

职位：_____   [   ] 试用期结束

日期：_____   [   ] 定期考核

考核人：_____   [   ] 特定项目考核

最近考核日期：_____   建议下次考核日期：_____

评分系统：

++ 非常积极

+　积极

0　平庸 / 不适用

－　可以做得更好

——　需要改进

说明：

请圈出最符合您自己或完成相关任务的能力或性格特征的评估等级。

如果您有任何疑问，请提出。

商务 / 前台人员

出勤 / 守时　++　+　0　－　——

职业风范

仪表仪容　　　　　　++　+　0　－　——

沟通技巧

对工作的态度　　　　++　+　0　－　——

电话沟通　　++　+　0　－　——　对患者的态度　　　　++　+　0　－　——

与患者沟通　++　+　0　－　——　对同事的态度　　　　++　+　0　－　——

与同事沟通　++　+　0　－　——　对氛围的影响　　　　++　+　0　－　——

专业工作能力　　　　　　　　**常规工作能力**

工作安排　　++　+　0　－　——　主动性 / 一般工作　++　+　0　－　——

	++	+	0	-	—
文案归档	++	+	0	-	—
沟通	++	+	0	-	—
患者费用	++	+	0	-	—
库存管理	++	+	0	-	—
数据控制	++	+	0	-	—
精准程度	++	+	0	-	—
保险任务	++	+	0	-	—

	++	+	0	-	—
主动性/特定工作	++	+	0	-	—
组织能力	++	+	0	-	—
学习能力	++	+	0	-	—
接受批评	++	+	0	-	—
团队合作	++	+	0	-	—
工作准备	++	+	0	-	—
清理/备份	++	+	0	-	—

临床/诊疗人员

出勤/守时	++	+	0	-	—

沟通技巧

厂商沟通	++	+	0	-	—
患者沟通	++	+	0	-	—
同事沟通	++	+	0	-	—

职业风范

仪表仪容	++	+	0	-	—
对工作态度	++	+	0	-	—
对患者态度	++	+	0	-	—
对同事态度	++	+	0	-	—
对氛围影响	++	+	0	-	—

专业工作能力

病历记录	++	+	0	-	—
资料采集	++	+	0	-	—
设备维护	++	+	0	-	—
感染控制	++	+	0	-	—
带环/粘接	++	+	0	-	—
一般辅助	++	+	0	-	—
库存管理	++	+	0	-	—
技工技能	++	+	0	-	—
外部应对	++	+	0	-	—

常规工作能力

主动性/一般	++	+	0	-	—
主动性/特殊	++	+	0	-	—
组织能力	++	+	0	-	—
学习能力	++	+	0	-	—
接受批评	++	+	0	-	—
团队合作	++	+	0	-	—
职责范围	++	+	0	-	—
工作准备	++	+	0	-	—
清理备份	++	+	0	-	—

员工签名：   考核人签名：

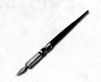

员工绩效考核表　版本 2

员工绩效考核

姓名：_____

职位：_____

日期：_____

考核人：_____

最近考核日期：_____

考核类别：

[　]试用期结束

[　]定期考核

[　]特定项目考核

建议下次考核日期：_____

说明：

请圈出最符合您完成相关任务的能力或性格特征的评估等级。

假如某个问题或部分不适用，则不用勾选。

关键词： E= 非常好，G= 好，F= 一般，P= 差

诊所店长

聘用 / 培训员工	E G F P
员工考核	E G F P
工作委托	E G F P
人员调度	E G F P
库存供应	E G F P
统计汇报	E G F P
诊所推广	E G F P
遵纪守规	E G F P
职业风范	E G F P

客服职员

工作场所维护	E G F P
电话技能	E G F P
处理患者问题	E G F P
表格处理	E G F P
人际交往	E G F P
预约控制	E G F P
沟通控制	E G F P
处理问题患者	E G F P
职业风范	E G F P

椅旁助理

有序配合	E G F P
制作技巧	E G F P
弓丝弯制	E G F P
患者管理技巧	E G F P

临床及技工室技士

X线片质量	E G F P
暗室技能和维护	E G F P
照片和影像质量	E G F P
印模及模型质量	E G F P

处理问题能力　E　G　F　P　　　　　矫治器制作技巧　E　G　F　P
记录保存　　　E　G　F　P　　　　　描图及分析　　　E　G　F　P
工作场所维护　E　G　F　P　　　　　工作场所维护　　E　G　F　P
职业风范　　　E　G　F　P　　　　　职业风范　　　　E　G　F　P

员工签名：　　　　　　　　　　　　**考核人签名：**

员工绩效考核表版本 3

员工绩效考核

姓名： _____   考核类别：

职位： _____   [   ] 试用期结束

日期： _____   [   ] 定期考核

考核人： _____   [   ] 特定项目考核

最近考核日期： _____   建议下次考核日期： _____

考评等级：

5：优秀；4：一般以上；53：一般；2：一般以下；1：不能接受。

说明： 圈出最能描述您对自己能力的评估等级或完成相关任务的能力等级或最符合您的性格特征的选项。假如某个问题不适用，则不用勾选。

工作任务或性格特征	分 值
工作质量：准确性和彻底性	5 4 3 2 1
工作数量：效率及合理安排时间	5 4 3 2 1
知悉工作内容：全面掌握且融会贯通	5 4 3 2 1
可靠性：能够可靠地完成工作	5 4 3 2 1
合作性：与雇主 / 同事 / 患者	5 4 3 2 1
能力：心理和技术能力	5 4 3 2 1
判断力：智慧和深思	5 4 3 2 1
主动性和创造性：解决问题	5 4 3 2 1
态度：工作与职业	5 4 3 2 1
出勤率和准时性：可根据需要调整时间	5 4 3 2 1
市场营销：协助诊所成长（内部和外部）	5 4 3 2 1
团队合作：交叉培训 / 领导能力	5 4 3 2 1
沟通：患者 / 同事 / 供应商 / 闲言碎语	5 4 3 2 1
成长意愿：诊所内部和外部	5 4 3 2 1
为目标而奉献：使命与理念	5 4 3 2 1

员工签名：   **考核人签名：**

附录 C：沟通信件范本

Brett Kerr

所列表格及信件范本已经 Brett Kerr 医生同意出版（Brett Kerr 医生的通信地址：澳大利亚 256 Waterworks Road, Ashgrove, Q 4060, Australia）。

首次咨询之前：致患者 / 父母的信件

尊敬的_____太太和_____先生：

这封信与_____（患者姓名）的预约安排有关，请花时间阅读一下。

1. 我们希望与您确认您将在_____（时间）_____（地点）有个正畸咨询预约。在咨询预约时，_____将得到充分评估，并会简要讲述您的问题和可能需要的治疗方法，您可以提出任何问题。随信附去正畸调查问卷和 X 线检查的转诊单，请在预约时将已填写完成的调查问卷和 X 线片带来。

这次正畸咨询的费用是_____美元。

2. 为了进行精准的诊断，需要制作正畸研究模型（模具），对 X 线片进行电脑分析并拍摄临床口腔内及面部的照片。有时需要再次预约并借助这些手段来解释问题所在。

进行上述信息采集的费用是_____美元。如果您是由健康基金资助的，您很可能会收到 50%~75% 的退款。

3. 关于治疗建议、治疗费用、预约详情和其他重要信息，我们将会制作一个书面报告寄送给您。

如果您有任何问题，请拨打上述号码。

此致
敬礼

×××医生

附：

请注意：我们已经为您的预约咨询留出了 40 分钟时间。如果您不能按时赴约，请尽快通知我们，以便我们可以将该段时间分配给等候名单中的其他患者。

首次正畸咨询之后：
致患者/父母的信件

尊敬的_____太太和_____先生：

正如我们在_____已经研讨过的，为_____（患者姓名）进行错𬌗矫治将涉及下列内容：

1.采集资料进行诊断与矫治设计，需要印制和制作研究模型、拍摄临床口腔内、外照片并对X线片进行电脑分析。所需费用目前是_____美元。

2.转诊至您的全科牙医处拔除_____牙齿，假如必要还应进行仔细检查和氟化物治疗。您的牙医会为此治疗给您单独报价。

3.将"托槽"固定在上下颌牙齿上。

该项治疗的费用是_____美元。除非另有其他设计，通常的付款方式是在治疗开始时首付金额_____美元，之后是18个月的付款模式，每个月需付款_____美元，这些付款模式与治疗期间患者的复诊次数没有任何关系，只是为了方便付款而分摊费用而已。

如果您愿意，也可在治疗开始时全额支付完全部费用。

4.矫治结束拆除矫治器时，我们将提供一套保持器，在接下来的一年中对您的保持效果进行定期检查。为了使牙齿保持整齐，在结束正畸保持复查期后，间断佩戴保持器也是必不可少的。

固定矫治的费用已包括提供一套保持器和一年的定期检查费用。

在矫治期间，矫正装置需要定期检查和调整，大约每6周一次。患者充分的合作对正畸治疗的成功至关重要。

就_____（患者姓名）的治疗，如果您还希望做进一步的了解或者对治疗计划的某些方面还不甚清楚，请拨打上述号码或做再一次咨询预约。若您认为上述矫治方案不妥，可能也会有其他的替代方案。但根据现有资料分析，我相信这将是获得最佳治疗效果的最好的方案。

此致

敬礼

×××医生

正畸治疗患者 / 父母须知

牙科全科治疗

由于我们是一个正畸专科诊所，您必须继续预约您的全科牙医进行全面的牙齿检查。

如果您接下来想进行正畸治疗该怎么办？

如果您接下来想开始正畸治疗，您应该首先预约正畸医生进行必要的放置带环处理，然后再预约您的全科牙医进行拔牙、检查和必要的氟化物处理。

费　用

所列费用涵盖了常规正畸治疗全部项目，包括托槽的装配、矫治器的调整和拆除，此外还提供一套保持器及其后续一年的检查。

目前的矫治费用是基于治疗的难度及预估的疗程而定的。但若反复损坏矫治器或配合不佳导致治疗时间延长，或因丢失、损坏或配合不好而必须更换保持器时，会产生额外费用。

如果您想进一步了解正畸治疗的费用，请联系我们的前台人员或拨打电话号码_____。

托槽类型

常规的费用报价已经包含了常规不锈钢（银色）托槽的费用。您也可以选择在上颌前牙上装配透明托槽，或选择在上下颌前牙上安装金色托槽，费用为_____美元（需在治疗开始时支付）。

注意：我们通常安装的是不锈钢托槽（请阅读随附的说明书）。如果您想要透明或金色的托槽，请提前通知我们。

信用卡支付

我们可以接受信用卡（VISA/ 银行卡 / 万事达卡），如果需要，可以直接从您的信用卡扣除每月分期付款的数额。

预约安排

最先的 1~2 次就诊因为需要装配矫治器及讲解注意事项等，耗时较长，可达 2 小时，预约应安排在上午晚些时候或下午早些时候。

此后，我们会尽力将后续的定期短时复诊安排在患者上课前或放学后的时间段。为了能够将这些短时复诊安排在孩子放学以后，耗时较长的复诊则不得不安排在上学的时段或学校假期时。是将耗时较长的复诊安排在上学期间还是安排在其他时段，我们会尽量灵活安排，以免患者错过必须要弥补的工作。我们将与您的孩子一起研究其课表安排，尽力进行配合以减少其不便。在相互了解对方困难的情况下，预约安排一般不会有什么问题。但为了公平对待每一位患者，我们也无法对预约安排做出例外。

从为您的孩子预约第一次主动矫治开始，家长就无须陪同孩子进入诊疗室。我们希望孩子对自己的矫正治疗富有责任感。您的孩子需要了解我们，同样我们也需要了解您的孩子。经验告诉我们：如果没有父母在场，患者更容易配合治疗，也更能表达自己的想法。

这看起来虽然有点奇怪，但这一点尤其适用于性格紧张的儿童。这样的安排会给他们带来一种快乐、轻松的气氛，我们一直在努力保持这种氛围。

您随时会知悉矫正治疗的进度。

　　此致
敬礼

　　　　　　　　　　　　　　　　　　　×××医生

装配矫治器之前：给患者/父母的信件

尊敬的_____女士和_____先生：

我们想确认一下在_____（时间）_____（地点）_____（患者姓名）的预约。

装配托槽需要进行两次就诊，这封信将解释这两次就诊的要点。

第一次就诊是在后牙之间放置分牙圈。这些小的弹性材料是非常重要的，因为它们会打开一点小间隙，以便放置磨牙带环。放置分牙圈不会痛，感觉就像牙线穿过牙齿一样。通常随后几天会感到牙齿有点酸软。如有必要，可以像治疗头痛那样服用非甾体抗炎药，比如努洛芬、布洛芬、止痛药等。

请注意：非甾体抗炎药不建议用于有哮喘病史的患者，也不建议用于对阿司匹林或非甾体抗炎药过敏的患者。如果您有任何疑问，请咨询医生。

在这次就诊过程中，我们会为您印制牙齿模型，拍摄照片。我们还会给一套注意事项及一盘录像带请您带回家观看，其中会解释托槽是如何固定在牙齿上、如何在佩戴托槽的情况下使用牙线清洁牙齿和刷牙。请在下次预约装配托槽时将录像带归还给我们。

本次就诊大约需要花费您半小时左右的时间。

下次预约装配托槽，估计需要约 1 小时的时间。此外还要花费大约半个小时来指导您如何护理牙套（包括矫治期间的饮食、口腔卫生维护、如何使用橡皮圈等），您可以问任何问题。

这次同样不会使牙齿产生疼痛，但牙齿可能同样可能会酸胀几天。已有研究表明，在第二次就诊前 1 小时服用非甾体抗炎药能显著降低牙齿的酸胀程度。

如果您有什么问题还不明白，请随时拨打上述号码。

此致

敬礼

×××医生

拆除固定矫治器之后：致患者的信件

尊敬的_____:

现在将您的矫治器拆除，我们能肯定您一定会感觉很好——而且我们也肯定您也不想再佩戴一次矫治器了。如果您能按照我们的要求佩戴为您订制的保持器，您的牙齿将不会移回原来的位置。

不幸的是，有些患者没有佩戴保持器，牙齿又变得不整齐了。我们不希望这件事情发生在您的身上。正因为如此，我们决定给您写这一封信，让您尽可能了解这个事实。

通常情况下，在一周之内您需要白天和晚上都佩戴保持器，之后的一年只需在每天晚上佩戴保持器即可（每晚需佩戴够12小时）。

一年之后，如果您想让您的牙齿仍然保持整齐，则应该在您的往后岁月中继续佩戴保持器（让保持器完美贴合以使牙齿保持稳定）。

正如我们在治疗开始时安排的那样，我们将为您提供一套保持器，并在接下来的一年内对其进行复查。谨慎地来说一个保持期应该持续5年或更长时间。如果你丢失或损坏了保持器（甚至更严重的是你需要再次戴上矫治器），您则需要支付额外的费用。

我们希望您能够理解我们希望您佩戴保持器的意图，这样才不会使您在佩戴矫治器期间付出的所有努力付之东流。

记住我们随时可以提供帮助。如果保持器不合适，或者被火星人盗走了，或者被宠物吃掉了，请马上联系我们。

请记住，您必须尽快去看您的全科医生进行牙齿全面检查。

如果您有任何问题，我们很乐意帮助您。

记得保持微笑。

此致

敬礼

××× 医生

督促进行保持复查：致患者 / 父母的信件

尊敬的_____女士和_____先生：

我们发现_____（患者姓名）没有与我们预约进行进一步的复查。

总的治疗费用包括一年的保持期复查。一年的保持期现在已结束，正畸治疗已经全部完成了。

当我们的患者完成治疗后，我们会在他们最后一次复诊时向他们提供以下信息。

一定要请_____（患者姓名）仔细阅读下列内容。

请记住牙齿在人的一生中都在移动，这一点很重要也是正常的，它可发生在任何年龄阶段——无论你是否戴过矫治器。

因此，您需要继续佩戴保持器，以保持牙齿整齐。

保持器必须每晚佩戴。如果感觉保持器很紧，但仍能戴上，那就当晚必须佩戴。如果保持器能戴上，但是感觉松了，那当晚就不必佩戴，但第二天晚上必须佩戴。

如果您想让牙齿保持整齐，就必须尽可能长的佩戴保持器。

如果您不佩戴保持器，牙齿就会移动。这个移动可能只是微小的，我们发现不了。然而，它们也可能会移动很多，此时可能需要再次粘贴托槽重新矫治。

仔细呵护保持器，其使用时间应能超过 5 年。如果保持器严重磨耗 / 断裂 / 太脏而无法佩戴或者丢失了，请尽快联系我们，需要更换新的保持器。

新的保持器现在的费用是每个_____美元，不知是需要一个还是上下颌一副。如果您希望我们继续对您的保持效果进行检查，需支付正常的保持器复查费用，因为以前矫治总费用所包含的保持期的检查已经结束。

记住我们总是可以提供帮助的，如果您有任何问题，请致电我们。

　　此致

敬礼

×××医生

首次咨询后：致全科牙医的信件

尊敬的_____：

　　有关：_____（患者姓名）

　　感谢您将该患者转诊给我们。我在_____（时间）对其进行了检查，发现：

　　咬合：

　　深覆拾：

　　深覆盖：

　　上颌牙弓：

　　下颌牙弓：

　　其他问题：

　　建议的正畸治疗方案：

　　我已给患方建议了一个矫治方案，包括在上下颌需使用固定矫治器，同时可能需要拔牙。我预估主动矫治的疗程为 18 ~ 24 个月，之后则是长期的保持期。

　　在正式开始矫治之前，我会为_____（患者姓名）采集临床信息并进行分析评估，然后我会与您再次确认矫治计划。

　　我已建议患方考虑进行正畸治疗，正在等待他们的回复。

　　有关治疗的进展情况我将随时告知您。

　　此致

敬礼

×××医生

致全科牙医的信件——概述矫治计划

尊敬的_____医生：

　　有关：_____（患者姓名）

　　感谢您将该患者转诊给我们，我在_____（时间）对他进行了检查。

　　发现他有Ⅱ类错𬌗的趋势，并且存在覆𬌗过深、覆盖过大、上下颌牙列拥挤的问题。其12#牙为锥形牙，22#牙先天缺失。他的X线影像显示在22#牙缺牙区、靠近21#牙根尖处可能有一个牙瘤，同时怀疑13#牙可能会迟萌。62#乳牙尚未脱落，但也不会滞留太久。

　　我推荐的治疗方案是进行综合性全面矫治，为22#牙预留间隙以备未来进行修复，为12#牙开辟间隙以备恢复正常外形。

　　我已经请他们考虑本方案，并正在等待他们的回复。

　　有关治疗的进展情况我将随时告知您。

　　此致

敬礼

×××医生

为督促开始正畸治疗给全科牙医的信件

尊敬的_____医生:

此信只是提醒,请建议_____(姓名)为_____(患者姓名)的正畸治疗预约我们诊所。

我估计该患者主动矫治持续的时间大约为_____个月,然后就是较长的保持期。

有关进展情况我将随时告知您。

此致

敬礼

××× 医生

转诊给其他牙医请求拔牙的信件

尊敬的_____医生：

    关于：_____（患者姓名）

    为_____（患者姓名）进行的正畸治疗已经到了必须进行拔牙操作的阶段。

    请您拔除_____牙齿。

    不要担心损坏弓丝，我会在_____（患者姓名）的下次复诊过程中进行调节。

    感谢您在_____方面给予的帮助。

    此致

敬礼

×××医生

矫治结束后：致全科牙医的信

尊敬的_____医生：

_____（患者姓名）的主动矫治已经结束，我已要求他继续接受您的牙科治疗。

有关_____（患者姓名）的矫治，现总结如下：

问题：

治疗手段：

口腔卫生：

患者合作：

治疗时间：

正畸保持：

我将继续对_____（患者姓名）进行最少一年的定期复查，如果_____（患者姓名）有任何正畸方面的问题，不管是现在还是将来，请及时联系我。

附上_____（患者姓名）治疗前、后的照片。

此致

敬礼

×××医生

附录 D：正畸检查及治疗报告模板

Winston B Senior

下列表格和信件样本已经 Winston B Senior 同意发布。他的通信地址是：英国，Northenden House, Sale Road, Northenden, Manchester M23 0DF, United Kingdom。

正畸检查和治疗报告模板

基本信息

出生日期：_____转诊来源：_____

既往病史：_____

口腔外检查

面部——注意不对称、瘢痕和面高_____

侧貌_____

软组织_____

形态：肌肉张力、唇型_____

行为：嘴唇干裂、吸吮习惯_____

口腔内检查

牙齿形态_____

口腔卫生状况_____

牙周状况_____

龋齿情况_____

已发现的牙齿及正畸方面的异常，罗列出：_____

正畸治疗

此项留空，完成第二次正畸咨询之后填写。

第二次正畸咨询之后致患者的信件样本

尊敬的_____：

今天上午与您沟通的有关矫治的大概情况，我已经发送给您的全科牙医_____，我认为您的矫治可以按照下列几个阶段有序进行。

第一阶段

首先需请您的口腔外科医生为您拔除上下颌各两颗牙齿，这些牙齿的位置在研究模型上已被标记为4s。然后，在您的上颌部设置一个可摘取、不可见的矫治装置，利用这个装置将尖牙（在您的研究模型上标记为3s）移动到拔牙后产生的间隙中。再稍后还将在您的下颌部也放置一个不可见的装置以便移动下颌的尖牙（在模型上标记为3s）。

第二阶段

这个阶段主要是去精细排列和纠正上下颌前部牙齿的相互关系。此时使用的装置能被看到，但可选择使用透明材质，这样就不会像传统的金属矫治装置那样引人注目。

第三阶段

第三个阶段是保持阶段。经过上述第一阶段和第二阶段之后，第三阶段的主要目的是将牙齿控制和稳固在新的位置上。在这一阶段，您需要佩戴上下颌保持器。上颌保持器短时间内需要早晚一直佩戴，之后只在晚间佩戴，佩戴时间逐步"递减"直到牙齿稳定为止。而下颌的保持器，可能会采用将一段金属丝粘接在下颌前牙背面的方式。因为将下颌前牙维持整齐特别窝心，而采用这种形式的下颌保持器则可以维持多年。而且这样的下颌固定保持器不会被看到，还可设计的舒适卫生。

治疗费用收取方式如下：

第一阶段和第二阶段的治疗，每月需支付_____英镑。费用包括所有的矫治装置、全部的复诊调节费用、提供特殊的清洁器具如特殊牙刷以及特殊的正畸运动保护装置。我预估这两个阶段将会持续_____个月。我们将尽力将这两个阶段的时间缩减到最小。

第三阶段也即保持期，一年中需要为您复诊2~3次，每次复诊都需要收费。当您确定了预约时间并需要做一些处理时，我才可与您沟通每次复查的费用。

如果您能接受上述这种安排，那就麻烦您：

预约您的牙医，安排必要的拔牙。

并给我们的前台打电话告知您的拔牙日期，这样前台就可以尽快为您进行正畸治疗的预约。在第一次正畸治疗预约后一周左右，就可以为您装配矫治装置了。

此致
敬礼

×××医生

第二次正畸咨询之后致转诊牙医的信件样本

尊敬的_____医生：

    有关：_____（患者名字）

    现将您的患者_____的正畸临床检查及 X 线检查报告寄发给您。

    我已经向患者（及其父母）详细解释了治疗方法，送给他们一套研究模型，并通过信件向他们寄发了我的治疗建议。

    如果他们同意的话，我建议他们应该：

    联系您的诊所，安排拔除_____牙齿。

    请告知我的前台人员患者何时拔牙，以便前台尽快为他们安排进一步的预约，开始制作他们的第一个矫治器。

    再次感谢您向我推介_____（患者姓名），感谢您对我的帮助。

    此致

敬礼

××× 医生

附录 E：致不遵守规定的患者的最初信件范本

Kees Booij

该信件范本已经 Kees Booij 医生许可发布，他的通信地址是：荷兰，Gezellelaan 11，9721 WJ Groningen, Netherlands.

此信函旨在避免不遵守规定的患者的虚假指控

尊敬的＿＿＿＿＿＿＿：

我之所以要亲自写信给你，是因为我对您的正畸治疗进展有些不安。

我们已经为您的牙齿治疗了几个月，并且我知道您也在尽最大努力；但是在同时期与您的情况相类似的其他患者，他们的正畸治疗效果却有明显的进展。在上次的复诊中我再次检查了所有可能出现问题的地方，并尽最大努力想要找出延误您治疗进展的原因，但不幸的是我没有找到具体的原因。经过反复思考，我认为问题可能出在您在配合治疗方面存在一些误解；也许您有点未能理解我的医嘱。

正如我之前所强调的，为了能使治疗顺利、快速地进行并取得良好的效果，医患之间需要有良好的配合。

请您仔细考虑我所说的问题，在下次复诊时告知我如何提高您的配合度。如果我的判断有哪些不对的地方，敬请原谅。

此致
敬礼

×××医生

如果您使用的是数码照片，正好可以在此处插入患者口腔内、外的照片和（或）X线片影像。